U0275383

本草纲目全本图典

【第九册】

典藏版

原　　著　李时珍
顾　　问　肖培根
主　　编　陈士林
分册主编　谢　宇　裴　华　任智标
副主编　谢军成　全雾虹　张　鹏　王　庆　张　鹤

人民卫生出版社

图书在版编目（CIP）数据

《本草纲目》全本图典. 第九册 / 陈士林主编. --
北京：人民卫生出版社，2018
ISBN 978-7-117-26475-4

Ⅰ. ①本… Ⅱ. ①陈… Ⅲ. ①《本草纲目》－图解
Ⅳ. ①R281.3-64

中国版本图书馆 CIP 数据核字（2018）第 098168 号

《本草纲目》全本图典（第九册）

主　　编： 陈士林
出版发行： 人民卫生出版社（中继线 010-59780011）
地　　址： 北京市朝阳区潘家园南里 19 号
邮　　编： 100021
E - mail： pmph @ pmph.com
购书热线： 010-59787592　010-59787584　010-65264830
印　　刷： 北京盛通印刷股份有限公司
经　　销： 新华书店
开　　本： 889 × 1194　1/16　　**印张：** 16
字　　数： 378 千字
版　　次： 2018 年 7 月第 1 版　2018 年 7 月第 1 版第 1 次印刷
标准书号： ISBN 978-7-117-26475-4
定　　价： 640.00 元

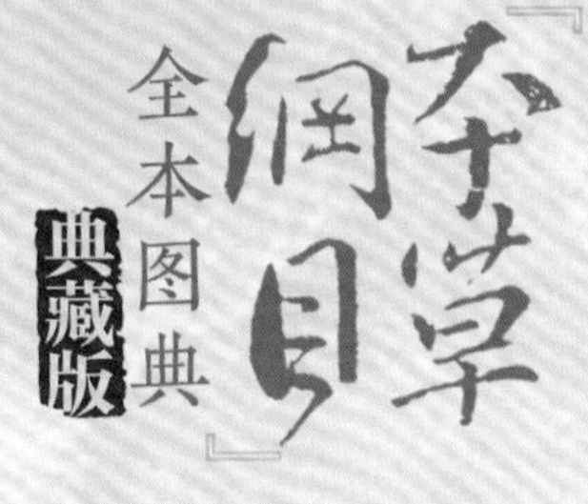

凡　例

一、本套书以明代李时珍著《本草纲目》（金陵版胡承龙刻本）为底本，以金陵版排印本（王育杰整理，人民卫生出版社，2016年）及金陵版美国国会图书馆藏全帙本为校本，按原著的分卷和排序进行内容编排，即按序列、主治、水部、火部、土部、金石部、草部、谷部、菜部、果部、木部、服器部、虫部、鳞部、介部、禽部、兽部、人部的顺序进行编排，共分20册。

二、本套书中“释名”“主治”“附方”等部分所引书名多为简称，如：《本草纲目》简称《纲目》，《名医别录》简称《别录》，《神农本草经》简称《本经》，《日华子诸家本草》简称《日华》，《肘后备急方》简称《肘后方》，等等。

三、人名书名相同的名称，如吴普之类，有时作人名，有时又作书名，情况较复杂，为统一起见，本次编写均按原著一律不加书名号。

四、原著《本草纲目》中的部分中草药名称，与中医药学名词审定委员会公布名称不一致的，为了保持原著风貌，均保留为原著形式，不另作修改。

五、本套书为保持原著风貌，对原著之服器部和人部的内容全文收录，但基本不配图。

六、本套书依托原著的原始记载，根据作者们多年野外工作经验和鉴定研究成果，结合现有考证文献，对《纲目》收载的药物进行了全面的本草考证，梳理了古今药物传承关系，并确定了各药物的基原和相应物种的拉丁学名；对于多基原的药物均进行了综合分析，对于部分尚未能准确确定物种者也有表述。同时，基于现代化、且普遍应用的DNA条形码鉴定体系，在介绍常用中药材之《药典》收载情况的同时附上其基原物种的通用基因碱基序列。由此古今结合、图文并茂，丰富阅读鉴赏感受，并提升其实用参考和珍藏价值。

七、本套书结合现实应用情况附有大量实地拍摄的原动植物（及矿物等）和药材（及饮片）原色图片，方便读者认药和用药。

八、部分药物尚未能解释科学内涵，或者疗效有待证实、原料及制作工艺失传，以及其他因素，故无考证内容及附图，但仍收载《纲目》原始内容，有待后来者研究、发现。

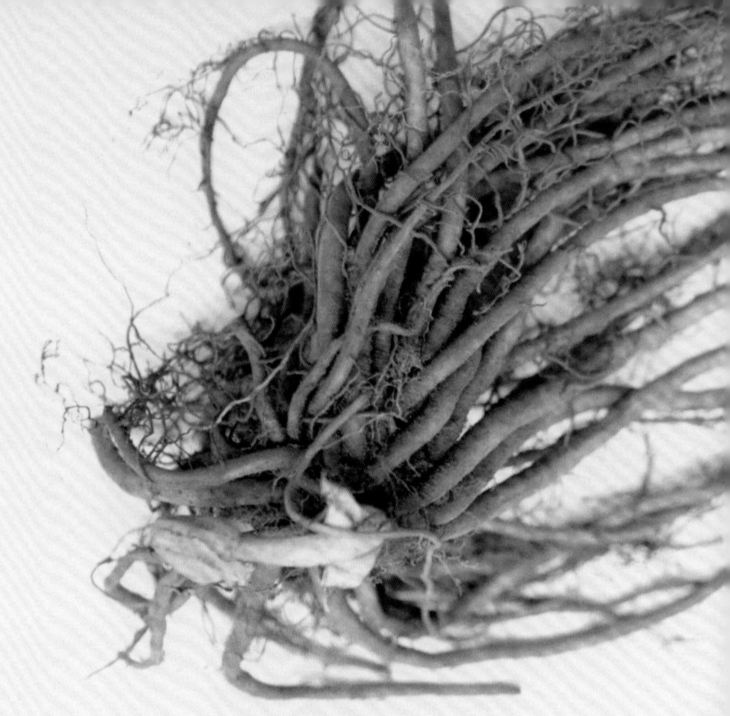

目录

本草纲目草部第十七卷

草之六毒草类四十七种

002 大黄 《本经》下品

014 商陆 《本经》下品

022 狼毒 《本经》下品

030 防葵 《本经》上品

032 狼牙 《本经》下品

036 蔺茹 《本经》下品

040 大戟 《本经》下品

046 泽漆 《本经》下品

052 甘遂 《本经》下品

058 续随子 宋《开宝》

062 莨菪 《本经》下品

070 云实 《本经》上品

074 蓖麻 《唐本草》

082 常山/蜀漆 《本经》下品/同上

090 藜芦 《本经》下品

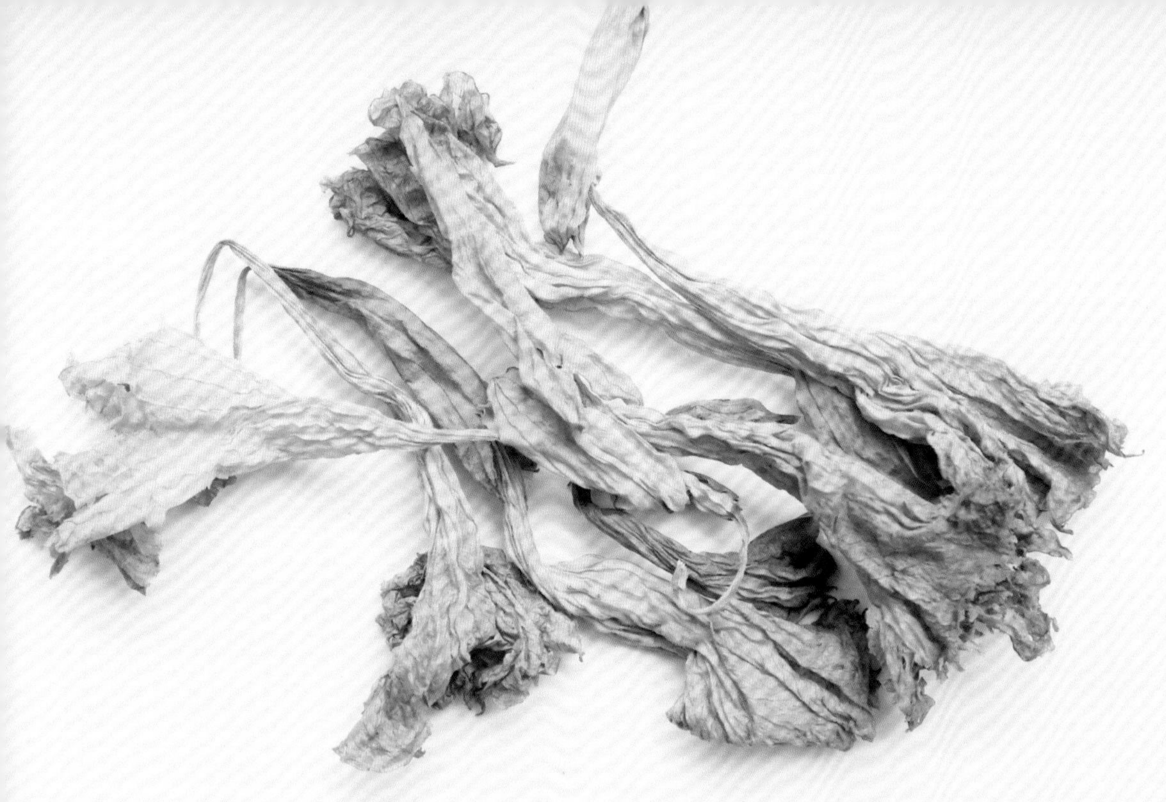

097 木藜芦 《拾遗》
098 附子 《本经》下品
114 天雄 《本经》下品
118 侧子 《别录》下品
122 漏篮子 《纲目》
124 乌头 《本经》下品
134 白附子 《别录》下品
140 虎掌/天南星《本经》下品/宋《开宝》
148 由跋 《本经》下品
150 蒟蒻 宋《开宝》
154 半夏 《本经》下品
164 蚤休 《本经》下品
170 鬼臼 《本经》下品
176 射干 《本经》下品
182 鸢尾 《本经》下品
188 玉簪 《纲目》
194 凤仙 《纲目》
199 坐拿草 宋《图经》
200 曼陀罗花 《纲目》
206 羊踯躅 《本经》下品
212 芫花 《本经》下品
220 荛花 《本经》下品
224 醉鱼草 《纲目》
228 莽草 《本经》下品
231 茵芋 《本经》下品
232 石龙芮 《本经》中品
236 毛茛 《拾遗》
239 牛扁 《本经》下品
240 荨麻 宋《图经》
241 格注草 《唐本草》
242 海芋 《纲目》
246 钩吻 《本经》下品

本草纲目

草部第十七卷

草之六毒草类四十七种

‖ 基原 ‖

据《纲目图鉴》等综合分析考证，本品为蓼科植物掌叶大黄 *Rheum palmatum* L.、药用大黄 *R. officinale* Baill.。前者分布于陕西、甘肃、青海、四川等地，后者分布于陕西、湖北、四川、云南等地。《纲目彩图》《药典图鉴》《中药图鉴》认为还包括同属植物唐古特大黄 *R. tanguticum* Maxim.ex Balf.，分布于甘肃、青海、西藏等地。《药典》收载大黄药材为蓼科植物掌叶大黄、唐古特大黄或药用大黄的干燥根和根茎；秋末茎叶枯萎或次春发芽前采挖，除去细根，刮去外皮，切瓣或段，绳穿成串干燥或直接干燥。

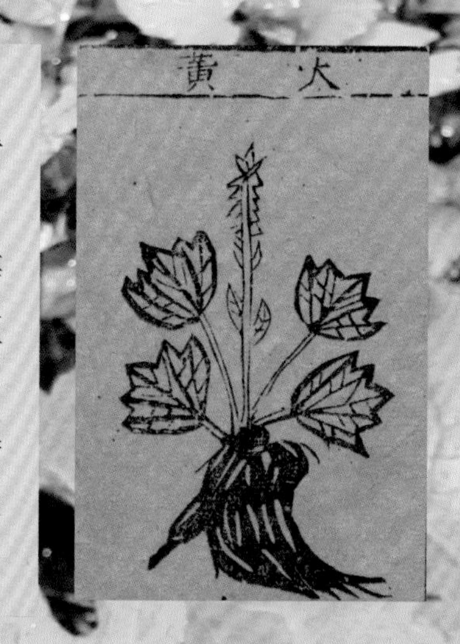

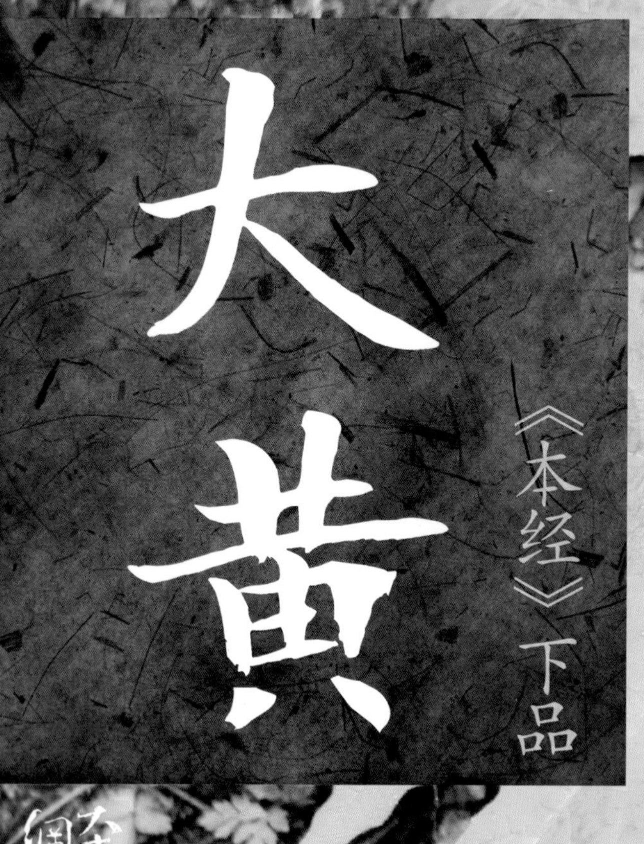

大黄

《本经》下品

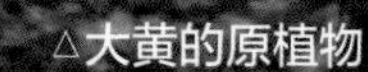
△大黄的原植物

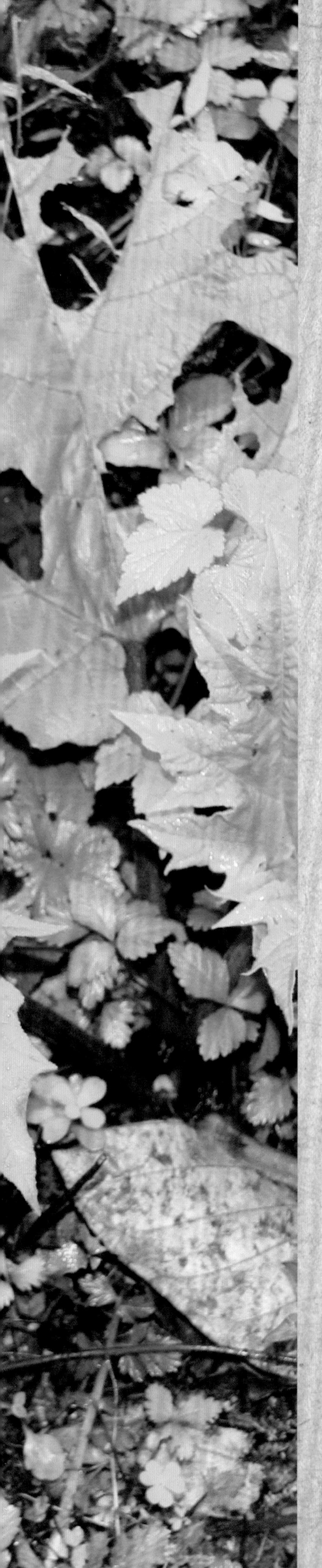

‖ **释名** ‖

黄良本经**将军**当之**火参**吴普**肤如**吴普。[弘景曰] 大黄，其色也。将军之号，当取其骏快也。[杲曰] 推陈致新，如戡定祸乱，以致太平，所以有将军之号。

‖ **集解** ‖

[别录曰] 大黄生河西山谷及陇西。二月、八月采根，火干。[普曰] 生蜀郡北部或陇西。二月卷生黄赤，其叶四四相当，茎高三尺许。三月花黄，五月实黑，八月采根。根有黄汁，切片阴干。[弘景曰] 今采益州北部汶山及西山者，虽非河西、陇西，好者犹作紫地锦色，味甚苦涩，色至浓黑。西川阴干者胜。北部日干，亦有火干者，皮小焦不如，而耐蛀堪久。此药至劲利，粗者便不中服。[恭曰] 叶、子、茎并似羊蹄，但茎高六七尺而脆，味酸堪生啖，叶粗长而厚。根细者亦似宿羊蹄，大者乃如碗，长二尺。其性湿润而易蛀坏，火干乃佳。作时烧石使热，横寸截着石上煿之，一日微燥，以绳穿晾干。今出宕州、凉州、西羌、蜀地者皆佳。幽、并以北者渐细，气力不及蜀中者。陶言蜀地不及陇西，误矣。[藏器曰] 凡用当分别之。若取和厚深沉能攻病者，可用蜀中似牛舌片紧硬者；若取泻泄骏快、推陈去热者，当取河西锦文者。[颂曰] 今蜀川、河东、陕西州郡皆有之，以蜀川锦文者佳。其次秦陇来者，谓之土番大黄。正月内生青叶，似蓖麻，大者如扇。根如芋，大者如碗，长一二尺。其细根如牛蒡，小者亦如芋。四月开黄花，亦有青红似荞麦花者。茎青紫色，形如竹。二月、八月采根，去黑皮，切作横片，火干。蜀大黄乃作竖片如牛舌形，谓之牛舌大黄。二者功用相等。江淮出者曰土大黄，二月开花，结细实。[时珍曰] 宋祁益州方物图言蜀大山中多有之，赤茎大叶，根巨若碗，药市以大者为枕，紫地锦文也。今人以庄浪出者为最，庄浪即古泾原陇西地，与别录相合。

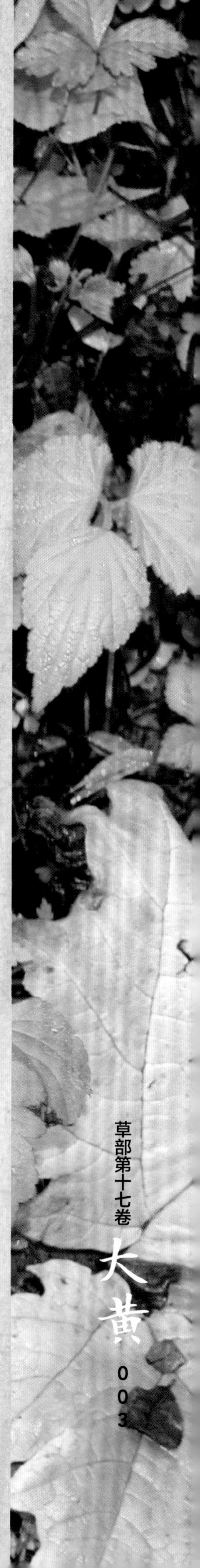

‖ **正误** ‖

[颂曰] 鼎州出一种羊蹄大黄，治疥瘙甚效。初生苗叶，累年长大，即叶似商陆而狭尖。四月内抽条出穗，五七茎相合，花叶同色。结实如荞麦而轻小，五月熟即黄色，呼为金荞麦。三月采苗，五月采实，阴干。九月采根，破之亦有锦文。亦呼为土大黄。[时珍曰] 苏说即老羊蹄根也。因其似大黄，故谓之羊蹄大黄，实非一类。又一种酸模，乃山大黄也。状似羊蹄而生山上，所谓土大黄或指此，非羊蹄也。俱见本条。

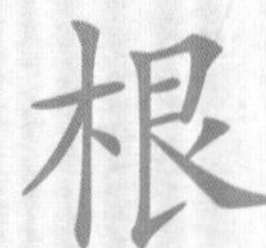

‖ **修治** ‖

[雷曰] 凡使细切。以文如水旋斑紧重者，剉片蒸之，从巳至未，晒干，又洒腊水蒸之，从未至亥，如此凡七次。晒干，却洒淡蜜水再蒸一伏时，其大黄必如乌膏样，乃晒干用。[藏器曰] 凡用有蒸、有生、有熟，不得一概用之。[承曰] 大黄采时，皆以火石煿干货卖，更无生者，用之亦不须更多炮炙蒸煮。

‖ **气味** ‖

苦，寒，无毒。[别录曰] 大寒。[普曰] 神农、雷公：苦，有毒。扁鹊：苦，无毒。李当之：大寒。[元素曰] 味苦气寒，气味俱厚。沉而降，阴也。用之须酒浸煨熟者，寒因热用。酒浸入太阳经，酒洗入阳明经，余经不用酒。[杲曰] 大黄苦峻下走，用之于下必生用。若邪气在上，非酒不至，必用酒浸引上至高之分，驱热而下。如物在高巅，必射以取之也。若用生者，则遗至高之邪热，是以愈后或目赤，或喉痹，或头肿，或膈上热疾生也。[时珍曰] 凡病在气分，及胃寒血虚，并妊娠产后，并勿轻用。其性苦寒，能伤元气、耗阴血故也。[之才曰] 黄芩为之使，无所畏。[权曰] 忌冷水，恶干漆。

‖ **主治** ‖

下瘀血血闭，寒热，破癥瘕积聚，留饮宿食，荡涤肠胃，推陈致新，通利水谷，调中化食，安和五脏。本经。**平胃下气，除痰实，肠间结热，心腹胀满，女子寒血闭胀，小腹痛，诸老血留结。**别录。**通女子经候，利水肿，利大小肠，贴热肿毒，小儿寒热时疾，烦热蚀脓。**甄权。**通宣一切气，调血脉，利关节，泄壅滞水气，温瘴热疟。**大明。**泻诸实热不通，除下焦湿热，消宿食，泻心下痞满。**元素。**下痢赤白，里急腹痛，小便淋沥，实热燥结，潮热谵语，黄疸诸火疮。**时珍。

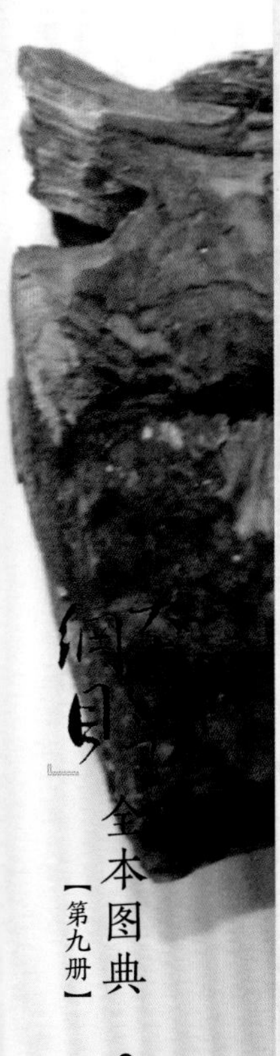

大黄

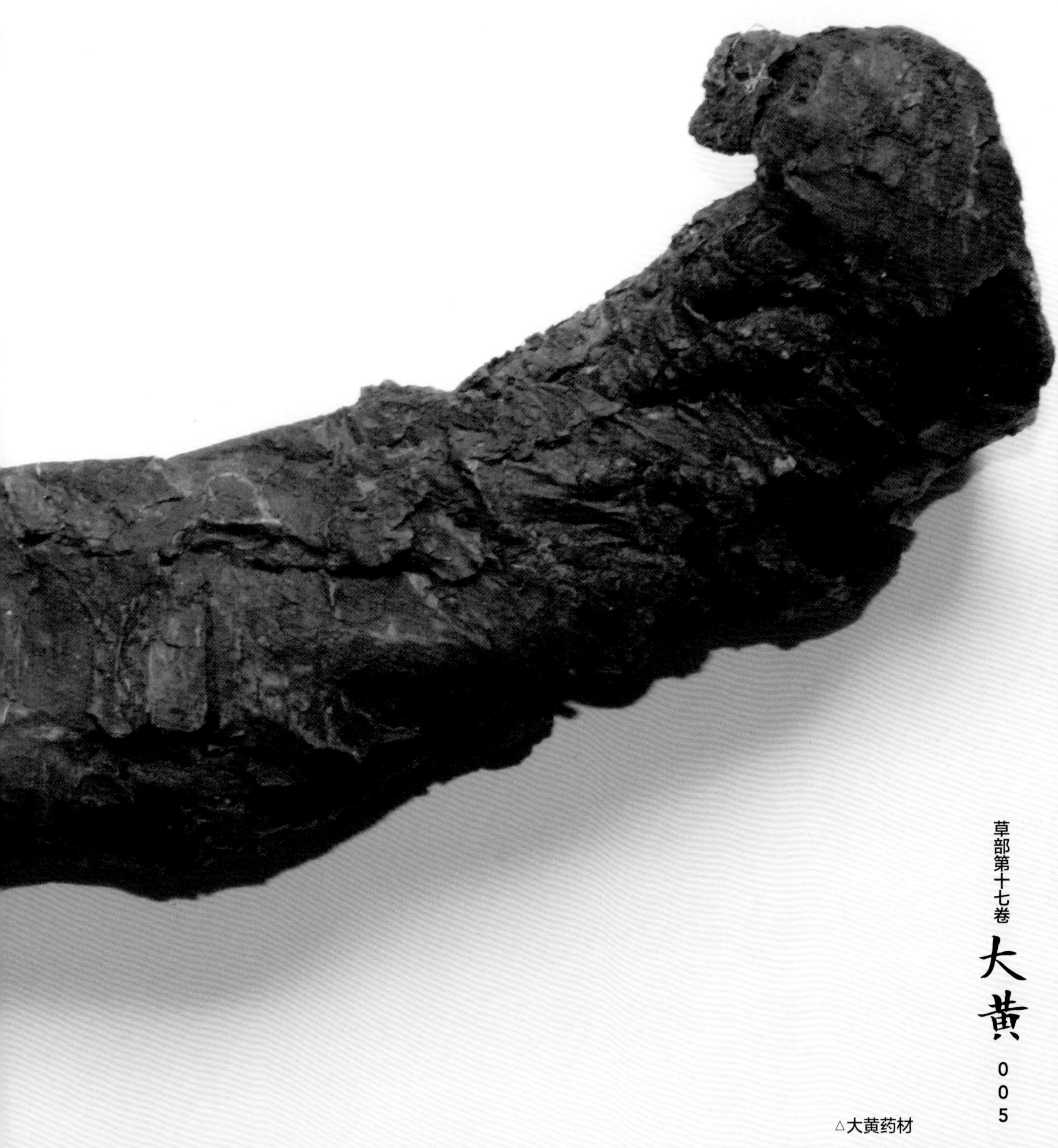

△大黄药材

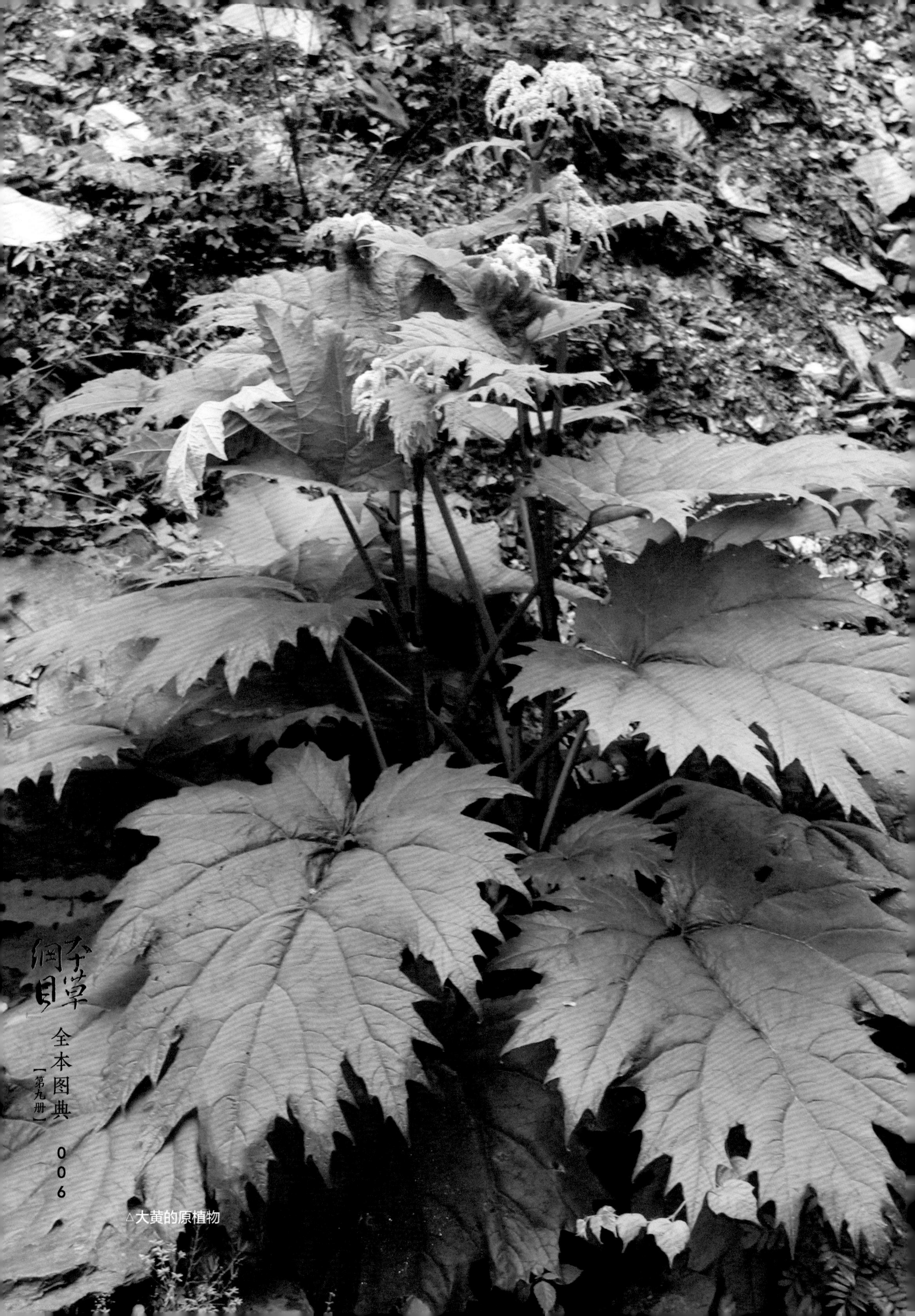

△大黄的原植物

‖ **发明** ‖

[之才曰] 得芍药、黄芩、牡蛎、细辛、茯苓，疗惊恚怒，心下悸气。得消石、紫石英、桃仁，疗女子血闭。[宗奭曰] 张仲景治心气不足，吐血衄血，泻心汤，用大黄、黄芩、黄连。或曰心气既不足，而不用补心汤，更用泻心何也？答曰：若心气独不足，则当不吐衄也。此乃邪热因不足而客之，故令吐衄。以苦泄其热，以苦补其心，盖一举而两得之。有是证者，用之无不效。惟在量其虚实而已。[震亨曰] 大黄苦寒善泄，仲景用之泻心汤者，正因少阴经不足，本经之阳亢甚无辅，以致阴血妄行飞越，故用大黄泻去亢甚之火，使之平和，则血归经而自安。夫心之阴气不足，非一日矣，肺与肝俱各受火而病作。故黄芩救肺，黄连救肝。肺者阴之主，肝者心之母、血之合也。肝肺之火既退，则阴血复其旧矣。寇氏不明说而云邪热客之，何以明仲景之意而开悟后人也？[时珍曰] 大黄乃足太阴、手足阳明、手足厥阴五经血分之药。凡病在五经血分者，宜用之。若在气分用之，是谓诛伐无过矣。泻心汤治心气不足吐血衄血者，乃真心之气不足，而手厥阴心包络、足厥阴肝、足太阴脾、足阳明胃之邪火有余也。虽曰泻心，实泻四经血中之伏火也。又仲景治心下痞满、按之软者，用大黄黄连泻心汤主之。此亦泻脾胃之湿热，非泻心也。病发于阴而反下之，则作痞满，乃寒伤营血，邪气乘虚结于上焦。胃之上脘在于心，故曰泻心，实泻脾也。素问云，太阴所至为痞满，又云浊气在上，则生䐜胀，是矣。病发于阳而反下之，则成结胸，乃热邪陷入血

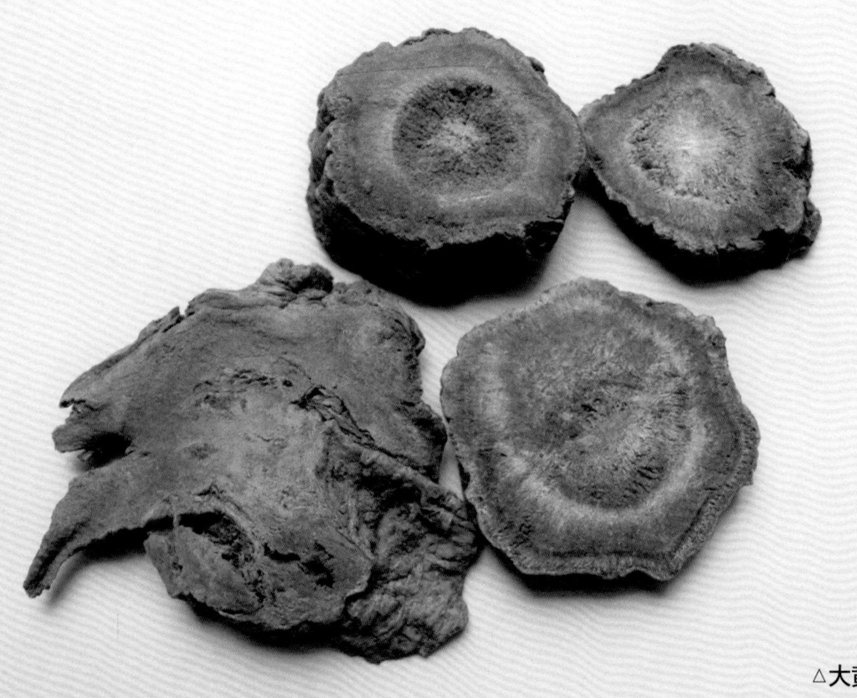

△大黄饮片

分，亦在上脘分野。仲景大陷胸汤丸皆用大黄，亦泻脾胃血分之邪，而降其浊气也。若结胸在气分，则只用小陷胸汤；痞满在气分，则用半夏泻心汤矣。成无己注释伤寒论，亦不知分别此义。[成无己曰] 热淫所胜，以苦泄之。大黄之苦，以荡涤瘀热，下燥结而泄胃强。[颂曰] 本草称大黄推陈致新，其效最神，故古方下积滞多用之，张仲景治伤寒用处尤多。古人用毒药攻病，必随人之虚实寒热而处置，非一切轻用也。梁武帝因发热欲服大黄，姚僧坦曰：大黄乃是快药，至尊年高，不可轻用。帝弗从，几至委顿。梁元帝常有心腹疾。诸医咸谓宜用平药，可渐宣通。僧坦曰：脉洪而实，此有宿妨，非用大黄无瘥理。帝从之，遂愈。以此言之。今医用一毒药而攻众病，其偶中，便谓此方神奇；其差误，则不言用药之失，可不戒哉？

‖ **附方** ‖

旧十四，新三十七。**吐血衄血**治心气不足，吐血衄血者，泻心汤主之。大黄二两，黄连、黄芩各一两，水三升，煮一升，热服取利。张仲景金匮玉函。**吐血刺痛**川大黄一两，为散。每服一钱，以生地黄汁一合，水半盏，煎三五沸，无时服。简要济众方。**伤寒痞满**病发于阴，而反下之，心下满而不痛，按之濡，此为痞也。大黄黄连泻心汤主之。大黄二两，黄连一两，以麻沸汤二升渍之，须臾绞汁，分作二次温服。仲景伤寒论。**热病谵狂**川大黄五两，剉炒微赤，为散。用腊雪水五升，煎如膏。每服半匙，冷水下。圣惠方。**伤寒发黄**方同上。气壮者大黄一两，水二升，渍一宿，平旦煎汁一升，入芒消一两，缓服，须臾当利下。伤寒类要。**腰脚风气**作痛。大黄二两，切如棋子，和少酥炒干，勿令焦，捣筛。每用二钱，空心以水三大合，入姜三片，煎十余沸，取汤调服，当下冷脓恶物，即痛止。崔元亮海上方。**一切壅滞**经验方：治风热积壅，化痰涎，治痞闷消食，化气导血。用大黄四两，牵牛子半炒半生四两，为末，炼蜜丸如梧子大。每服十丸，白汤下，并不损人。如要微利，加一二十丸。卫生宝鉴用皂荚熬膏和丸，名坠痰丸，又名全真丸。金宣宗服之有验，赐名保安丸。**痰为百病**滚痰丸：治痰为百病，惟水泻、胎前产后不可服用。大黄酒浸，蒸熟切晒，八两，生黄芩八两，沉香半两，青礞石二两，以焰消二两，同入砂罐固济，煅红研末二两。上各取末，以水和丸梧子大。常服一二十丸，小病五六十丸，缓病七八十丸，急病一百二十丸，温水吞下，即卧勿动。候药逐上焦痰滞。次日先下糟粕，次下痰涎，未下再服。王隐君岁合四十余斤，愈疾数万也。养生主论。**男女诸病**无极丸：治妇人经血不通，赤白带下，崩漏不止。肠风下血，五淋，产后积血，癥瘕腹痛，男子五劳七伤，小儿骨蒸潮热等证，其效甚速。宜六癸日合之。用锦纹大黄一斤，分作四分：一分用童尿一碗，食盐二钱，浸一日，切晒；一分用醇酒一碗，浸一日，切晒，再以巴豆仁三十五粒同炒，豆黄，去豆不用；一分用红花四两，泡水一碗，浸一日，切晒；一分用当归四两，入淡醋一碗，同浸一日，去归，切晒，为末，炼蜜丸梧子大。每服五十丸，空心温酒下。取下恶物为验，未下再服。此武当高士孙碧云方也。医林集要。**心腹诸疾**三物备急丸：治心腹诸疾，卒暴百病。用大黄、巴豆、干姜各一两，捣筛，蜜和捣一千杵，丸小豆大，每服三丸。凡中客卒忤，心腹胀满，痛如锥刀，气急口噤，停尸卒死者，以暖水或酒服之，或灌之。未知更服三丸，腹中鸣转，当吐下便愈。若口已噤者，折齿灌之，入喉即瘥。此乃仲景方，司空裴秀改为散用，不及丸也。图经本草。**腹中痞块**大黄十两为散。醋三升，蜜两匙和煎，丸梧子大。每服三十丸，生姜汤下，吐利为度。外台秘要。**腹胁积块**风化石灰末半斤，瓦器炒极热，稍冷，入大黄末一两炒热，入桂心末半两略炒，下米醋搅成膏，摊布贴之。又方：大黄二两，朴消一两，为末，以大蒜同捣膏和贴之。或加阿魏一两，尤妙。丹溪心法。**久患积聚**二便不利，上抢心，腹胀满，害食。大黄、白芍各二两，为末。水丸梧子大，每汤下四十丸，日三，以知为度。千金方。**脾癖疳积**不拘大人小儿。锦纹大黄三两为末，醋一盏，沙锅内文武火熬成膏，倾瓦上，日晒夜露三日，再研。用舶上硫黄一两，形如琥珀者，官粉一两，同研匀。十岁以下小儿半钱，大人一钱半，米饮下。忌一切生冷、鱼肉，只食白粥半月。如一服不愈，半月之后再服。若不忌口，不如勿服。圣济总录。**小儿无辜**闪癖瘰疬，或头干黄耸，或乍痢乍瘥，诸状多者，大黄煎主之。大黄九两锦纹新实者，若微朽即不中用。削去皮，捣筛为散。以好米醋三升，和置瓦碗中，于大铛内浮汤上，炭火慢煮，候至成膏，可丸，乃贮器中。三岁儿一服七丸，梧子大，日再服，以下出青赤脓为度。若不下，或下少，稍稍加丸。若下多，又须减之。病重者七八剂方尽根。大人亦可用之。此药惟下宿脓，不令儿利也。须禁食毒物，乳母亦禁之。一加木香一两半。崔知悌方。**小儿诸热**大黄煨熟、黄芩各一两，为末，炼蜜丸麻子大。每服五丸至十丸，蜜汤下。加黄连，名三黄丸。钱氏小儿方。**骨蒸积热**渐渐黄瘦。大黄四分，以童子小便五六合，煎取四合，去滓。空腹分为二服，如人行五里，再服。广利方。**赤白浊淋**好大黄为末。每服六分，以鸡子一个，破顶入药，搅匀蒸熟，空心食之。不过三服愈。简便方。**相火秘结**大黄末一两，牵牛头末半两，每服三钱。有厥冷者，酒服；无厥冷，五心烦，蜜汤服。刘河间保命集。**诸痢初起**大黄煨熟、当归各二三钱，壮人各一两，水煎服，取利。或加槟榔。集简方。**热痢里急**大黄一两，浸酒半日，煎服取利。集简方。**忽喘闷绝**不能语言，涎流吐逆，牙齿动摇，气出转大，绝而复苏，名伤寒并热霍乱。大黄、人参各半两，水二盏，煎一盏，热服，可安。危氏得效方。**食已即吐**胸中有火也。大黄一两，甘草二钱半，水一升，煮半升，温服。仲景金匮玉函方。**妇人血癖**作痛。大黄一两，酒二升，煮十沸，顿服取利。千金翼。**产后血块**大黄末一两，头醋半斤，熬膏，丸梧子大。每服五丸，温醋化下，良久当下。千金方。**干血气痛**锦纹大黄酒浸晒干四两，为末，好醋一升，熬成膏，丸芡子大。卧时酒化一丸服，大便利一二行，红漏自下，乃调经仙药也。或加香附。董氏集验方。**妇人嫁痛**小户肿痛也。大黄一两，酒一升，煮一沸，顿服。千金方。**男子偏坠**作痛。大黄末和醋涂之，干则易。梅师方。**湿热眩运**不可当者。酒炒大黄为末，茶清服二钱，急则治其标也。丹溪纂要。**小儿脑热**常欲闭目。大黄一分，水三合，浸一夜。一岁儿服半合，余者涂顶上，干即再上。姚和众至宝方。**暴赤目痛**四物汤加大黄，酒煎服之。传信适用方。**胃火牙痛**口含冰水一口，以纸捻蘸大黄末，随左右搐鼻，立止。儒门事亲。**风热牙痛**紫金散：治风热积壅，一切牙痛，去口气，大有奇效。好大黄瓶内烧存性，为末，早晚揩牙，漱去。都下一家专货此药，两宫常以数千赎之，其门如市也。千金家藏方。**风虫牙痛**龈常出血，渐至崩落，口臭，极效。大黄米泔浸软、生地黄各旋切一片，合定贴上，一夜即愈，未愈再贴。忌说话，恐引入风。本事方。**口疮糜烂**大黄、枯矾等分，为末，擦之吐涎。圣惠方。**鼻中生疮**生大黄、杏仁捣匀，猪脂和涂。又方：生大黄、黄连各一钱，麝香少许，为末，生油调搽。圣惠方。**仙茅毒发**舌胀出口。方见仙茅下。**伤损瘀血**三因方：鸡鸣散：治从高坠下，木石压伤，及一切伤损，血瘀凝积，痛不可忍，并以此药推陈致新。大黄酒蒸一两，杏仁去皮尖三七粒。细研，酒一碗，煎六分，鸡鸣时服。至晓取下瘀血，即愈。和济方：治跌压瘀血在内胀满。大黄、当归等分，炒研。每服四钱，温酒服，取下恶物愈。**打扑伤痕**瘀血滚注，或作潮热者。大黄末，姜汁调涂。一夜，黑者紫；二夜，紫者白也。濒湖集简方。**杖疮肿痛**大黄末，醋调涂之。童尿亦可调。医方摘玄。**金疮烦痛**大便不利。大黄、黄芩等分，为末，蜜丸。先食水下十丸，日三服。千金方。**冻疮破烂**大黄末，水调涂之。卫生宝鉴。**汤火伤灼**庄浪大黄生研，蜜调涂之。不惟止痛，又且灭瘢。此乃金山寺神人所传方。洪迈夷坚志。**灸疮飞蝶**因艾灸讫，火痂便退，疮内鲜肉片飞如蝶形而去，痛不可忍，是火毒也。大黄、朴消各半两，为末，水服取利即愈。张杲医说。**蠼螋咬疮**大黄末涂之。医说。**火丹赤肿**遍身者。大黄磨水，频刷之。急救方。**肿毒初起**大黄、五倍子、黄檗等分，为末。新汲水调涂，日四五次。简便方。**痈肿焮热**作痛。大黄末，醋调涂之。燥即易，不过数易即退，甚验神方也。肘后方。**乳痈肿毒**金黄散：用川大黄、粉草各一两为末，好酒熬成膏收之。以绢摊贴疮上，仰卧。仍先以温酒服一大匙，明日取下恶物。妇人经验方。**大风癞疮**大黄煨一两，皂角刺一两，为末。每服方寸匕，空心温酒下，取出恶毒物如鱼脑状。未下再服，即取下如乱发之虫。取尽，乃服雄黄花蛇药。名通天再造散。十便良方。

叶

‖ **气味** ‖

酸，寒，无毒。

‖ **主治** ‖

置荐下，辟虱虫。相感志。

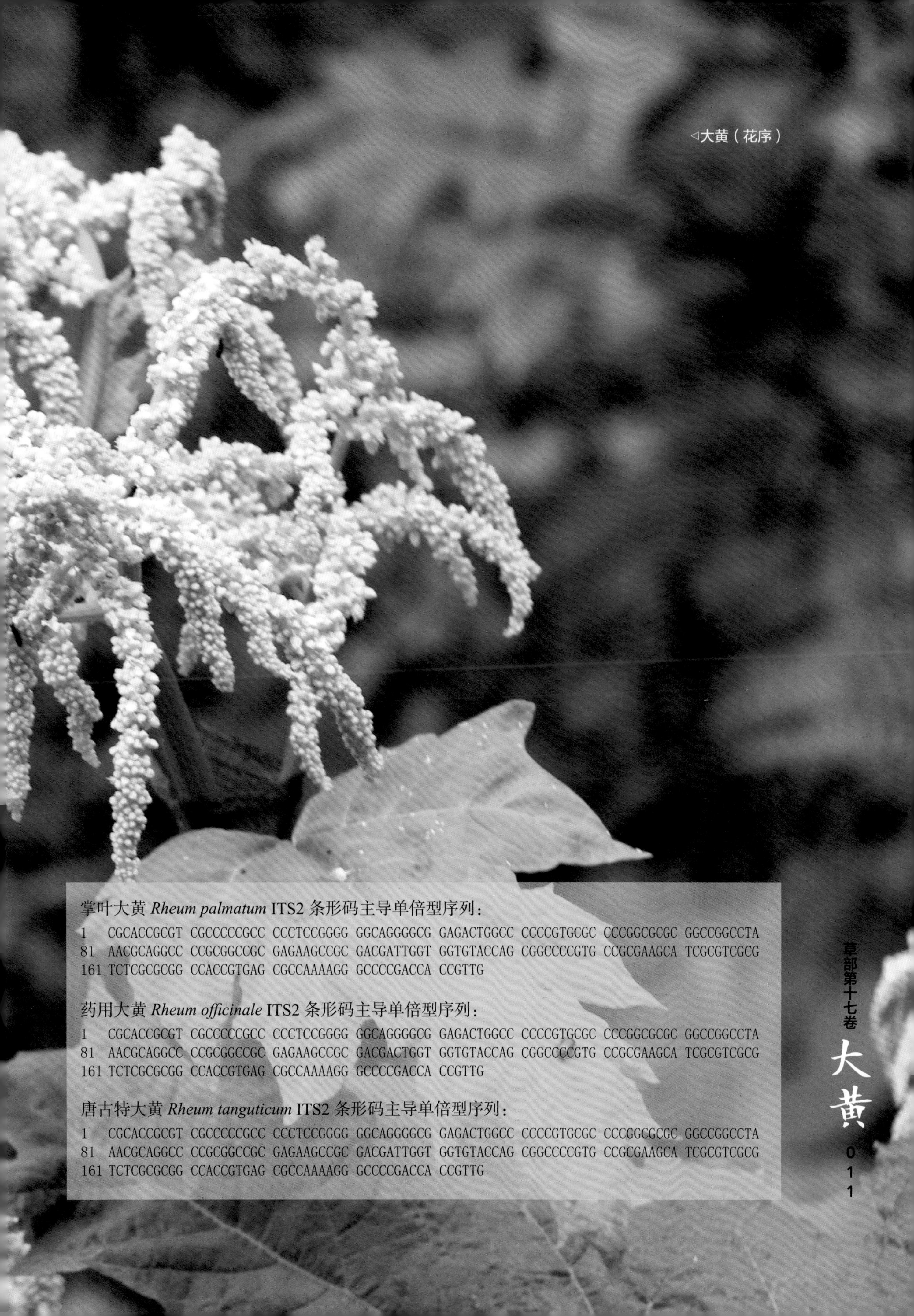

◁大黄（花序）

掌叶大黄 *Rheum palmatum* ITS2 条形码主导单倍型序列：

```
1   CGCACCGCGT CGCCCCCGCC CCCTCCGGGG GGCAGGGGCG GAGACTGGCC CCCCGTGCGC CCCGGCGCGC GGCCGGCCTA
81  AACGCAGGCC CCGCGGCCGC GAGAAGCCGC GACGATTGGT GGTGTACCAG CGGCCCCGTG CCGCGAAGCA TCGCGTCGCG
161 TCTCGCGCGG CCACCGTGAG CGCCAAAAGG GCCCCGACCA CCGTTG
```

药用大黄 *Rheum officinale* ITS2 条形码主导单倍型序列：

```
1   CGCACCGCGT CGCCCCCGCC CCCTCCGGGG GGCAGGGGCG GAGACTGGCC CCCCGTGCGC CCCGGCGCGC GGCCGGCCTA
81  AACGCAGGCC CCGCGGCCGC GAGAAGCCGC GACGACTGGT GGTGTACCAG CGGCCCCGTG CCGCGAAGCA TCGCGTCGCG
161 TCTCGCGCGG CCACCGTGAG CGCCAAAAGG GCCCCGACCA CCGTTG
```

唐古特大黄 *Rheum tanguticum* ITS2 条形码主导单倍型序列：

```
1   CGCACCGCGT CGCCCCCGCC CCCTCCGGGG GGCAGGGGCG GAGACTGGCC CCCCGTGCGC CCCGGCGCGC GGCCGGCCTA
81  AACGCAGGCC CCGCGGCCGC GAGAAGCCGC GACGATTGGT GGTGTACCAG CGGCCCCGTG CCGCGAAGCA TCGCGTCGCG
161 TCTCGCGCGG CCACCGTGAG CGCCAAAAGG GCCCCGACCA CCGTTG
```

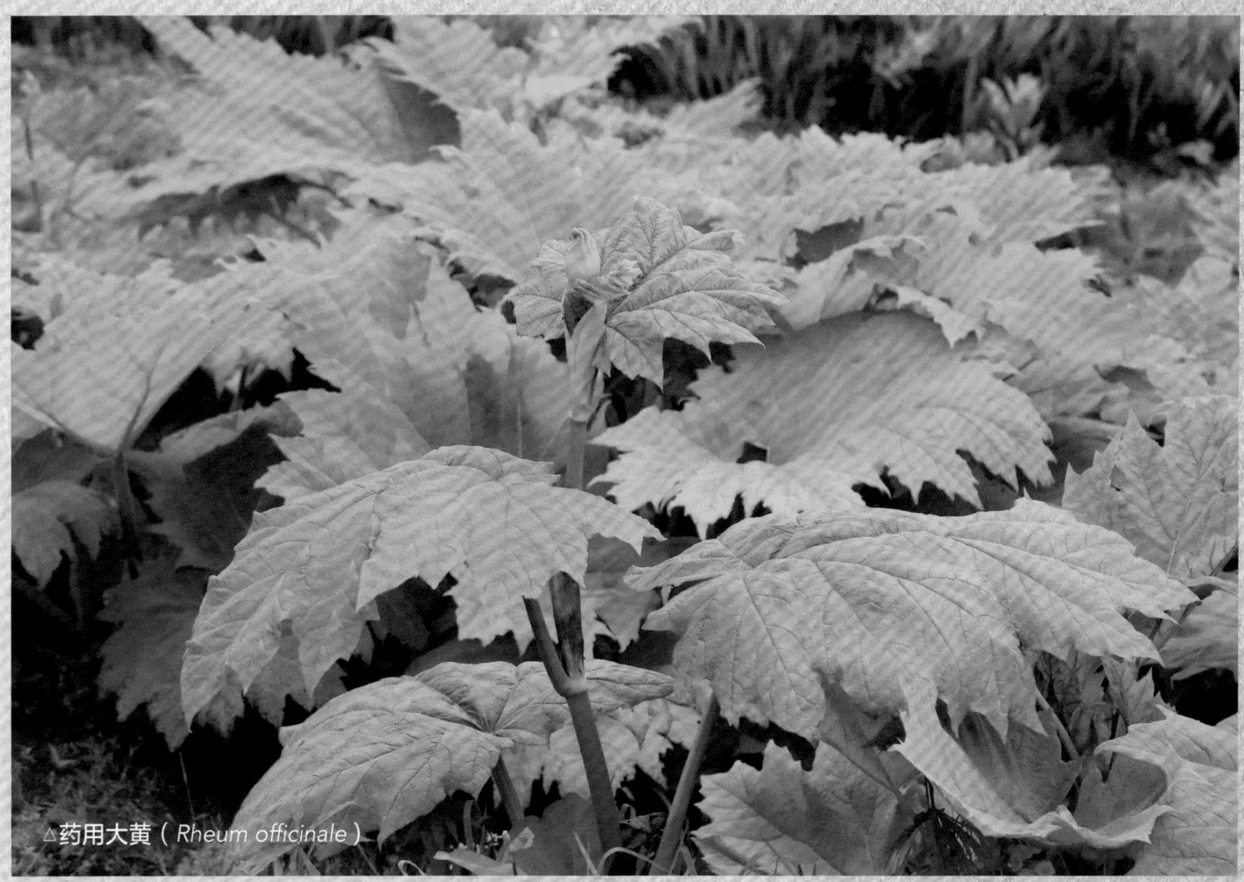

△药用大黄（*Rheum officinale*）

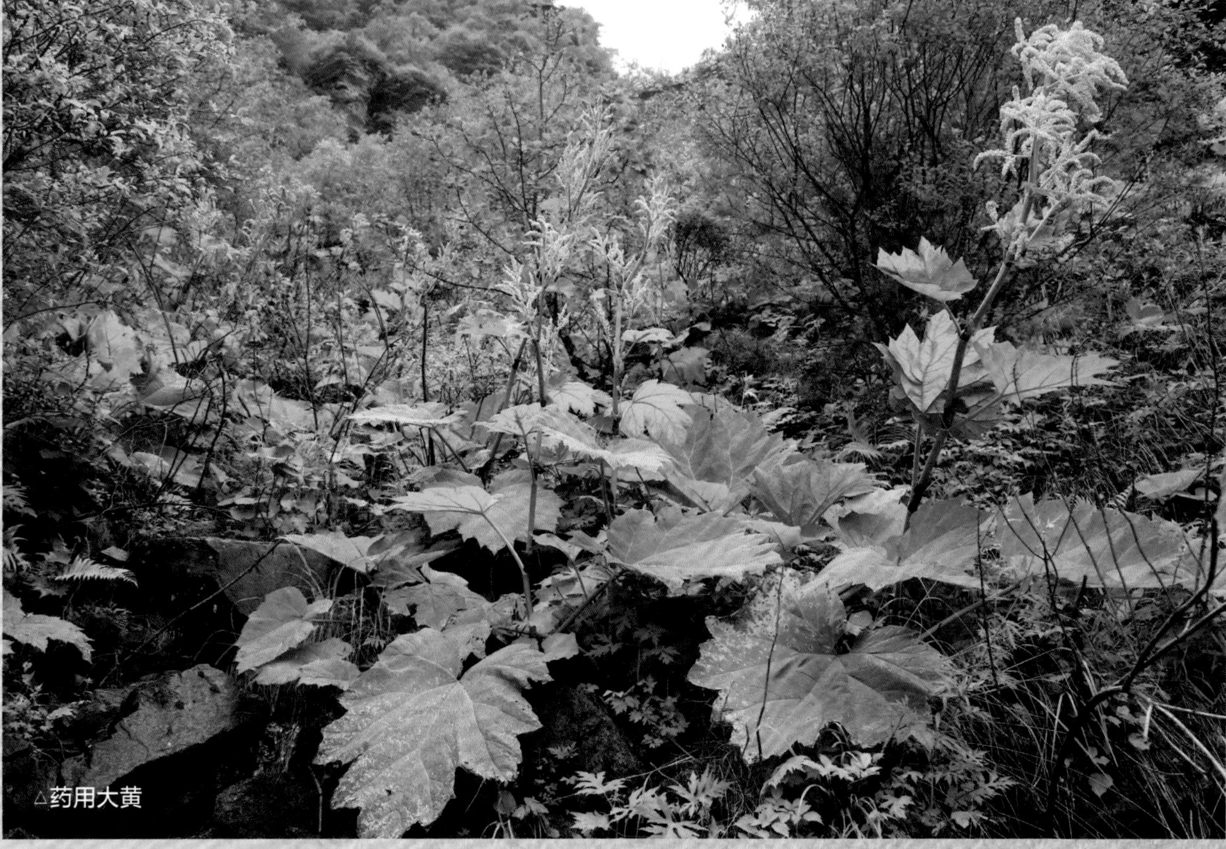

△药用大黄

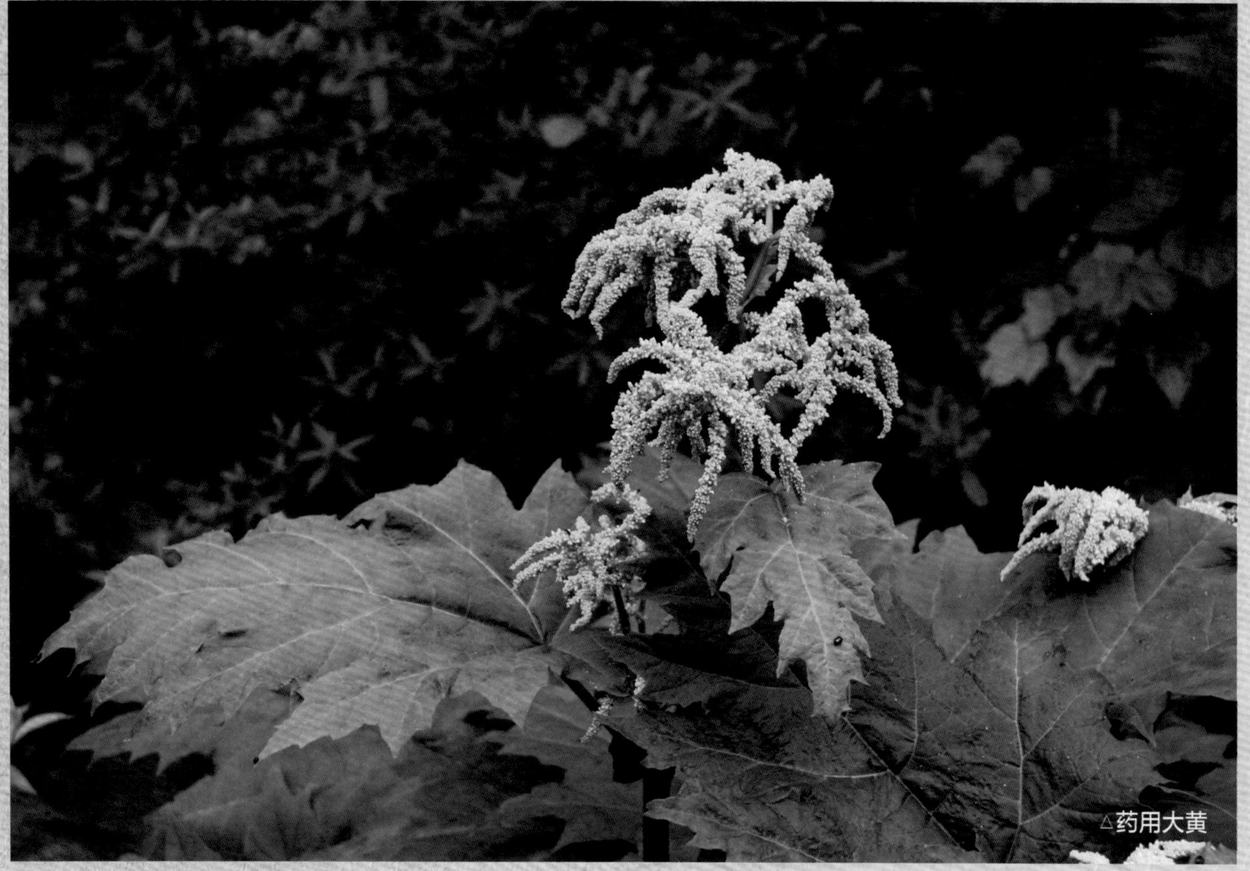

△药用大黄

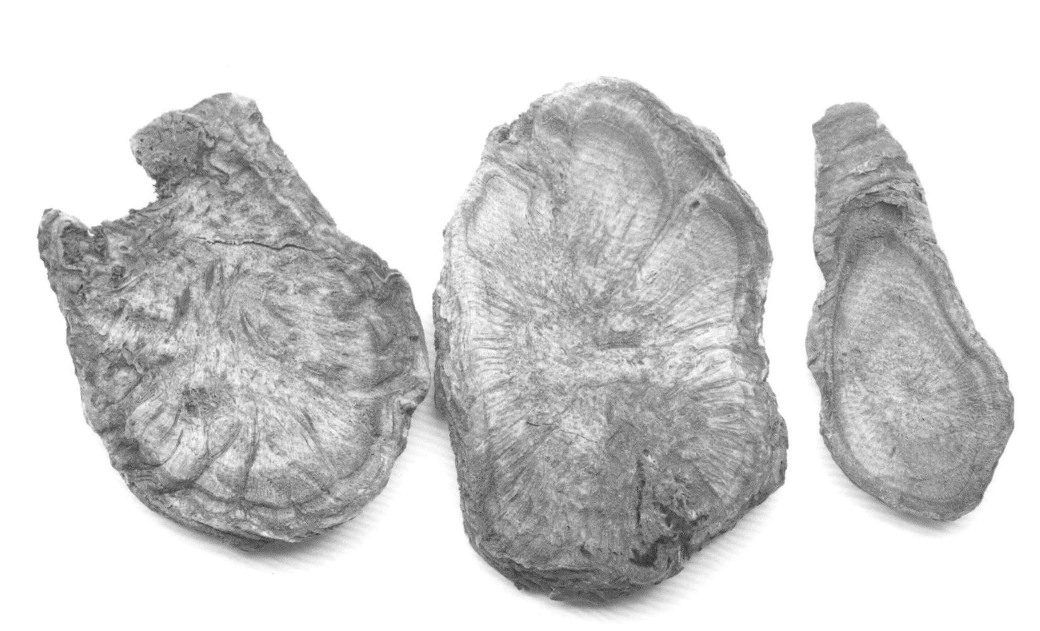

△大黄（药用大黄）饮片

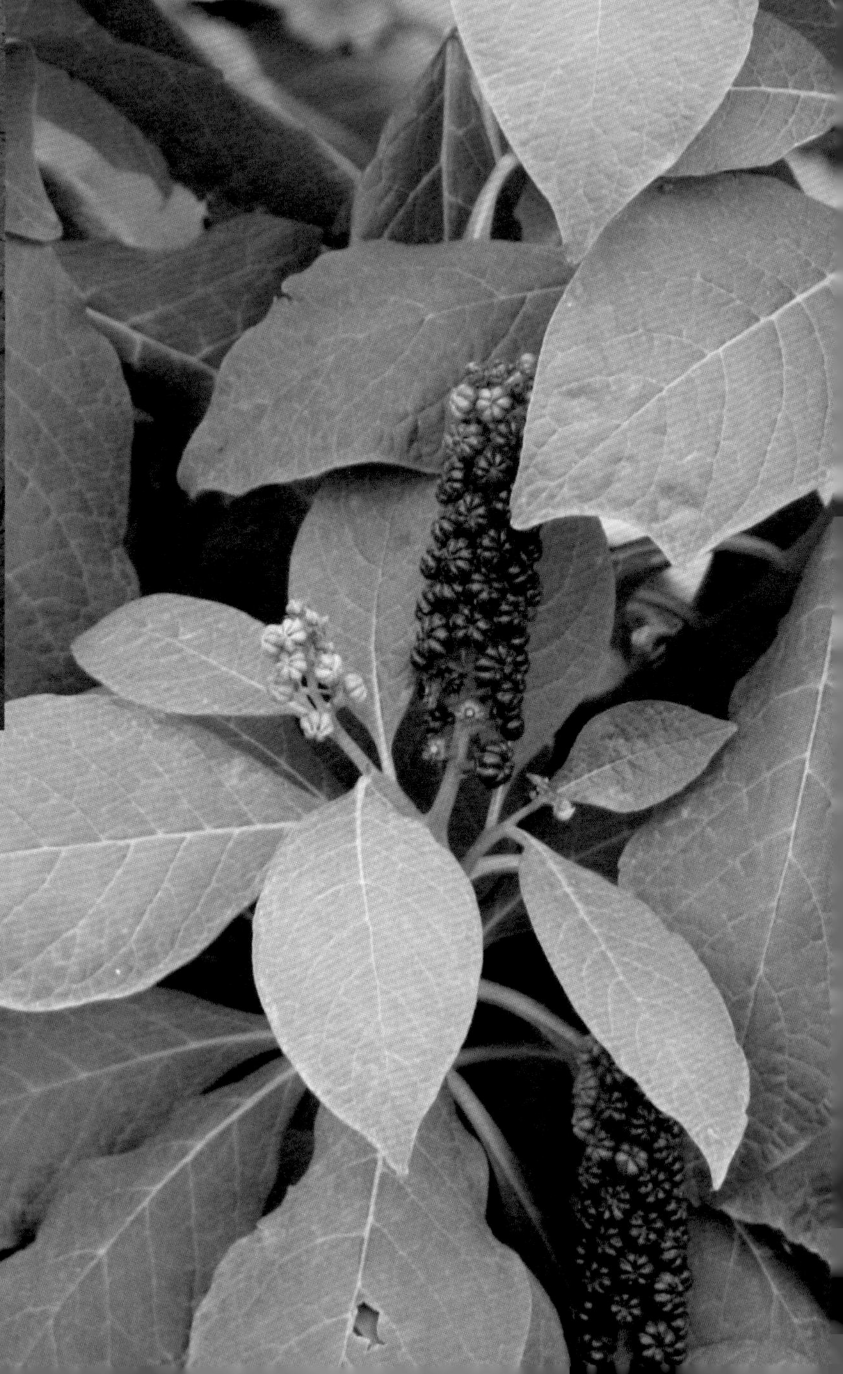

商陆

《本经》下品

‖ **基原** ‖

据《纲目图鉴》等综合分析考证，本品为商陆科植物商陆 *Phytolacca acinosa* Roxb.。分布于全国各地。《纲目彩图》《中药图鉴》《药典图鉴》认为还包括同属植物垂序商陆 *P. americana* L.。分布于北京、山东、江苏、浙江、湖北、云南等地。《药典》收载商陆药材为商陆科植物商陆或垂序商陆的干燥根；秋季至次春采挖，除去须根和泥沙，切成块或片，晒干或阴干。

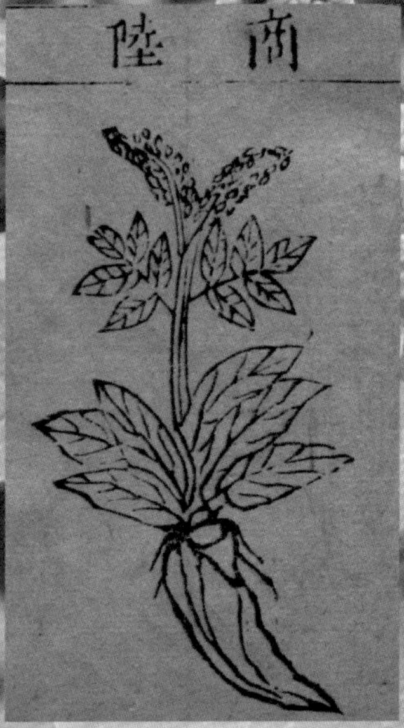

商陸

△商陆（*Phytolacca acinosa*）

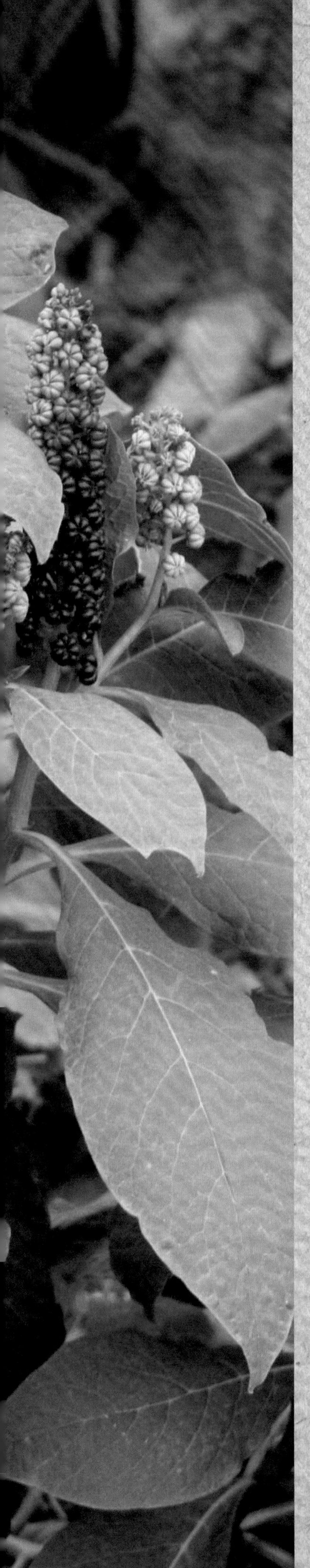

‖ **释名** ‖

蓫薚音逐汤。**当陆**开宝**章柳**图经**白昌**开宝**马尾**广雅**夜呼**本经。[时珍曰] 此物能逐荡水气，故曰蓫薚。讹为商陆，又讹为当陆，北音讹为章柳。或云枝枝相值，叶叶相当，故曰当陆。或云多当陆路而生也。

‖ **集解** ‖

[别录曰] 商陆生咸阳川谷。如人形者有神。[恭曰] 此有赤白二种：白者入药用，赤者见鬼神。甚有毒。[保升曰] 所在有之。叶大如牛舌而厚脆，赤花者根赤，白花者根白。二月、八月采根，日干。[颂曰] 俗名章柳根，多生于人家园圃中。春生苗，高三四尺，青叶如牛舌而长。茎青赤，至柔脆。夏秋开红紫花，作朵。根如萝卜而长，八九月采之。尔雅谓之蓫薚，广雅谓之马尾，易经谓之苋陆。[敩曰] 一种赤昌，苗叶绝相类，不可服之，有伤筋骨消肾之毒。惟花白年多者，仙人采之作脯，可下酒也。[时珍曰] 商陆昔人亦种之为蔬，取白根及紫色者擘破，作畦栽之，亦可种子。根苗茎并可洗蒸食，或用灰汁煮过亦良。服丹砂、乳石人食之尤利。其赤与黄色者有毒，不可食。按周定王救荒本草云：章柳干粗似鸡冠花干，微有线楞，色微紫赤，极易生植。

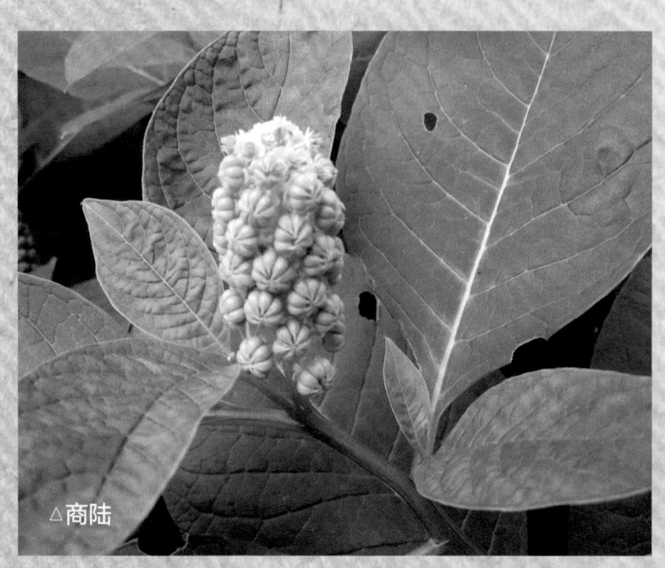
△商陆

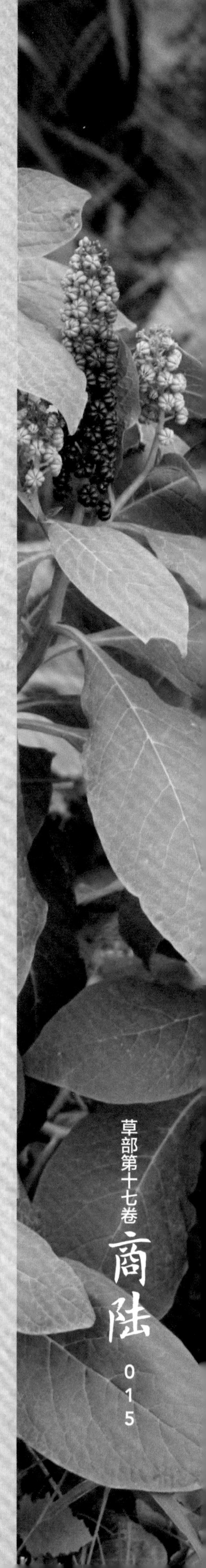

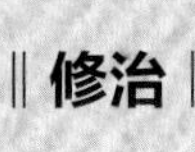

‖ **修治** ‖

[敩曰] 取花白者根，铜刀刮去皮，薄切，以东流水浸两宿，漉出，架甑蒸，以黑豆叶一重，商陆一重，如此蒸之，从午至亥，取出去豆叶，暴干剉用。无豆叶，以豆代之。

‖ **气味** ‖

辛，平，有毒。[别录曰] 酸。[权曰] 甘，有大毒。忌犬肉。[大明曰] 白者苦冷，得大蒜良。赤者有毒，能伏硇砂、砒石、雌黄，拔锡。[恭曰] 赤者但可贴肿，服之伤人，痢血不已杀人，令人见鬼神。[张仲景曰] 商陆以水服，杀人。[杲曰] 商陆有毒，阳中之阴。其味酸辛，其形类人。其用疗水，其效如神。

‖ **主治** ‖

水肿疝瘕痹，熨除痈肿，杀鬼精物。本经。**疗胸中邪气，水肿痿痹，腹满洪直，疏五脏，散水气。**别录。**泻十种水病。喉痹不通，薄切醋炒，涂喉外，良。**甄权。**通大小肠，泻蛊毒，堕胎，熁肿毒，傅恶疮。**大明。

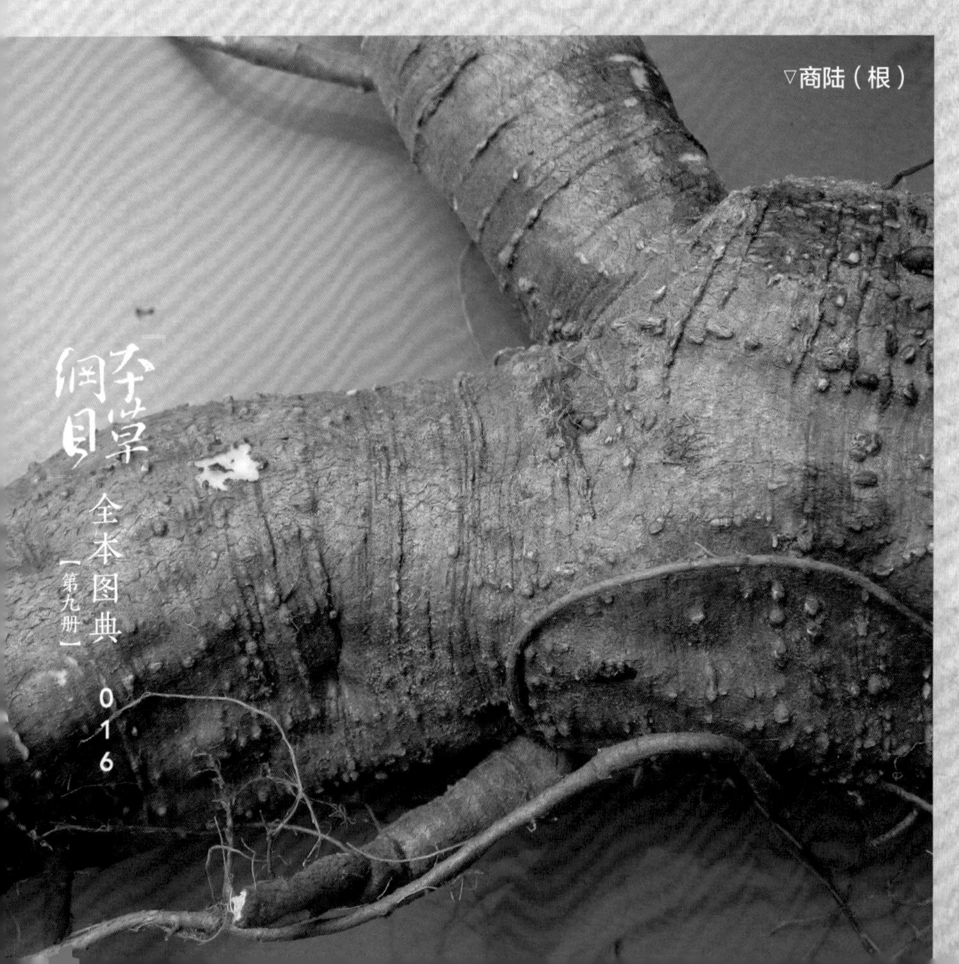

▽商陆（根）

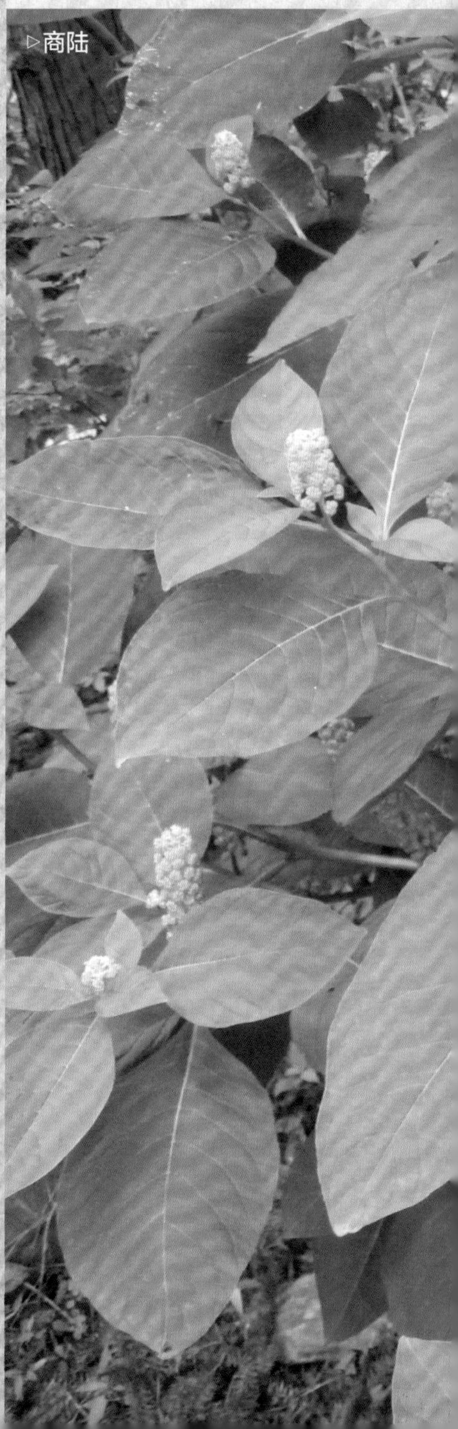

▷商陆

‖ **发明** ‖

[弘景曰] 方家不甚用，惟疗水肿，切生根，杂鲤鱼煮作汤服。道家乃散用之，及煎酿服，皆能去尸虫，见鬼神。其实子亦入神药。花名葍花，尤良。[颂曰] 古方术家多用之，亦可单服。五月五日采根，竹荖盛，挂屋东北角阴干百日捣筛，井华水调服，云神仙所秘法也。[时珍曰] 商陆苦寒，沉也，降也，阴也。其性下行，专于行水。与大戟、甘遂，盖异性而同功。胃气虚弱者不可用。方家治肿满、小便不利者，以赤根捣烂，入麝香三分，贴于脐心，以帛束之，得小便利即肿消。又治湿水，以指画肉上，随散不成文者。用白商陆、香附子炒干，出火毒，以酒浸一夜，日干为末。每服二钱，米饮下。或以大蒜同商陆煮汁服亦可。其茎叶作蔬食，亦治肿疾。[嘉谟曰] 古赞云：其味酸辛，其形类人。疗水贴肿，其效如神。斯言尽之矣。

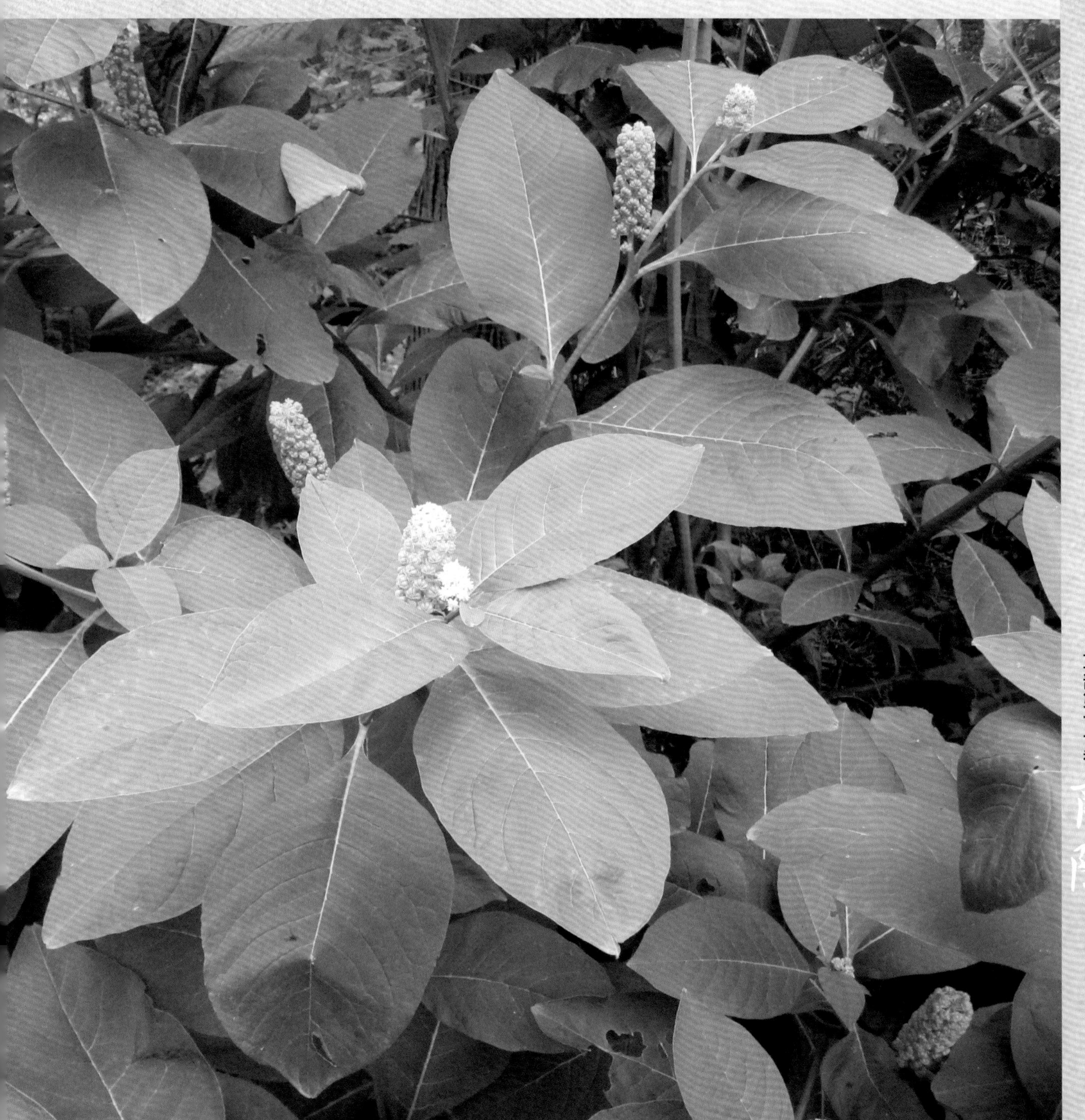

‖ **附方** ‖

旧九。新六。**湿气脚软**章柳根切小豆大，煮熟，更以绿豆同煮为饭。每日食之，以瘥为度，最效。斗门方。**水气肿满**外台秘要：用白商陆根去皮，切如豆大，一大盏，以水二升，煮一升。更以粟米一大盏，同煮成粥。每日空心食之，取微利，不得杂食。千金髓用白商陆六两，取汁半合，和酒半升，看人与服。当利下水，取效。梅师方用白商陆一升，羊肉六两，水一斗，煮取六升，去滓，和葱、豉作臛食之。**腹中暴癥**有物如石，痛刺啼呼，不治，百日死。多取商陆根捣汁或蒸之，以布藉腹上，安药，勿覆，冷即易，昼夜勿息。孙真人千金方。**痃癖如石**在胁下坚硬。生商陆根汁一升，杏仁一两，浸去皮，捣如泥，以商陆汁绞杏泥，火煎如饧。每服枣许，空腹热酒服，以利下恶物为度。圣惠方。**产后腹大**坚满，喘不能卧。白圣散：用章柳根三两，大戟一两半，甘遂炒一两，为末。每服二三钱，热汤调下，大便宣利为度。此乃主水圣药也。洁古保命集。**五尸注痛**腹痛胀急，不得喘息，上攻心胸，旁攻两胁，痛或磊块涌起。用商陆根熬，以囊盛，更互熨之，取效。肘后方。**小儿痘毒**小儿将痘发热，失表，忽作腹痛，及膨胀弩气，干霍乱，由毒气与胃气相搏，欲出不得出也。以商陆根和葱白捣傅脐上，斑止痘出，方免无虞。摘玄方。**耳卒热肿**生商陆，削尖纳入，日再易。圣济录。**喉卒攻痛**商陆切根炙热，隔布熨之，冷即易，立愈。图经本草。**瘰疬喉痹**攻痛。生商陆根捣作饼，置疬上，以艾炷于上灸三四壮，良。外台秘要。**一切毒肿**章陆根和盐少许，捣傅，日再易之。孙真人千金方。**石痈如石**坚硬不作脓者。生章陆根捣擦之，燥即易，取软为度。亦治湿漏诸疖。张文仲方。**疮伤水毒**章陆根捣炙，布裹熨之，冷即易之。千金方。

葛花

‖ **主治** ‖

人心昏塞，多忘喜卧，取花阴干百日，捣末，日暮水服方寸匕，乃卧思念所欲事，即于眠中醒悟也。苏颂。

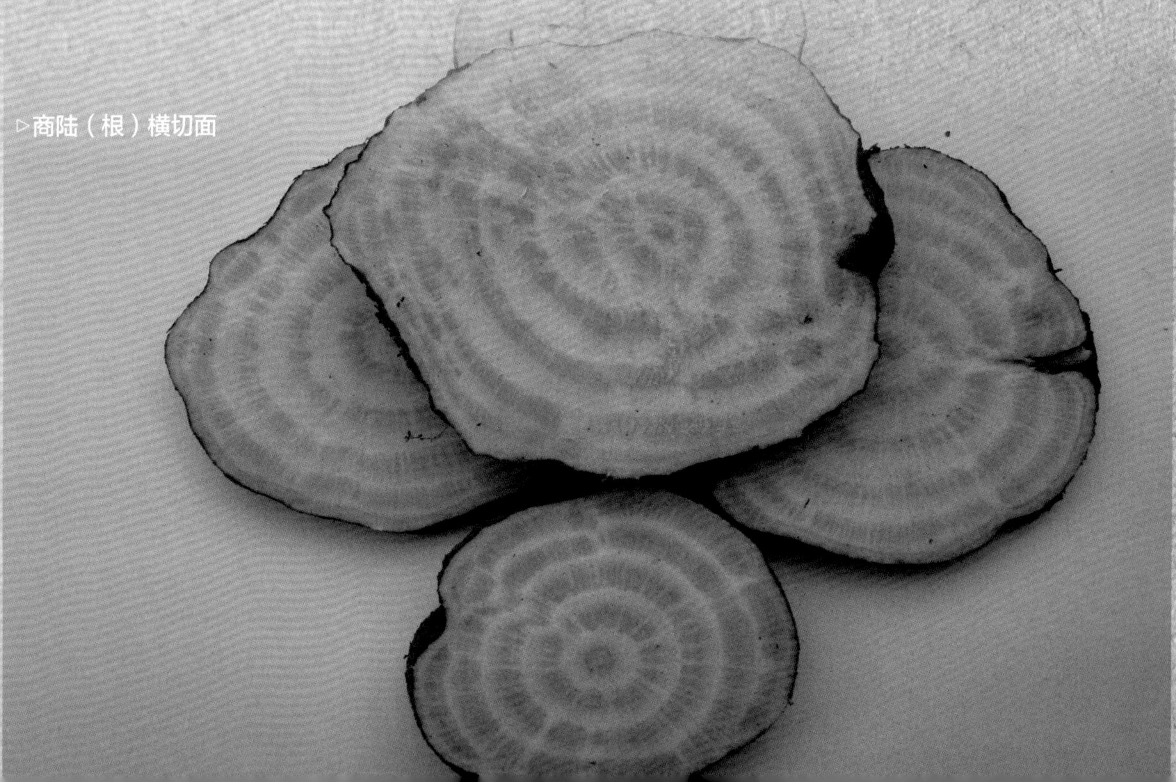

▷商陆（根）横切面

商陆 *Phytolacca acinosa* ITS2 条形码主导单倍型序列：

1　CGCATCGCGT CTCCCCCTCC CATACCTAGT GGAGGGATCG GGGGAGGAGG ATGGCCTCCT GTGCCTTACT GGGTGCGGCT
81　GGCCTAAAAA TGGAGTCCTC GGTAATGAGT TGCCGCGGCG ATTGGTGGAT GACAAGGCCT TGGCCGTGGT TTGCATCGCG
161 TCGTGTGTGC ACATTGCCAG ATGGAGCTCG TAGGACCCTT GTTGAGACTC GTGCTCAAAA CCTTTG

垂序商陆 *Phytolacca americana* ITS2 条形码主导单倍型序列：

1　CGCATCGCGT CTCCCCCTCC CATACCTAGT GGAGGGGAGG GGAAGGAGGA TGGCCTCCCG TGCCTTACCG GGTGCGGCTG
81　GCCTAAAAAT GGAGTCCTCG GTAATGAGTT GCCGCGGCGA TTGGTGGATG ACAAGGCCTC GGCCGTGGTT CGCATCGCGT
161 CGTGTGTGCA CATTGCCAGT TGGAGCTCGT AGGACCCTTG ATGAGCCTCG TGCTCAAAAC CTTTG

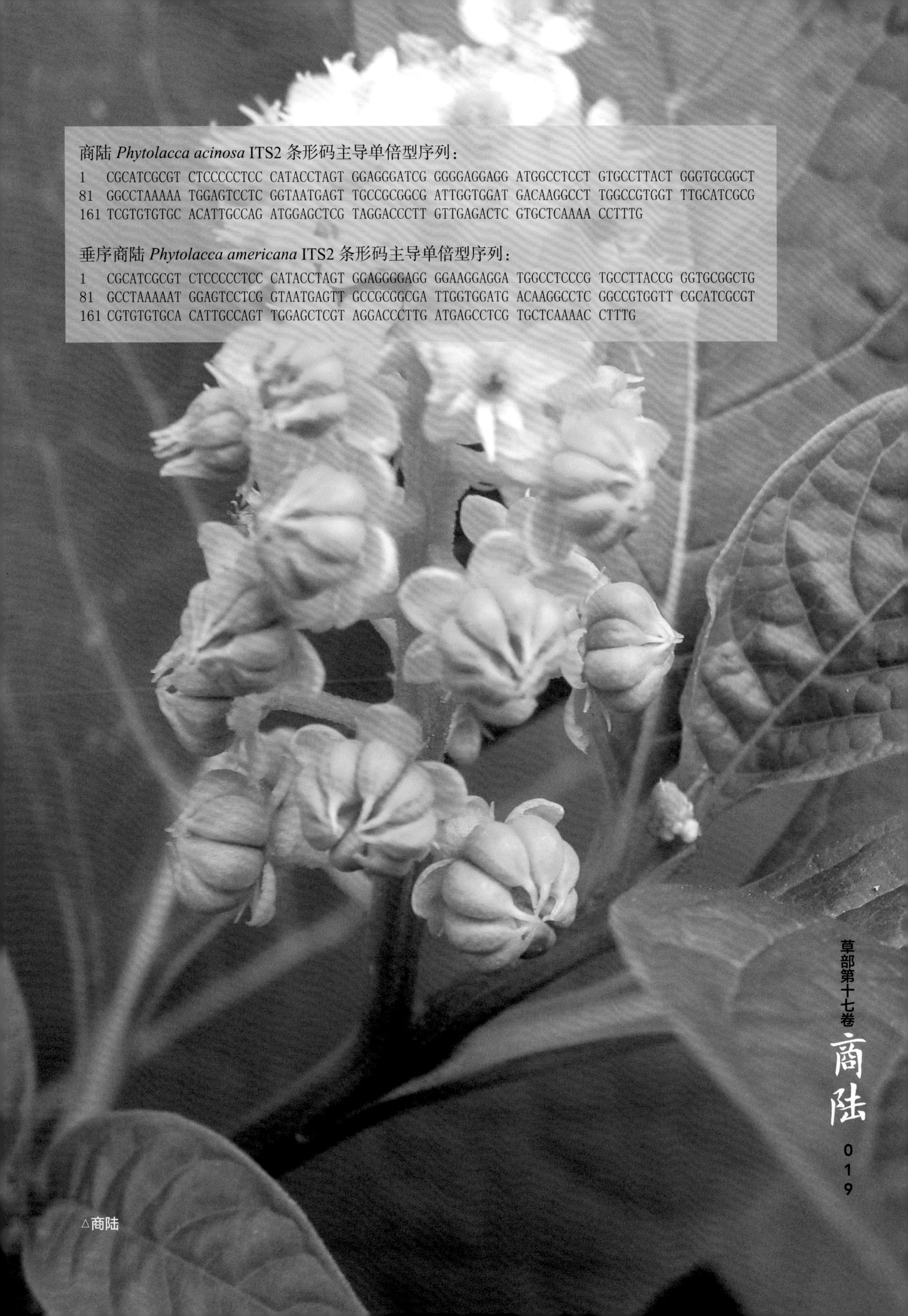

△商陆

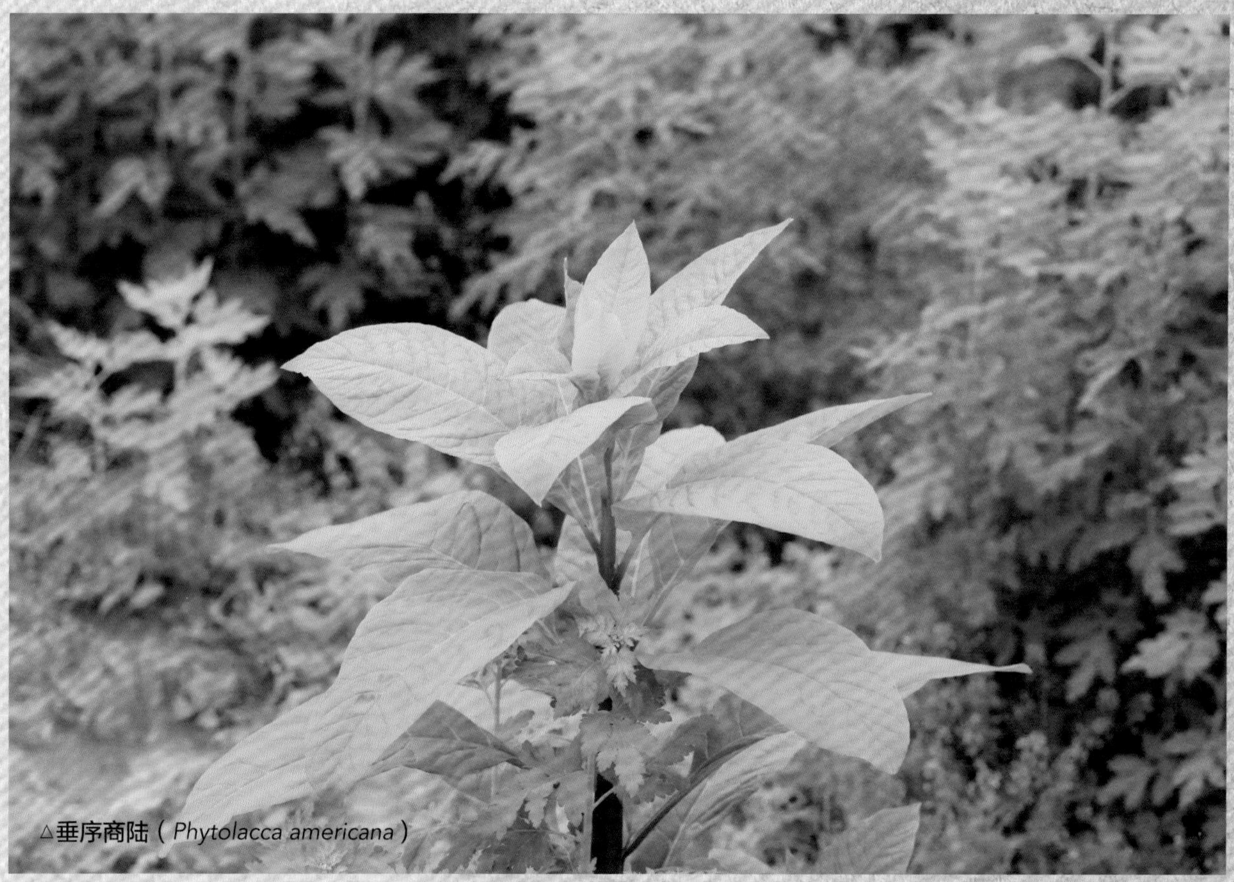
△垂序商陆（*Phytolacca americana*）

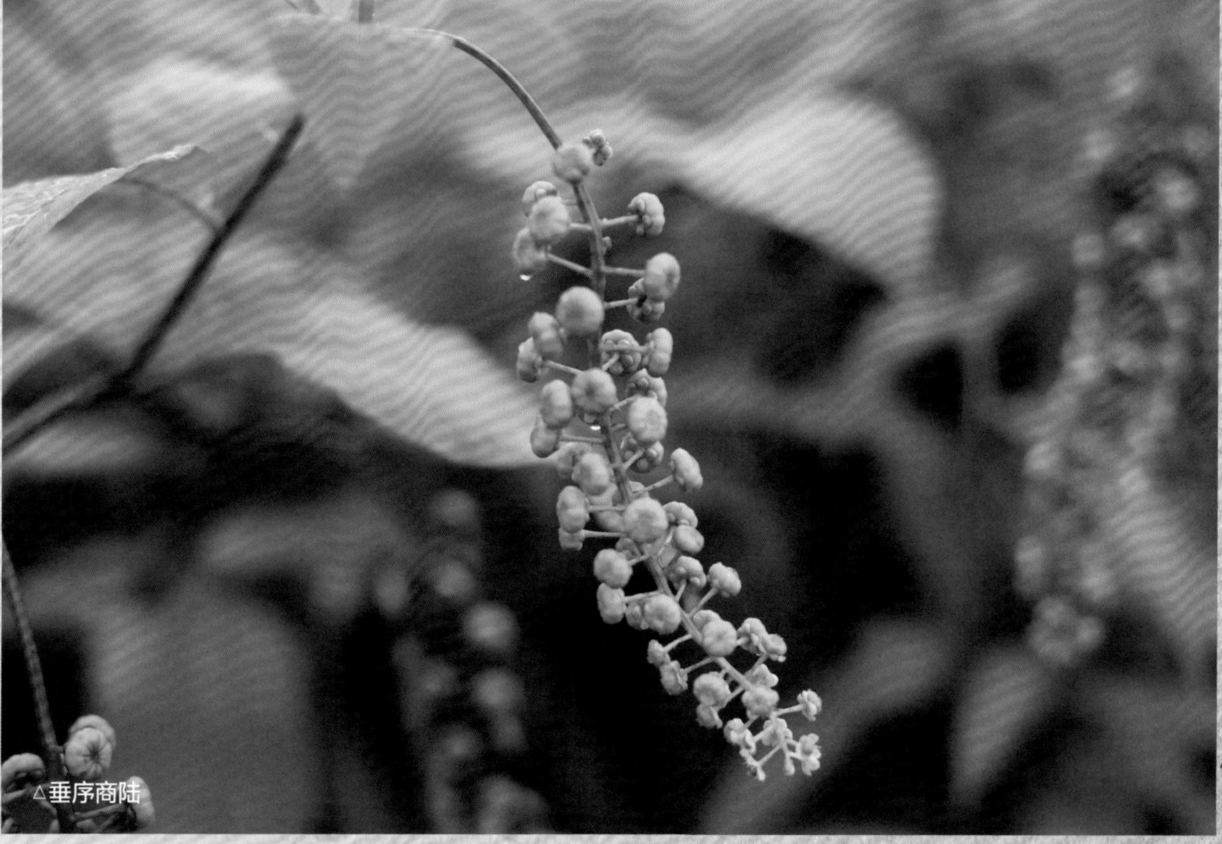
△垂序商陆

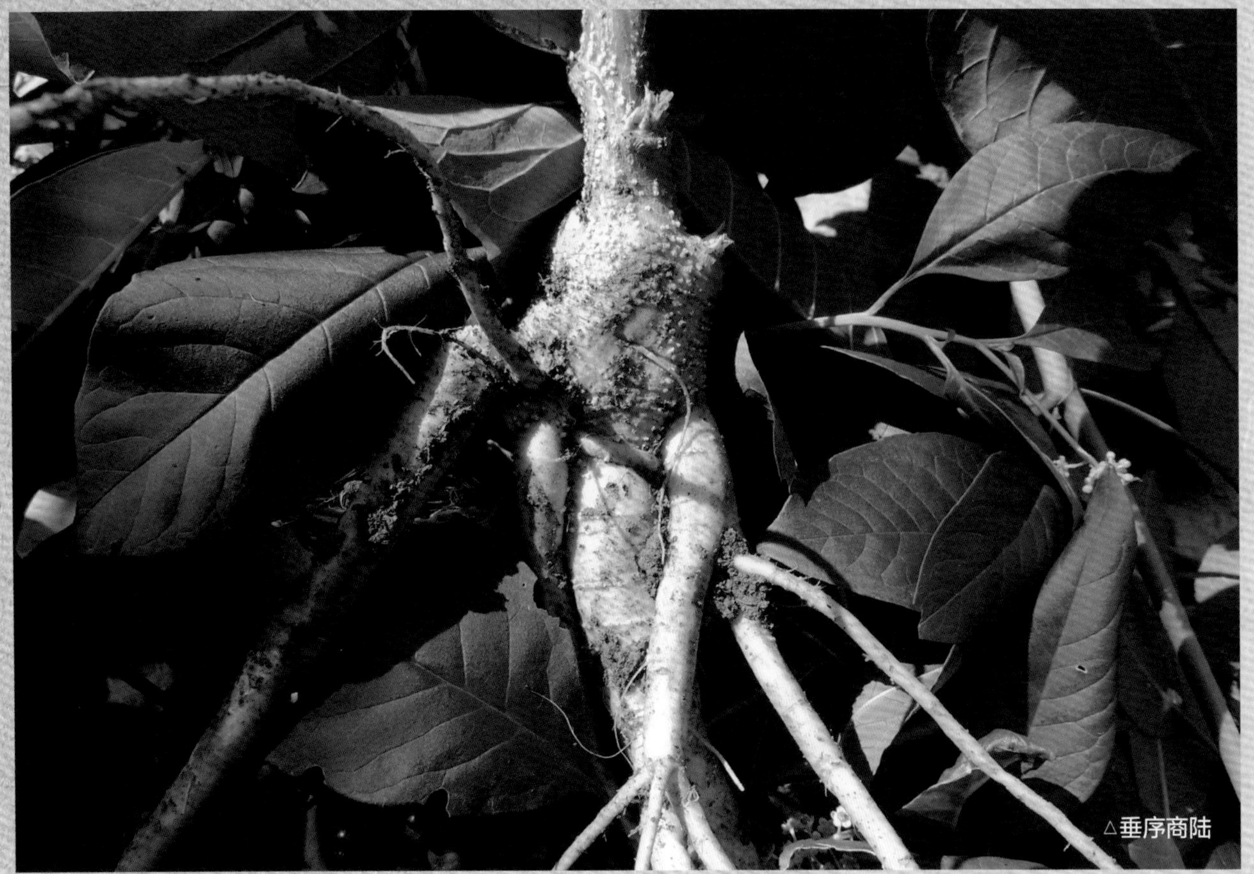

△垂序商陆

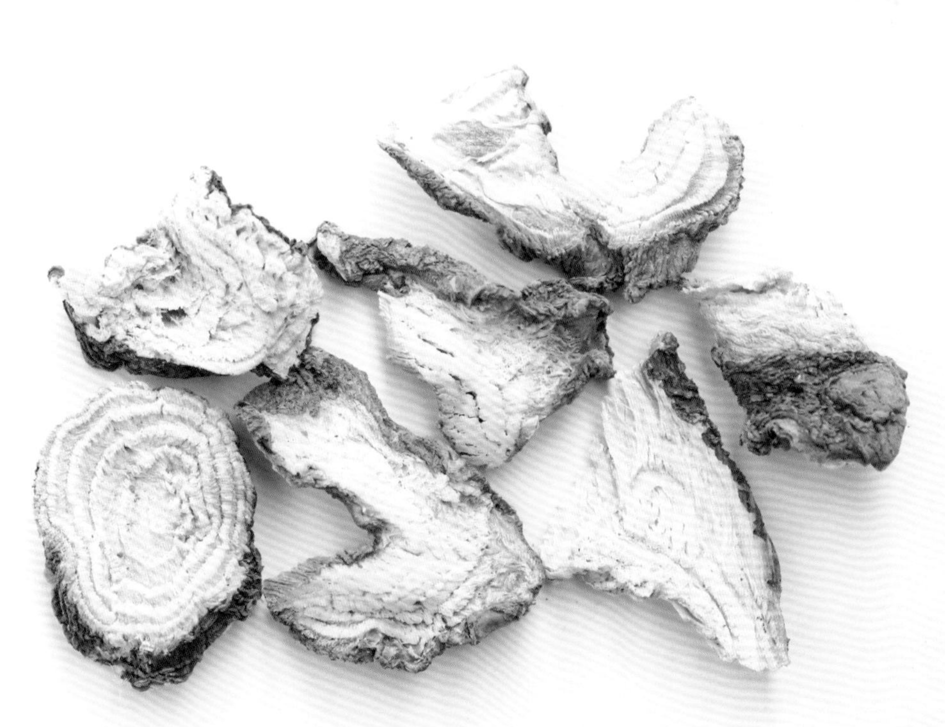

△垂序商陆饮片

狼毒

《本经》下品

‖ **基原** ‖

据《纲目彩图》《纲目图鉴》《大辞典》等综合分析考证，本品为瑞香科植物狼毒 *Stellera chamaejasme* L.，俗称红狼毒。分布于东北及河北、河南、甘肃、青海等地。《中华本草》认为：明代确有以大戟科白狼毒（月腺大戟 *Euphorbia ebracteolata* Hayata 或狼毒大戟 *E. fischeriana* Steud.）作狼毒入药者，但李时珍认为这是误用。《药典》收载狼毒药材为大戟科植物月腺大戟或狼毒大戟的干燥根；春、秋二季采挖，洗净，切片，晒干。

▷狼毒（*Stellera chamaejasme*）

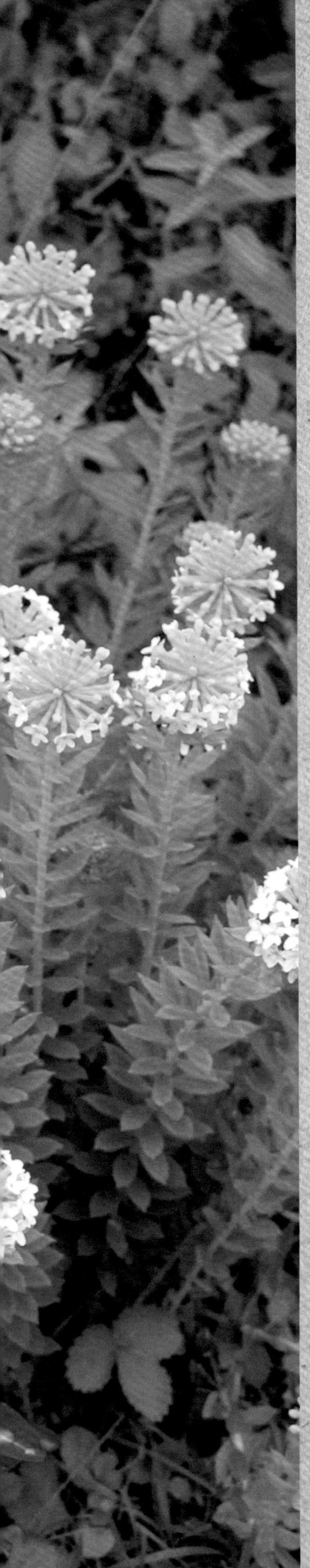

‖ **释名** ‖

[时珍曰] 观其名，知其毒矣。

‖ **集解** ‖

[别录曰] 狼毒生秦亭山谷及奉高。二月、八月采根，阴干。陈而沉水者良。[弘景曰] 宕昌亦出之。乃言止有数亩地生，蝮蛇食其根，故为难得。亦用太山者。今用出汉中及建平。云与防葵同根，但置水中沉者是狼毒，浮者是防葵。俗用亦稀，为疗腹内要药耳。[恭曰] 今出秦州、成州，秦亭原在二州之界。秦陇地寒，元无蝮蛇。此物与防葵都不同类，生处又别，太山、汉中亦不闻有，陶说谬矣。[志曰] 狼毒叶似商陆及大黄，茎叶上有毛，根皮黄，肉白。以实重者为良，轻者为力劣。秦亭在陇西，奉高是太山下县。陶云，沉者是狼毒，浮者是防葵，此不足为信。假使防葵秋冬采者坚实，得水皆沉；狼毒春夏采者轻虚，得水皆浮。且二物全别，不可比类。此与麻黄、橘皮、半夏、枳实、吴茱萸为六陈也。[保升曰] 根似玄参，惟浮虚者为劣也。[颂曰] 今陕西州郡及辽、石州亦有之，状如马志所说。[时珍曰] 狼毒出秦、晋地。今人往往以草蔺茹为之，误矣。见蔺茹下也。

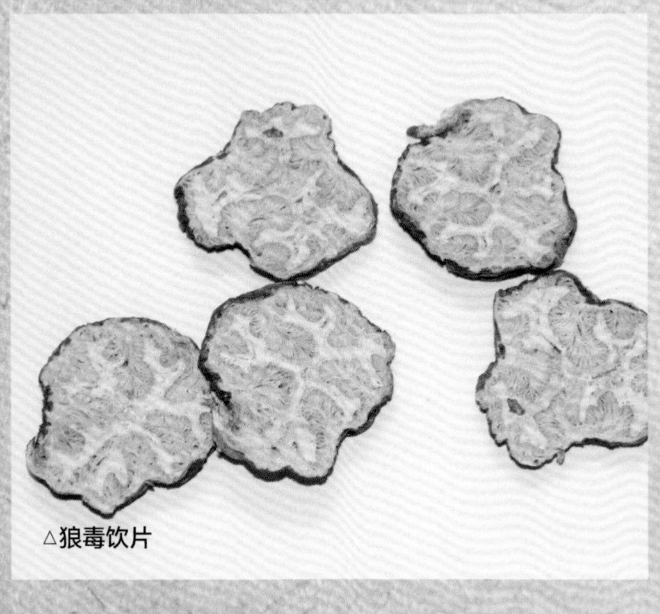

△狼毒饮片

根

‖ **气味** ‖

辛，平，有大毒。[大明曰] 苦，辛，有毒。[之才曰] 大豆为之使，宜醋炒，恶麦句姜，畏占斯、密陀僧也。

‖ **主治** ‖

咳逆上气，破积聚饮食，寒热水气，恶疮鼠瘘疽蚀，鬼精蛊毒，杀飞鸟走兽。本经。**除胸下积僻。**别录。**治痰饮癥瘕，亦杀鼠。**大明。**合野葛纳耳中，治聋。**抱朴子。

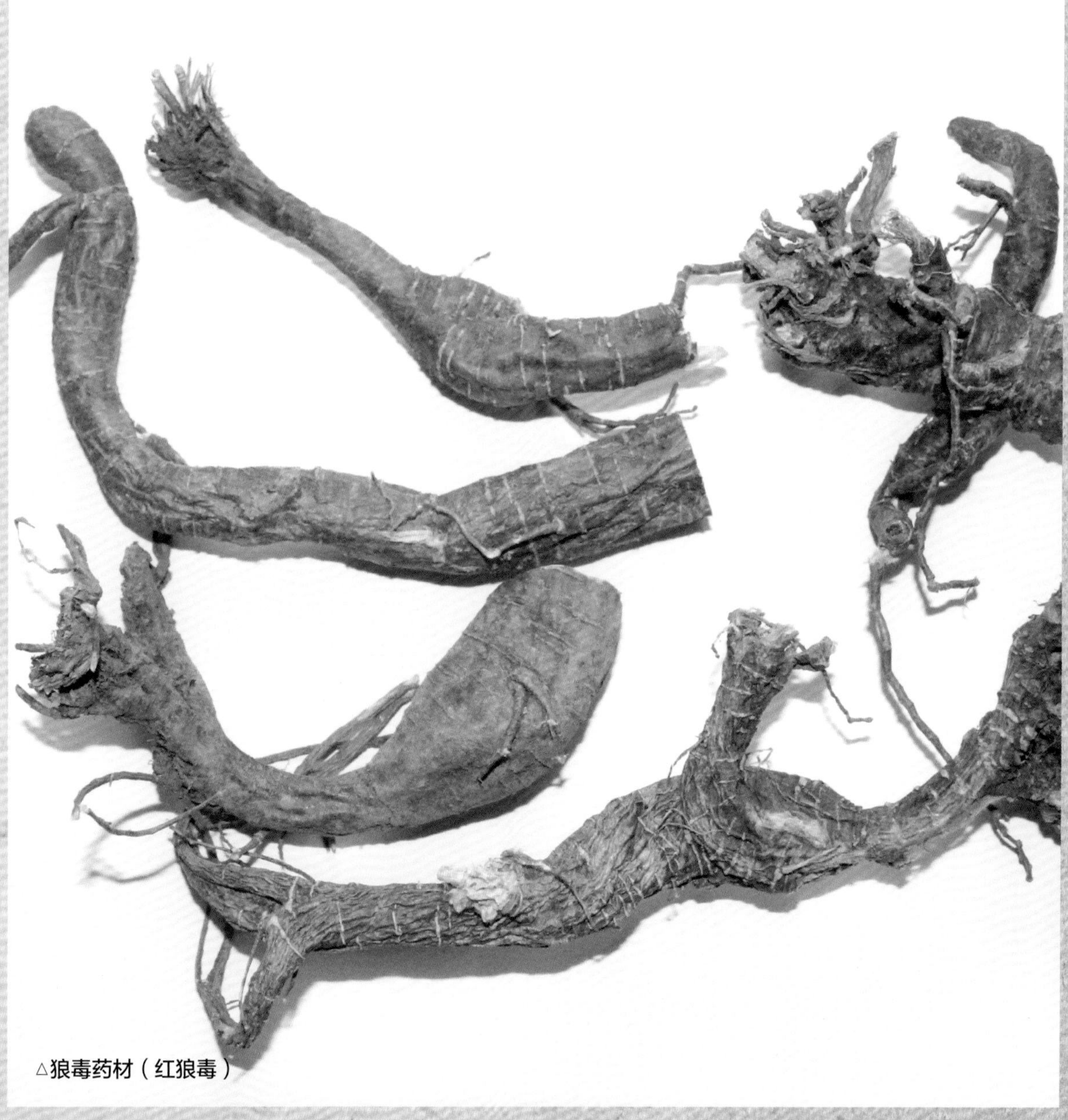

△狼毒药材（红狼毒）

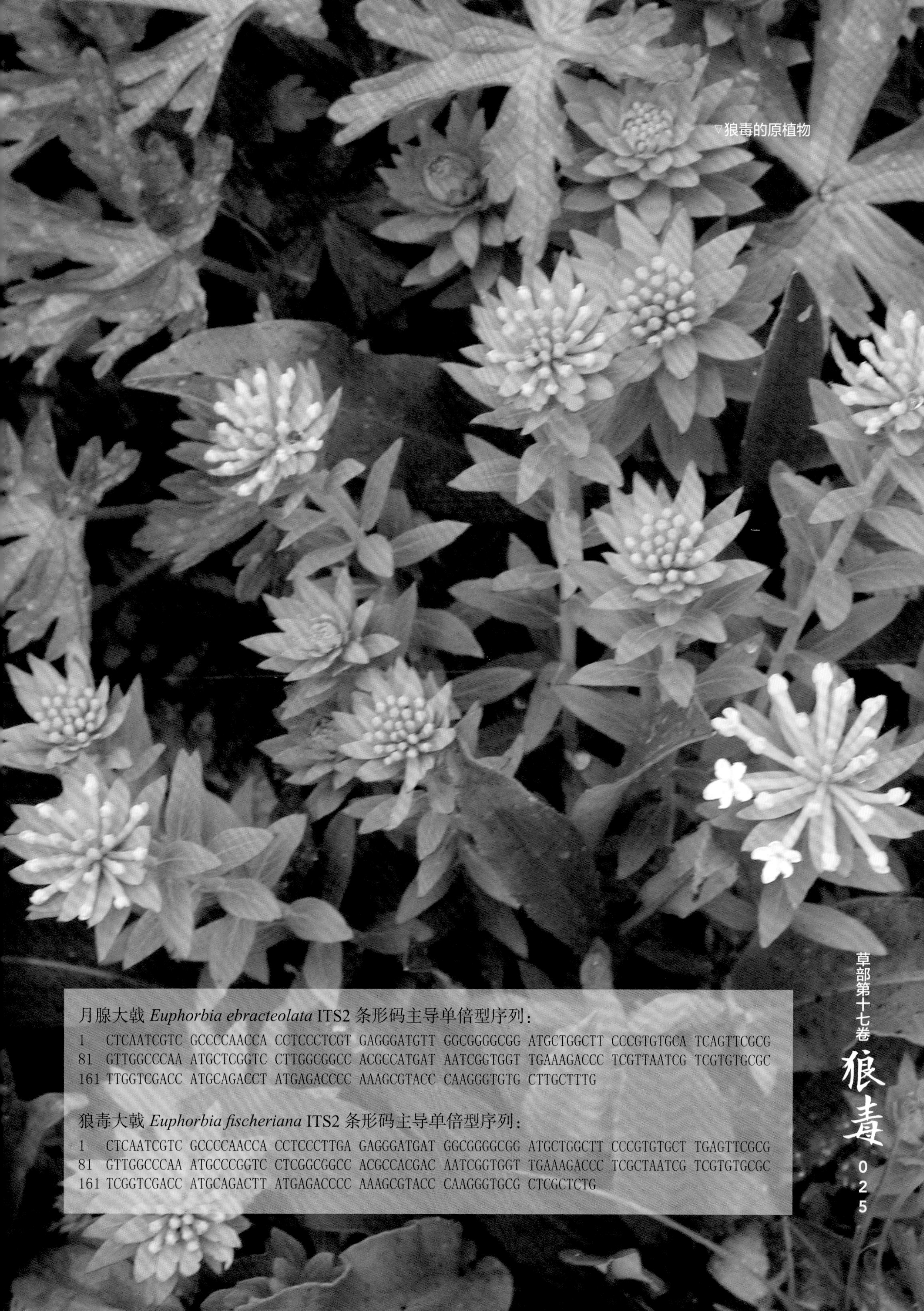

▽狼毒的原植物

月腺大戟 *Euphorbia ebracteolata* ITS2 条形码主导单倍型序列：

1 CTCAATCGTC GCCCCAACCA CCTCCCTCGT GAGGGATGTT GGCGGGGCGG ATGCTGGCTT CCCGTGTGCA TCAGTTCGCG
81 GTTGGCCCAA ATGCTCGGTC CTTGGCGGCC ACGCCATGAT AATCGGTGGT TGAAAGACCC TCGTTAATCG TCGTGTGCGC
161 TTGGTCGACC ATGCAGACCT ATGAGACCCC AAAGCGTACC CAAGGGTGTG CTTGCTTTG

狼毒大戟 *Euphorbia fischeriana* ITS2 条形码主导单倍型序列：

1 CTCAATCGTC GCCCCAACCA CCTCCCTTGA GAGGGATGAT GGCGGGGCGG ATGCTGGCTT CCCGTGTGCT TGAGTTCGCG
81 GTTGGCCCAA ATGCCCGGTC CTCGGCGGCC ACGCCACGAC AATCGGTGGT TGAAAGACCC TCGCTAATCG TCGTGTGCGC
161 TCGGTCGACC ATGCAGACTT ATGAGACCCC AAAGCGTACC CAAGGGTGCG CTCGCTCTG

‖ **附方** ‖

旧四，新六。**心腹连痛**作胀。用狼毒二两，附子半两，捣筛，蜜丸梧子大。一日服一丸，二日二丸，三日三丸止；又从一丸起，至三丸止，以瘥为度。肘后方。**九种心痛**一虫，二蛀，三风，四悸，五食，六饮，七冷，八热，九气也。又治连年积冷，流注心胸，及落马堕车，瘀血中恶等证。九痛丸：用狼毒炙香，吴茱萸汤泡，巴豆去心，炒取霜，干姜炮，人参各一两，附子炮去皮三两，为末，炼蜜丸梧子大，每空腹温酒下一丸。和剂局方。**腹中冷痛**水谷阴结，心下停痰，两胁痞满，按之鸣转，逆害饮食。用狼毒三两，附子一两，旋覆花三两，捣末，蜜丸梧子大。每服三丸，食前白汤下，日三服。肘后方。**阴疝欲死**丸缩入腹，急痛欲死。狼毒四两，防风二两，附子三两烧，以蜜丸梧子大。每服三丸，日夜三度白汤下。肘后方。**两胁气结**方同腹中冷痛方。**一切虫病**用狼毒杵末，每服一钱，用饧一皂子大，沙糖少许，以水化开，卧时空腹服之，次早即下虫也。集效方。**干湿虫疥**狼毒不拘多少，捣烂，以猪油、马油调搽患处。方睡勿以被蒙头，恐药气伤面。此维扬潘氏所传方。蔺氏经验方。**积年疥癞**狼毒一两，一半生研，一半炒研，轻粉三合，水银三钱，以茶末少许，于瓦器内，以津液擦化为末，同以清油浸药，高一寸，三日，待药沉油清，遇夜不见灯火，蘸油涂疮上，仍以口鼻于药盏上吸气，取效。永类方。**积年干癣**生痂，搔之黄水出，每逢阴雨即痒。用狼毒末涂之。圣惠方。**恶疾风疮**狼毒、秦艽等分，为末。每服方寸匕，温酒下，日一二服。千金方。

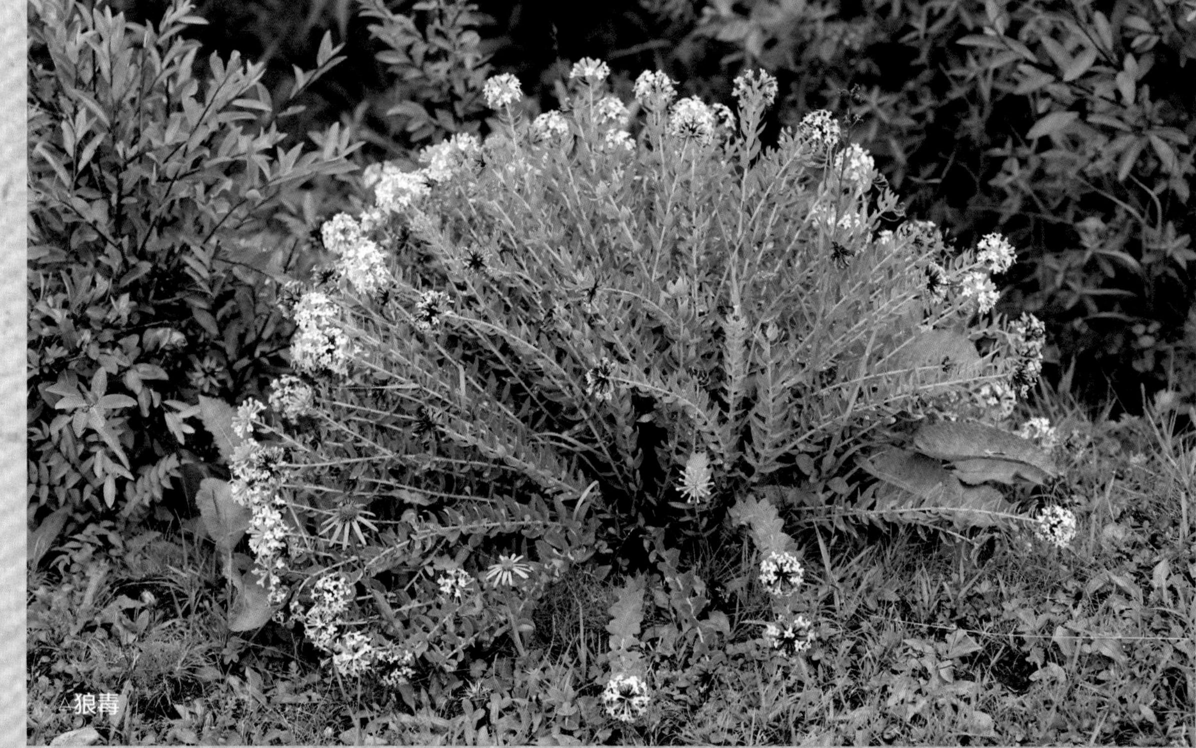
△狼毒

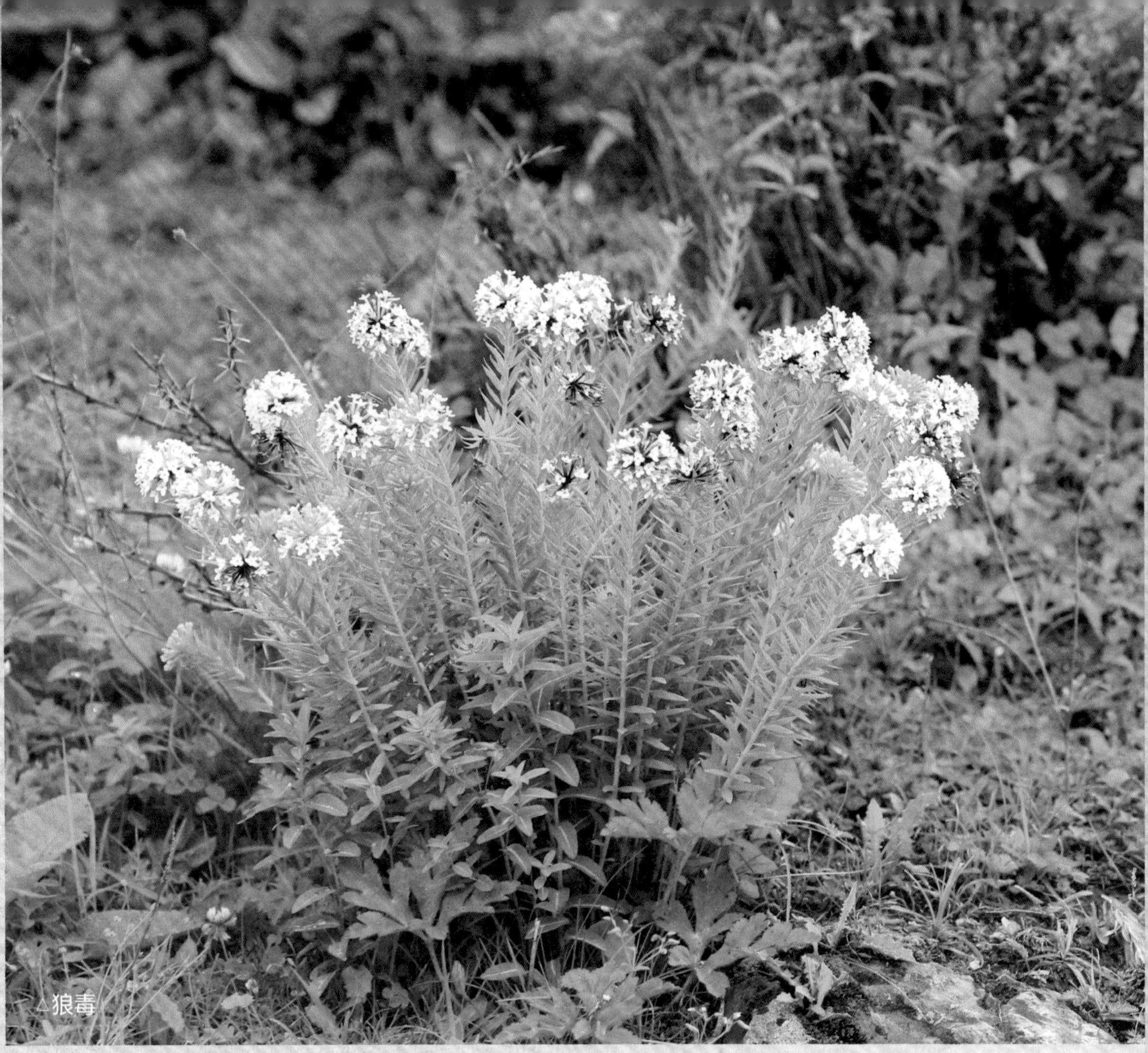

△狼毒

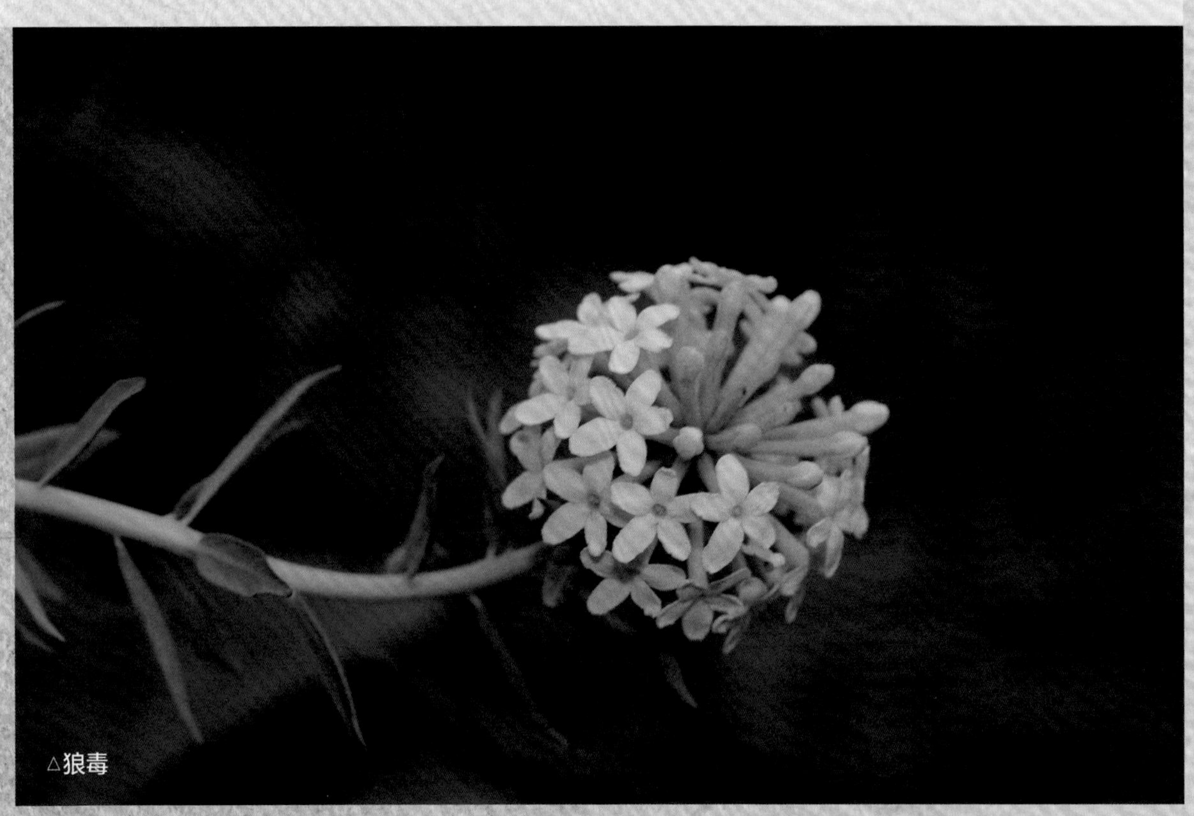

△狼毒

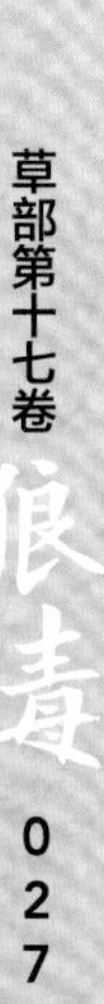

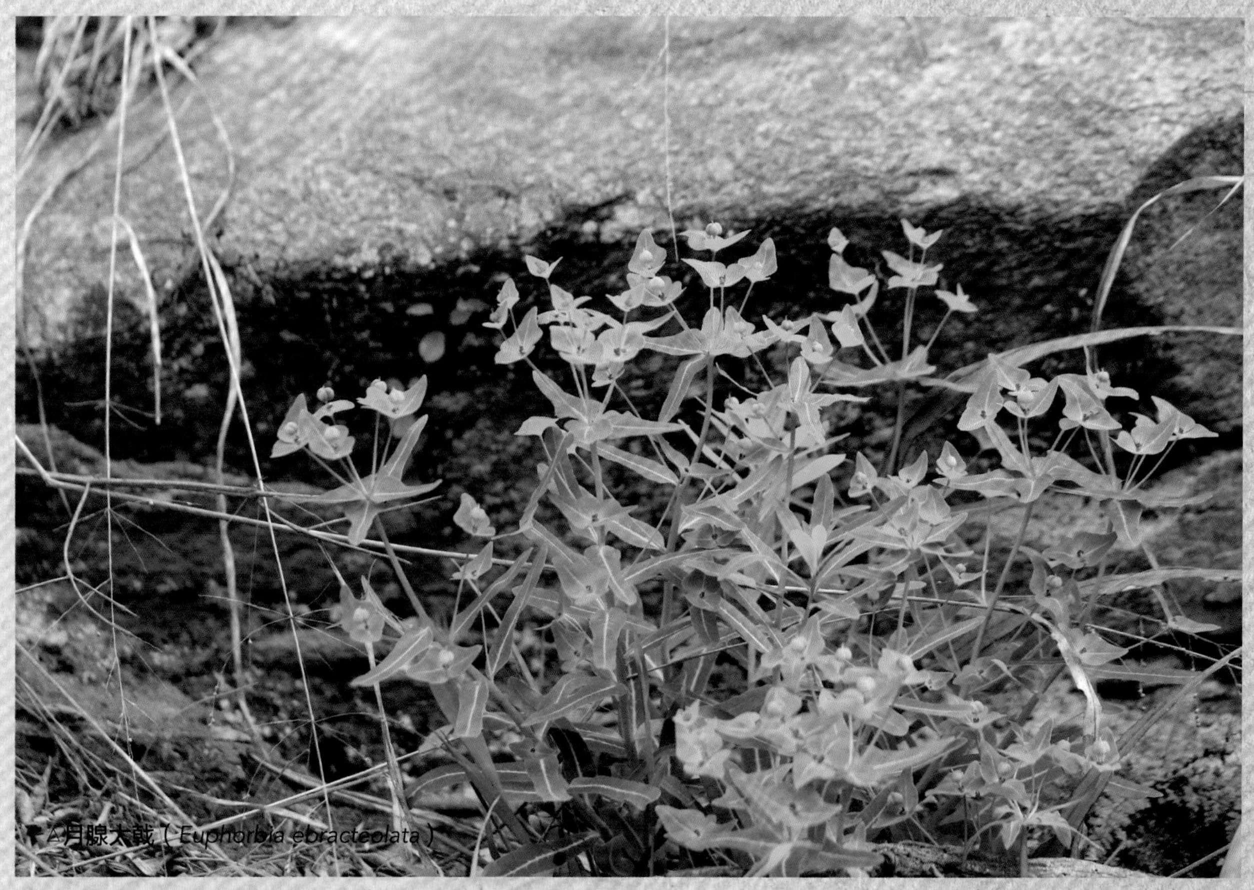
△月腺大戟（*Euphorbia ebracteolata*）

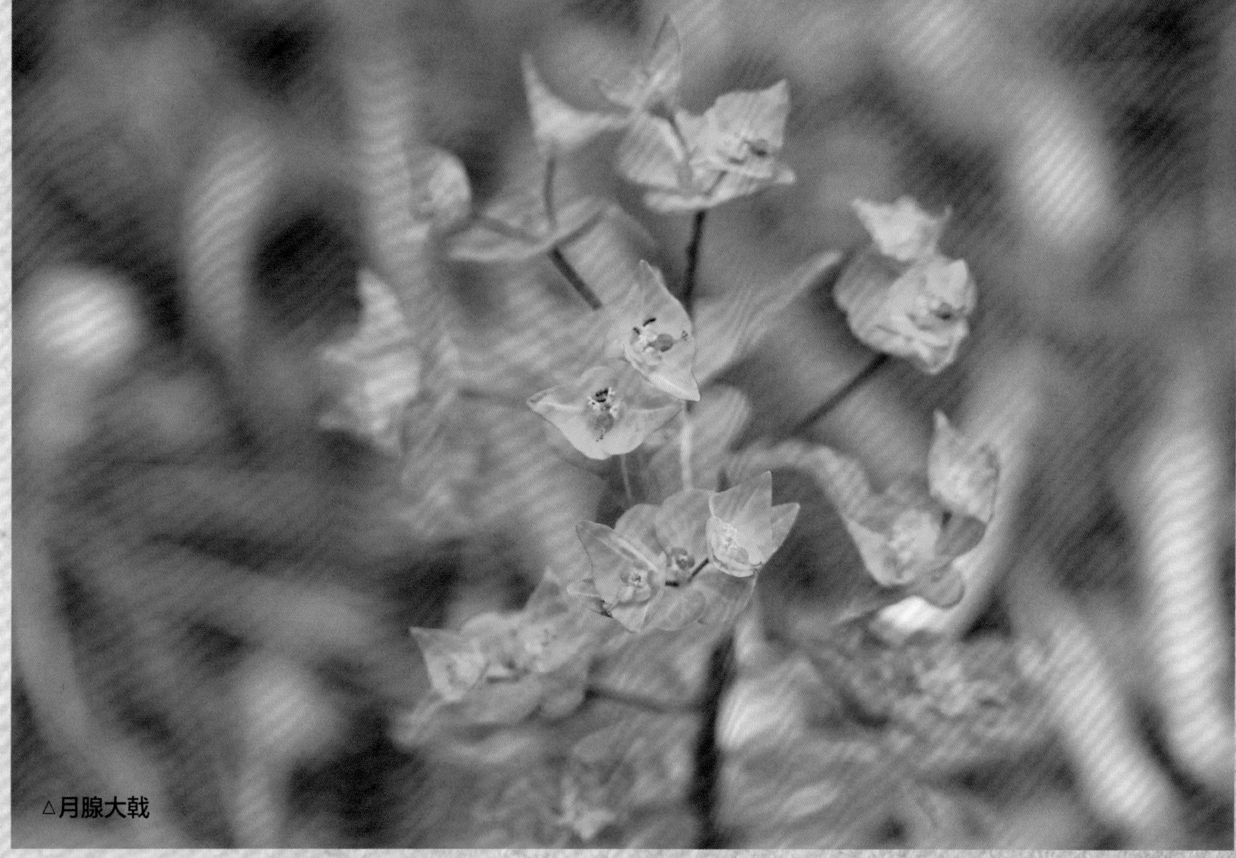
△月腺大戟

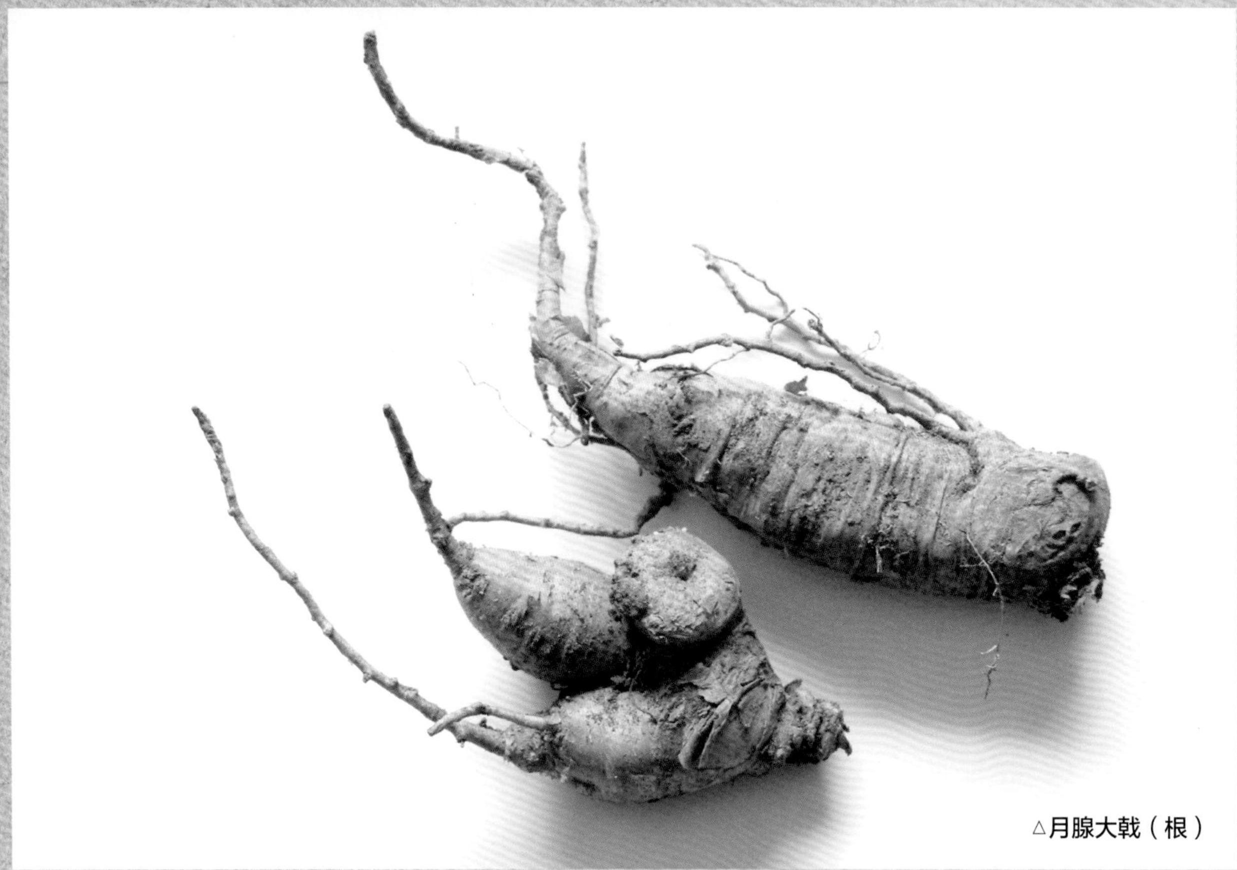

△月腺大戟（根）

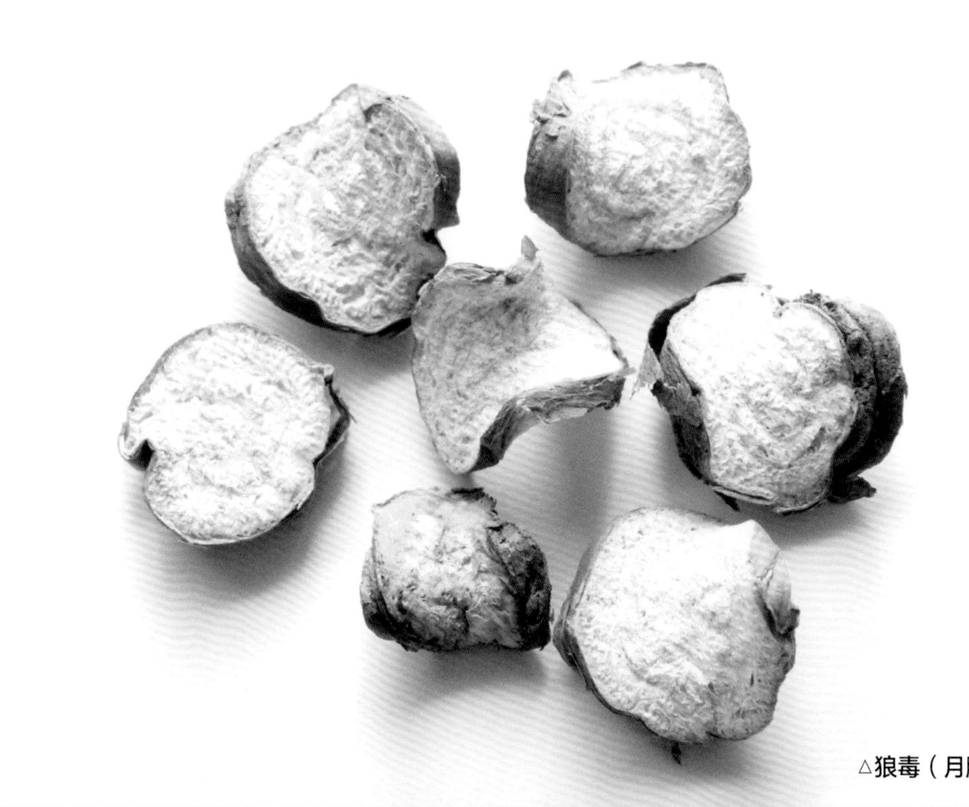

△狼毒（月腺大戟）饮片

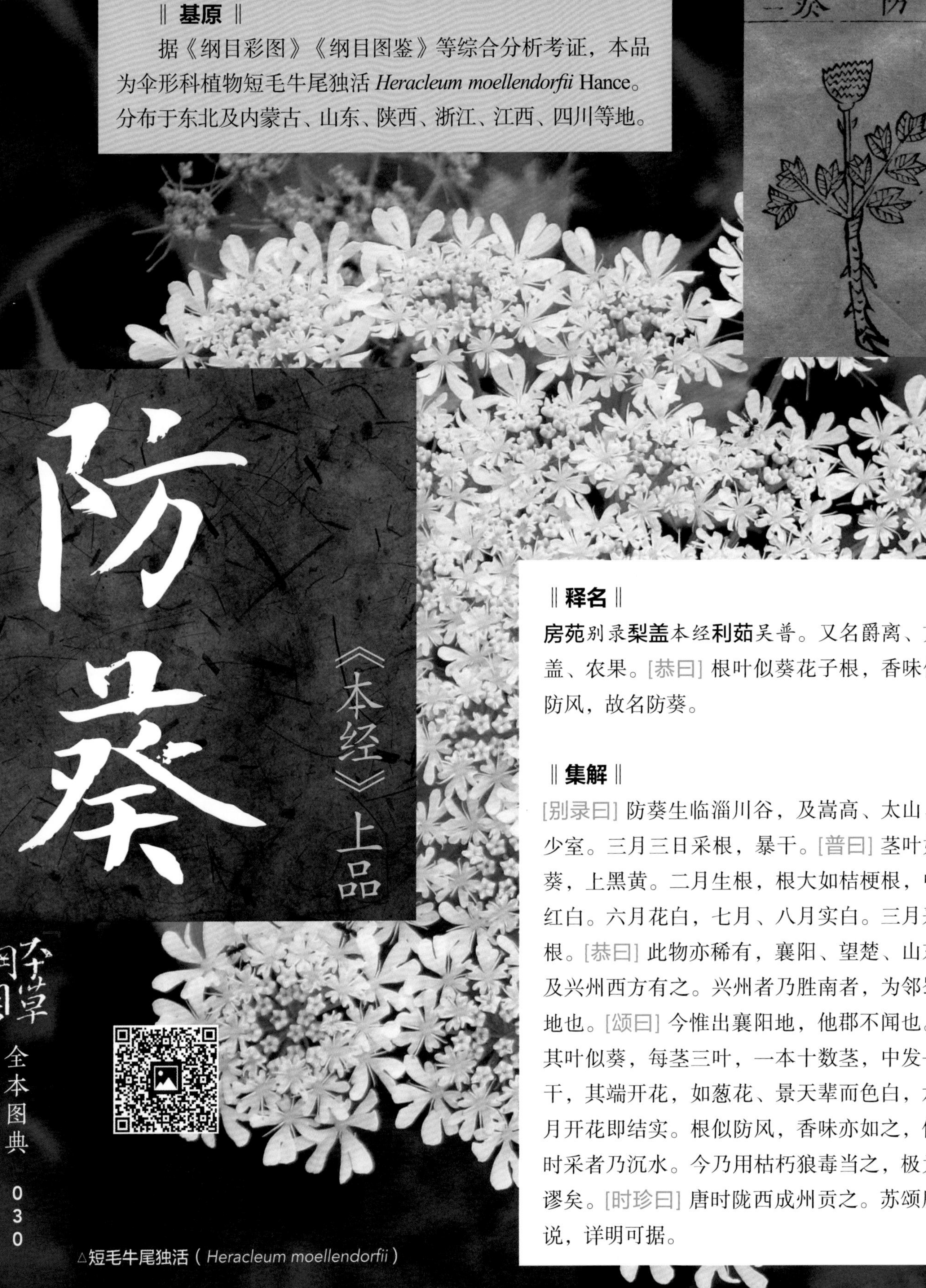

‖ 基原 ‖

据《纲目彩图》《纲目图鉴》等综合分析考证，本品为伞形科植物短毛牛尾独活 *Heracleum moellendorfii* Hance。分布于东北及内蒙古、山东、陕西、浙江、江西、四川等地。

防葵

《本经》上品

△短毛牛尾独活（*Heracleum moellendorfii*）

‖ 释名 ‖

房苑别录**梨盖**本经**利茹**吴普。又名爵离、方盖、农果。[恭曰] 根叶似葵花子根，香味似防风，故名防葵。

‖ 集解 ‖

[别录曰] 防葵生临淄川谷，及嵩高、太山、少室。三月三日采根，暴干。[普曰] 茎叶如葵，上黑黄。二月生根，根大如桔梗根，中红白。六月花白，七月、八月实白。三月采根。[恭曰] 此物亦稀有，襄阳、望楚、山东及兴州西方有之。兴州者乃胜南者，为邻蜀地也。[颂曰] 今惟出襄阳地，他郡不闻也。其叶似葵，每茎三叶，一本十数茎，中发一干，其端开花，如葱花、景天辈而色白，六月开花即结实。根似防风，香味亦如之，依时采者乃沉水。今乃用枯朽狼毒当之，极为谬矣。[时珍曰] 唐时陇西成州贡之。苏颂所说，详明可据。

‖ **正误** ‖

[弘景曰] 防葵今用建平者。本与狼毒同根，犹如三建，其形亦相似，但置水中不沉尔。而狼毒陈久者，亦不能沉矣。[敩曰] 凡使防葵，勿误用狼毒，缘真相似，而验之有异，效又不能，切须审之，恐误人疾。其防葵在蔡州沙土中生，采得二十日便生蚛，用之惟轻为妙。[恭曰] 狼毒与防葵都不同类，生处亦别。[藏器曰] 二物一是上品，一是下品，善恶不同，形质又别。陶氏以浮沉为别，后人因而用之，将以防葵破坚积为下品之物，与狼毒同功。今古因循，遂无甄别，殊为谬误。

根

‖ **修治** ‖

[敩曰] 凡使须拣去蚛末，用甘草汤浸一宿，漉出暴干，用黄精自然汁一二升拌了，土器中炒至汁尽用。

‖ **气味** ‖

辛，寒，无毒。[别录曰] 甘、苦。[普曰] 神农：辛，寒。桐君、扁鹊：无毒。岐伯、雷公、黄帝：辛、苦，无毒。[权曰] 有小毒。

‖ **主治** ‖

疝瘕肠泄，膀胱热结，溺不下，咳逆湿喑，癫痫惊邪狂走。久服坚骨髓，益气轻身。本经。**疗五脏虚气，小腹支满胪胀，口干，除肾邪，强志。中火者不可服，令人恍惚见鬼。**别录。**久服主邪气惊狂。**苏恭。**主痃癖气块，膀胱宿水，血气瘤大如碗者，悉能消散。治鬼疟，百邪鬼魅精怪，通气。**甄权。

‖ **发明** ‖

[时珍曰] 防葵乃神农上品药。黄帝、岐伯、桐君、雷公、扁鹊、吴普皆言其无毒；独别录言中火者服之，令人恍惚见鬼。陈延之小品方云：防葵多服，令人迷惑恍惚如狂。按难经云，重阳者狂，脱阳者见鬼，是岂上品养性所宜乎？是岂寒而无毒者乎。不然，则本经及苏恭所列者，是防葵功用，而别录所列者，乃似防葵之狼毒功用，非防葵也。狼毒之乱防葵，其来亦远矣，不可不辨。古方治蛇瘕、鳖瘕大方中，多用防葵，皆是狼毒也。

‖ **附方** ‖

旧一，新二。**肿满洪大**防葵研末，温酒服一刀圭，至二三服。身瞤及小不仁为效。肘后方。**癫狂邪疾**方同上。**伤寒动气**伤寒汗下后，脐左有动气。防葵散：用防葵一两，木香、黄芩、柴胡各半两。每服半两，水一盏半，煎八分，温服。云岐子保命集。

‖ **基原** ‖

据《纲目彩图》《纲目图鉴》《草药大典》《中华本草》《大辞典》等综合分析考证，本品为蔷薇科植物龙芽草 *Agrimonia pilosa* Ledeb.。分布于全国各地。

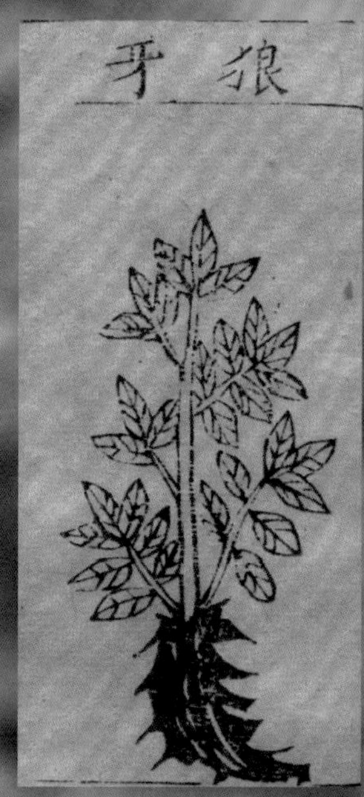

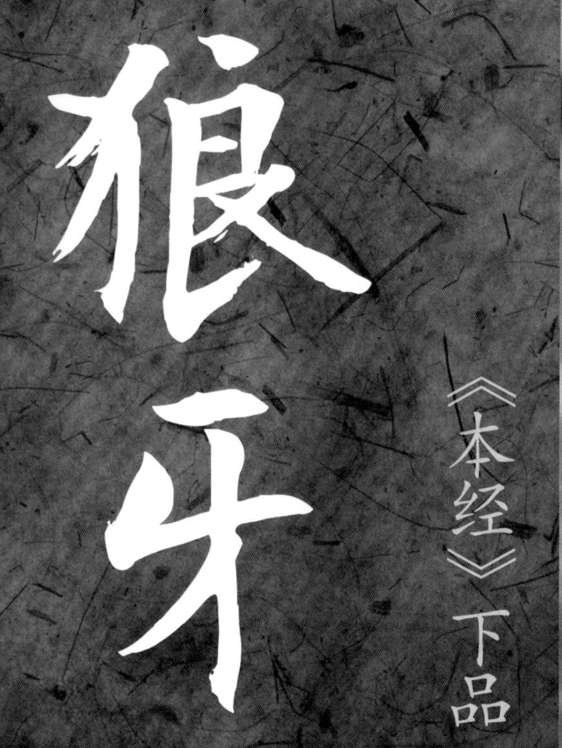

▷龙芽草（*Agrimonia pilosa*）

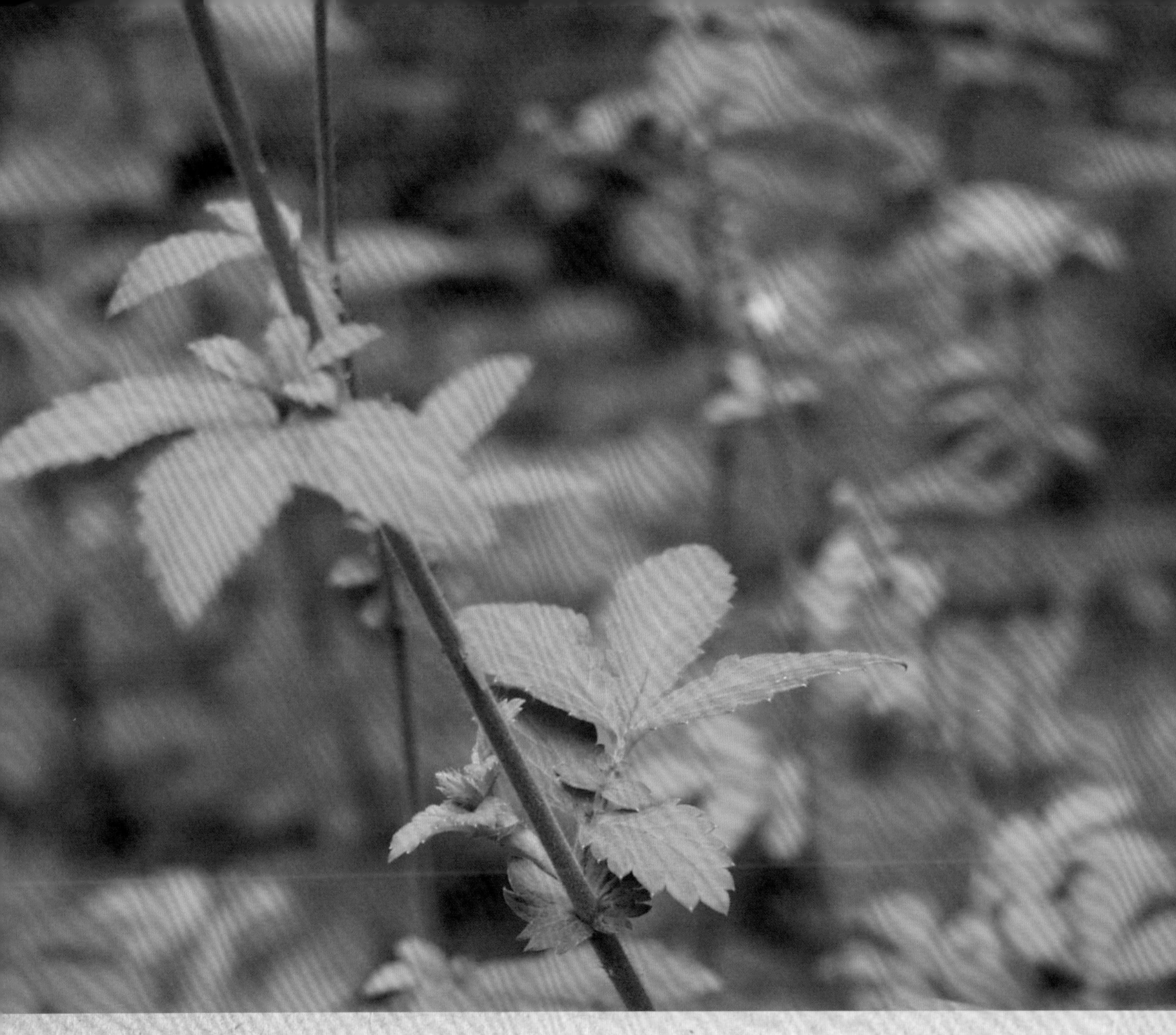

‖**释名**‖

牙子本经**狼齿**别录**狼子**别录**犬牙**吴普**抱牙**吴普**支兰**李当之。[弘景曰] 其牙似兽之齿牙，故有诸名。

‖**集解**‖

[别录曰] 狼牙生淮南川谷及冤句。八月采根，暴干。中湿腐烂生衣者，杀人。[普曰] 叶青，根黄赤，六七月华，八月实黑，正月、八月采根。[保升曰] 所在有之。苗似蛇莓而厚大，深绿色。根黑，若兽之牙。三月、八月采根，日干。[颂曰] 今江东、汴东州郡多有之。[时珍曰] 范子计然云：建康及三辅，色白者善。

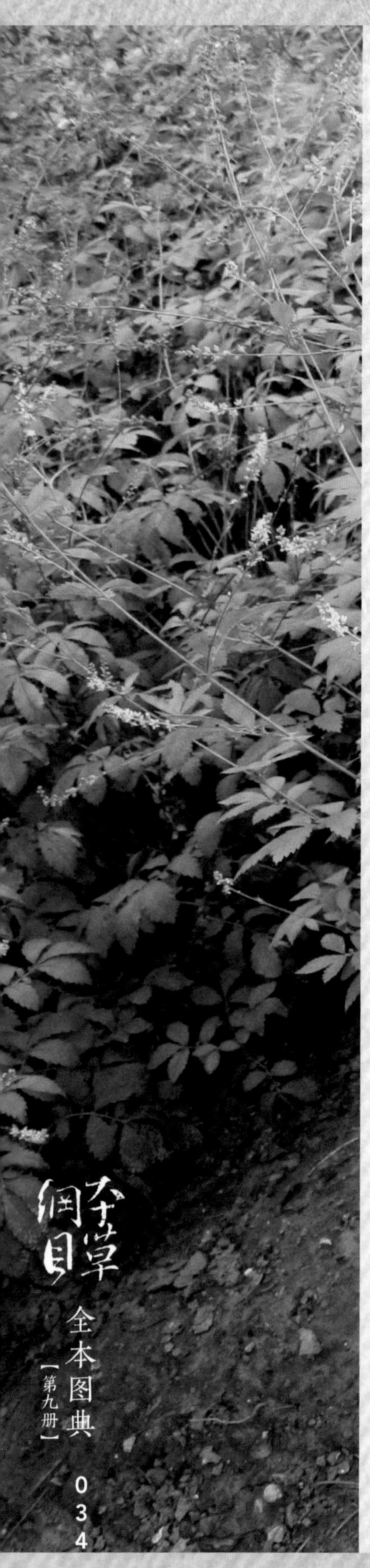

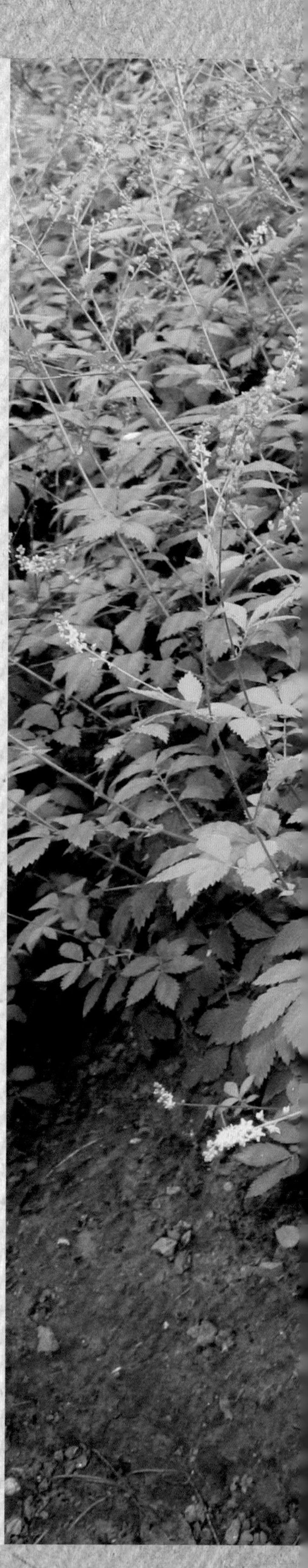

根

‖ **气味** ‖

苦，寒，有毒。[别录曰] 酸。[普曰] 神农、黄帝：苦，有毒。桐君：辛。岐伯、雷公、扁鹊：苦，无毒。[之才曰] 芜荑为之使。恶地榆、枣肌。

‖ **主治** ‖

邪气热气，疥瘙恶疡疮痔，去白虫。本经。**治浮风瘙痒，煎汁洗恶疮。**甄权。**杀腹脏一切虫，止赤白痢，煎服。**大明。

‖ **附方** ‖

旧六。新四。**金疮出血**狼牙草茎叶，熟捣贴之。肘后方。**小便溺血**金粟狼牙草焙干，入蚌粉、炒槐花、百药煎，等分为末。每服三钱，米泔空心调服。亦治酒病。卫生易简方。**寸白诸虫**狼牙五两，捣末，蜜丸麻子大。隔宿不食，明旦以浆水下一合，服尽即瘥。外台秘要。**虫疮瘙痒**六月以前采狼牙叶，以后用根，生㕮咀，以木叶裹之，煻火炮熟，于疮上熨之，冷即止。杨炎南行方。**小儿阴疮**狼牙草浓煮汁洗之。千金方。**妇人阴痒**狼牙二两，蛇床子三两，煎水热洗。外台秘要。**妇人阴蚀**疮烂者。狼牙汤：用狼牙三两，水四升，煎取半升，以箸缠绵浸沥洗，日四五遍。张仲景金匮玉函。**聤耳出汁**狼牙研末，绵裹，日塞之。圣惠方。**毒蛇伤螫**独茎狼子根或叶，捣烂，腊猪脂和涂，立瘥。崔氏方。**射工中人**有疮。狼牙，冬取根，夏取叶，捣汁饮四五合，并傅之。千金方。

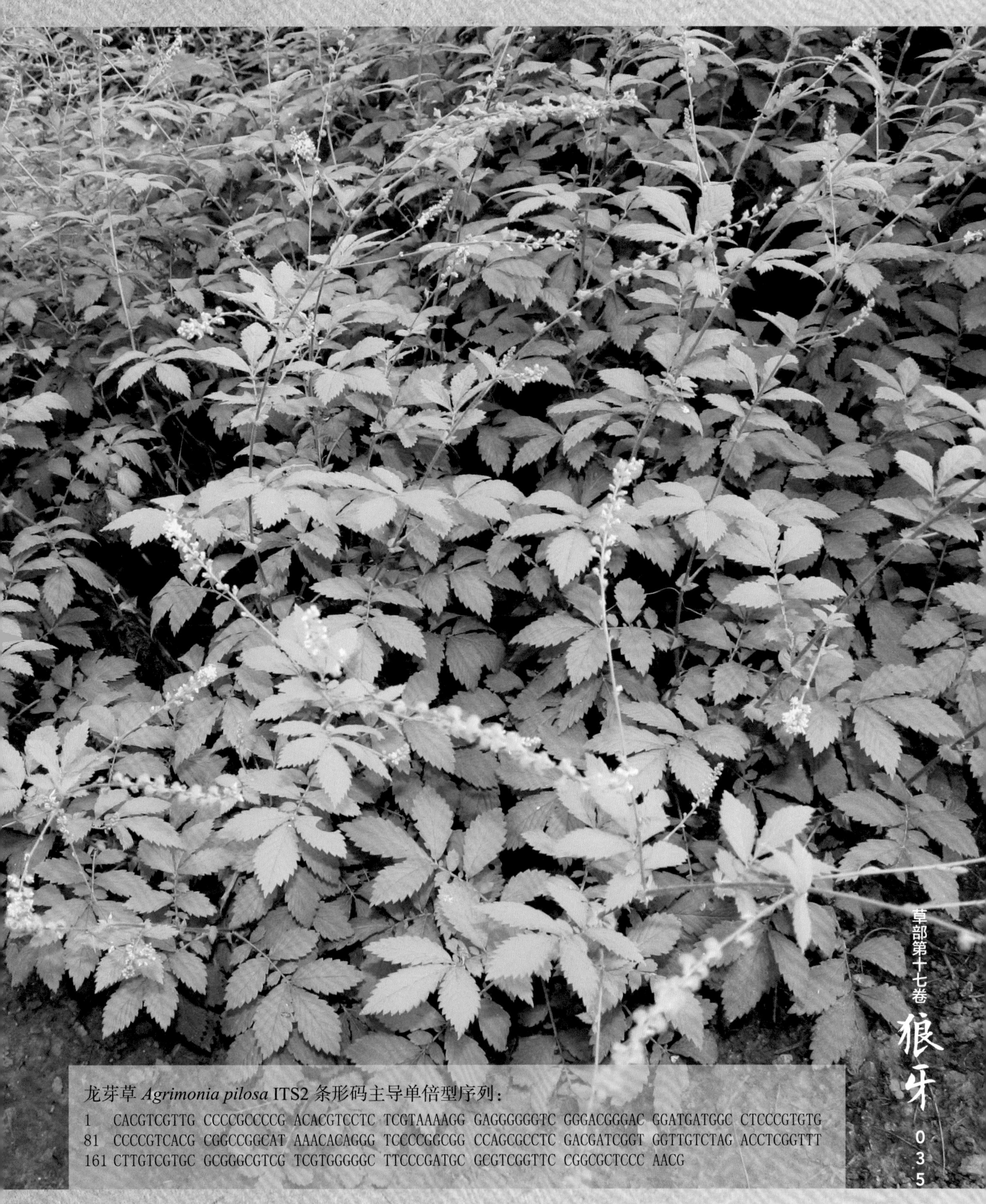

龙芽草 *Agrimonia pilosa* ITS2 条形码主导单倍型序列：

1 CACGTCGTTG CCCCGCCCCG ACACGTCCTC TCGTAAAAGG GAGGGGGGTC GGGACGGGAC GGATGATGGC CTCCCGTGTG
81 CCCCGTCACG CGGCCGGCAT AAACACAGGG TCCCCGGCGG CCAGCGCCTC GACGATCGGT GGTTGTCTAG ACCTCGGTTT
161 CTTGTCGTGC GCGGGCGTCG TCGTGGGGGC TTCCCGATGC GCGTCGGTTC CGGCGCTCCC AACG

蔄茹

《本经》下品

‖ **基原** ‖

据《纲目彩图》《纲目图鉴》等综合分析考证，本品为大戟科植物狼毒大戟 *Euphorbia fischeriana* Steud.。分布于东北及河北、内蒙古等地。参见本卷“狼毒”项下。

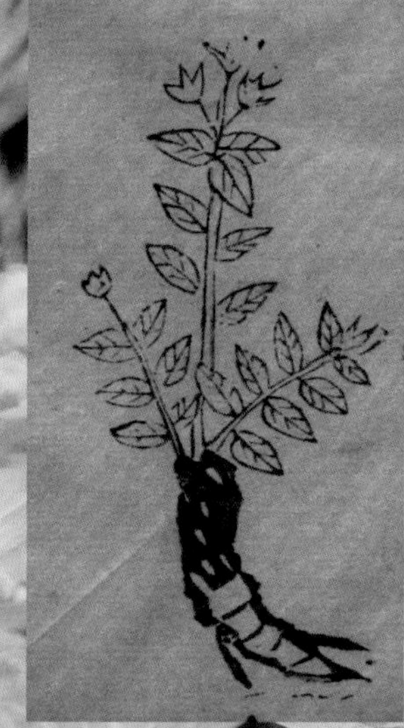

△狼毒大戟（*Euphorbia fischeriana*）

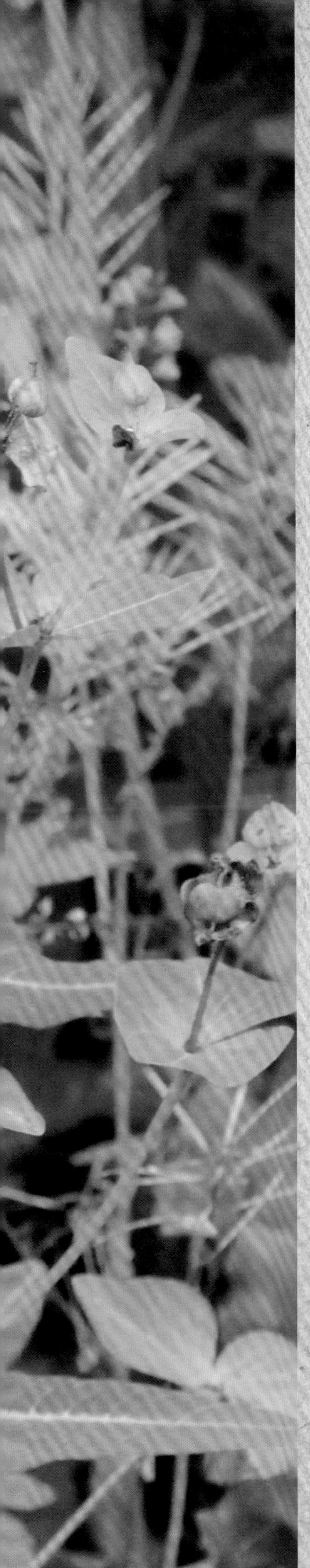

‖ **释名** ‖

离娄别录**掘据**音结居**白者名草䕡茹。**[时珍曰] 䕡茹本作藘蕠，其根牵引之貌。掘据，当作拮据，诗云，予手拮据，手口共作之状也。

‖ **集解** ‖

[别录曰] 䕡茹生代郡川谷。五月采根阴干。黑头者良。[普曰] 草高四五尺，叶圆黄，四四相当。四月华，五月实黑。根黄，有汁亦黄色。三月采叶，四月、五月采根。[弘景曰] 今第一出高丽，色黄。初断时汁出凝黑如漆，故云漆头。次出近道，名草䕡茹，色白，皆烧铁烁头令黑，以当漆，非真也。[颂曰] 今河阳、淄、齐州亦有之。二月生苗，叶似大戟而花黄色。根如萝卜，皮赤黄，肉白。初断时，汁出凝黑如漆。三月开浅红花，亦淡黄色，不着子。陶隐居谓出高丽者，此近之。又有一种草䕡茹，色白。古方两用之。故姚僧坦治痈疽生恶肉，有白䕡茹散，傅之看肉尽便停止，但傅诸膏药。若不生肉，又傅黄芪散。恶肉仍不尽者，可以漆头赤皮䕡茹为散半钱，和白䕡茹散三钱和傅之。观此，则赤白皆可用也。[时珍曰] 范子计然云：藘茹出武都，黄色者善。草藘茹出建康，白色。今亦处处有之，生山原中。春初生苗，高二三尺。根长大如萝卜、蔓菁状，或有歧出者，皮黄赤，肉白色，破之有黄浆汁。茎叶如大戟，而叶长微阔，不甚尖，折之有白汁。抱茎有短叶相对，团而出尖。叶中出茎，茎中分二三小枝。二三月开细紫花，结实如豆大，一颗三粒相合，生青熟黑，中有白仁如续随子之状。今人往往皆呼其根为狼毒，误矣。狼毒叶似商陆、大黄辈，根无浆汁。

根

‖ **气味** ‖

辛、寒，有小毒。[别录曰] 酸。[普曰] 神农：辛。岐伯：酸、咸，有毒。李当之：大寒。[之才曰] 甘草为之使，恶麦门冬。

‖ **主治** ‖

蚀恶肉败疮死肌，杀疥虫，排脓恶血，除大风热气，善忘不寐。本经。**去热痹，破癥瘕，除息肉。**别录。

‖ **发明** ‖

[宗奭曰] 治马疥尤善，服食方用至少。[时珍曰] 素问治妇人血枯痛，用乌薋骨、铆茹二物丸服，方见乌鲗鱼下。王冰言薋茹取其散恶血。又齐书云：郡王子隆年二十，身体过充。徐嗣伯合薋茹丸服之自消。则薋茹亦可服食，但要斟酌尔。孟诜必效方：治甲疽生于脚趾边肿烂。用蔺茹三两，黄芪二两，苦酒浸一宿，以猪脂五合合煎，取膏三合。日三涂之，即消。又圣惠方，治头风旋眩，鸱头丸中亦用之。

‖ **附方** ‖

旧二，新二。**缓疽肿痛**蔺茹一两，为散，温水服二钱匕。圣惠方。**伤寒咽痛**毒攻作肿。真蔺茹爪甲大，纳口中，嚼汁咽之。当微觉为佳。张文仲备急方。**中焦热痞**善忘不禁。蔺茹三分，甘草炙二两，消石为末。每服一钱，鸡鸣时温酒下，以知为度。圣惠方。**疥疮瘙痒**蔺茹末，入轻粉，香油调傅之。多能鄙事。

狼毒大戟 *Euphorbia fischeriana* ITS2 条形码主导单倍型序列：

1 CTCAATCGTC GCCCCAACCA CCTCCCTTGA GAGGGATGAT GGCGGGGCGG ATGCTGGCTT CCCGTGTGCT TGAGTTCGCG
81 GTTGGCCCAA ATGCCCGGTC CTCGGCGGCC ACGCCACGAC AATCGGTGGT TGAAAGACCC TCGCTAATCG TCGTGTGCGC
161 TCGGTCGACC ATGCAGACTT ATGAGACCCC AAAGCGTACC CAAGGGTGCG CTCGCTCTG

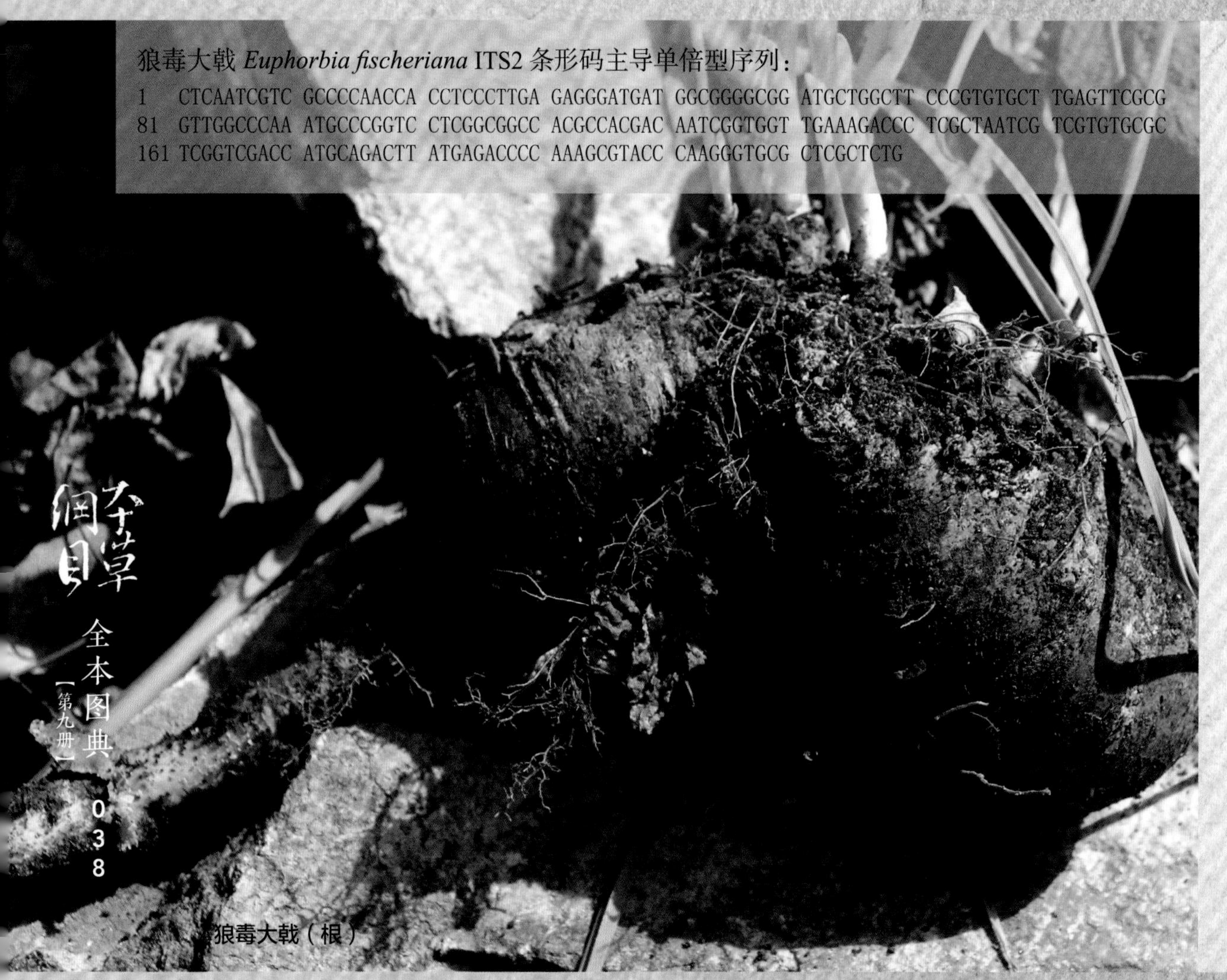

狼毒大戟（根）

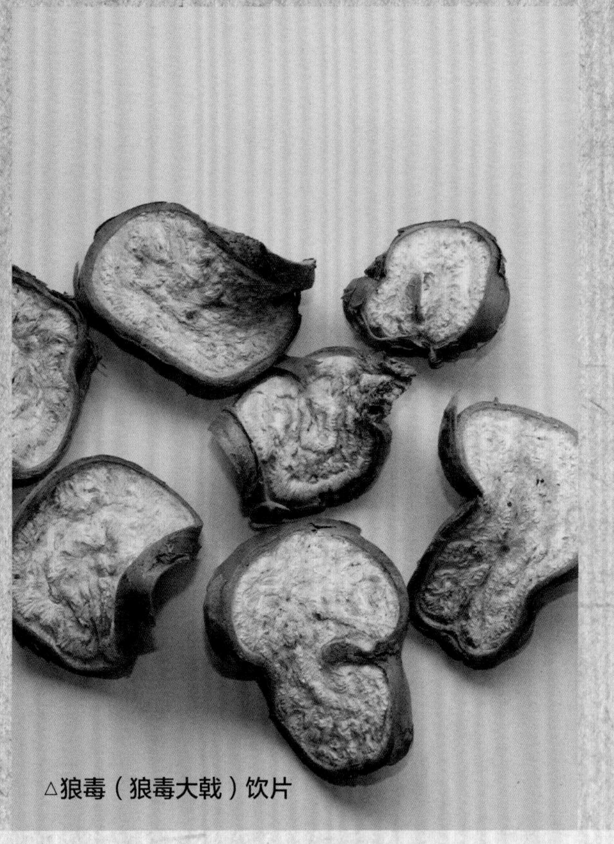
△狼毒（狼毒大戟）饮片

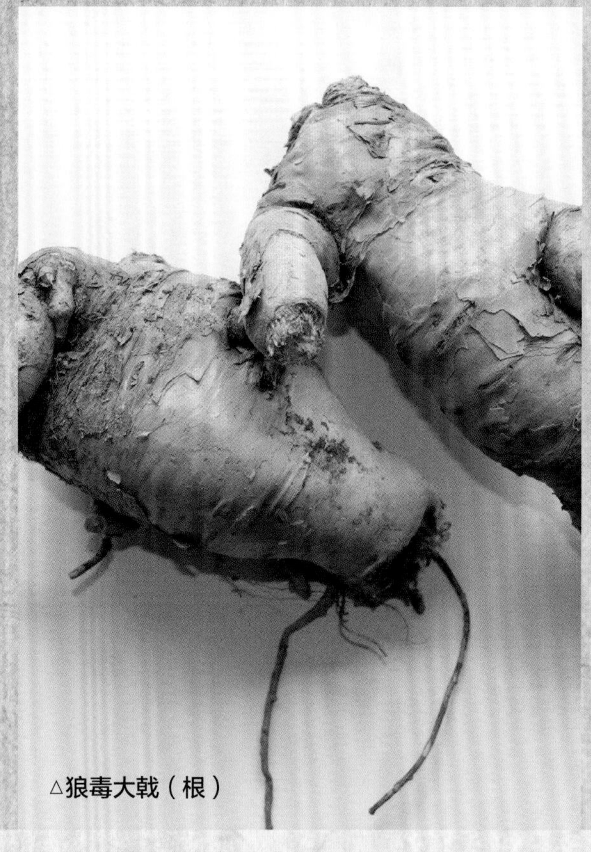
△狼毒大戟（根）

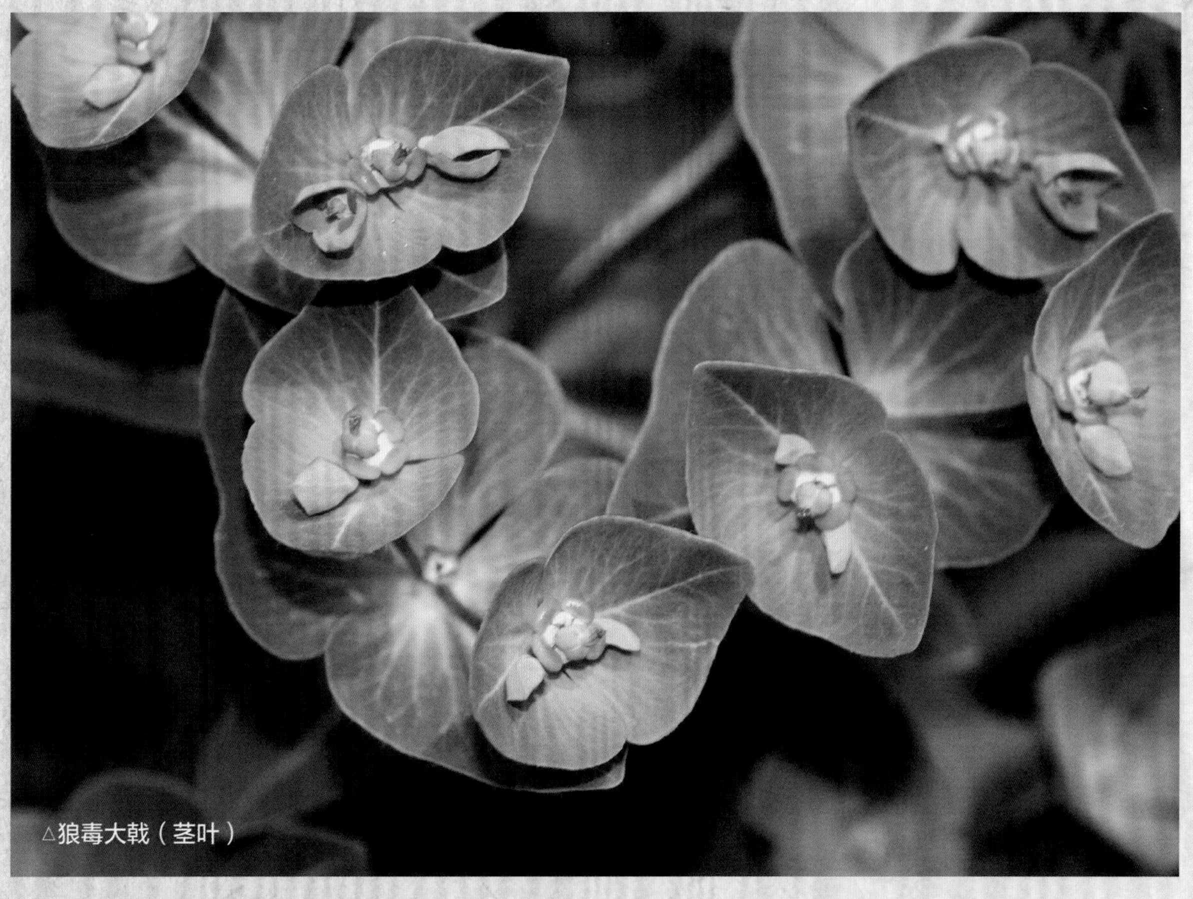
△狼毒大戟（茎叶）

‖ 基原 ‖

据《纲目图鉴》《中华本草》《大辞典》《纲目彩图》等综合分析考证，本品为大戟科植物大戟 *Euphorbia pekinensis* Rupr.。除新疆和西藏外，几乎遍布全国。另有茜草科植物红大戟 *Knoxia valerianoides* Thorel et Pitard，又名“红牙大戟”，为晚近新发展的药物品种。《药典》收载京大戟药材为大戟科植物大戟的干燥根；秋、冬二季采挖，洗净，晒干。收载红大戟药材为茜草科植物红大戟的干燥块根；秋、冬二季采挖，除去须根，洗净，置沸水中略烫，干燥。

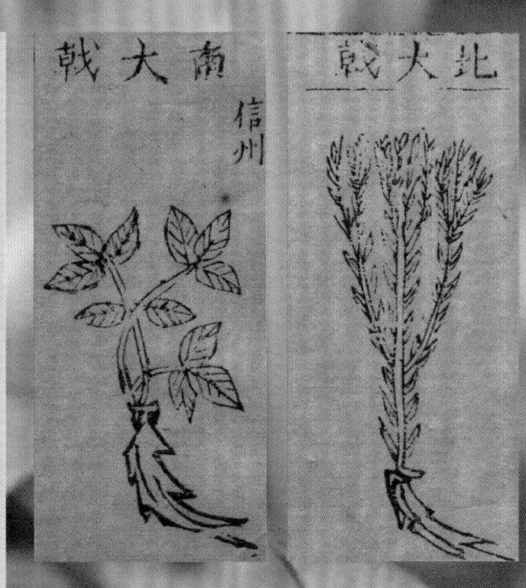

大戟

《本经》下品

▷大戟（*Euphorbia pekinensis*）

‖ **释名** ‖

邛钜尔雅**下马仙**纲目。[时珍曰] 其根辛苦，戟人咽喉，故名。今俚人呼为下马仙，言利人甚速也。郭璞注尔雅云：荞，邛钜，即大戟也。

‖ **集解** ‖

[别录曰] 大戟生常山。十二月采根，阴干。[保升曰] 苗似甘遂而高大，叶有白汁，花黄。根似细苦参，皮黄黑，肉黄白。五月采苗，二月、八月采根用。[颂曰] 近道多有之。春生红芽，渐长丛高一尺以来，叶似初生杨柳，小团三月、四月开黄紫花，团圆似杏花，又似芜荑。根似细苦参，秋冬采根阴干。淮甸出者茎圆，高三四尺，花黄，叶至心亦如百合苗。江南生者叶似芍药。[时珍曰] 大戟生平泽甚多。直茎高二三尺，中空，折之有白浆。叶长狭如柳叶而不团，其梢叶密攒而上。杭州紫大戟为上，江南土大戟次之。北方绵大戟色白，其根皮柔韧如绵，甚峻利，能伤人。弱者服之，或至吐血，不可不知。

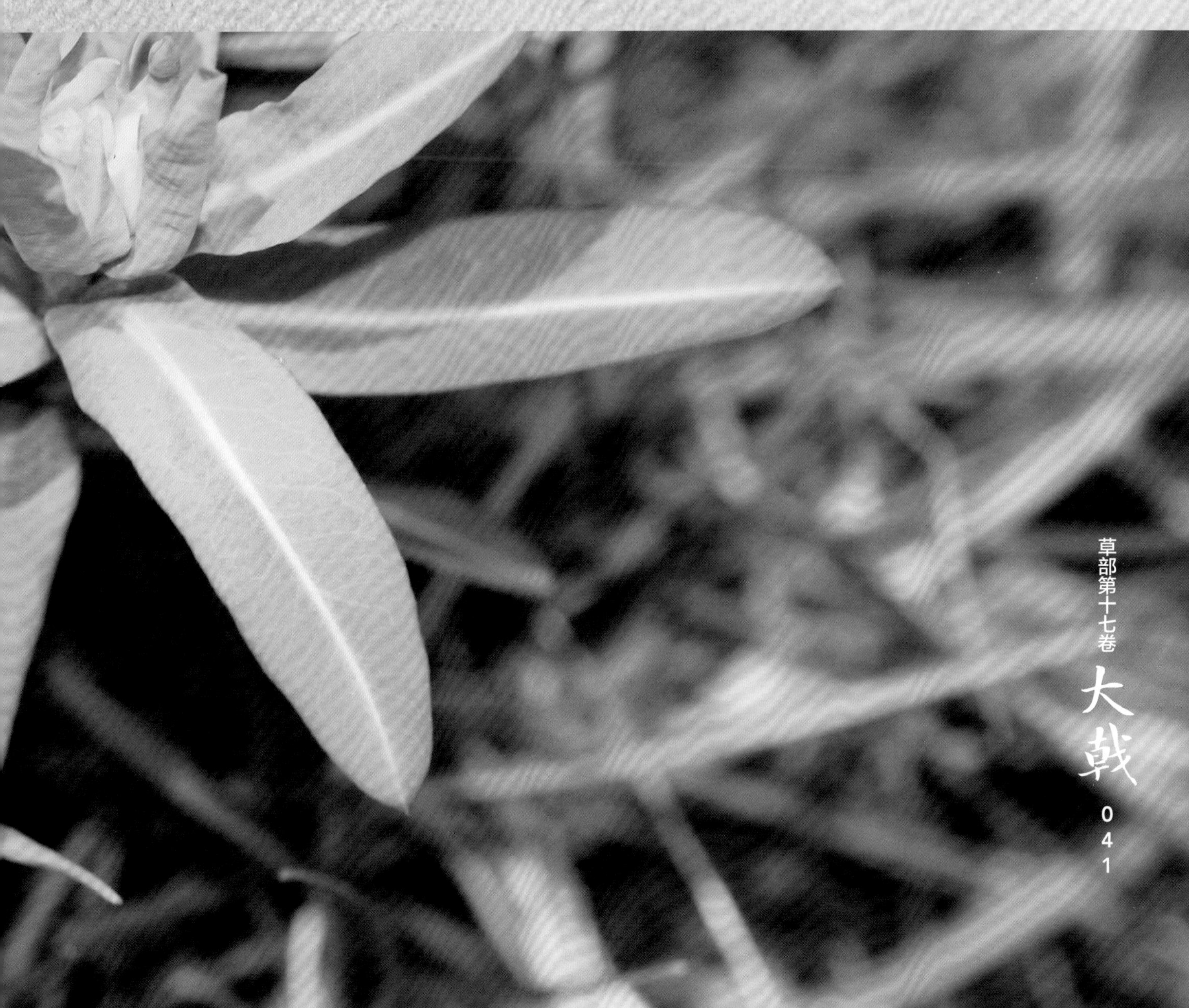

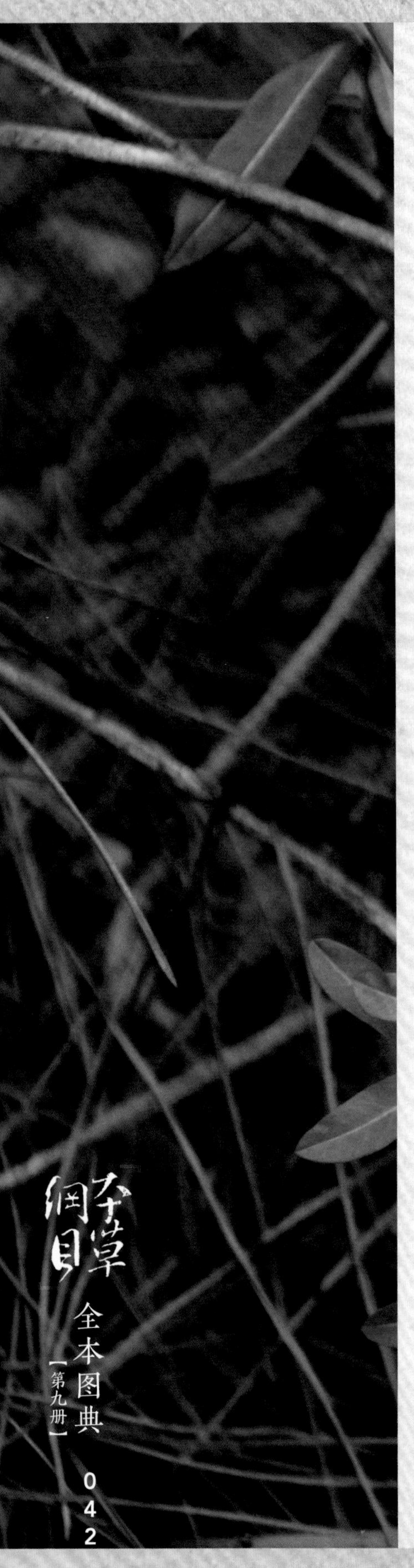

根

‖ **修治** ‖

[敩曰] 凡使勿用附生者，误服令人泄气不禁，即煎荠苨汤解之。采得后，于槐砧上细剉，与海芋叶拌蒸，从巳至申，去芋叶，晒干用。[时珍曰] 凡采得以浆水煮软，去骨，晒干用。海芋叶麻而有毒，恐不可用也。

‖ **气味** ‖

苦，寒，有小毒。[别录曰] 甘，大寒。[权曰] 苦、辛，有大毒。[元素曰] 苦、甘、辛，阴中微阳。泻肺，损真气。[时珍曰] 得枣即不损脾。[之才曰] 反甘草，用菖蒲解之。[恭曰] 畏菖蒲、芦苇、鼠屎。[大明曰] 赤小豆为之使，恶薯蓣。

‖ **主治** ‖

蛊毒。十二水，腹满急痛积聚，中风皮肤疼痛，吐逆。本经。**颈腋痈肿，头痛，发汗，利大小便。**别录。**泻毒药，泄天行黄病温疟，破癥结。**大明。**下恶血癖块，腹内雷鸣，通月水，堕胎孕。**甄权。**治隐疹风，及风毒脚肿，并煮水，日日热淋，取愈。**苏颂。

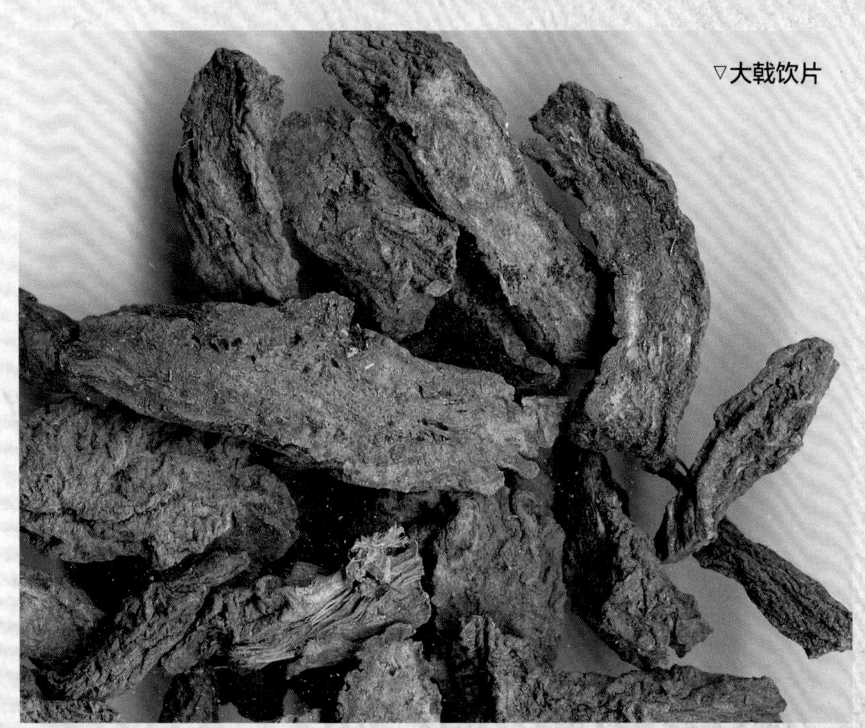

▽大戟饮片

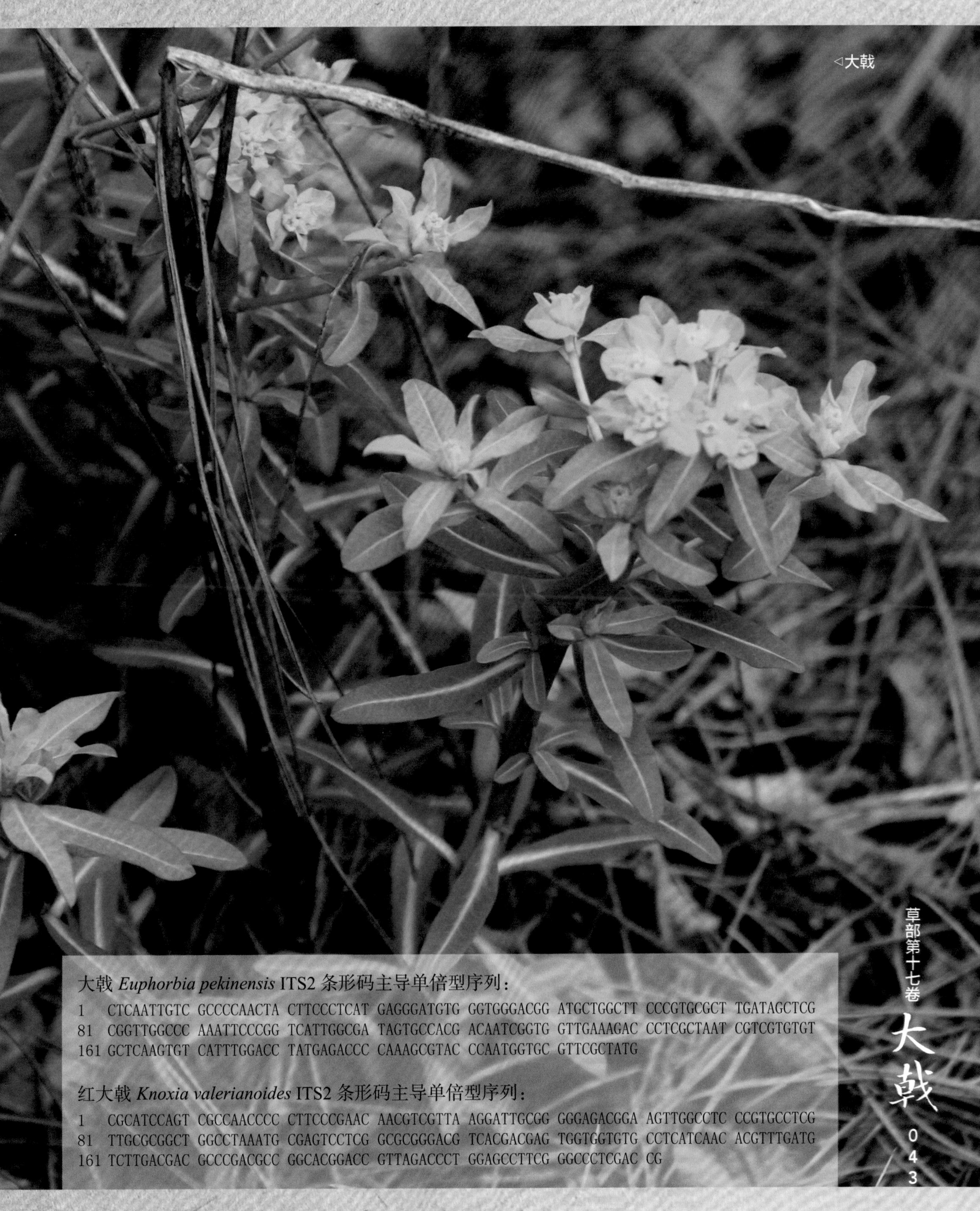

大戟 *Euphorbia pekinensis* ITS2 条形码主导单倍型序列：

1　CTCAATTGTC GCCCCAACTA CTTCCCTCAT GAGGGATGTG GGTGGGACGG ATGCTGGCTT CCCGTGCGCT TGATAGCTCG
81　CGGTTGGCCC AAATTCCCGG TCATTGGCGA TAGTGCCACG ACAATCGGTG GTTGAAAGAC CCTCGCTAAT CGTCGTGTGT
161 GCTCAAGTGT CATTTGGACC TATGAGACCC CAAAGCGTAC CCAATGGTGC GTTCGCTATG

红大戟 *Knoxia valerianoides* ITS2 条形码主导单倍型序列：

1　CGCATCCAGT CGCCAACCCC CTTCCCGAAC AACGTCGTTA AGGATTGCGG GGGAGACGGA AGTTGGCCTC CCGTGCCTCG
81　TTGCGCGGCT GGCCTAAATG CGAGTCCTCG GCGCGGGACG TCACGACGAG TGGTGGTGTG CCTCATCAAC ACGTTTGATG
161 TCTTGACGAC GCCCGACGCC GGCACGGACC GTTAGACCCT GGAGCCTTCG GGCCCTCGAC CG

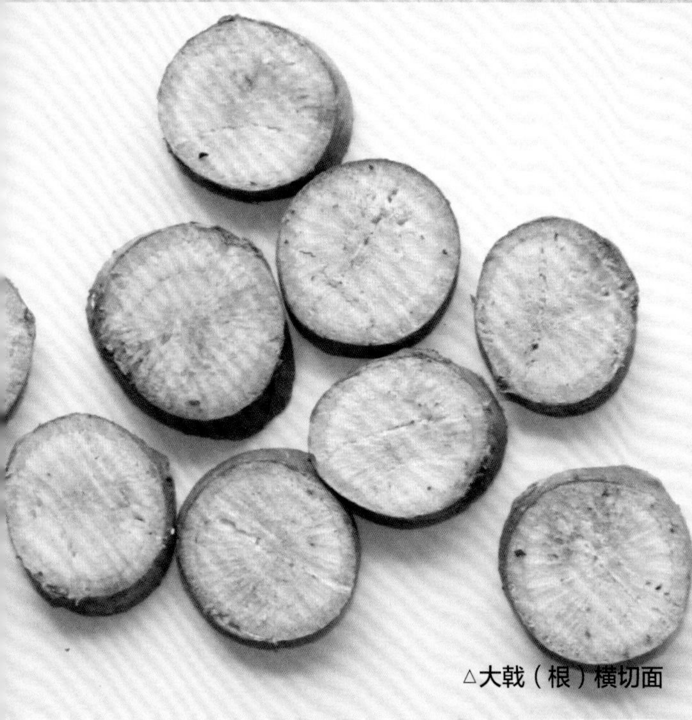
△大戟（根）横切面

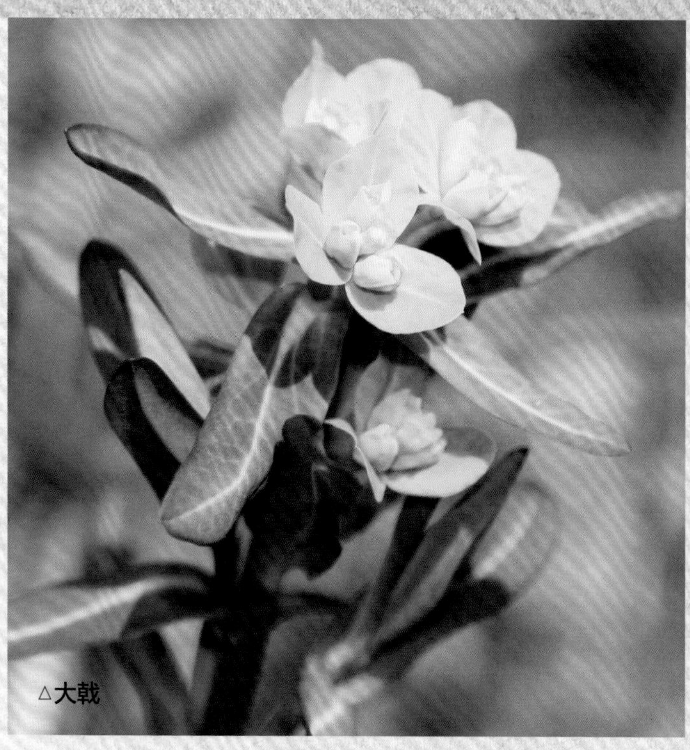
△大戟

‖ **发明** ‖

[成无己曰] 大戟、甘遂之苦以泄水者，肾所主也。[好古曰] 大戟与甘遂同为泄水之药。湿胜者苦燥除之也。[时珍曰] 痰涎之为物，随气升降，无处不到。入于心，则迷窍而成癫痫，妄言妄见；入于肺，则塞窍而成咳唾稠粘，喘急背冷；入于肝，则留伏蓄聚，而成胁痛干呕，寒热往来；入于经络，则麻痹疼痛；入于筋骨，则颈项胸背腰胁手足牵引隐痛。陈无择三因方，并以控涎丹主之，殊有奇效。此乃治痰之本。痰之本，水也，湿也。得气与火，则凝滞而为痰为饮为涎为涕为癖。大戟能泄脏腑之水湿，甘遂能行经隧之水湿，白芥子能散皮里膜外之痰气。惟善用者，能收奇功也。又钱仲阳谓肾为真水，有补无泻，而复云痘疮变黑归肾一证，用百祥膏下之以泻肾，非泻肾也，泻其腑则脏自不实。愚按百祥惟用大戟一味，大戟能行水，故曰泻其腑则脏自不实，腑者膀胱也。窃谓百祥非独泻腑，正实则泻其子也，肾邪实而泻其肝也。大戟味苦涩，浸水色青绿，肝胆之药也。故百祥膏又治嗽而吐青绿水。夫青绿者，少阳风木之色也。仲景亦云：心下痞满，引胁下痛，干呕短气者，十枣汤主之。其中亦有大戟。夫干呕胁痛，非肝胆之病乎？则百祥之泻肝胆也，明矣。肝乃东方，宜泻不宜补。况泻青、泻黄皆泻其子，同一泻也，何独肾只泻腑乎？洁古老人治变黑归肾证，用宣风散代百祥膏，亦是泻子之意。盖毒胜火炽则水益涸，风挟火势则土受亏。故津血内竭，不能化脓，而成青黑干陷之证。泻其风火之毒，所以救肾扶脾也。或云脾虚肾旺，故泻肾扶脾者，非也。肾之真水不可泻，泻其陷伏之邪毒尔。

‖ **附方** ‖

新一十一。**百祥膏**治嗽而吐青绿水，又治痘疮归肾，紫黑干陷，不发寒者，宜下之。不黑者，慎勿下。红芽大戟不以多少，阴干，浆水煮极软，去骨日干，复纳原汁中煮，汁尽，焙为末，水丸粟米大。每服一二十丸，研赤脂麻汤下。洁古活法机要：枣变百祥丸：治斑疮变黑，大便闭结。用大戟一两，枣三枚，水一碗同煮，暴干，去大戟，以枣肉焙丸服，从少至多，以利为度。**控涎丹**治痰涎留在胸膈上下，变为诸病，或颈项胸背腰胁手足胯髀隐痛不可忍，筋骨牵引，钓痛走易，及皮肤麻痹，似乎瘫痪，不可误作风气风毒及疮疽施治。又治头痛不可举，或睡中流涎，或咳唾喘息，或痰迷心窍，并宜此药。数服痰涎自失，诸疾寻愈。紫大戟、白甘遂、白芥子微炒各一两，为末，姜汁打面糊丸梧子大。每服七丸，或二十丸，以津液咽下。若取利，则服五六十丸。三因方。**水肿喘急**小便涩及水蛊。大戟炒二两，干姜炮半两，为散。每服三钱，姜汤下，大小便利为度。圣济总录。**水病肿满**不问年月浅深。大戟、当归、橘皮各一两切，以水二升，煮取七合，顿服。利下水二三升，勿怪。至重者，不过再服便瘥。禁毒食一年，永不复作。此方出张尚客。李绛兵部手集。**水气肿胀**大戟一两，广木香半两，为末。五更酒服一钱半，取下碧水后，以粥补之。忌咸物。简便方用大戟烧存性，研末，每空心酒服一钱匕。**水肿腹大**如鼓，或遍身浮肿。用枣一斗，入锅内以水浸过，用大戟根苗盖之，瓦盆合定，煮熟，取枣无时食之，枣尽决愈。又大戟散：用大戟、白牵牛、木香等分，为末。每服一钱，以猪腰子一对，批开掺末在内，湿纸煨熟，空心食之。左则塌左，右则塌右。张洁古活法机要。**牙齿摇痛**大戟咬于痛处，良。生生编。**中风发热**大戟、苦参四两，白酢浆一斗，煮熟洗之，寒乃止。千金方。

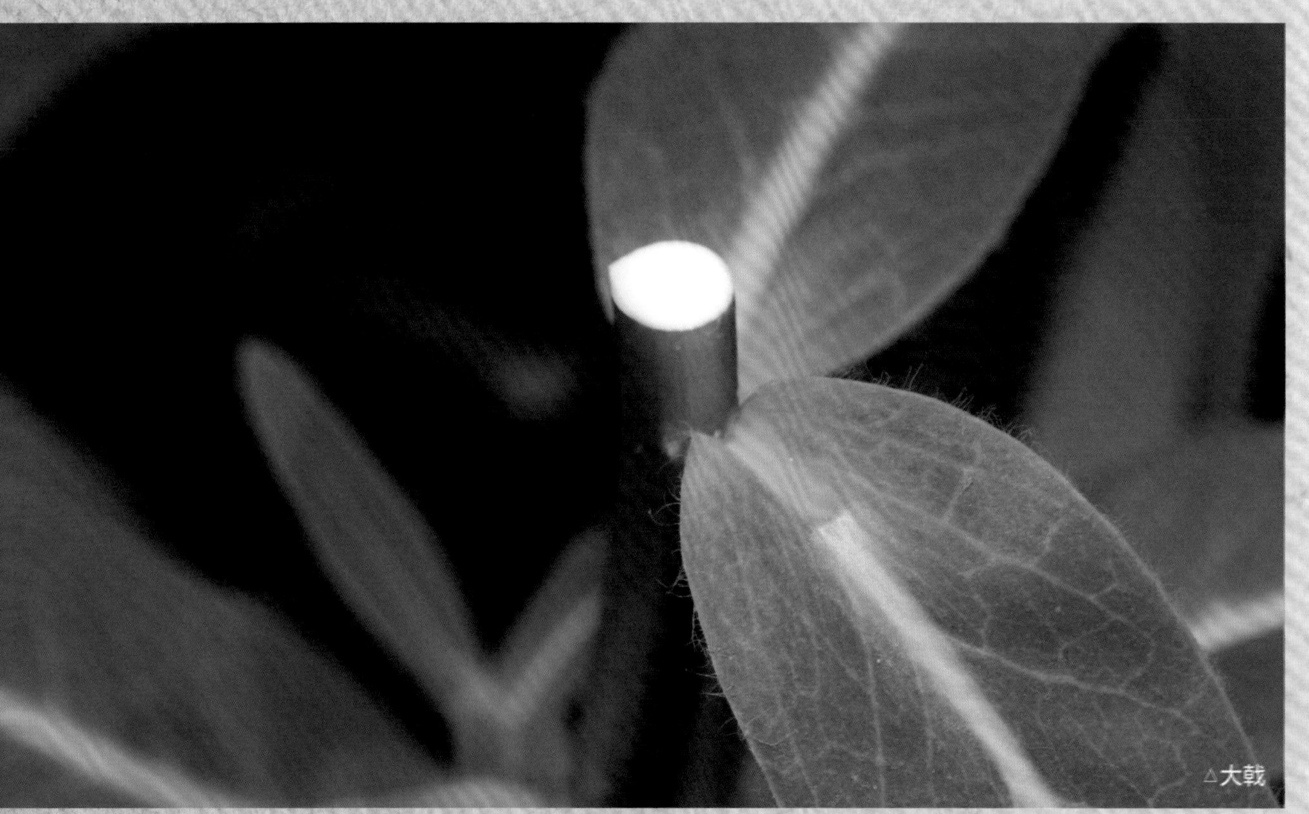

△大戟

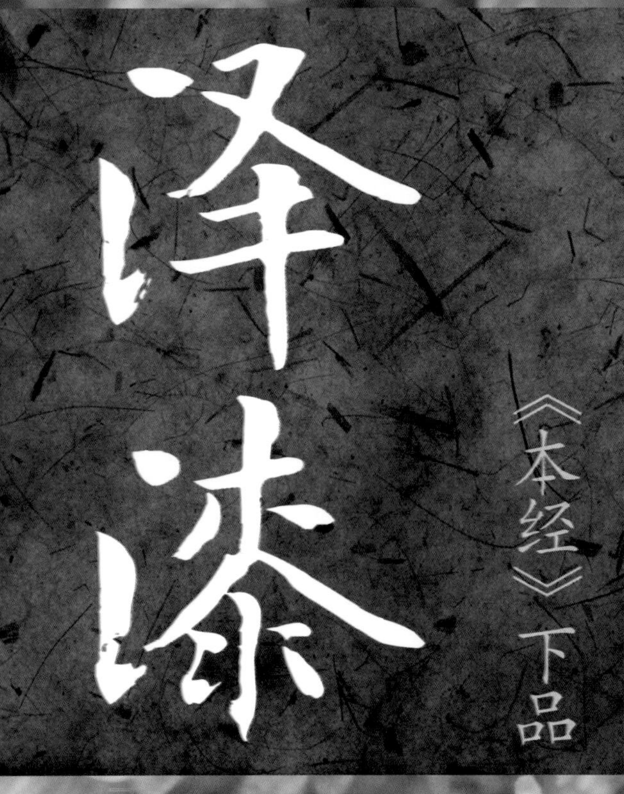

泽漆

《本经》下品

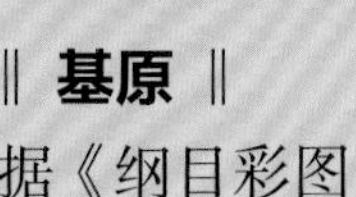

‖ **基原** ‖

据《纲目彩图》《纲目图鉴》《草药大典》《中华本草》等综合分析考证，本品为大戟科植物泽漆 *Euphorbia helioscopia* L.。分布于宁夏、江西、福建、河南、湖南、四川、贵州等地。

△泽漆（*Euphorbia helioscopia*）

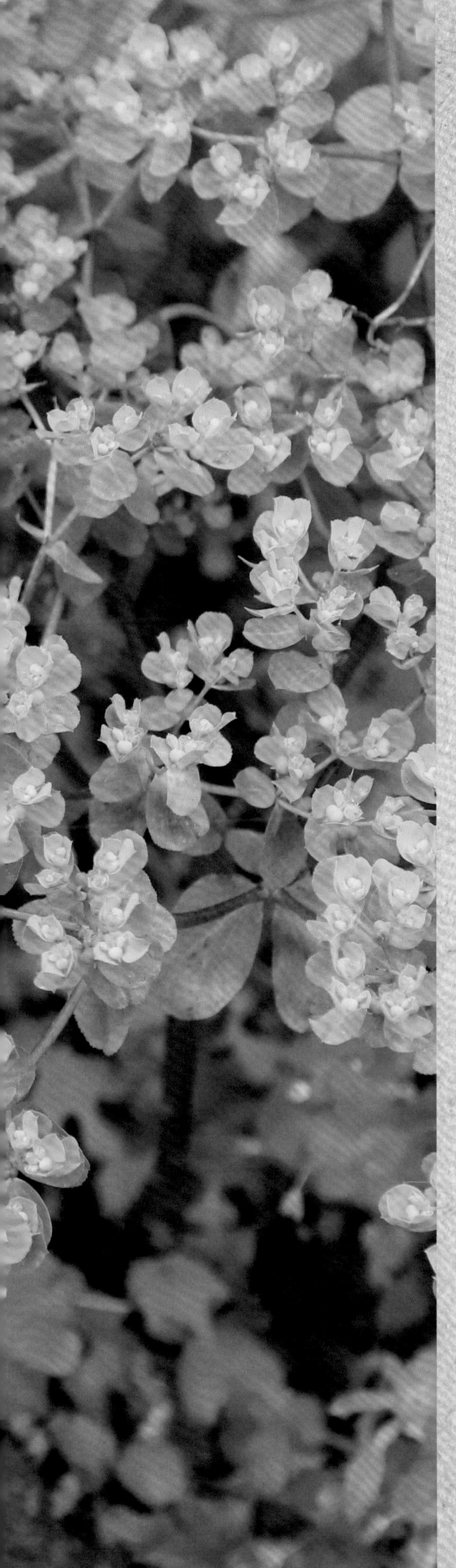

‖**释名**‖

漆茎本经**猫儿眼睛草**纲目**绿叶绿花草**纲目**五凤草**。[弘景曰] 是大戟苗。生时摘叶有白汁，故名泽漆，亦啮人。余见下。

‖**集解**‖

[别录曰] 泽漆，大戟苗也。生太山川泽。三月三日、七月七日，采茎叶阴干。[大明曰] 此即大戟花也。川泽中有。茎梗小，花黄色，叶似嫩菜，五月采之。[颂曰] 今冀州、鼎州、明州及近道皆有之。[时珍曰] 别录、陶氏皆言泽漆是大戟苗，日华子又言是大戟花，其苗可食。然大戟苗泄人，不可为菜。今考土宿本草及宝藏论诸书，并云泽漆是猫儿眼睛草，一名绿叶绿花草，一名五凤草。江湖原泽平陆多有之。春生苗，一科分枝成丛，柔茎如马齿苋，绿叶如苜蓿叶，叶圆而黄绿，颇似猫睛，故名猫儿眼。茎头凡五叶中分，中抽小茎五枝，每枝开细花青绿色，复有小叶承之，齐整如一，故又名五凤草、绿叶绿花草。掐茎有白汁粘人，其根白色有硬骨。或以此为大戟苗者，误也。五月采汁，煮雄黄，伏钟乳，结草砂。据此，则泽漆是猫儿眼睛草，非大戟苗也。今方家用治水蛊、脚气有效。尤与神农本文相合。自汉人集别录，误以为大戟苗，故诸家袭之尔。用者宜审。

茎叶

‖ **气味** ‖

苦，微寒，无毒。[别录曰] 辛。[大明曰] 冷，有小毒。[之才曰] 小豆为之使，恶薯蓣。

‖ **主治** ‖

皮肤热，大腹水气，四肢面目浮肿，丈夫阴气不足。本经。**利大小肠，明目轻身。**别录。**主蛊毒。**苏恭。**止疟疾，消痰退热。**大明。

‖ **发明** ‖

[时珍曰] 泽漆利水，功类大戟，故人见其茎有白汁，遂误以为大戟。然大戟根苗皆有毒泄人，而泽漆根硬不可用，苗亦无毒，可作菜食而利丈夫阴气，甚不相侔也。

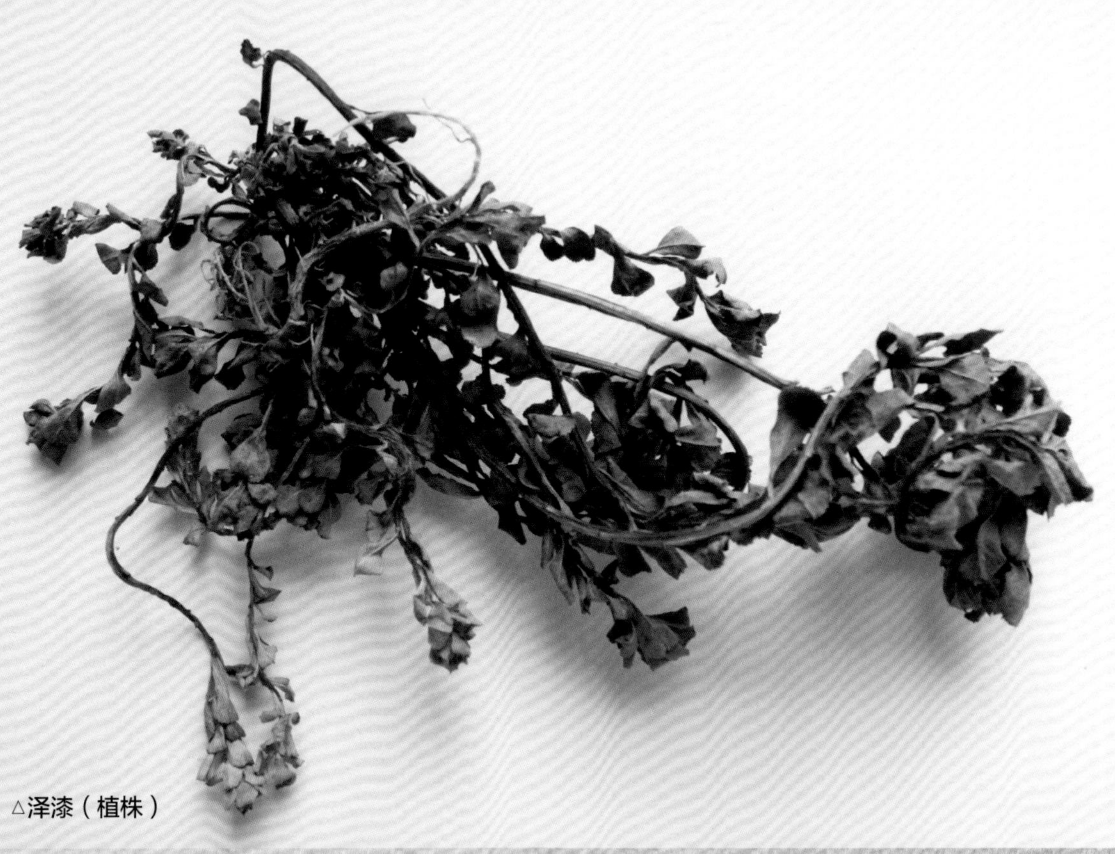

△泽漆（植株）

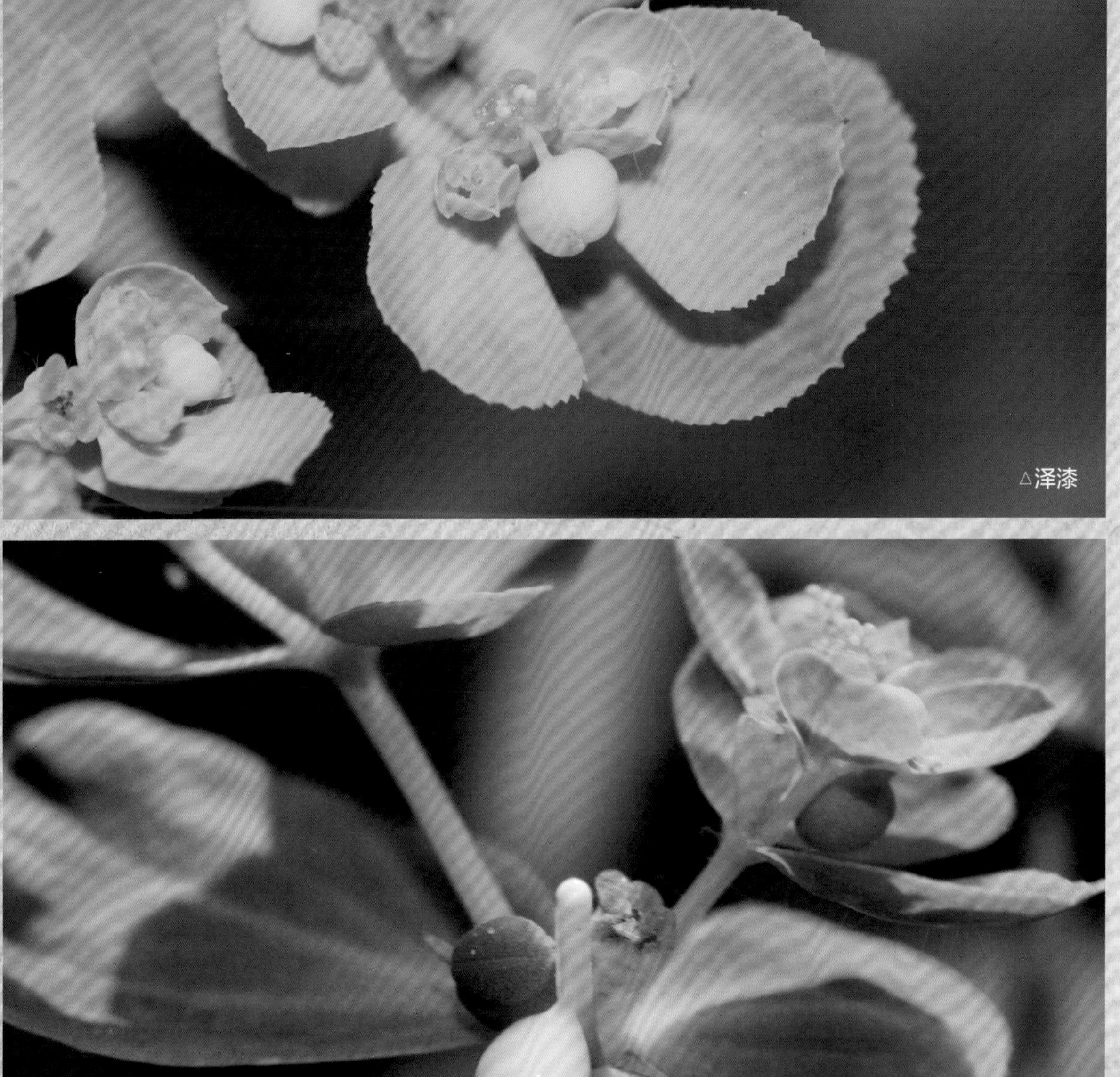

△泽漆

△泽漆

▷泽漆

‖ **附方** ‖

旧二，新六。**肺咳上气**脉沉者，泽漆汤主之。泽漆三斤，以东流水五斗，煮取一斗五升，去滓。入半夏半升，紫参、白前、生姜各五两，甘草、黄芩、人参、桂心各三两，煎取五升。每服五合，日三服。张仲景金匮要略方。**心下伏瘕**大如杯，不得食者。泽漆四两，大黄、葶苈熬三两，捣筛，蜜丸梧子大。每服二丸，日三服。葛洪肘后方。**十种水气**泽漆十斤，夏月取嫩茎叶，入水一斗，研汁约二斗，于银锅内，慢火熬如稀饧，入瓶内收。每日空心温酒调下一匙，以愈为度。圣惠方。**水气蛊病**生鲜猫眼睛草，晒干为末，枣肉丸弹子大。每服二丸，白汤化下，日二服。觉腹中暖，小便利，为度。乾坤秘韫。**脚气赤肿**行步脚痛。猫儿眼睛草、鹭鸶藤、蜂窠等分。每服一两，水五碗，煎三碗，熏洗之。卫生易简方。**牙齿疼痛**猫儿眼睛草一搦，研烂，汤泡取汁，含漱吐涎。卫生易简方。**男妇瘰疬**猫儿眼睛草一二捆，井水二桶，五月五日午时，锅内熬至一桶，去滓，澄清再熬至一碗，瓶收。每以椒、葱、槐枝煎汤洗疮净，乃搽此膏，数次愈。便民图纂方。**癣疮有虫**猫儿眼睛草，晒干为末，香油调搽之。卫生易简方。

‖ **基原** ‖

据《纲目彩图》《纲目图鉴》《药典图鉴》《中药图鉴》等综合分析考证，本品为大戟科植物甘遂 *Euphorbia kansui* T. N. Liou ex T. P. Wang。分布于山西、陕西、甘肃、河北、河南、四川等地。《药典》收载甘遂药材为大戟科植物甘遂的干燥块根；春季开花前或秋末茎叶枯萎后采挖，撞去外皮，晒干。

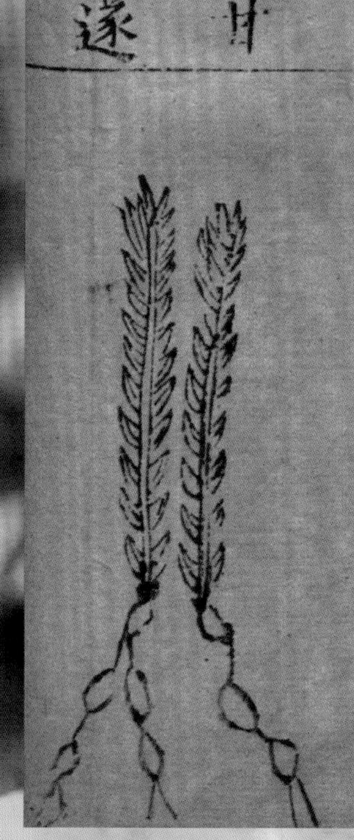

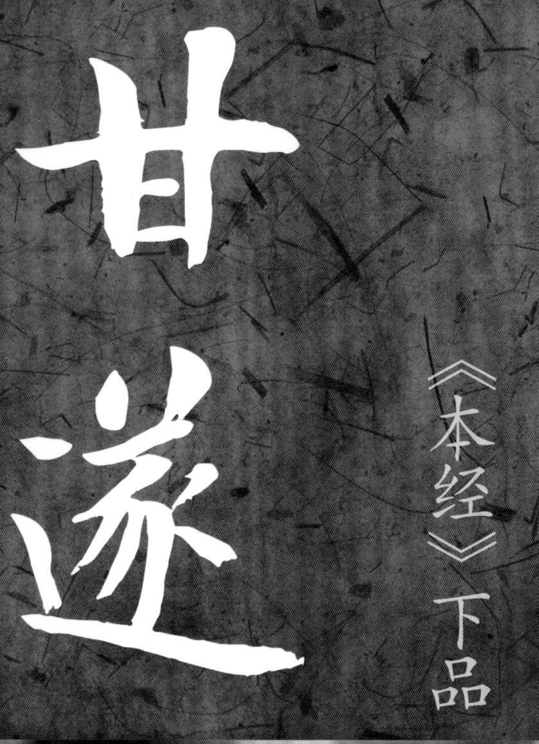

甘遂

《本经》下品

▷甘遂（*Euphorbia kansui*）

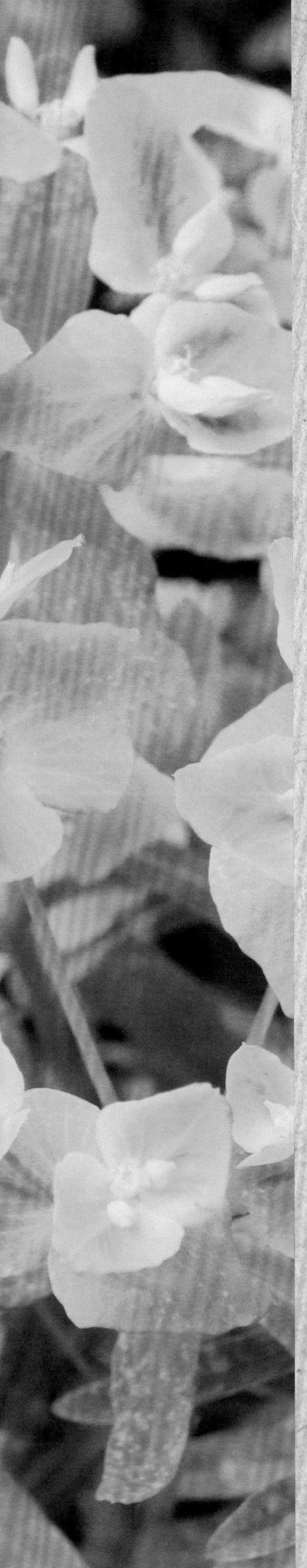

‖ **释名** ‖

甘藁别录**陵藁**吴普**陵泽**别录**甘泽**吴普**重泽**别录**苦泽**吴普**白泽**吴普**主田**别录**鬼丑**吴普。[时珍曰] 诸名义多未详。

‖ **集解** ‖

[别录曰] 甘遂生中山川谷。二月采根，阴干。[普曰] 八月采。[弘景曰] 中山在代郡。第一本出太山、江东。比来用京口者，大不相似。赤皮者胜，白皮者都下亦有，名草甘遂，殊恶，盖赝伪者也。[恭曰] 甘遂苗似泽漆，其根皮赤肉白，作连珠实重者良。草甘遂乃是蚤休，疗体全别，苗亦不同，俗名重台，叶似鬼臼、蓖麻，根皮白色。[大明曰] 西京者上，汴、沧、吴者次之，形似和皮甘草节。[颂曰] 今陕西、江东亦有之。苗似泽漆，茎短小而叶有汁，根皮赤肉白，作连珠，大如指头。

根

‖ **修治** ‖

[敩曰] 凡采得去茎，于槐砧上细剉，用生甘草汤、荠苨自然汁二味，搅浸三日，其水如墨汁，乃漉出，用东流水淘六七次，令水清为度。漉出，于土器中熬脆用之。[时珍曰] 今人多以面煨熟用，以去其毒。

‖ **气味** ‖

苦，寒，有毒。[别录曰] 甘，大寒。[普曰] 神农、桐君：苦，有毒。岐伯、雷公：甘，有毒。[元素曰] 纯阳也。[之才曰] 瓜蒂为之使，恶远志，反甘草。

‖ **主治** ‖

大腹疝瘕，腹满，面目浮肿，留饮宿食，破癥坚积聚，利水谷道。本经。**下五水，散膀胱多热，皮中痞，热气肿满。**别录。**能泻十二种水疾，去痰水。**

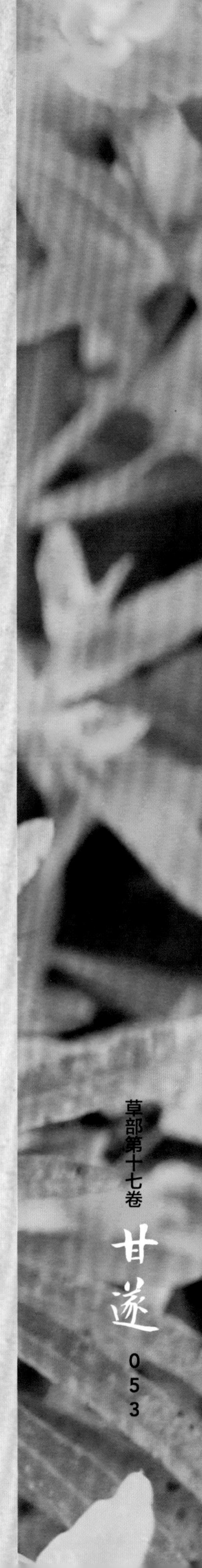

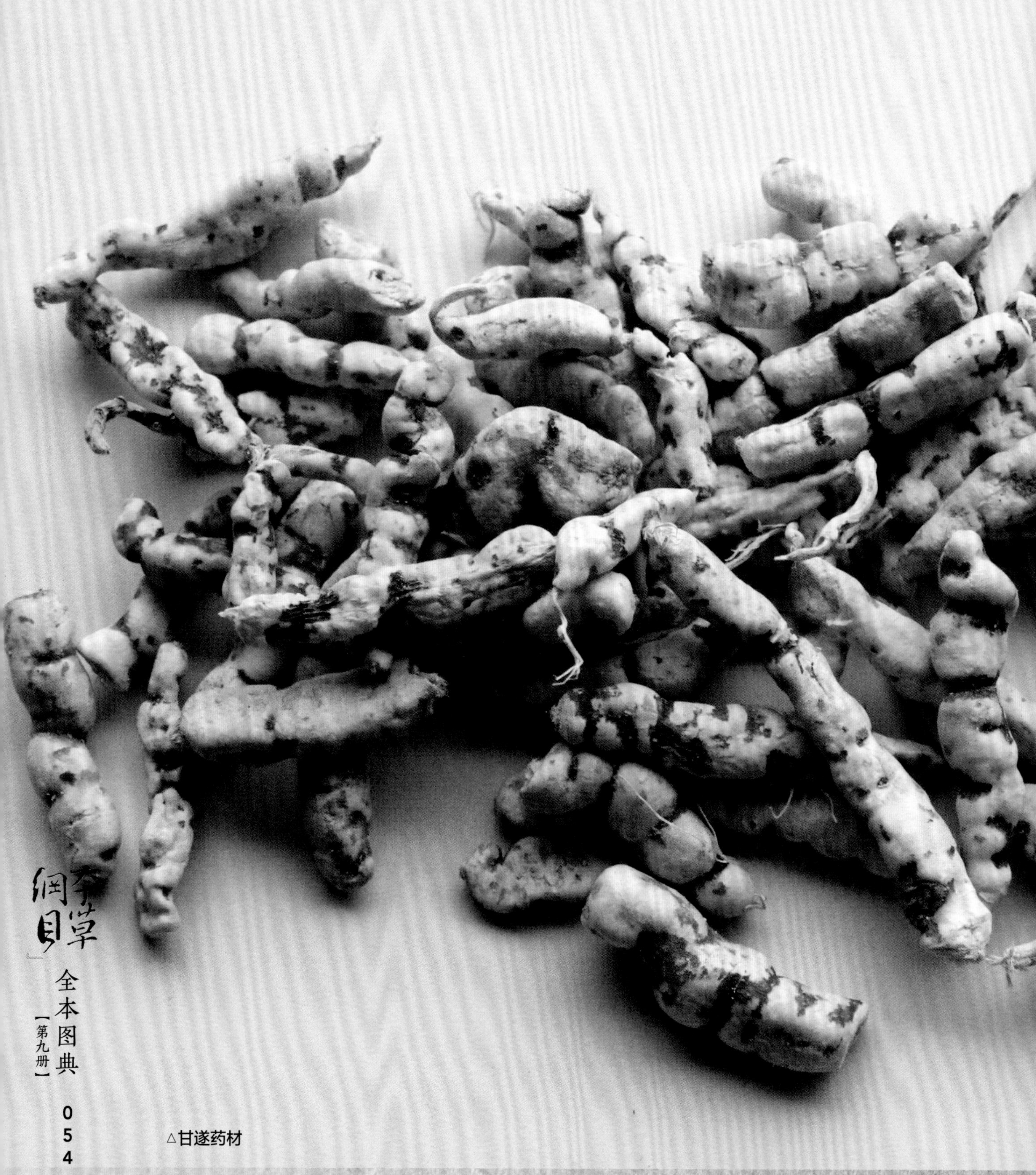

△甘遂药材

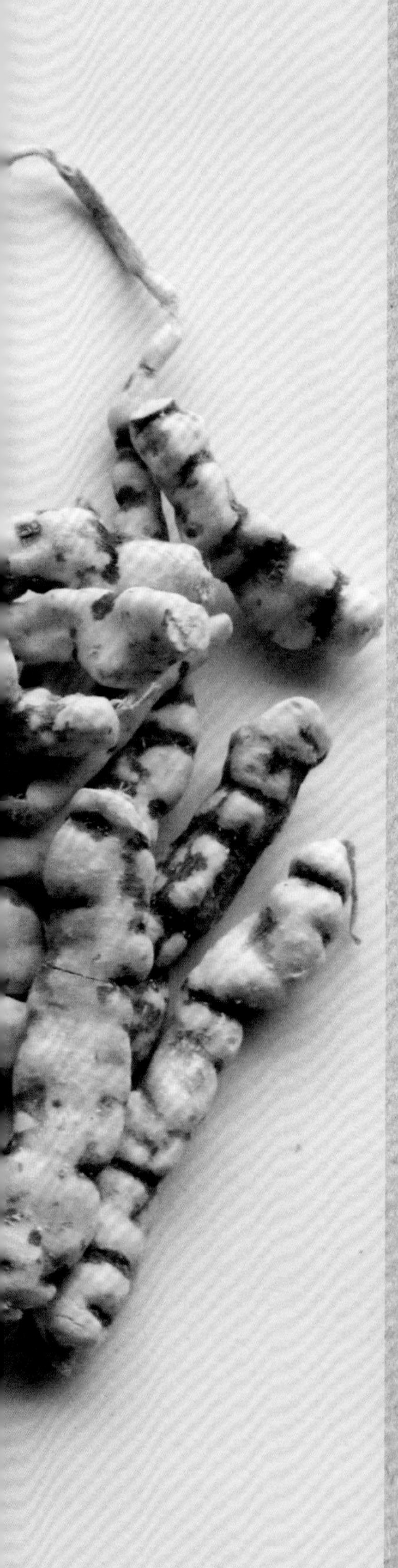

甄权。**泻肾经及隧道水湿，脚气，阴囊肿坠，痰迷癫痫，噎膈痞塞。**时珍。

‖ **发明** ‖

[宗奭曰] 此药专于行水，攻决为用。[元素曰] 味苦气寒。苦性泄，寒胜热，直达水气所结之处，乃泄水之圣药。水结胸中，非此不能除，故仲景大陷胸汤用之。但有毒不可轻用。[时珍曰] 肾主水，凝则为痰饮，溢则为肿胀。甘遂能泄肾经湿气，治痰之本也。不可过服，但中病则止可也。张仲景治心下留饮，与甘草同用，取其相反而立功也。刘河间保命集云：凡水肿服药未全消者，以甘遂末涂腹，绕脐令满，内服甘草水，其肿便去。又王璆百一选方云：脚气上攻，结成肿核，及一切肿毒。用甘遂末，水调傅肿处，即浓煎甘草汁服，其肿即散。二物相反，而感应如此。清流韩诠病脚疾用此，一服病去七八，再服而愈也。

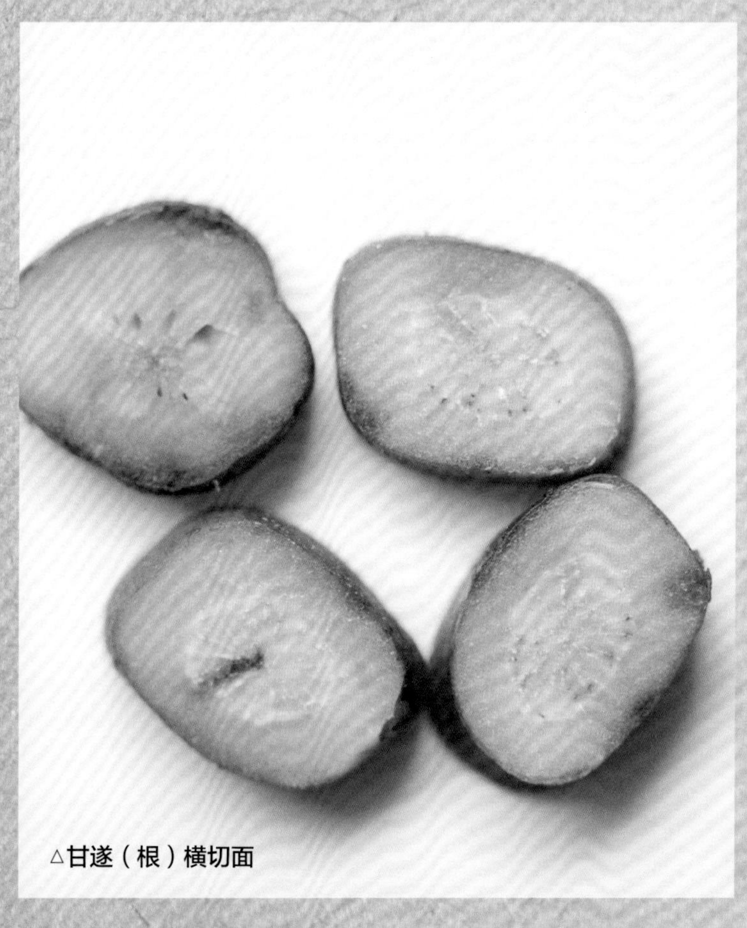

△甘遂（根）横切面

‖ **附方** ‖

旧三，新一十九。**水肿腹满**甘遂炒二钱二分，黑牵牛一两半，为末，水煎，时时呷之。普济方。**膜外水气**甘遂末、大麦面各半两，水和作饼，烧熟食之，取利。圣济总录。**身面洪肿**甘遂二钱，生研为末。以獖豚猪肾一枚，分为七脔，入末在内，湿纸包煨，令熟食之，日一服。至四、五服，当觉腹鸣，小便利，是其效也。肘后方。**肾水流注**腿膝挛急，四肢肿痛。即上方加木香四钱。每用二钱，煨熟，温酒嚼下。当利黄水，为验。御药院方传。**正水胀急**大小便不利欲死。甘遂五钱，半生半炒，胭脂坏子十文，研匀，每以一钱，白面四两，水和作棋子大，水煮令浮，淡食之。大小便利后，用平胃散加熟附子，每以二钱煎服。普济方。**小儿疳水**珠子甘遂炒，青橘皮等分，为末。三岁用一钱，以麦芽汤下，以利为度。忌酸咸三、五日。名水宝散。总微论。**水蛊喘胀**甘遂、大戟各一两，慢火炙研。每服一字，水半盏，煎三、五沸服。不过十服。圣济录。**水肿喘急**大小便不通。十枣丸：用甘遂、大戟、芫花等分，为末，以枣肉和丸梧子大。每服四十丸，侵晨热汤下，利去黄水为度。否则次午再服。三因方。**妊娠肿满**气急少腹满，大小便不利，已服猪苓散不瘥者。用太山赤皮甘遂二两，捣筛，白蜜和丸梧子大，每服五十丸，得微下，仍服猪苓散，不下再服之。猪苓散见猪苓下。小品方。**心下留饮**坚满脉伏，其人欲自利反快。甘遂半夏汤：用甘遂大者三枚，半夏十二个，以水一升，煮半升，去滓。入芍药五枚，甘草一节，水二升，煮半升，去滓。以蜜半升，同煎八合，顿服取利。张仲景金匮玉函。**脚气肿痛**肾脏风气，攻注下部疮痒。甘遂半两，木鳖子仁四个，为末。猪腰子一个，去皮膜，切片，用药四钱掺在内，湿纸包煨熟，空心食之，米饮下。服后便伸两足。大便行后，吃白粥二三日为妙。本事方。**二便不通**甘遂末，以生面糊调傅脐中及丹田内，仍艾三壮，饮甘草汤，以通为度。又太山赤皮甘遂末一两，炼蜜和匀，分作四服，日一服取利。圣惠方。**小便转脬**甘遂末一钱，猪苓汤调下，立通。笔峰杂兴方。**疝气偏肿**甘遂、茴香等分，为末，酒服二钱。儒门事亲。**妇人血结**妇人少腹满如敦状，小便微难而不渴，此为水与血俱结在血室。大黄二两，甘遂、阿胶各一两，水一升半，煮半升，顿服，其血当下。张仲景方。**膈气哽噎**甘遂面煨五钱。南木香一钱。为末。壮者一钱，弱者五分，水酒调下。怪病奇方。**痞证发热**盗汗，胸背疼痛。甘遂面包，浆水煮十沸，去面，以细糠火炒黄为末。大人三钱，小儿一钱，冷蜜水卧时服。忌油腻鱼肉。普济方。**消渴引饮**甘遂麸炒半两，黄连一两，为末，蒸饼丸绿豆大。每薄荷汤下二丸。忌甘草。杨氏家藏方。**癫痫心风**遂心丹：治风痰迷心，癫痫，及妇人心风血邪。用甘遂二钱，为末，以猪心取三管血和药，入猪心内缚定，纸裹煨熟，取末，入辰砂末一钱，分作四丸。每服一丸，将心煎汤调下。大便下恶物为效，不下再服。济生方。**马脾风病**小儿风热喘促，闷乱不安，谓之马脾风。甘遂面包煮一钱半，辰砂水飞二钱半，轻粉一角，为末。每服一字，浆水少许，滴油一小点，抄药在上，沉下，去浆灌之。名无价散。全幼心鉴。**麻木疼痛**万灵膏：用甘遂二两，蓖麻子仁四两，樟脑一两，捣作饼贴之。内饮甘草汤。摘玄方。**耳卒聋闭**甘遂半寸，绵裹插入两耳内，口中嚼少甘草，耳卒自然通也。永类方。

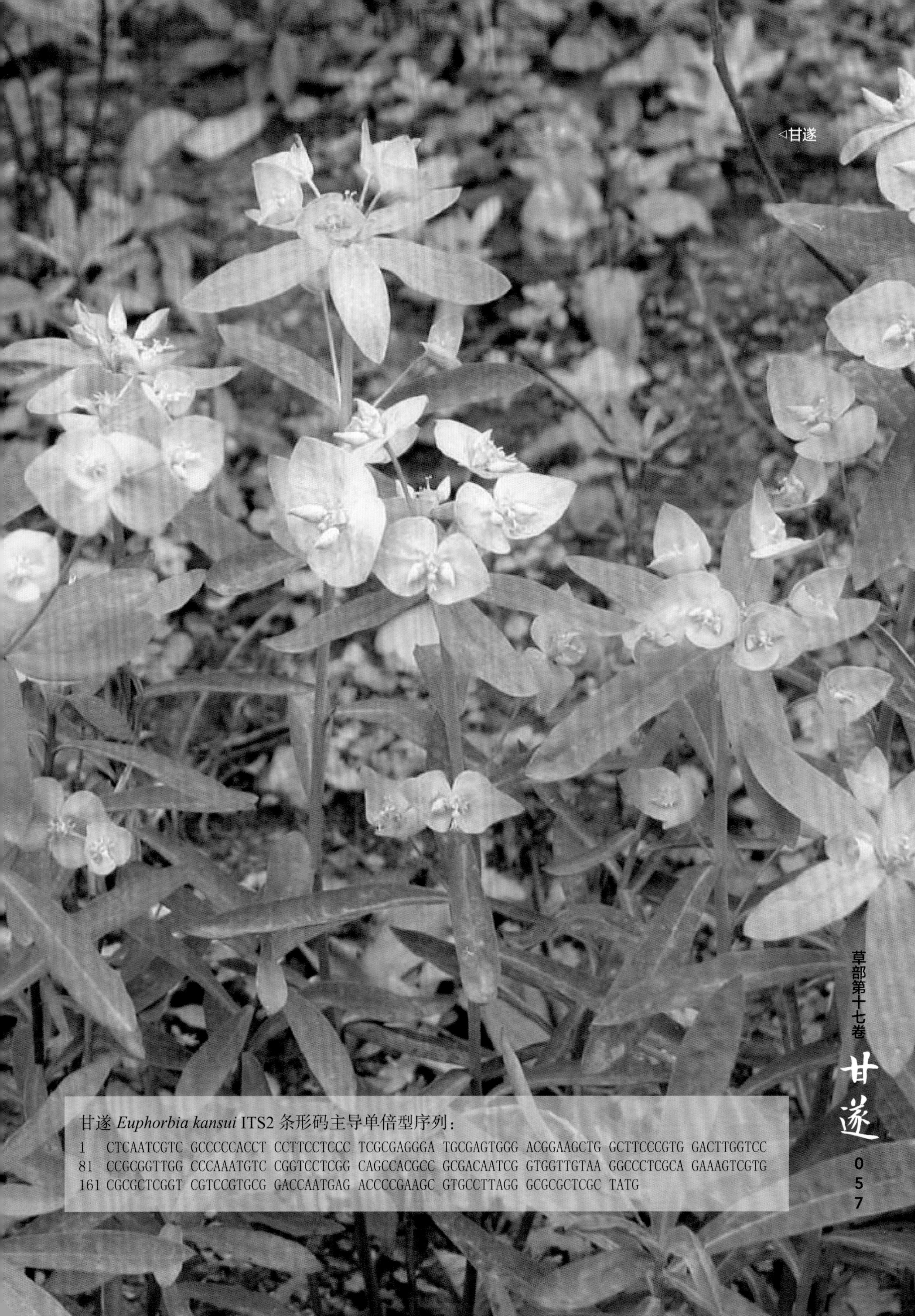

甘遂 *Euphorbia kansui* ITS2 条形码主导单倍型序列：

1 CTCAATCGTC GCCCCCACCT CCTTCCTCCC TCGCGAGGGA TGCGAGTGGG ACGGAAGCTG GCTTCCCGTG GACTTGGTCC
81 CCGCGGTTGG CCCAAATGTC CGGTCCTCGG CAGCCACGCC GCGACAATCG GTGGTTGTAA GGCCCTCGCA GAAAGTCGTG
161 CGCGCTCGGT CGTCCGTGCG GACCAATGAG ACCCCGAAGC GTGCCTTAGG GCGCGCTCGC TATG

续随子

宋《开宝》

‖ **基原** ‖

据《纲目彩图》《纲目图鉴》《草药大典》《中药图鉴》等综合分析考证，本品为大戟科植物续随子 *Euphorbia lathylris* L.。分布于陕西、河北、江苏、浙江、湖南、四川、云南等地。《药典》收载千金子药材为大戟科植物续随子的干燥成熟种子；夏、秋二季果实成熟时采收，除去杂质，干燥。

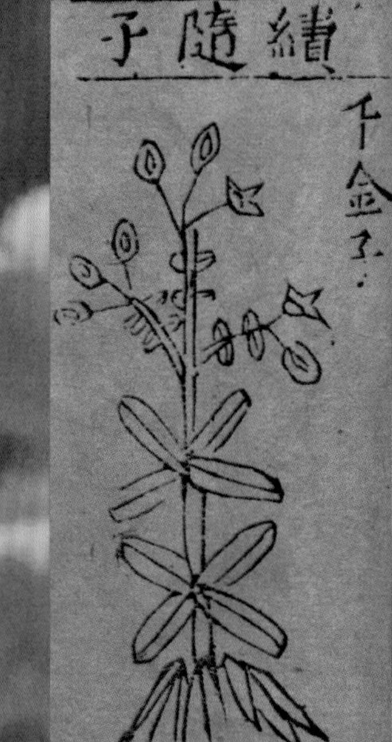

▷续随子（*Euphorbia lathylris*）

续随子 *Euphorbia lathyris* ITS2 条形码主导单倍型序列：

```
1   CTCAATCGTC GCCCCAGCCG CCTCCCGCGA GGGGGGCGCG CTCGGGGCGG ATGCTGGCTT CCCGCGCGCT CGCAGCCCGC
81  GGCTGGCCCA AATGCCCGGT CCTCGGCGGT CGCGCCACGG CAGTCGGTGG TTGCAAGACC CTCGCCAGTC GCCGTGCGCG
161 CTCGGCCGTC CGTGCGGACC CACGAGGCCC CGAAGCGTCA CCCGAGGGTG CGCTCGCTCT G
```

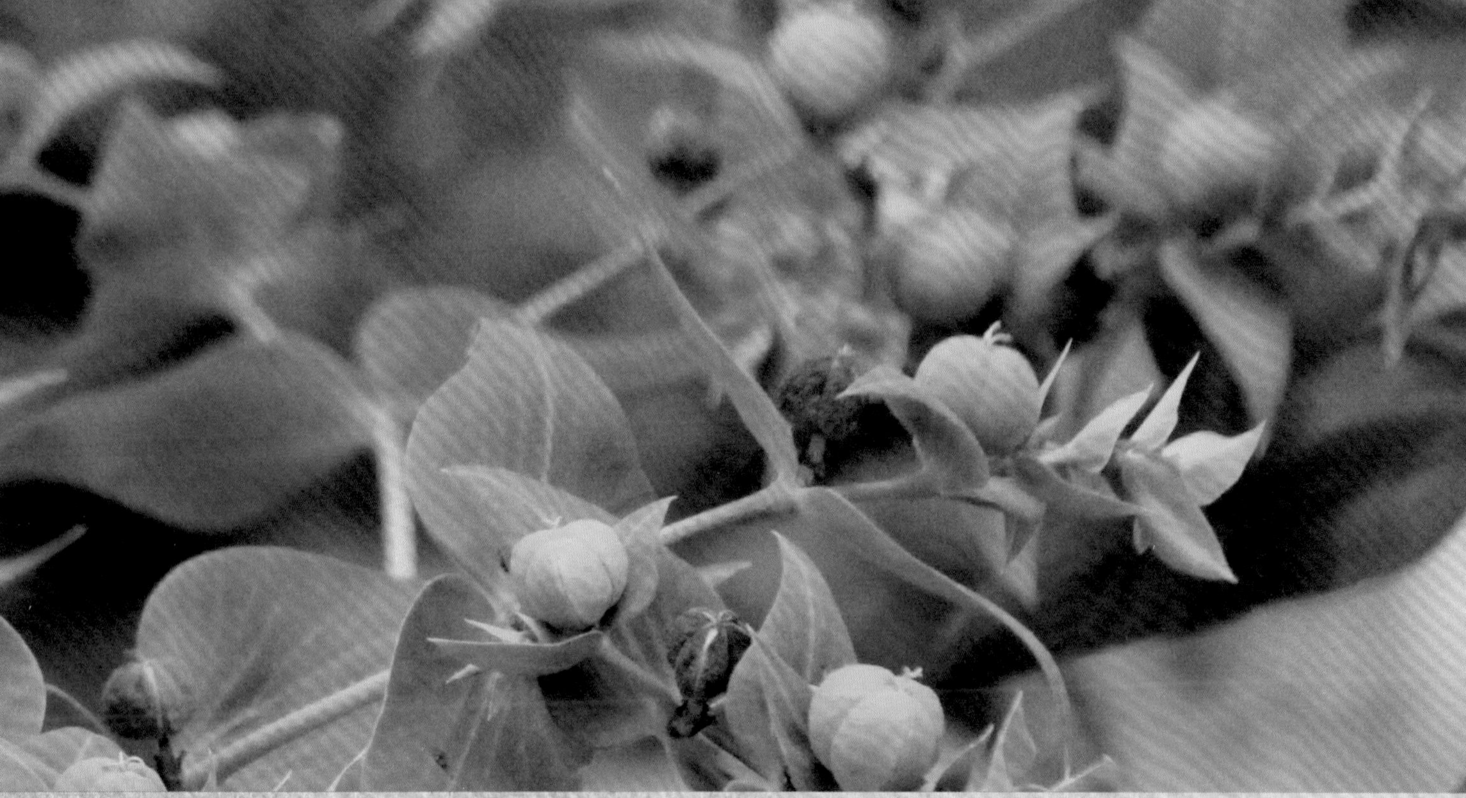

‖ 释名 ‖

千金子开宝**千两金**日华**菩萨豆**日华**拒冬**开宝**联步。**[颂曰] 叶中出叶，数数相续而生，故名。冬月始长，故又名拒冬。

‖ 集解 ‖

[志曰] 续随子生蜀郡，处处亦有之。苗如大戟。[颂曰] 今南中多有，北土产少。苗如大戟，初生一茎，茎端生叶，叶中复出叶，花亦类大戟，自叶中抽干而生，实青有壳。人家园亭中多种以为饰。秋种冬长，春秀夏实。[时珍曰] 茎中亦有白汁，可结水银。

‖ 修治 ‖

[时珍曰] 凡用去壳，取色白者，以纸包，压去油，取霜用。

‖ **气味** ‖

辛，温，有毒。

‖ **主治** ‖

妇人血结月闭，瘀血癥瘕痃癖，除蛊毒鬼疰，心腹痛，冷气胀满，利大小肠，下恶滞物。开宝。**积聚痰饮，不下食，呕逆，及腹内诸疾。研碎酒服，不过三颗，当下恶物。**蜀本。**宣一切宿滞，治肺气水气，日服十粒。泻多，以酸浆水或薄醋粥吃，即止。又涂疥癣疮。**大明。

‖ **发明** ‖

[颂曰] 续随下水最速，然有毒损人，不可过多。[时珍曰] 续随与大戟、泽漆、甘遂茎叶相似，主疗亦相似，其功皆长于利水。惟在用之得法，亦皆要药也。

‖ **附方** ‖

旧二，新四。**小便不通**脐腹胀痛不可忍，诸药不效者，不过再服。用续随子去皮一两，铅丹半两，同少蜜捣作团，瓶盛埋阴处，腊月至春末取出，研，蜜丸梧子大。每服二三十丸，木通汤

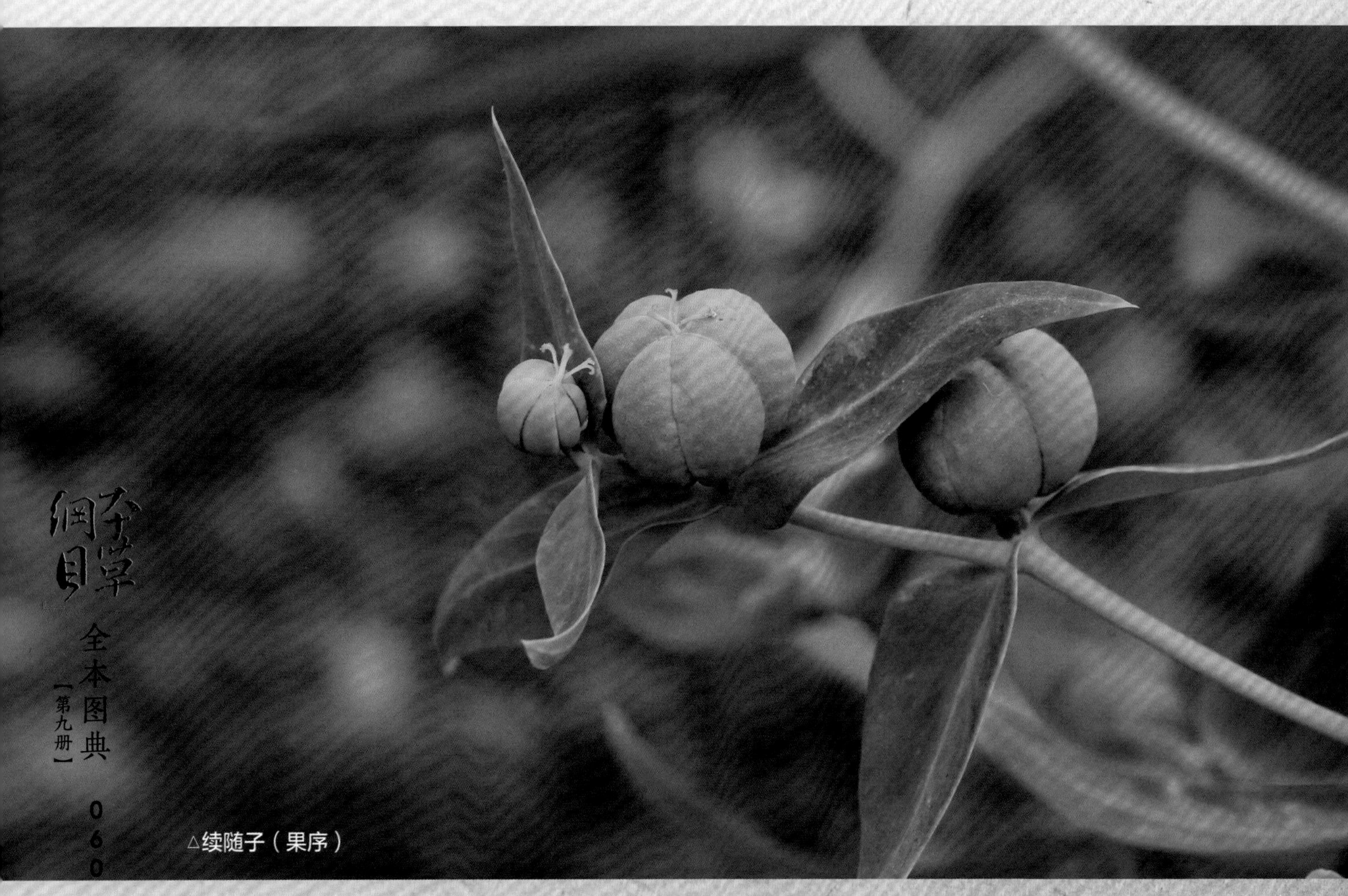

△续随子（果序）

下，化破尤妙。病急亦可旋合。圣济录。**水气肿胀**联步一两，去壳研，压去油，重研，分作七服。每治一人用一服，丈夫生饼子酒下，妇人荆芥汤下，五更服之，当下利，至晓自止。后以厚朴汤补之。频吃益善。忌盐、醋一百日，乃不复作。联步即续随子也。斗门方。**阳水肿胀**续随子炒去油二两，大黄一两，为末，酒水丸绿豆大。每白汤下五十丸，以去陈莝。摘玄方。**涎积癥块**续随子三十枚，腻粉二钱，青黛炒一钱，研匀，糯米饭丸芡子大。每服一丸，打破，以大枣一枚，烧熟去皮核，同嚼，冷茶送下。半夜后，取下积聚恶物为效。圣济录。**蛇咬肿闷**欲死。用重台六分，续随子仁七粒，捣筛为散。酒服方寸匕，兼唾和少许，涂咬处，立效。崔元亮海上方。**黑子疣赘**续随子熟时涂之，自落。普济方。

叶及茎中白汁

‖ **主治** ‖

剥人面皮，去皯黯。开宝。**傅白癜疬疡。**大明。**捣叶，傅蝎螫立止。**时珍。

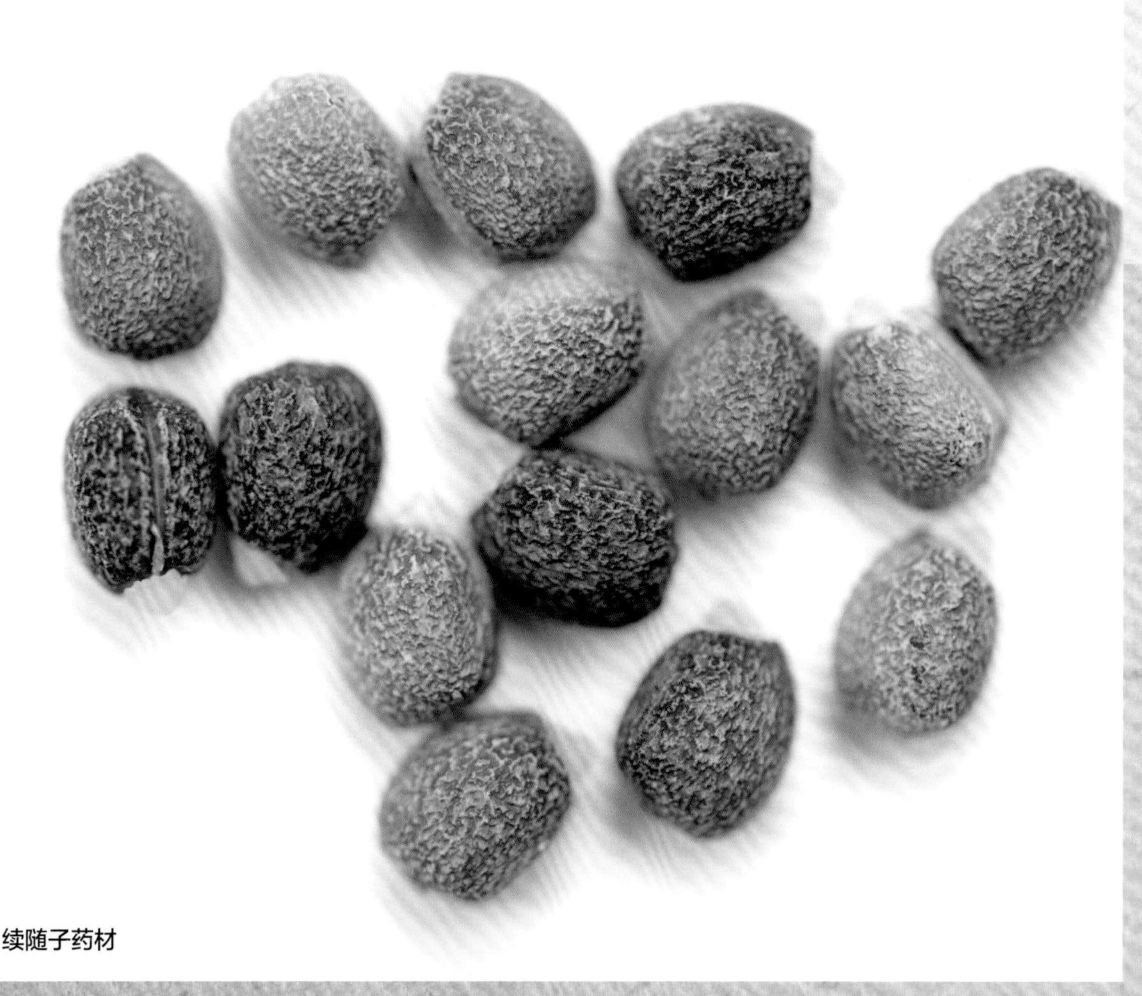

△续随子药材

‖ **基原** ‖

据《纲目彩图》《纲目图鉴》《草药大典》《中药图鉴》等综合分析考证，本品为茄科植物莨菪 *Hyoscyamus niger* L.。分布于东北、西北、华东及河南、西藏等地。《药典》收载天仙子药材为茄科植物莨菪的干燥成熟种子；夏、秋二季果皮变黄色时，采摘果实，暴晒，打下种子，筛去果皮、枝梗，晒干。

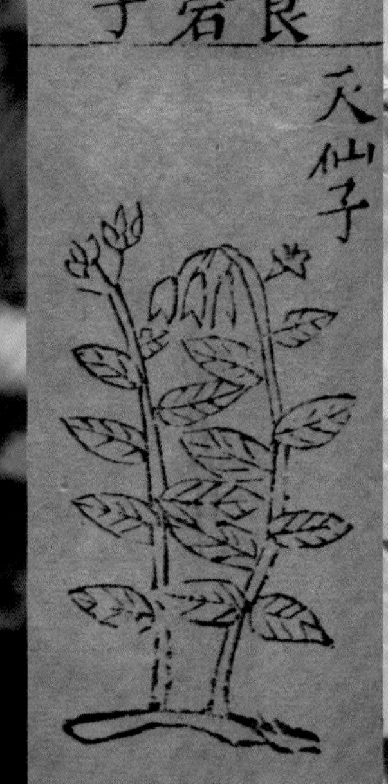

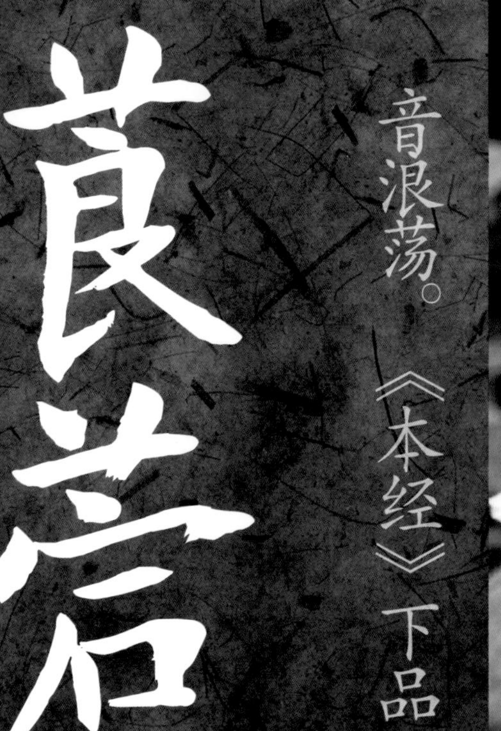

莨菪

音浪荡。

《本经》下品

▷莨菪（*Hyoscyamus niger*）

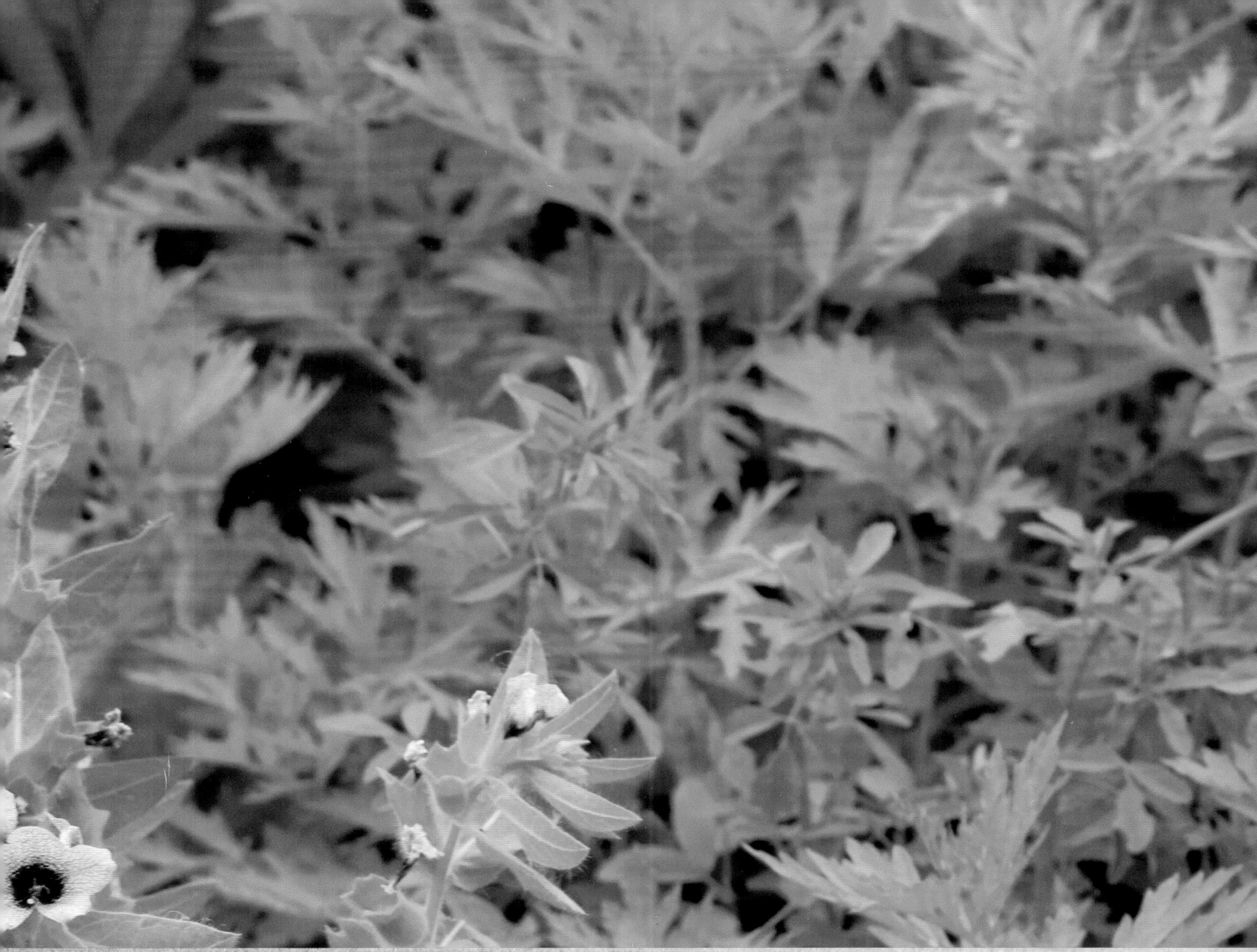

‖ **释名** ‖

天仙子图经**横唐**本经**行唐**。[时珍曰] 莨菪一作蔺蔼。其子服之，令人狂狼放宕，故名。

‖ **集解** ‖

[别录曰] 莨菪子生海滨川谷及雍州。五月采子。[弘景曰] 今处处有之。子形颇似五味核而极小。[保升曰] 所在皆有之。叶似菘蓝，茎叶皆有细毛，花白色，子壳作罂状，结实扁细，若粟米大，青黄色。六月、七月采子，日干。[颂曰] 处处有之。苗茎高二三尺，叶似地黄、王不留行、红蓝等，而阔如三指。四月开花，紫色，茎荚有白毛。五月结实，有壳作罂子状，如小石榴。房中子至细，青白色，如粟米粒。[敩曰] 凡使勿用苍蓂子，其形相似，只是微赤，服之无效，时人多以杂之。[时珍曰] 张仲景金匮要略，言菜中有水莨菪，叶圆而光，有毒，误食人狂乱，状如中风，或吐血，以甘草汁解之。

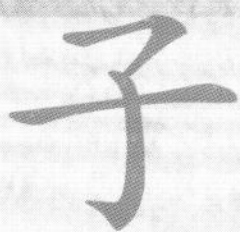

‖ **修治** ‖

[敩曰] 修事莨菪子十两，以头醋一镒，煮干为度。却用黄牛乳汁浸一宿，至明日乳汁黑，即是真者。晒干捣筛用。

‖ **气味** ‖

苦，寒，无毒。[别录曰] 甘。[权曰] 苦、辛，微热，有大毒。[藏器曰] 性温不寒。[大明曰] 温，有毒。服之热发，以绿豆汁、甘草、升麻、犀角并解之。[敩曰] 有大毒。误服之，冲人心，大烦闷，眼生暹火。[颂曰] 本经言性寒，后人多云大热。而史记·淳于意传云：淄川王美人怀子不乳。饮以浪荡药一撮，以酒饮，旋乳。且不乳岂热药所治？又古方主卒颠狂亦多单用莨菪，岂果性寒耶？

‖ **主治** ‖

齿痛出虫，肉痹拘急。久服轻身，使人健行，走及奔马，强志益力，通神见鬼。多食令人狂走。本经。**疗癫狂风痫，颠倒拘挛。**别录。**安心定志，聪明耳目，除邪逐风，变白，主痃癖。取子洗晒，隔日空腹，水下一指捻。亦可小便浸令泣尽，暴干，如上服。勿令子破，破则令人发狂。**藏器。**炒焦研末，治下部脱肛，止冷痢。主蛀牙痛，咬之虫出。**甄权。**烧熏虫牙，及洗阴汗。**大明。

▽天仙子药材

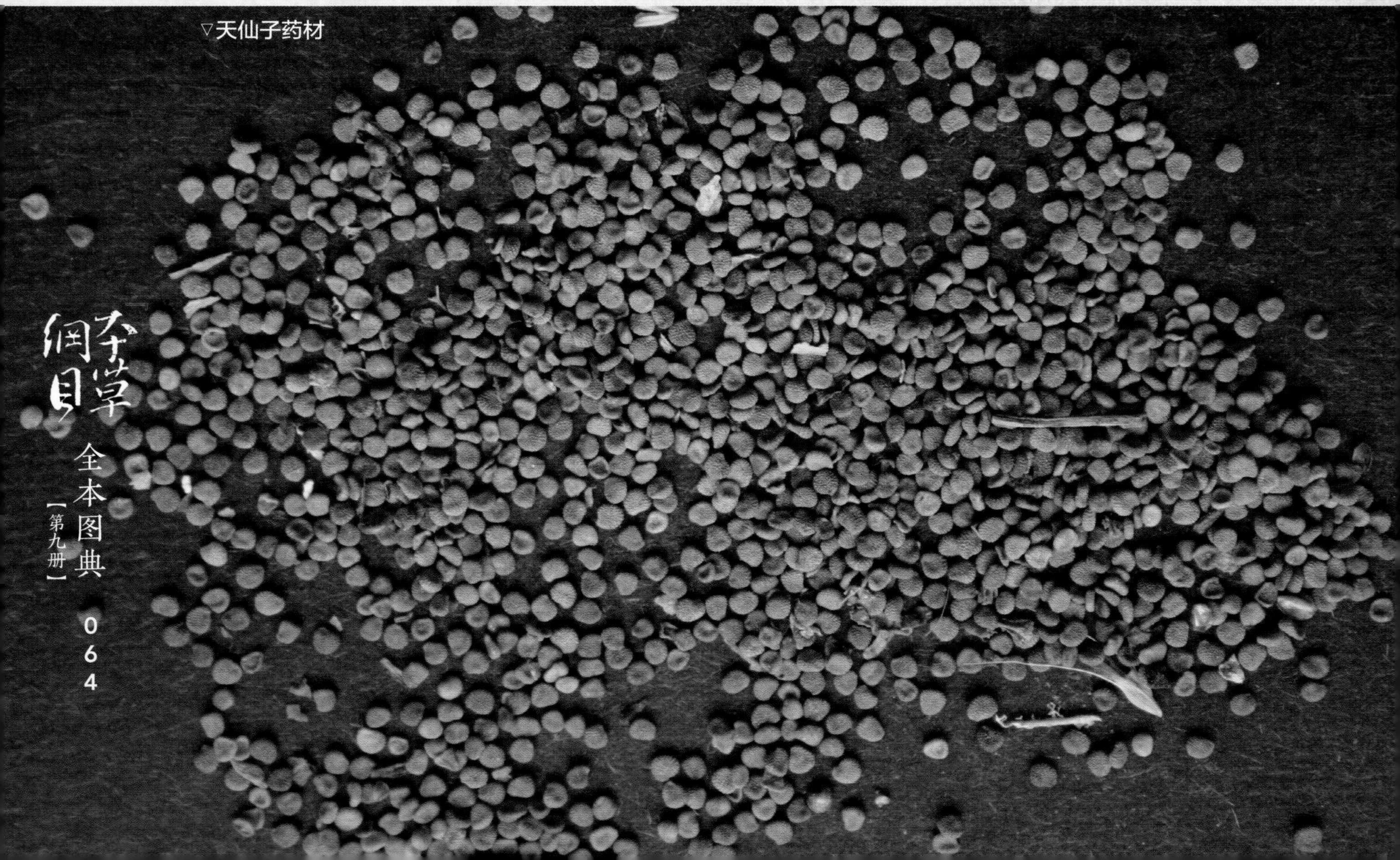

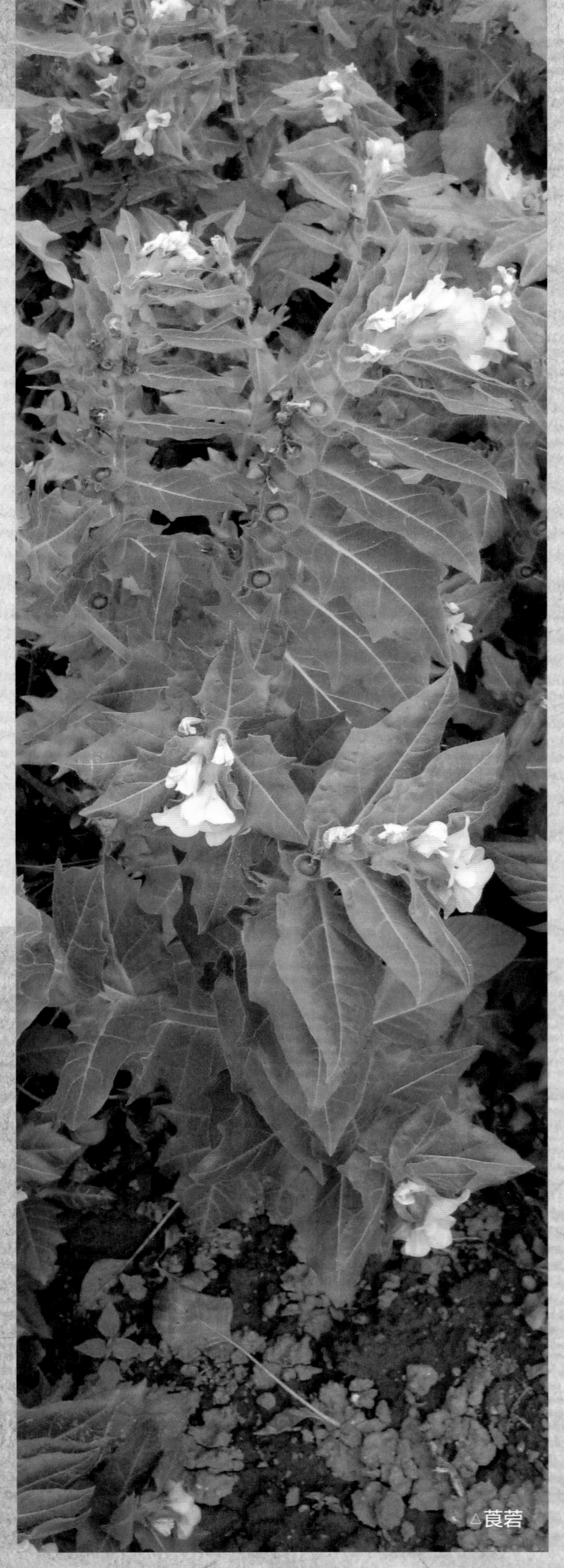
△莨菪

‖ **发明** ‖

[弘景曰] 入疗癫狂方用，然不可过剂。久服自无嫌，通神健行，足为大益，而仙经不见用。[权曰] 以石灰清煮一伏时，掬出，去芽暴干，以附子、干姜、陈橘皮、桂心、厚朴为丸服。去一切冷气，积年气痢，甚温暖也。不可生服，伤人见鬼，拾针狂乱。[时珍曰] 莨菪之功，未见如所说，而其毒有甚焉。煮一二日而芽方生，其为物可知矣。莨菪、云实、防葵、赤商陆皆能令人狂惑见鬼，昔人未有发其义者。盖此类皆有毒，能使痰迷心窍，蔽其神明，以乱其视听故耳。唐安禄山诱奚契丹，饮以莨菪酒，醉而坑之。又嘉靖四十三年二月，陕西游僧武如香，挟妖术至昌黎县民张柱家，见其妻美。设饭间，呼其全家同坐，将红散入饭内食之。少顷举家昏迷，任其奸污。复将魔法吹入柱耳中。柱发狂惑，见举家皆是妖鬼，尽行杀死，凡一十六人，并无血迹。官司执柱囚之。十余日柱吐痰二碗许，闻其故，乃知所杀者皆其父母兄嫂妻子姊侄也。柱与如香皆论死。世宗肃皇帝命榜示天下。观此妖药，亦是莨菪之流尔。方其痰迷之时，视人皆鬼矣。解之之法，可不知乎。

‖ **附方** ‖

旧二，新二十。**卒发颠狂**莨菪三升为末，以酒一升渍数日，绞去滓，煎令可丸，如小豆三丸，日三服。当见面急，头中如有虫行，额及手足有赤豆处，如此并是瘥候也。未知再服，取尽神良。陈延之小品方。**风痹厥痛**天仙子三钱炒，大草乌头、甘草半两，五灵脂一两，为末，糊丸梧子大，以螺青为衣。每服十丸，男子菖蒲酒下，女子芫花汤下。圣济录。**久嗽不止**有脓血。莨菪子五钱，淘去浮者，煮令芽出，炒研，真酥一鸡子大，大枣七枚，同煎令酥尽，取枣日食三枚。又方：莨菪子三撮，吞之，日五六度。光禄李丞服之神验。孟诜必效方。**年久呷嗽**至三十年者。莨菪子、木香、熏黄等分，为末。以羊脂涂青纸上，撒末于上，卷作筒，烧烟熏吸之。崔行功纂要方。**水肿蛊胀**方见兽部黁羊下。**积冷痃癖**不思饮食，羸困者。莨菪子三分，水淘去浮者，大枣四十九个，水三升，煮干，只取枣去皮核。每空心食一个，米饮下，觉热即止。圣济录。**水泻日久**青州干枣十个去核，入莨菪子填满扎定，烧存性。每粟米饮服一钱。圣惠方。**冷疳痢下**莨菪子为末，腊猪脂和丸，绵裹枣许，导下部。因痢出，更纳新者。不过三度瘥。孟诜必效方。**赤白下痢**腹痛，肠滑后重。大黄煨半两，莨菪子炒黑一撮，为末。每服一钱，米饮下。普济方。**久痢不止**变种种痢，兼脱肛。莨菪丸：用莨菪子一升，淘去浮者，煮令芽出，晒干，炒黄黑色，青州枣一升，去皮核，酽醋二升，同煮，捣膏丸梧子大。每服二十丸，食前米饮下。圣惠方。**肠风下血**莨菪煎：用莨菪实一升，暴干捣筛，生姜半斤，取汁，银锅中更以无灰酒二升搜之，上火煎如稠饧，即旋投酒。度用酒可及五升即止。慢火煎令可丸，大如梧子，每旦酒饮通下三丸，增至五、七丸止。若丸时粘手，则以菟丝粉衬隔之。火候忌紧，药焦则失力也。初服微热，勿怪。疾甚者，服过三日，当下利。疾去，利亦止。绝有效。箧中方。**脱肛不收**莨菪子炒研傅之。圣惠方。**风牙虫**

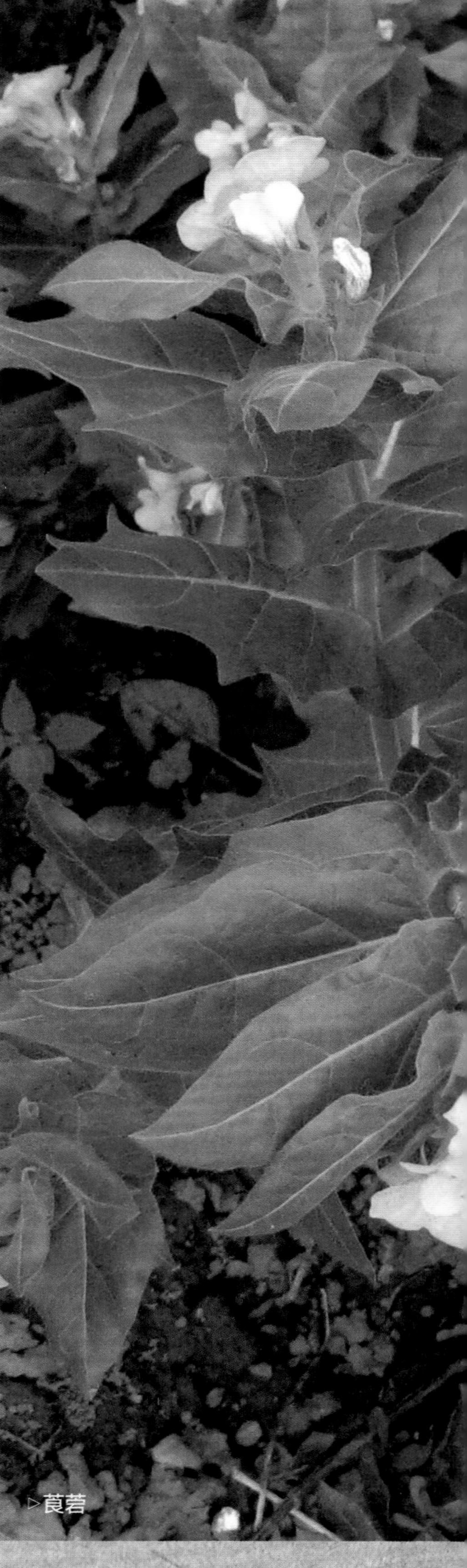
▷莨菪

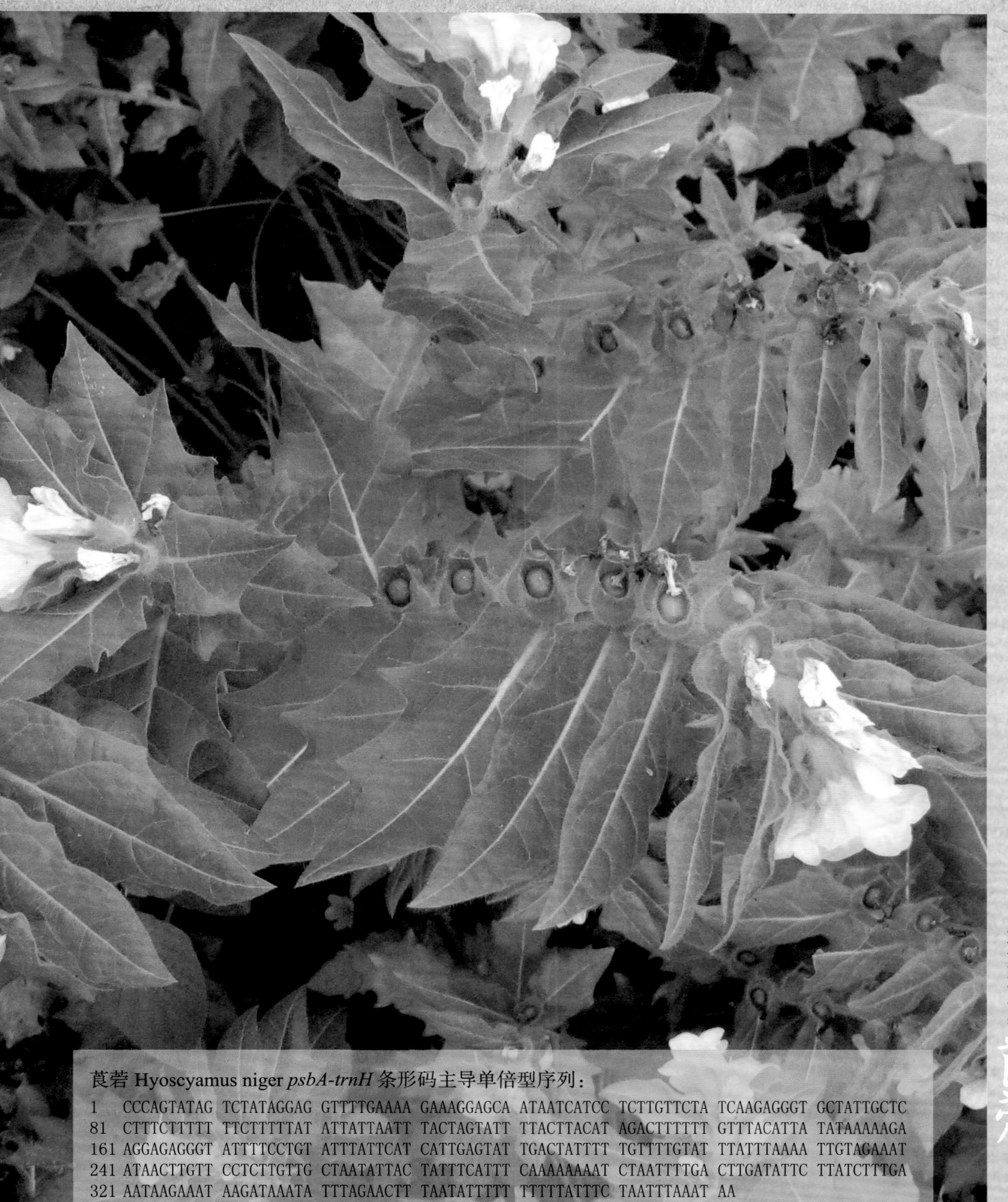

莨菪 Hyoscyamus niger *psbA-trnH* 条形码主导单倍型序列：

```
1   CCCAGTATAG TCTATAGGAG GTTTTGAAAA GAAAGGAGCA ATAATCATCC TCTTGTTCTA TCAAGAGGGT GCTATTGCTC
81  CTTTCTTTTT TTCTTTTTAT ATTATTAATT TACTAGTATT TTACTTACAT AGACTTTTTT GTTTACATTA TATAAAAAGA
161 AGGAGAGGGT ATTTTCCTGT ATTTATTCAT CATTGAGTAT TGACTATTTT TGTTTTGTAT TTATTTAAAA TTGTAGAAAT
241 ATAACTTGTT CCTCTTGTTG CTAATATTAC TATTTCATTT CAAAAAAAAT CTAATTTTGA CTTGATATTC TTATCTTTGA
321 AATAAGAAAT AAGATAAATA TTTAGAACTT TAATATTTTT TTTTTATTTC TAATTTAAAT AA
```

牙瑞竹堂方用天仙子一撮，入小口瓶内烧烟，竹筒引烟，入虫孔内，熏之即死，永不发。普济方用莨菪子入瓶内，以热汤淋下，口含瓶口，令气熏之。冷更作，尽三合乃止。有涎津可去，甚效。备急方用莨菪子数粒纳孔中，以蜡封之，亦效。**牙齿宣落**风痛。莨菪子末，绵裹咬之，有汁勿咽。必效方。**风毒咽肿**咽水不下，及瘰疬咽肿。水服莨菪子末两钱匕，神良。外台秘要。**乳痈坚硬**新莨菪子半匙，清水一盏，服之。不得嚼破。外台秘要。**石痈坚硬**不作脓者。莨菪子为末，醋和，傅疮头，根即拔出。千金方。**恶疮似癞**十年不愈者。莨菪子烧研傅之。千金方。**打扑折伤**羊脂调莨菪子末傅之。千金方。**恶犬咬伤**莨菪子七枚吞之，日三服。千金方。

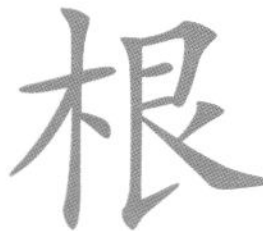

根

‖ **气味** ‖

苦、辛，有毒。

‖ **主治** ‖

邪疟，疥癣，杀虫。时珍。

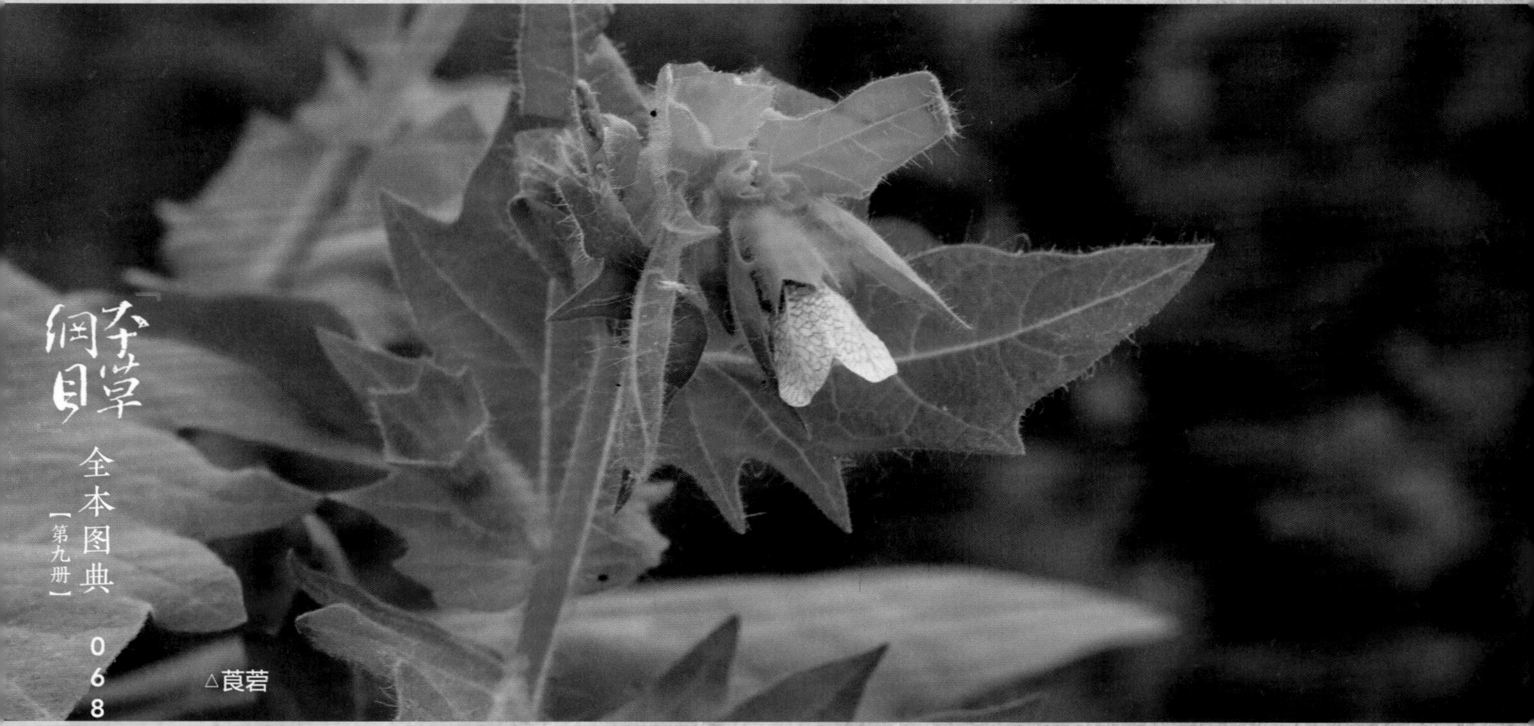

△莨菪

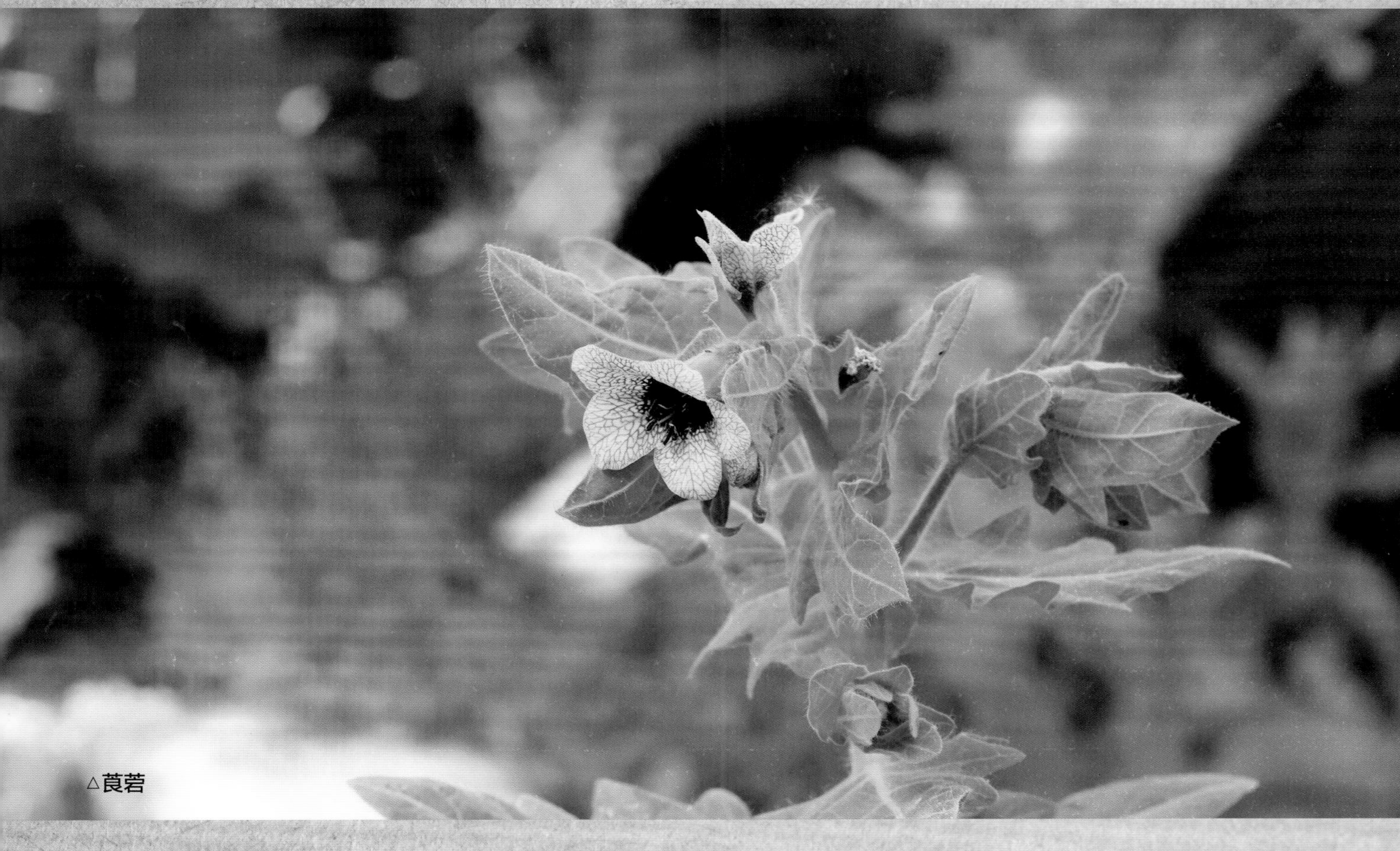
△莨菪

‖ **附方** ‖

新六。**疟疾不止**莨菪根烧炭，水服一合，量人强弱用。千金方。**恶癣有虫**莨菪根捣烂，蜜和傅之。千金翼。**趾间肉刺**莨菪根捣汁涂之。雷公炮炙论·序云：脚生肉刺，裩系菪根。谓系于裩带上也。**狂犬咬人**莨菪根和盐捣傅，日三上。外台秘要。**恶刺伤人**莨菪根水煮汁浸之，冷即易，神方也。千金方。**箭头不出**万圣神应丹：端午前一日，不语，寻见莨菪科，根本枝叶花实全好者。道云：先生，你却在这里。道罢，用柴灰自东南起围了，以木椑子掘取根下周回土。次日日未出时，依前不语，用镢头取出，洗净，勿令鸡犬妇人见，于净室中，以石臼捣如泥，丸弹子大，黄丹为衣，以纸袋封，悬高处阴干。遇有箭头不出者，先以象牙末贴疮口，后用绯帛袋盛此药，放脐中，绵兜肚系了，当便出也。张子和儒门事亲方。

云实

《本经》上品

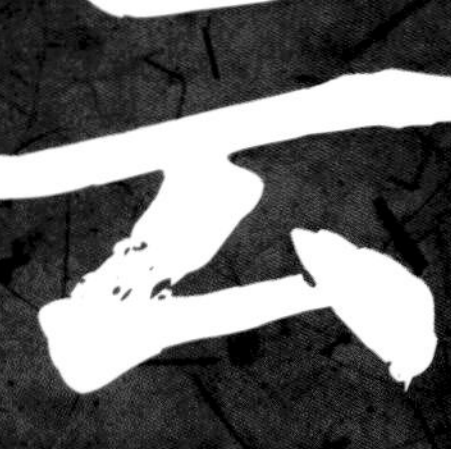

‖ **基原** ‖

据《纲目彩图》《纲目图鉴》《中华本草》《汇编》等综合分析考证，本品为豆科植物云实 *Caesalpinia decapetala* (Roth) Alst.。分布于长江以南各地。

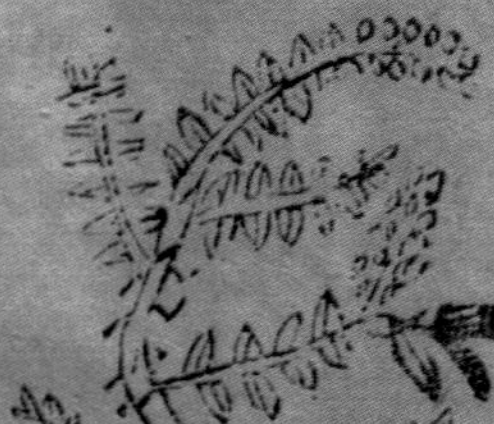

▷云实（*Caesalpinia decapetala*）

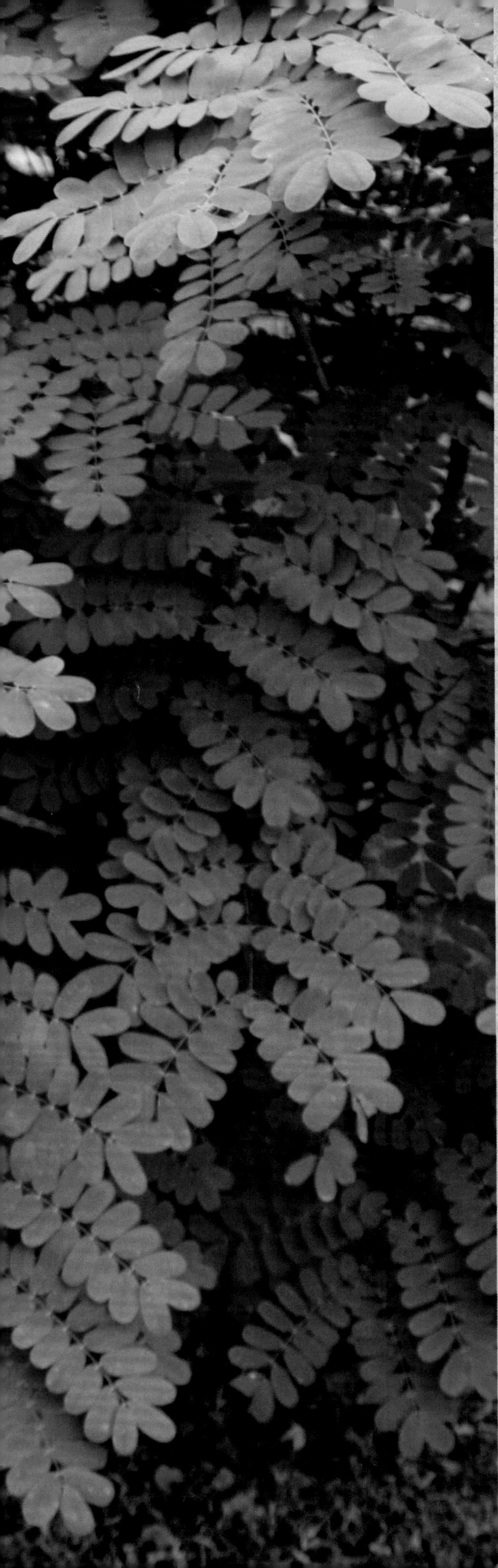

‖ **释名** ‖

员实别录**云英**别录**天豆**吴普**马豆**图经**羊石子**图经**苗名草云母**唐本**臭草**图经**粘刺**纲目。[时珍曰] 员亦音云，其义未详。豆以子形名。羊石当作羊矢，其子肖之故也。

‖ **集解** ‖

[别录曰] 云实生河间川谷。十月采，暴干。[普曰] 茎高四五尺，大叶中空，叶如麻，两两相值。六月花，八月、九月实，十月采。[弘景曰] 处处有之。子细如葶苈子而小黑，其实亦类莨菪，烧之致鬼，未见其法术。[恭曰] 云实大如黍及大麻子等，黄黑似豆，故名天豆。丛生泽旁，高五六尺。叶如细槐，亦如苜蓿。枝间微刺，俗谓苗为草云母。陶云似葶苈者，非也。[保升曰] 所在平泽有之。叶似细槐，花黄白色，其荚如豆，其实青黄色，大若麻子。五月、六月采实。[颂曰] 叶如槐而狭长，枝上有刺。苗名臭草，又名羊石子草。实名马豆。三月、四月采苗，十月采实，过时即枯落也。[时珍曰] 此草山原甚多，俗名粘刺。赤茎中空，有刺，高者如蔓。其叶如槐。三月开黄花，累然满枝。荚长三寸许，状如肥皂荚。内有子五六粒，正如鹊豆，两头微尖，有黄黑斑纹，厚壳白仁，咬之极坚，重有腥气。

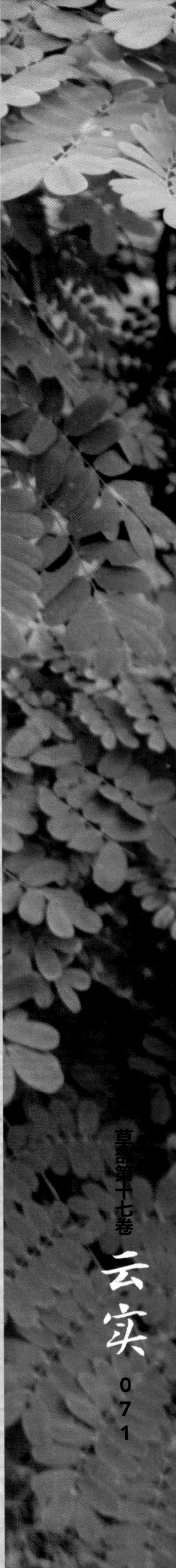

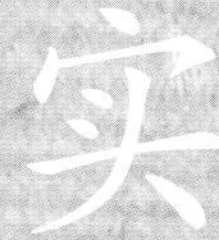

实

‖ **修治** ‖

[敩曰] 凡采得，粗捣，相对拌浑颗橡实，蒸一日，拣出暴干。

‖ **气味** ‖

辛，温，无毒。[别录曰] 苦。[普曰] 神农：辛，小温。黄帝：咸。雷公：苦。

‖ **主治** ‖

泄痢肠澼，杀虫蛊毒，去邪恶结气，止痛，除寒热。本经。**消渴。**别录。**治疟多用。**苏颂。**主下蛪脓血。**时珍。

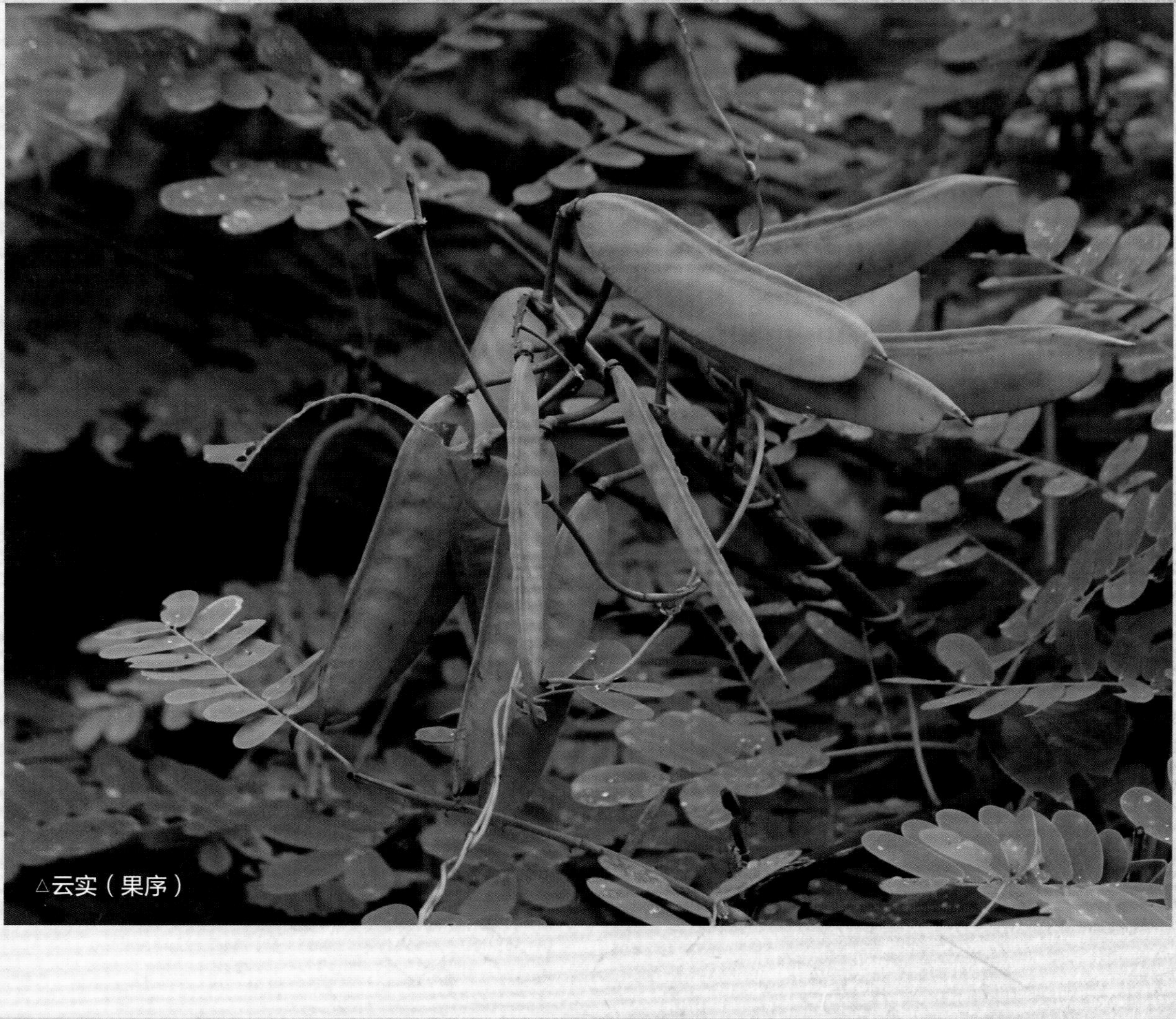

△云实（果序）

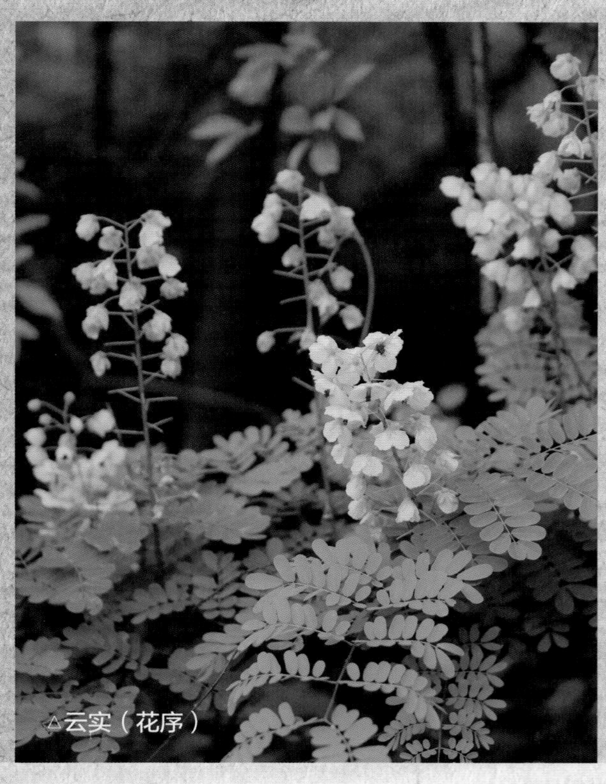
△云实（花序）

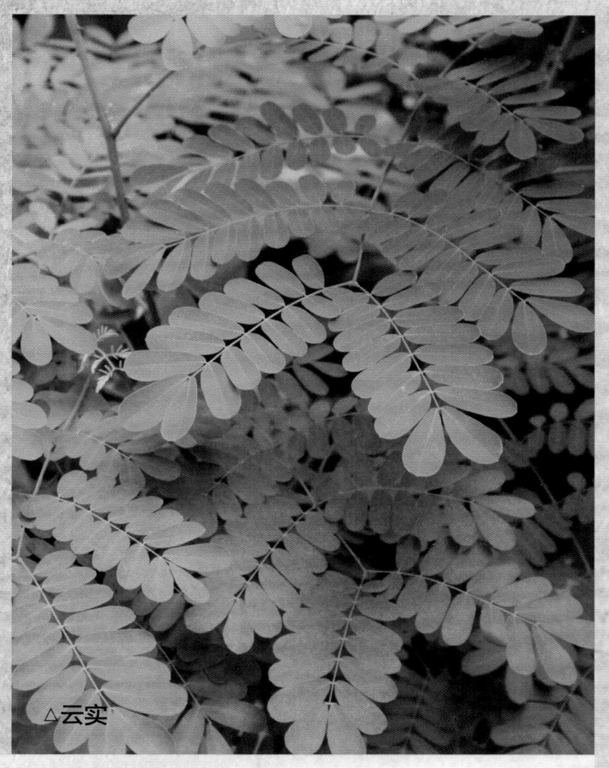
△云实

‖ **附方** ‖

新一。**䘌下不止**云实、女萎各一两，桂半两，川乌头二两，为末，蜜丸梧子大。每服五丸，水下，日三服。肘后方。

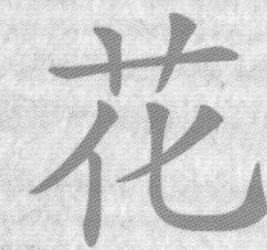

‖ **主治** ‖

见鬼精。多食令人狂走。久服轻身通神明。本经。**杀精物，下水。烧之致鬼。**别录。

‖ **发明** ‖

[时珍曰] 云实花既能令人见鬼发狂，岂有久服轻身之理，此古书之讹也。

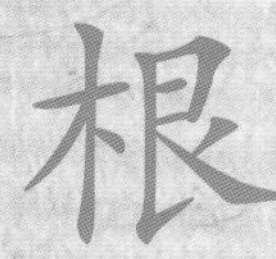

‖ **主治** ‖

骨哽及咽喉痛。研汁咽之。时珍。

蓖麻

《唐本草》

蓖音卑。

‖ **基原** ‖

据《纲目彩图》《纲目图鉴》《草药大典》《药典图鉴》等综合分析考证，本品为大戟科植物蓖麻 *Ricinus communis* L.。我国各地均有栽培。《药典》收载蓖麻子药材为大戟科植物蓖麻的干燥成熟种子；秋季采摘成熟果实，晒干，除去果壳，收集种子。

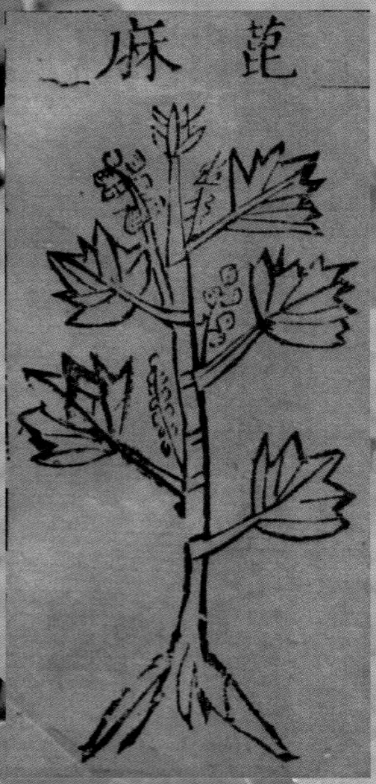

蓖麻

▷蓖麻（*Ricinus communis*）

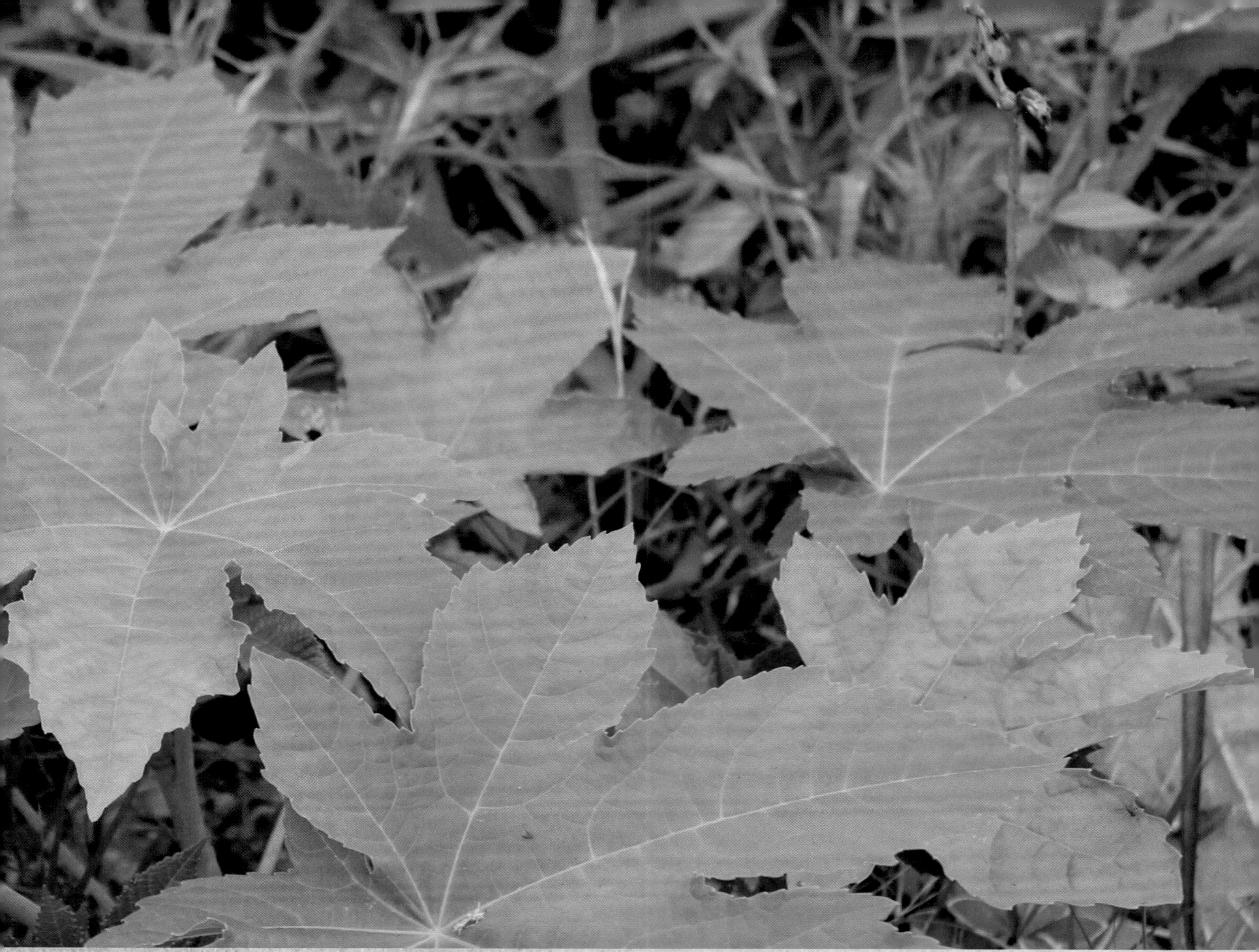

‖ **释名** ‖

[颂曰] 叶似大麻，子形宛如牛蜱，故名。[时珍曰] 蓖亦作螕。螕，牛虱也。其子有麻点，故名蓖麻。

‖ **集解** ‖

[恭曰] 此人间所种者，叶似大麻叶而甚大，结子如牛蜱。今胡中来者，茎赤，高丈余，子大如皂荚核，用之亦良。[保升曰] 今在处有之。夏生苗，叶似葎草而大厚。茎赤有节如甘蔗，高丈余。秋生细花，随便结实，壳上有刺，状类巴豆，青黄斑褐。夏采茎叶，秋采实，冬采根，日干用。[时珍曰] 其茎有赤有白，中空。其叶大如瓠叶，叶凡五尖。夏秋间桠里抽出花穗，累累黄色。每枝结实数十颗，上有刺，攒簇如猬毛而软。凡三四子合成一颗，枯时劈开，状如巴豆，壳内有子大如豆。壳有斑点，状如牛螕。再去斑壳，中有仁，娇白如续随子仁，有油可作印色及油纸。子无刺者良，子有刺者毒。

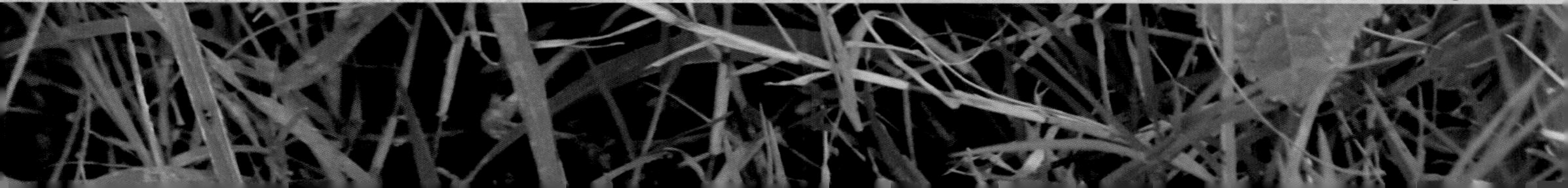

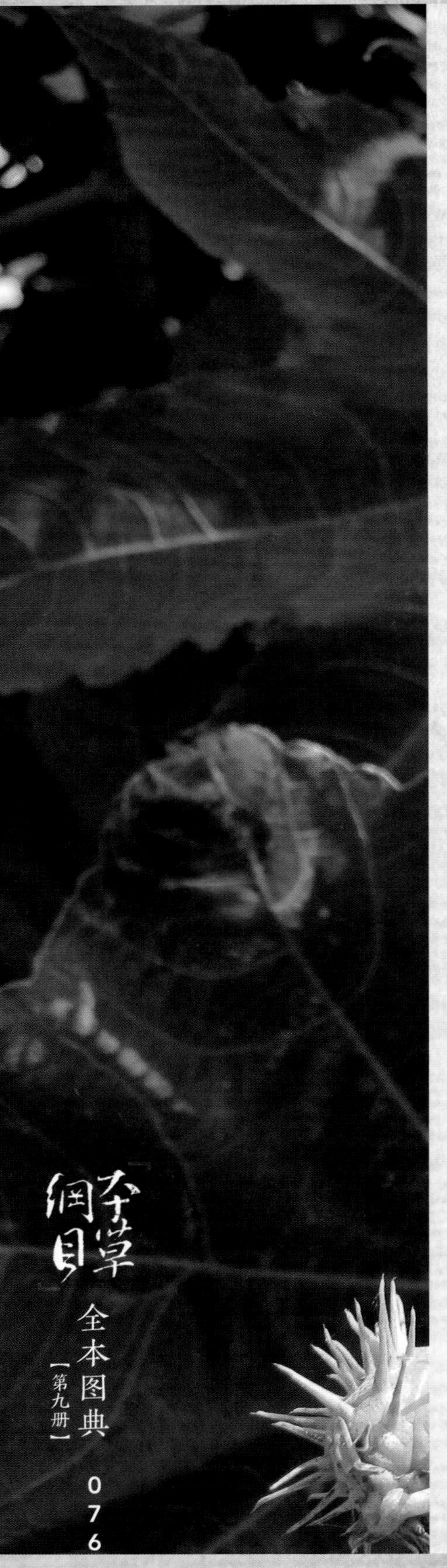

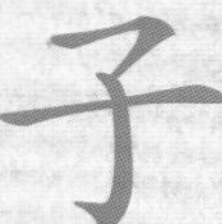

‖ **修治** ‖

[敩曰] 凡使勿用黑夭赤利子，缘在地萎上生，是颗两头尖有毒。其蓖麻子，节节有黄黑斑。凡使以盐汤煮半日，去皮取子研用。[时珍曰] 取蓖麻油法：用蓖麻仁五升捣烂，以水一斗煮之，有沫撇起，待沫尽乃止。去水，以沫煎至点灯不炸、滴水不散为度。

‖ **气味** ‖

甘、辛，平，有小毒。[时珍曰] 凡服蓖麻者，一生不得食炒豆，犯之必胀死。其油能伏丹砂、粉霜。

‖ **主治** ‖

水癥。以水研二十枚服之，吐恶沫，加至三十枚，三日一服，瘥则止。又主风虚寒热，身体疮痒浮肿，尸疰恶气，榨取油涂之。唐本。**研傅疮痍疥癞。涂手足心，催生。**大明。**治瘰疬。取子炒熟去皮，每卧时嚼服二三枚，渐加至十数枚，有效。**宗奭。**主偏风不遂，口眼㖞斜，失音口噤，头风耳聋，舌胀喉痹，齁喘脚气，毒肿丹瘤，汤火伤，针刺入肉，女人胎衣不下，子肠挺出，开通关窍经络，能止诸痛，消肿追脓拔毒。**时珍。

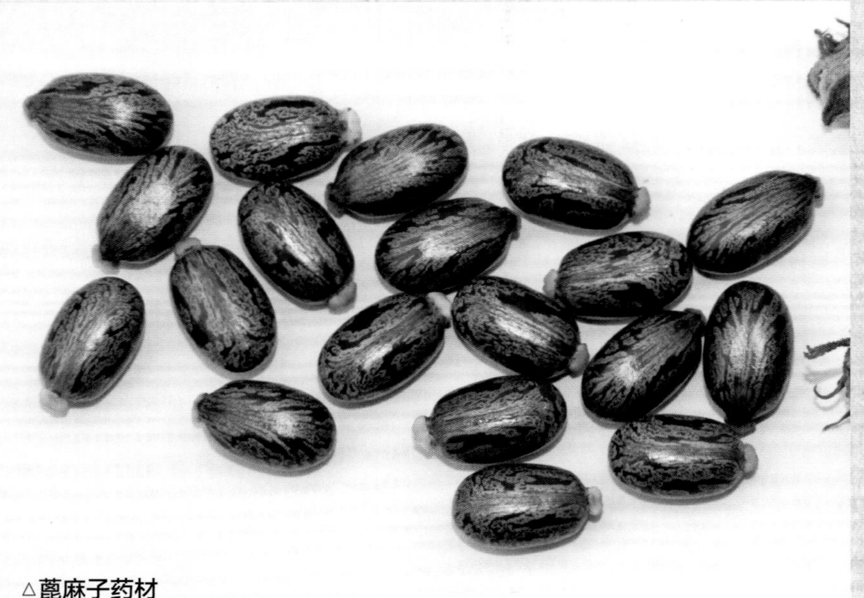

△蓖麻子药材

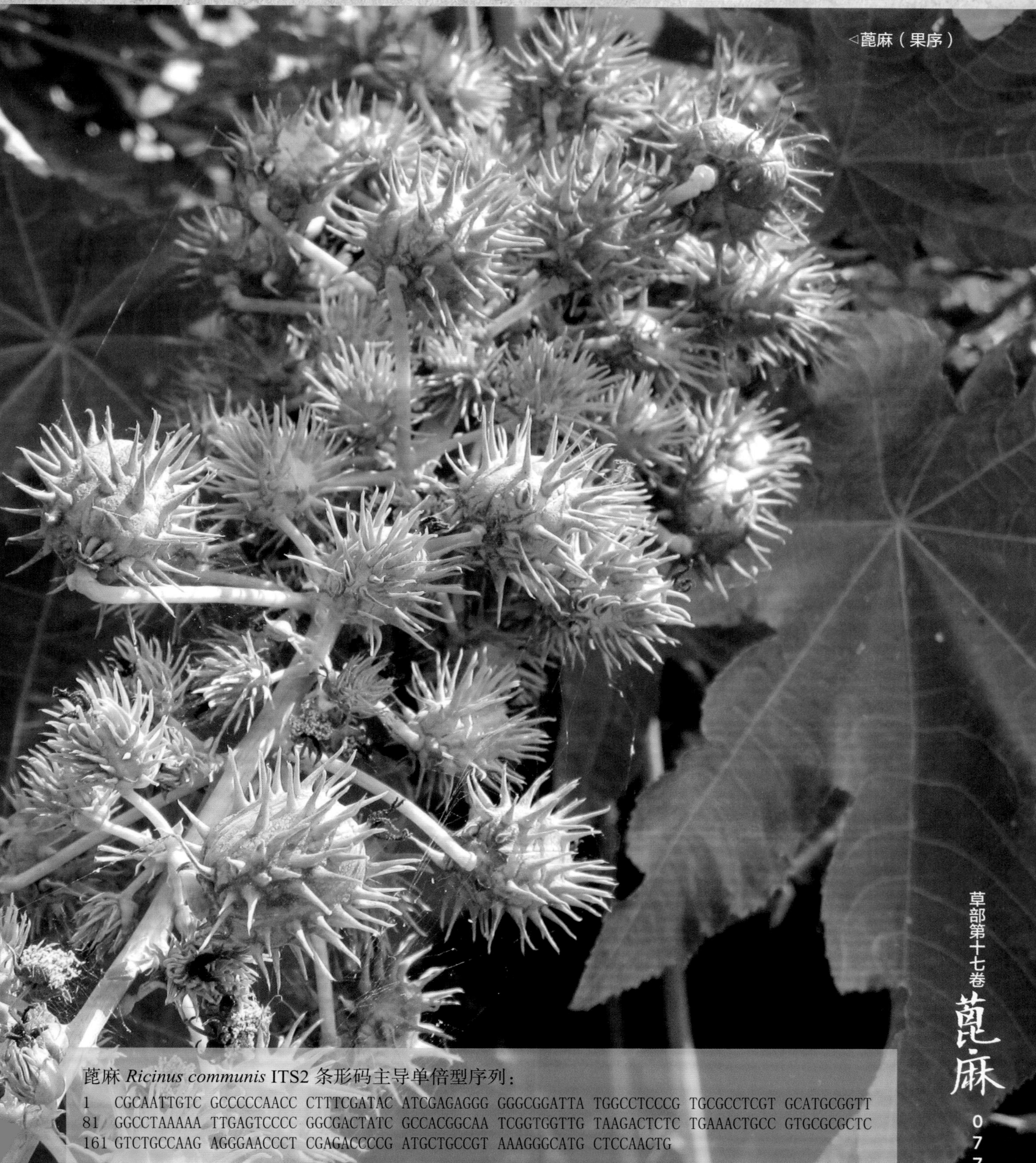

◁蓖麻（果序）

蓖麻 *Ricinus communis* ITS2 条形码主导单倍型序列：

1 CGCAATTGTC GCCCCCAACC CTTTCGATAC ATCGAGAGGG GGGCGGATTA TGGCCTCCCG TGCGCCTCGT GCATGCGGTT
81 GGCCTAAAAA TTGAGTCCCC GGCGACTATC GCCACGGCAA TCGGTGGTTG TAAGACTCTC TGAAACTGCC GTGCGCGCTC
161 GTCTGCCAAG AGGGAACCCT CGAGACCCCG ATGCTGCCGT AAAGGGCATG CTCCAACTG

‖ **发明** ‖

[震亨曰] 蓖麻属阴，其性善收，能追脓取毒，亦外科要药。能出有形之滞物，故取胎产胞衣、剩骨胶血者用之。[时珍曰] 蓖麻仁甘辛有毒热，气味颇近巴豆，亦能利人，故下水气。其性善走，能开通诸窍经络，故能治偏风、失音口噤、口目㖞斜、头风七窍诸病，不止于出有形之物而已。盖鹈鹕油能引药气入内，蓖麻油能拔病气出外，故诸膏多用之。一人病偏风，手足不举。时珍用此油同羊脂、麝香、鲮鲤甲等药，煎作摩膏，日摩数次，一月余渐复。兼服搜风化痰养血之剂，三月而愈。一人病手臂一块肿痛，亦用蓖麻捣膏贴之，一夜而愈。一人病气郁偏头痛，用此同乳香、食盐捣熁太阳穴，一夜痛止。一妇产后子肠不收，捣仁贴其丹田，一夜而止。此药外用屡奏奇勋，但内服不可轻率尔。或言捣膏以箸点于鹅马六畜舌根下，即不能食，或点肛内，即下血死，其毒可知矣。

‖ **附方** ‖

旧九，新二十九。**半身不遂**失音不语。取蓖麻子油一升，酒一斗，铜锅盛油，着酒中一日，煮之令熟，细细服之。外台秘要。**口目㖞斜**蓖麻子仁捣膏，左贴右，右贴左，即正。妇人良方用蓖麻子仁七七粒，研作饼。右㖞安在左手心，左㖞安在右手心，却以铜盂盛热水坐药上，冷即换，五六次即正也。一方用蓖麻子仁七七粒，巴豆十九粒，麝香五分，作饼如上用。**风气头痛**不可忍者。乳香、蓖麻仁等分。捣饼随左右贴太阳穴，解发出气甚验。德生堂方用蓖麻油纸剪花，贴太阳亦效。又方：蓖麻仁半两，枣肉十五枚，捣涂纸上，卷筒插入鼻中，下清涕即止。**八种头风**蓖麻子、刚子各四

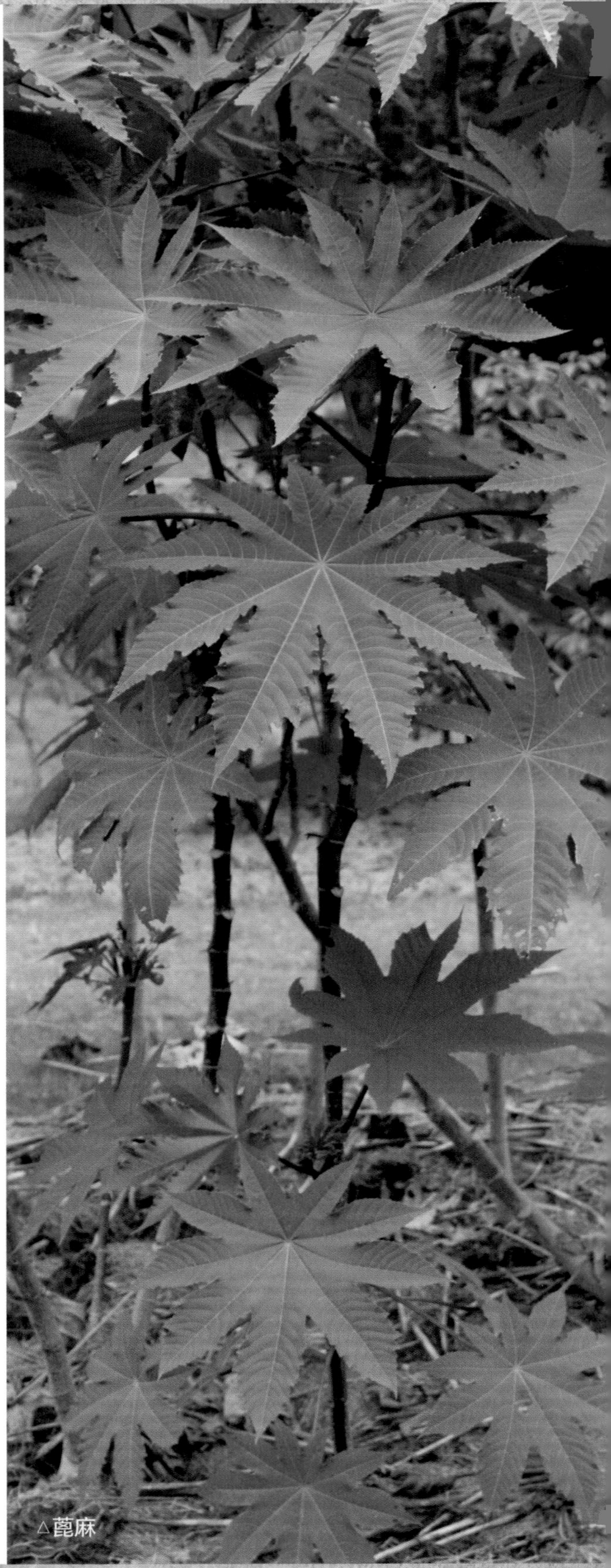

△蓖麻

十九粒去壳，雀脑芎一大块，捣如泥，糊丸弹子大，线穿挂风处阴干。用时先将好末茶调成膏子涂盏内，后将炭火烧前药烟起，以盏覆之。待烟尽，以百沸葱汤点盏内茶药服之。后以绵被裹头卧，汗出避风。袖珍方。**鼻窒不通**蓖麻子仁三百粒，大枣去皮核十五枚，捣匀绵裹塞之。一日一易，三十日闻香臭也。圣济录。**天柱骨倒**小儿疳疾及诸病后，天柱骨倒，乃体虚所致，宜生筋散贴之。木鳖子六个去壳，蓖麻子六十粒去壳，研匀。先包头擦项上令热，以津调药贴之。郑氏小儿方。**五种风痫**不问年月远近。用蓖麻子仁二两，黄连一两，石膏水一碗，文武火煮之。干即添水，三日两夜取出黄连，只用蓖麻风干，勿令见日，以竹刀每个切作四段。每服二十段，食后荆芥汤下，日二服。终身忌食豆，犯之必腹胀死。卫生宝鉴。**舌上出血**蓖麻子油纸燃，烧烟熏鼻中，自止。摘玄方。**舌胀塞口**蓖麻仁四十粒，去壳研油涂纸上，作燃烧烟熏之。未退再熏，以愈为度。有人舌肿出口外，一村人用此法而愈。经验良方。**急喉痹塞**牙关紧急不通，用此即破。以蓖麻子仁研烂，纸卷作筒，烧烟熏吸即通。或只取油作捻尤妙。名圣烟筒。**咽中疮肿**杜壬方用蓖麻子仁一枚，朴消一钱，同研，新汲水服之，连进二三服效。三因方用蓖麻仁、荆芥穗等分，为末，蜜丸，绵包噙咽之。千金。**水气胀满**蓖麻子仁研，水解得三合。清旦一顿服尽，日中当下青黄水也。或云壮人止可服五粒。外台秘要。**脚气作痛**蓖麻子七粒，去壳研烂，同苏合香丸贴足心，痛即止也。外台秘要。**小便不通**蓖麻仁三粒，研细，入纸捻内，插入茎中即通。摘玄方。**齁喘咳嗽**蓖麻子去壳炒熟，拣甜者食之。须多服见效，终身不可食炒豆。卫生易简方。**催生下胞**崔元亮海上集验方：取蓖麻子七粒，去壳研膏，涂脚心。若胎及衣下，便速洗去，不尔，则子肠出，即以此膏涂顶，则肠自入也。肘后方云：产难，取蓖麻子十四枚，每手各把七枚，须臾立下也。**子宫脱下**蓖麻子仁、枯矾等分，为末，安纸上托入。仍以蓖麻子仁十四枚，研膏涂顶心即入。摘玄。**盘肠生产**涂顶方同上。**催生下胎**不拘生胎死胎。蓖麻二个，巴豆一个，麝香一分，研贴脐中并足心。又下生胎，一月一粒，温酒吞下。集简方。**一切毒肿**痛不可忍。蓖麻子仁捣傅，即止也。肘后方。**疬**

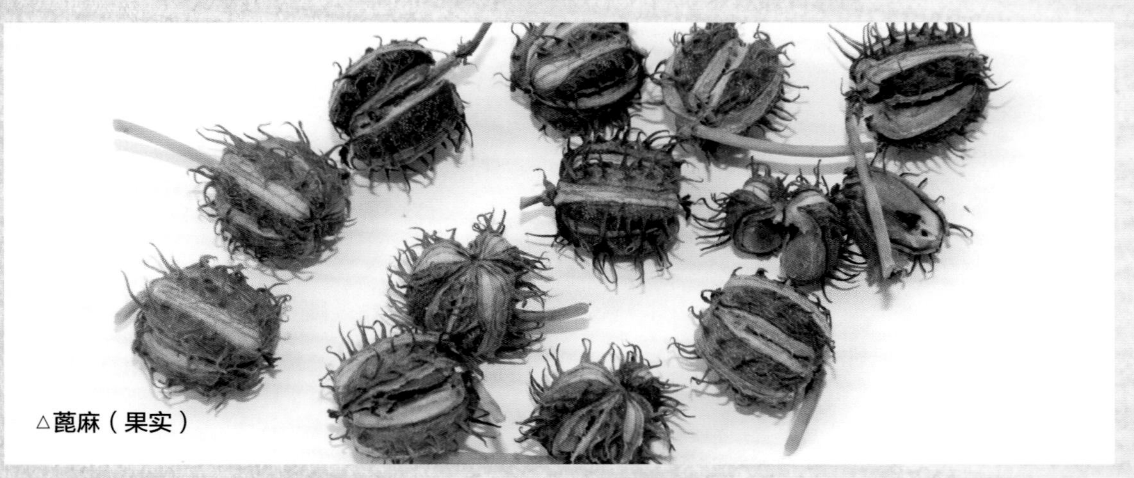
△蓖麻（果实）

风鼻塌手指挛曲，节间痛不可忍，渐至断落。用蓖麻子一两去皮，黄连一两剉豆大，以小瓶子入水一升，同浸。春夏二日，秋冬五日后，取蓖麻子一枚劈破，面东以浸药水吞之。渐加至四、五枚，微利不妨。瓶中水尽更添。两月后吃大蒜、猪肉试之，如不发是效也。若发动再服，直候不发乃止。杜壬方。**小儿丹瘤**蓖麻子五个，去皮研，入面一匙，水调涂之，甚效。修真秘旨。**瘰疬结核**蓖麻子炒去皮，每睡时服二三枚，取效。一生不可吃炒豆。阮氏经验方。**瘰疬恶疮**及软疖。用白胶香一两，瓦器溶化，去滓，以蓖麻子六十四个，去壳研膏，溶胶投之，搅匀，入油半匙头，至点水中试软硬，添减胶油得所，以绯帛量疮大小摊贴，一膏可治三五疖也。儒门事亲。**肺风面疮**起白屑，或微有赤疮。用蓖麻子仁四十九粒，白果、胶枣各三粒，瓦松三钱，肥皂一个，捣为丸。洗面用之良。吴旻扶寿方。**面上雀斑**蓖麻子仁、密陀僧、硫黄各一钱，为末。用羊髓和匀，夜夜傅之。摘玄方。**发黄不黑**蓖麻子仁，香油煎焦，去滓，三日后频刷之。摘玄方。**耳卒聋闭**蓖麻子一百个去壳，与大枣十五枚捣烂，入乳小儿乳汁，和丸作铤。每以绵裹一枚塞之，觉耳中热为度。一日一易，二十日瘥。千金方。**汤火灼伤**蓖麻子仁、蛤粉等分，研膏。汤伤以油调，火灼以水调，涂之。古今录验。**针刺入肉**蓖麻子去壳研烂，先以帛衬伤处，傅之。频看，若见刺出，即拔去，恐药紧弩出好肉。或加白梅肉同研尤好。卫生易简方。**竹木骨哽**蓖麻子仁一两，凝水石二两，研匀。每以一捻置舌根噙咽，自然不见。又方：蓖麻油、红曲等分，研细，沙糖丸皂子大，绵裹含咽，痰出大良。**鸡鱼骨哽**蓖麻子仁研烂，入百药煎研，丸弹子大。井花水化下半丸，即下。**恶犬咬伤**蓖麻子五十粒去壳，以井花研膏。先以盐水洗，吹痛处，乃贴此膏。袖珍方。

叶

‖ **气味** ‖

有毒。

‖ **主治** ‖

脚气风肿不仁，蒸捣裹之，日二三易即消。又油涂炙热，熨囟上，止鼻衄，大验。苏恭。**治痰喘咳嗽。**时珍。

‖ **附方** ‖

新一。**齁喘痰嗽**儒门事亲方用九尖蓖麻叶三钱，入飞过白矾二钱，以猪肉四两薄批，掺药在内，荷叶裹之，文武火煨熟。细嚼，以白汤送下。名九仙散。普济方：治咳嗽涎喘，不问年深日近。用经霜蓖麻叶、经霜桑叶、御米壳蜜炒各一两，为末，蜜丸弹子大。每服一丸，白汤化下，日一服。名无忧丸。

‖ **附录** ‖

博落回拾遗 【藏器曰】有大毒。主恶疮瘿根，瘤赘息肉，白癜风，蛊毒精魅，溪毒疮瘘。和百丈青、鸡桑灰等分，为末傅之。蛊毒精魅当别有法。生江南山谷。茎叶如蓖麻。茎中空，吹之作声如博落回。折之有黄汁，药人立死，不可轻用入口。

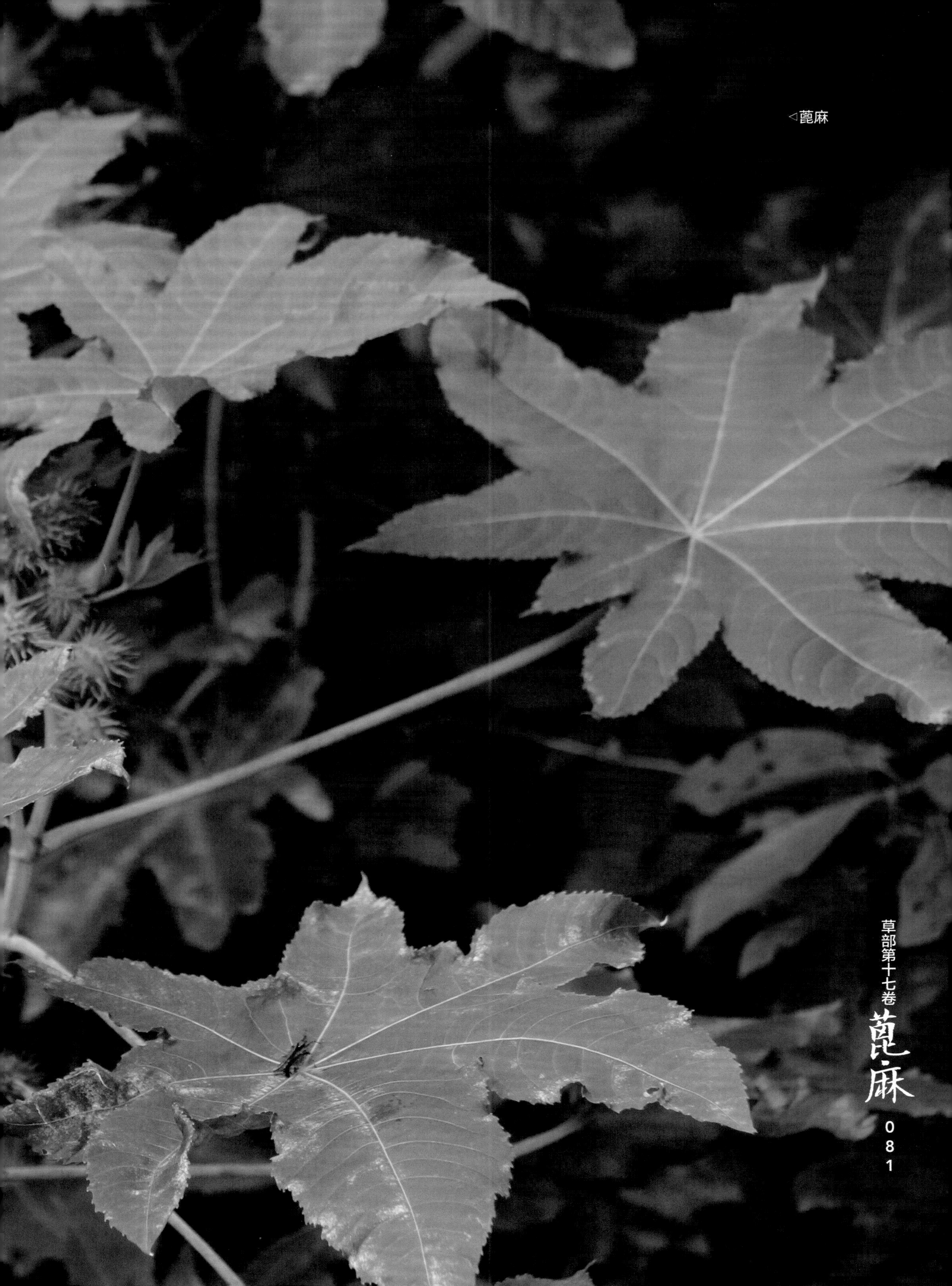

◁蓖麻

常山蜀漆

《本经》下品/同上

‖ **基原** ‖

据《纲目彩图》《纲目图鉴》《中药志》《药典图鉴》等综合分析考证，本品为虎耳草科植物常山 *Dichroa febrifuga* Lour.。分布于长江以南各地及甘肃、陕西等地。《药典》收载常山药材为虎耳草科植物常山的干燥根；秋季采挖，除去须根，洗净，晒干。

漆蜀山常

△常山（*Dichroa febrifuga*）

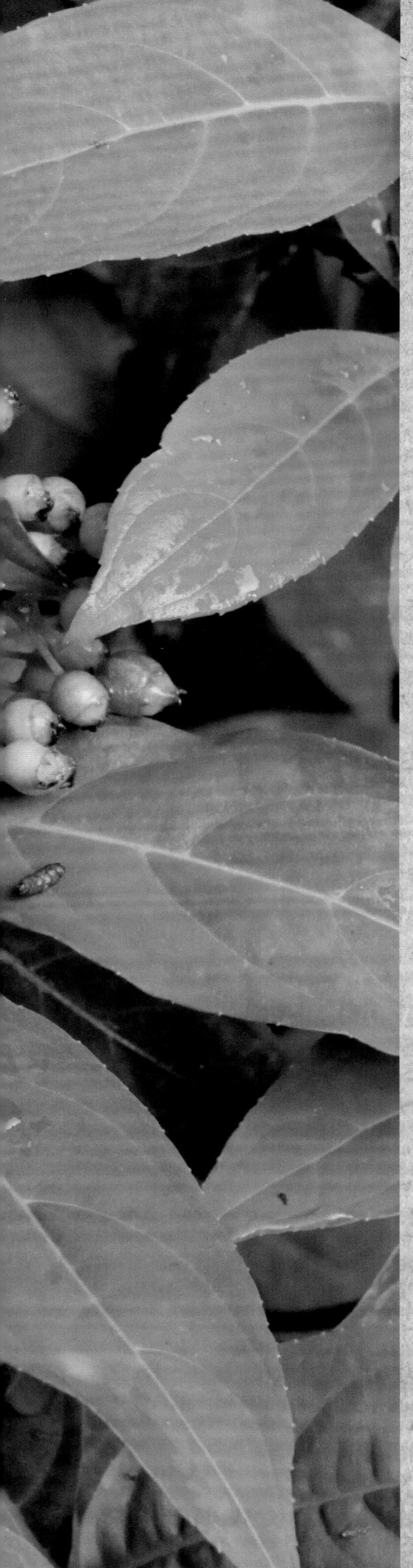

‖ **释名** ‖

恒山吴普**互草**本经**鸡屎草**日华**鸭屎草**日华。

[时珍曰] 恒亦常也。恒山乃北岳名，在今定州。常山乃郡名，亦今真定。岂此药始产于此得名欤？蜀漆乃常山苗，功用相同，今并为一。

‖ **集解** ‖

[别录曰] 常山生益州川谷及汉中。二月、八月采根，阴干。又曰：蜀漆生江林山川谷及蜀汉中，常山苗也。五月采叶，阴干。[弘景曰] 常山出宜都、建平。细实黄者，呼为鸡骨常山，用之最良。蜀漆是常山苗而所出又异者，江林山即益州江阳山名，故是同处尔。彼人采得，萦结作丸，得时燥者佳。[恭曰] 常山生山谷间。茎圆有节，高者不过三四尺。叶似茗而狭长，两两相当。二月生白花，青萼。五月结实青圆，三子为房。其草暴燥色青白，堪用。若阴干便黑烂郁坏矣。[保升曰] 今出金州、房州、梁州中江县。树高三四尺，根似荆根，黄色而破。五六月采叶，名蜀漆也。[李含光曰] 蜀漆是常山茎，八月九月采之。[颂曰]今汴西、淮、浙、湖南州郡亦有之，并如上说。而海州出者，叶似楸叶。八月有花，红白色，子碧色，似山楝子而小。今天台山出一种草，名土常山，苗叶极甘。人用为饮，甘味如蜜，又名蜜香草，性凉益人，非此常山也。

‖ **修治** ‖

[敩曰] 采时连根苗收。如用茎叶，临时去根，以甘草细剉，同水拌湿蒸之。临时去甘草，取蜀漆细剉，又拌甘草水匀，再蒸，日干用。其常山，凡用以酒浸一宿，漉出日干，熬捣用。[时珍曰] 近时有酒浸蒸熟或瓦炒熟者，亦不甚吐人。又有醋制者，吐人。

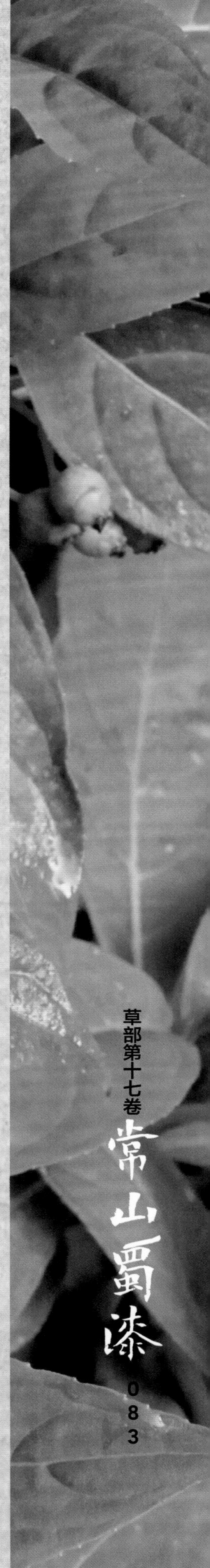

常山

‖ **气味** ‖

苦，寒，有毒。[别录曰] 辛，微寒。[普曰] 神农、岐伯：苦。桐君：辛，有毒。李当之：大寒。[权曰] 苦，有小毒。[炳曰] 得甘草，吐疟。[之才曰] 畏玉札。[大明曰] 忌葱菜及菘菜。伏砒石。

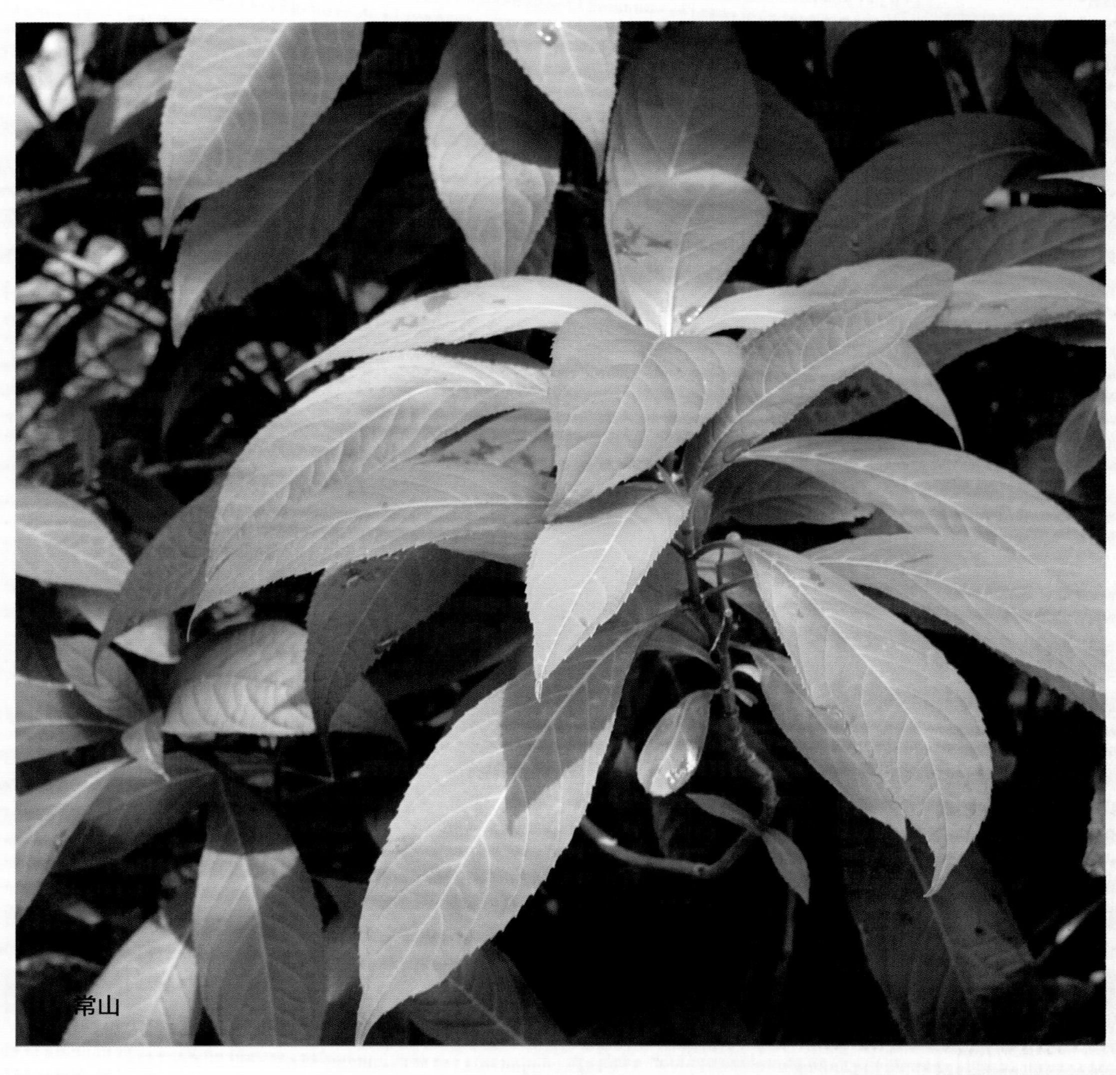
常山

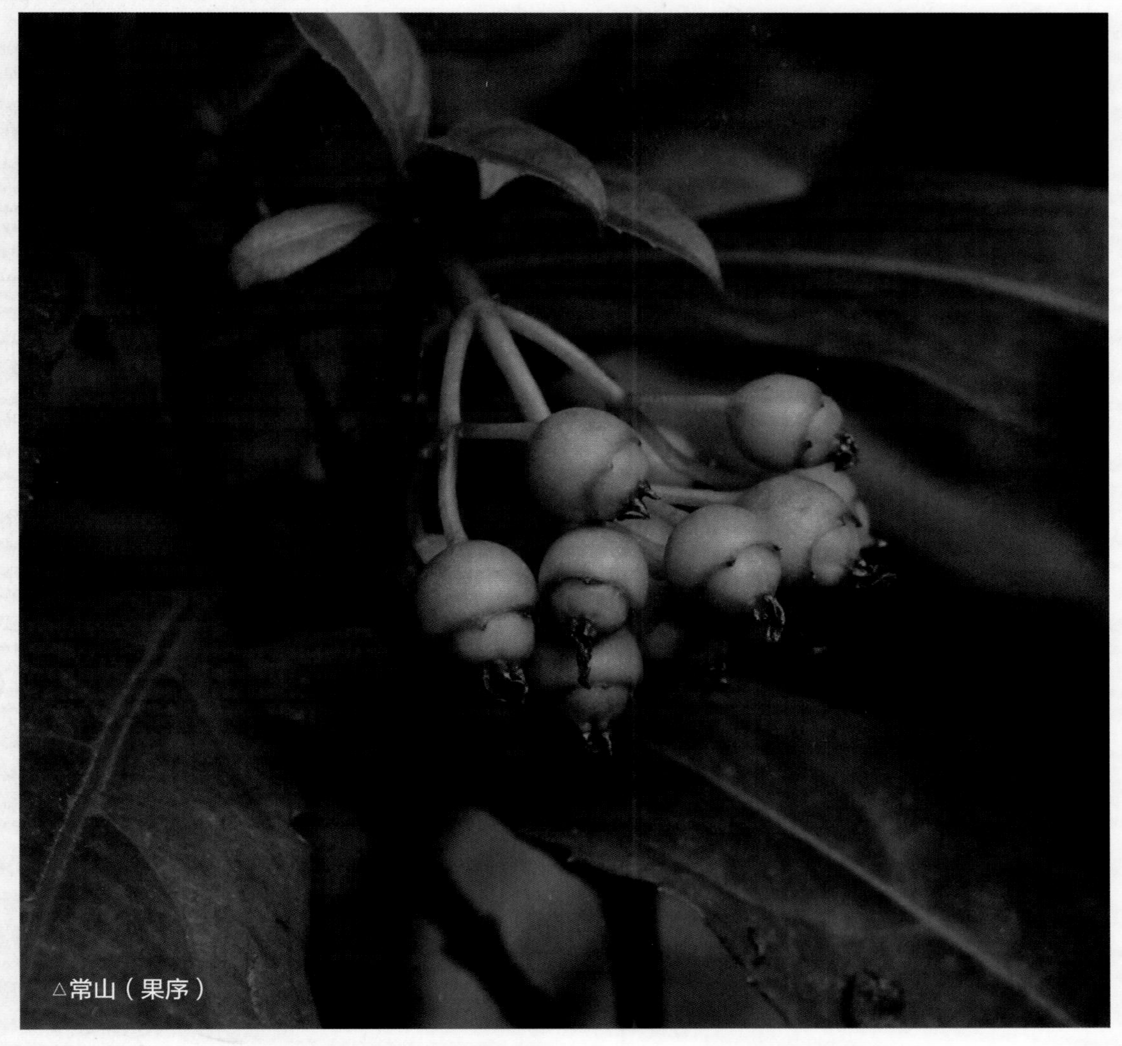
△常山（果序）

‖**主治**‖

伤寒寒热，热发温疟鬼毒，胸中痰结吐逆。本经。**疗鬼蛊往来，水胀，洒洒恶寒，鼠瘘。**别录。**治诸疟，吐痰涎，治项下瘤瘿。**甄权。

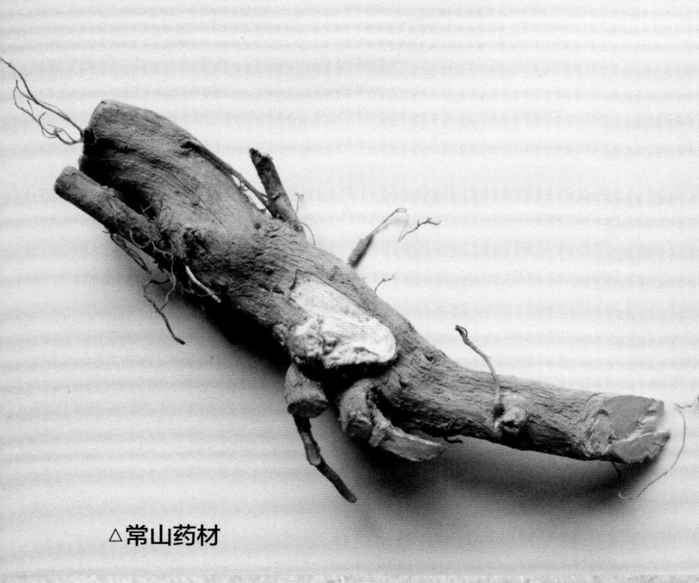

△常山药材

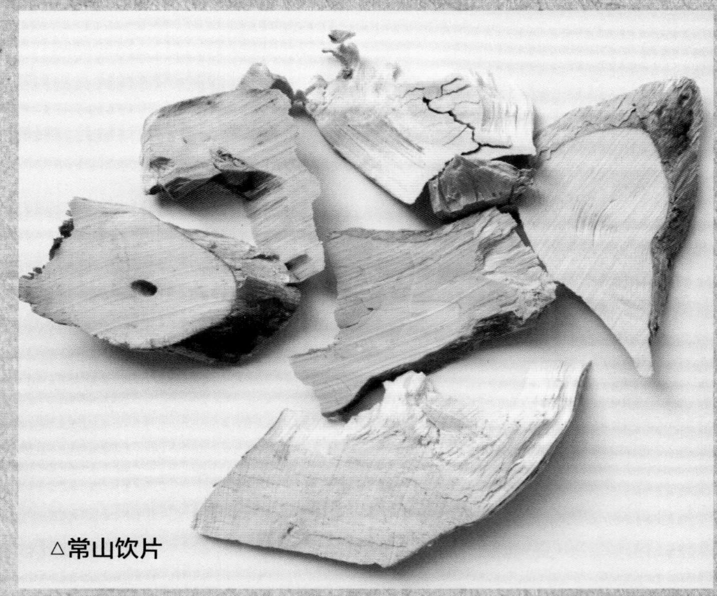

△常山饮片

蜀漆

‖ **气味** ‖

辛，平，有毒。[别录曰] 微温。[权曰] 苦，有小毒。[元素曰] 辛，纯阳。[炳曰] 桔梗为之使。[之才曰] 栝楼为之使。恶贯众。

‖ **主治** ‖

疟及咳逆寒热，腹中癥坚痞，积聚邪气，蛊毒鬼疰。本经。**疗胸中邪结气，吐去之。**别录。**治鬼疟多时，温疟寒热，下肥气。**甄权。**破血，洗去腥，与苦酸同用，导胆邪。**元素。

‖ **发明** ‖

[敩曰] 蜀漆春夏用茎叶，秋冬用根。老人久病，切忌服之。[颂曰] 常山、蜀漆为治疟之最要。不可多进，令人吐逆。[震亨曰] 常山性暴悍，善驱逐，能伤真气。病人稍近虚怯，不可用也。外台乃用三两作一服，殊昧雷公老人久病切忌之戒。[时珍曰] 常山、蜀漆有劫痰截疟之功，须在发散表邪及提出阳分之后。用之得宜，神效立见；用失其法，真气必伤。夫疟有六经疟、五脏疟、痰湿食积瘴疫鬼邪诸疟，须分阴阳虚实，不可一概论也。常山、蜀漆生用则上行必吐，酒蒸炒熟用则气稍缓，少用亦不致吐也。得甘草则吐，得大黄则利，得乌梅、鲮鲤甲则入肝，得小麦、竹叶则入心，得秫米、麻黄则入肺，得龙骨、附子则入肾，得草果、槟榔则入脾。盖无痰不作疟，二物之功，亦在驱逐痰水而已。杨士瀛直指方云：常山治疟，人皆薄之。疟家多蓄痰涎黄水，或停潴心下，或结澼胁间，乃生寒热。法当吐痰逐水，常山岂容不用？水在上焦，则常山能吐之；水在胁下，则常山能破其澼而下其水。但须行血药品佐助之，必收十全之

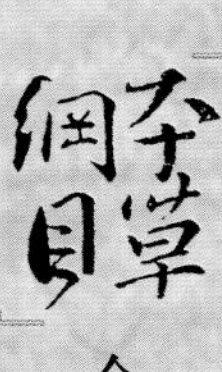

功。其有纯热发疟或蕴热内实之证，投以常山，大便点滴而下，似泄不泄者。须用北大黄为佐，泄利数行，然后获愈也。又待制李焘云：岭南瘴气寒热所感，邪气多在营卫皮肉之间。欲去皮肤毛孔中瘴气根本，非常山不可。但性吐人，惟以七宝散冷服之，即不吐，且验也。

‖ **附方** ‖

旧三，新二十三。**截疟诸汤**外台秘要用常山三两，浆水三升，浸一宿，煎取一升，欲发前顿服，取吐。肘后方用常山一两，秫米一百粒，水六升，煮三升，分三服。先夜、未发、临发时服尽。养生主论王隐者驱疟汤云：予用此四十年，奇效不能尽述，切勿加减，万无一吐者。常山酒煮晒干、知母、贝母、草果各一钱半，水一钟半，煎半熟，五更热服。渣以酒浸，发前服。**截疟诸酒**肘后方用常山一两，酒一升，渍二三日，分作三服，平旦一服，少顷再服，临发又服。或加甘草，酒煮服之。宋侠经心录醇醨汤，治间日疟。支太医云：乃桂广州方也，甚验。恒山一钱二分，大黄二钱半，炙甘草一钱二分。水一盏半，煎减半，曰醇，发日五更温服；再以水一盏，煎减半，曰醨，未发时温服。虞抟医学正传治久疟不止。常山一钱半，槟榔一钱，丁香五分，乌梅一个，酒一盏，浸一宿，五更饮之。一服便止，永不再发，如神。**截疟诸丸**千金方恒山丸：治数年不瘥者，两剂瘥；一月以来者，一剂瘥。恒山三两，研末，鸡子白和丸梧子大，瓦器煮熟，杀腥气，则取晒干收之。每服二十丸，竹叶汤下，五更一服，天明一服，发前一服，或吐或否即止。肘后丹砂丸：恒山末三两，真丹一两研，白蜜和杵百下，丸梧子大。先发时三丸，少顷再服三丸，临时服三丸，酒下，无不断者。曾世荣活幼心书黄丹丸：治大小久疟。恒山二两，黄丹半两，乌梅连核瓦焙一两，为末，糯米粉糊丸梧子大。每服三、五十丸，凉酒下，隔一夜一服，平旦一服。午后方食。葛洪肘后方用恒山三两，知母一两，甘

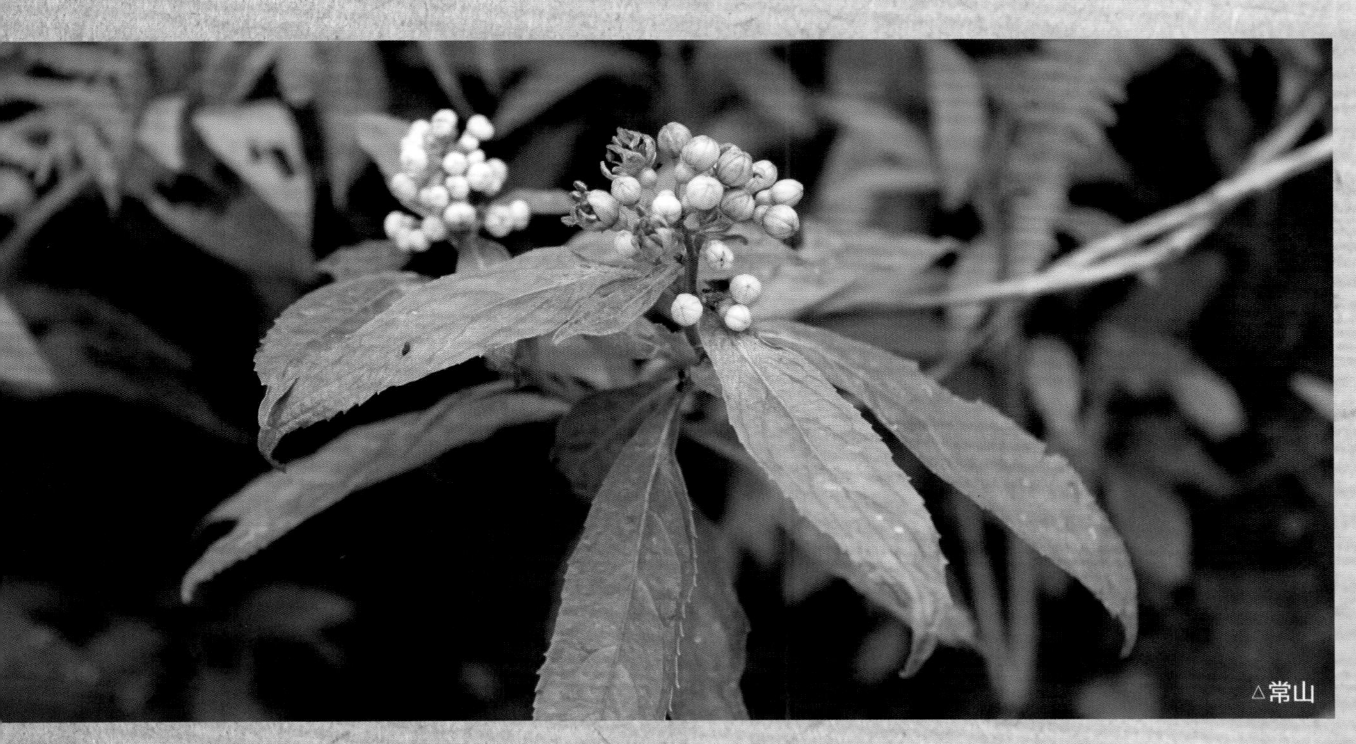
△常山

草半两，捣末，蜜丸梧子大。先发时服十丸，次服七丸，后服五六丸，以瘥为度。和剂局方瞻仰丸：治一切疟。常山四两，炒存性，草果二两，炒存性，为末，薄糊丸梧子大。每卧时冷酒服五十丸，五更再服。忌鹅羊热物。又胜金丸：治一切疟，胸膈停痰，发不愈者。常山八两，酒浸蒸焙，槟榔二两，生研末，糊丸梧子大，如上法服。集简方二圣丸：治诸疟，不拘远近大小。鸡骨恒山、鸡心槟榔各一两，生研，鲮鲤甲煨焦一两半，糯粉糊丸绿豆大，黄丹为衣。每服三五十丸，如上法服。**厥阴肝疟**寒多热少，喘息如死状，或少腹满，小便如脓，不问久近，不吐不泄，如神。恒山一两，醋浸一夜，瓦器煮干。每用二钱，水一盏，煎半盏，五更冷服。赵真人济急方。**太阴肺疟**痰聚胸中，病至令人心寒，寒甚乃热，热间善惊，如有所见。恒山三钱，甘草半钱，秫米三十五粒，水二钟，煎一钟，发日早分三次服。千金方。**少阴肾疟**凄凄然寒，手足寒，腰脊痛，大便难，目眴眴然。恒山二钱半，豉半两，乌梅一钱，竹叶一钱半，葱白三根，水一升半，煎一升，发前分三服。千金方。**牝疟独寒**不热者。蜀漆散：用蜀漆、云母煅三日夜、龙骨各二钱，为末。每服半钱，临发日旦一服，发前一服，酢浆水调下。温疟又加蜀漆一钱。张仲景金匮要略。**牡疟独热**不冷者。蜀漆一钱半，甘草一钱，麻黄二钱，牡蛎粉二钱，水二钟，先煎麻黄、蜀漆，去沫，入药再煎至一钟，未发前温服，得吐则止。王焘外台秘要。**温疟热多**恒山一钱，小麦三钱，淡竹叶二钱，水煎，五更服，甚良。药性论。**三十年疟**肘后方治三十年老疟及积年久疟。常山、黄连各一两，酒三升，渍一宿，以瓦釜煮取一升半。发日早服五合，发时再服。热当吐，冷当利，无不瘥者。张文仲备急方用恒山一两半，龙骨五钱，附子炮二钱半，大黄一两，为末，鸡子黄和丸梧子大。未发时五丸，将发时五丸，白汤下。支太医云：此方神验，无不断者。**瘴疟寒热**刘长春经验方常山一寸，草果一枚，热酒一碗，浸一夜，五更望东服之，盖卧，酒醒即愈。谈野翁试验方用常山、槟榔、甘草各二钱，黑

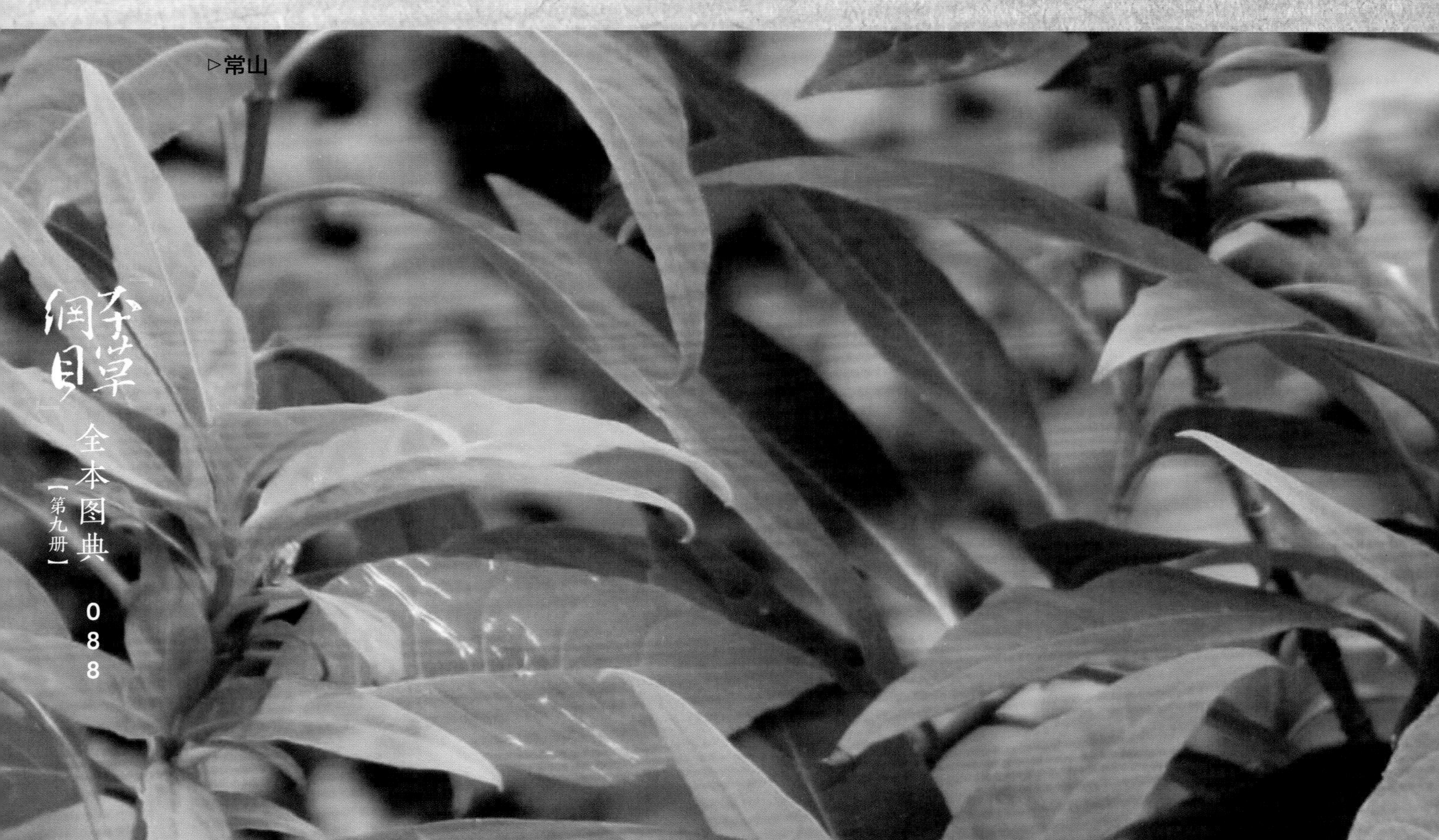

▷常山

豆一百粒，水煎服之。乃彭司寇所传。葛稚川肘后方用常山、黄连、香豉各一两，附子炮七钱，捣末，蜜丸梧子大。空腹饮服四丸，欲发时三丸。至午后乃食。**妊娠疟疾**酒蒸常山、石膏煅各一钱，乌梅炒五分，甘草四分，水一盏，酒一盏，浸一夜，平旦温服。姚僧坦集验方。**百日儿疟**水鉴仙人歌曰：疟是邪风寒热攻，直须术治免成空。常山刻作人形状，钉在孩儿生气宫。如金生人，金生在巳，即钉巳上；木生人，钉亥上；火生人，钉寅上；水土生人，钉申上也。**小儿惊忤**暴惊卒死中恶。用蜀漆炒二钱，左顾牡蛎一钱二分，浆水煎服，当吐痰而愈。名千金汤。阮氏。**胸中痰饮**恒山、甘草各一两，水五升，煮取一升，去滓，入蜜二合，温服七合，取吐。不吐更服。千金方。

‖**附录**‖

杜茎山图经。[颂曰] 叶味苦寒，主温瘴寒热作止不定，烦渴头痛心躁。杵烂，新酒浸，绞汁服，吐出恶涎甚效。生宜州。茎高四五尺，叶似苦荬菜。秋有花，紫色。实如枸杞大，大而白。

土红山 [颂曰] 叶甘，微寒，无毒。主骨节疼痛，劳热瘴疟。生南恩州山野中。大者高七八尺，叶似枇杷而小，无毛，秋生白花如粟粒，不实。福州生者作细藤，似芙蓉叶，其叶上青下白，根如葛头。土人取根米泔浸一宿，以清水再浸一宿，炒黄为末。每服一钱，水一盏，生姜一片，同煎服。亦治劳瘴甚效。[时珍曰] 杜茎山即土恒山，土红山又杜茎山之类，故并附之。

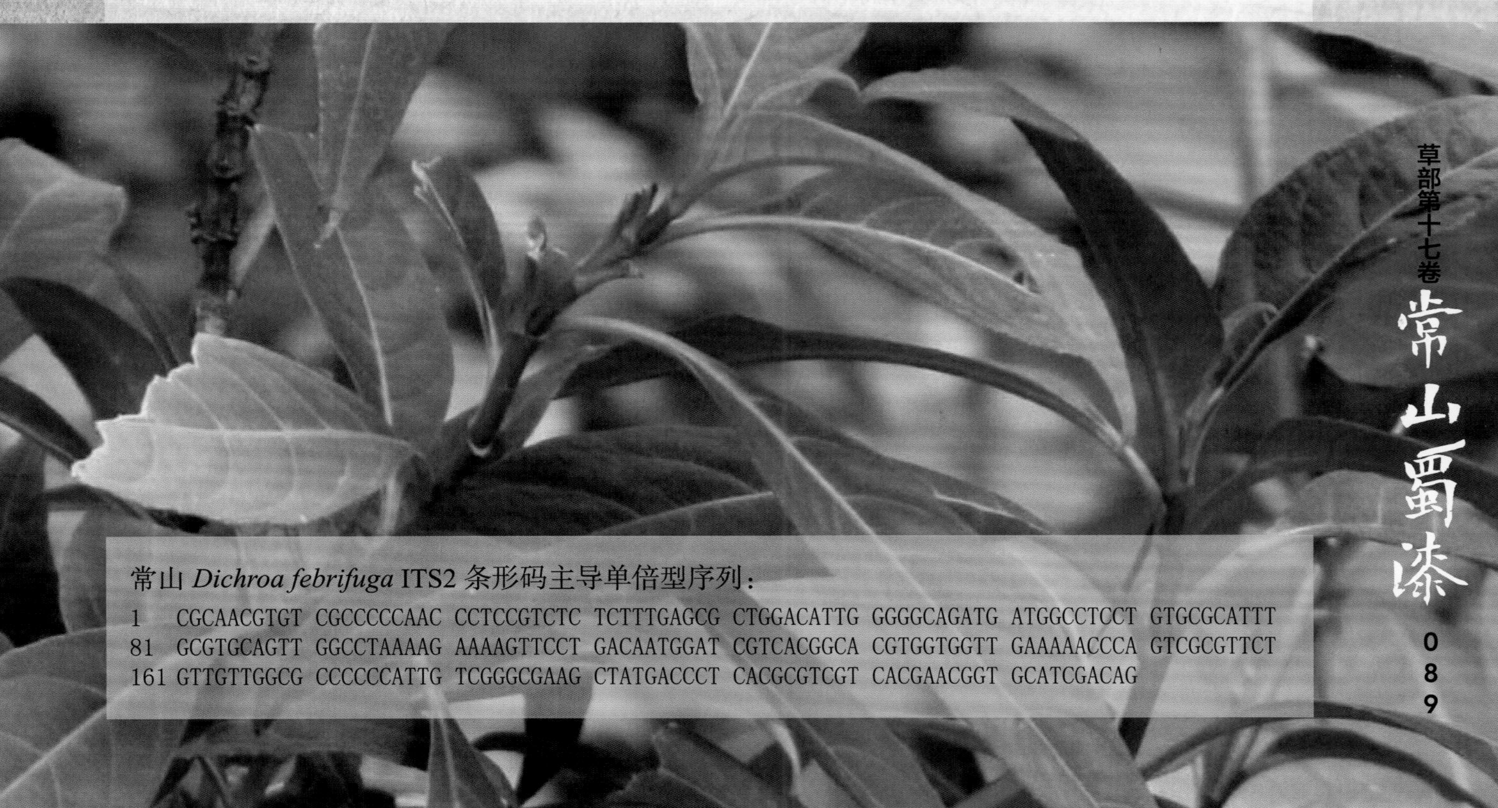

常山 *Dichroa febrifuga* ITS2 条形码主导单倍型序列：

1 CGCAACGTGT CGCCCCCAAC CCTCCGTCTC TCTTTGAGCG CTGGACATTG GGGGCAGATG ATGGCCTCCT GTGCGCATTT
81 GCGTGCAGTT GGCCTAAAAG AAAAGTTCCT GACAATGGAT CGTCACGGCA CGTGGTGGTT GAAAAACCCA GTCGCGTTCT
161 GTTGTTGGCG CCCCCCATTG TCGGGCGAAG CTATGACCCT CACGCGTCGT CACGAACGGT GCATCGACAG

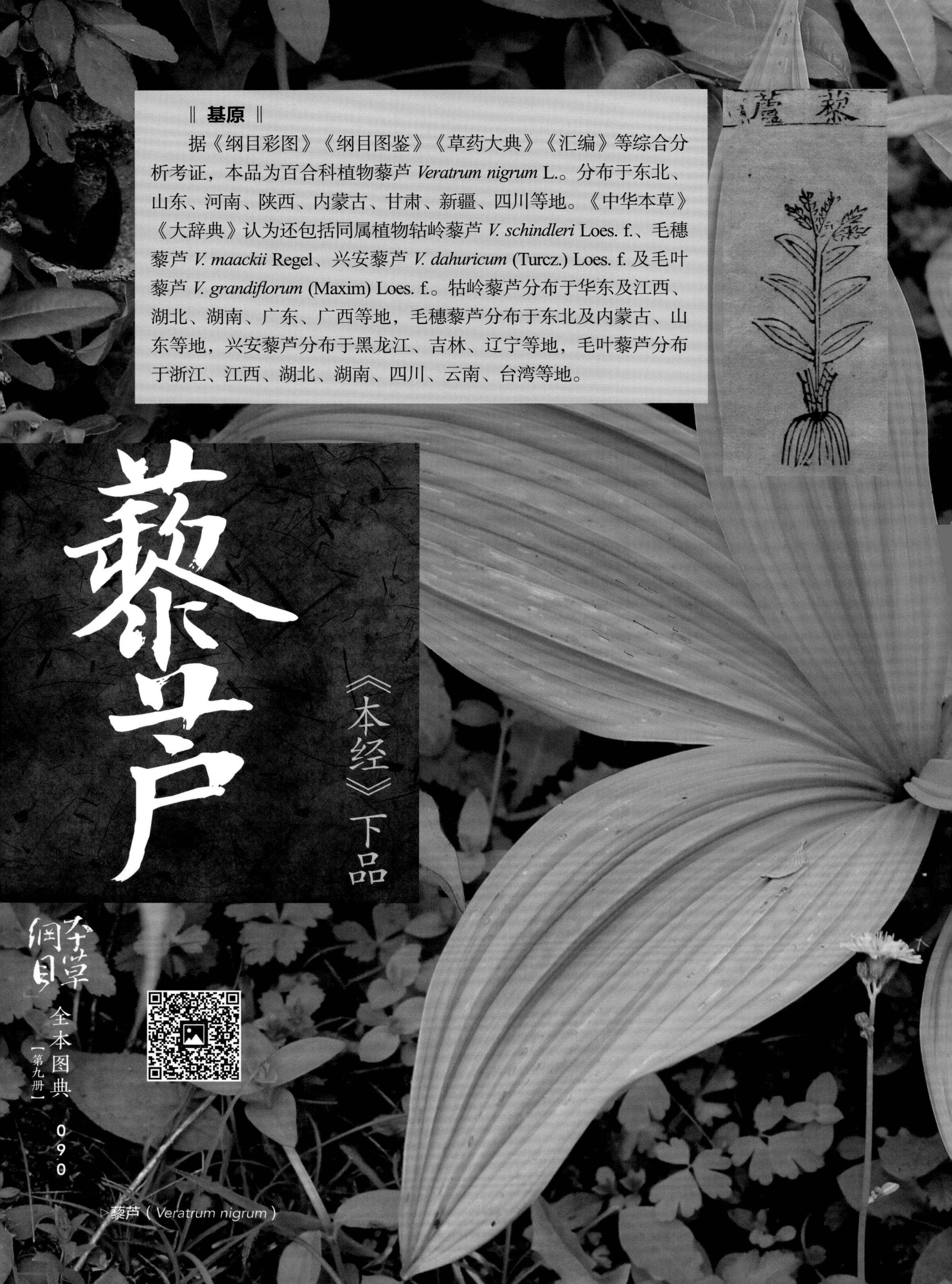

‖ **基原** ‖

据《纲目彩图》《纲目图鉴》《草药大典》《汇编》等综合分析考证，本品为百合科植物藜芦 *Veratrum nigrum* L.。分布于东北、山东、河南、陕西、内蒙古、甘肃、新疆、四川等地。《中华本草》《大辞典》认为还包括同属植物牯岭藜芦 *V. schindleri* Loes. f.、毛穗藜芦 *V. maackii* Regel、兴安藜芦 *V. dahuricum* (Turcz.) Loes. f. 及毛叶藜芦 *V. grandiflorum* (Maxim) Loes. f.。牯岭藜芦分布于华东及江西、湖北、湖南、广东、广西等地，毛穗藜芦分布于东北及内蒙古、山东等地，兴安藜芦分布于黑龙江、吉林、辽宁等地，毛叶藜芦分布于浙江、江西、湖北、湖南、四川、云南、台湾等地。

▷藜芦（*Veratrum nigrum*）

‖ **释名** ‖

山葱别录**葱苒**同**葱菼**音毯**葱葵**普**丰芦**普**憨葱**纲目**鹿葱**。[时珍曰] 黑色曰黎，其芦有黑皮裹之，故名。根际似葱，俗名葱管藜芦是矣。北人谓之憨葱，南人谓之鹿葱。

‖ **集解** ‖

[别录曰] 藜芦生太山山谷。三月采根，阴干。[普曰] 大叶，小根相连。[弘景曰] 近道处处有之。根下极似葱而多毛。用之止剔取根，微炙之。[保升曰] 所在山谷皆有。叶似郁金、秦艽、蘘荷等，根若龙胆，茎下多毛。夏生冬凋，八月采根。[颂曰] 今陕西、山南东西州郡皆有之，辽州、均州、解州者尤佳。三月生苗叶，似初出棕心，又似车前。茎似葱白，青紫色，高五六寸，上有黑皮裹茎，似棕皮。有花肉红色，根似马肠根，长四五寸许，黄白色。二月、三月采根阴干。此有二种：一种水藜芦，茎叶大同，只是生在近水溪涧石上，根须百余茎，不中药用。今用者名葱白藜芦，根须甚少，只是三二十茎，生高山者为佳，均州土俗亦呼为鹿葱。范子计然云：出河东，黄白者善。

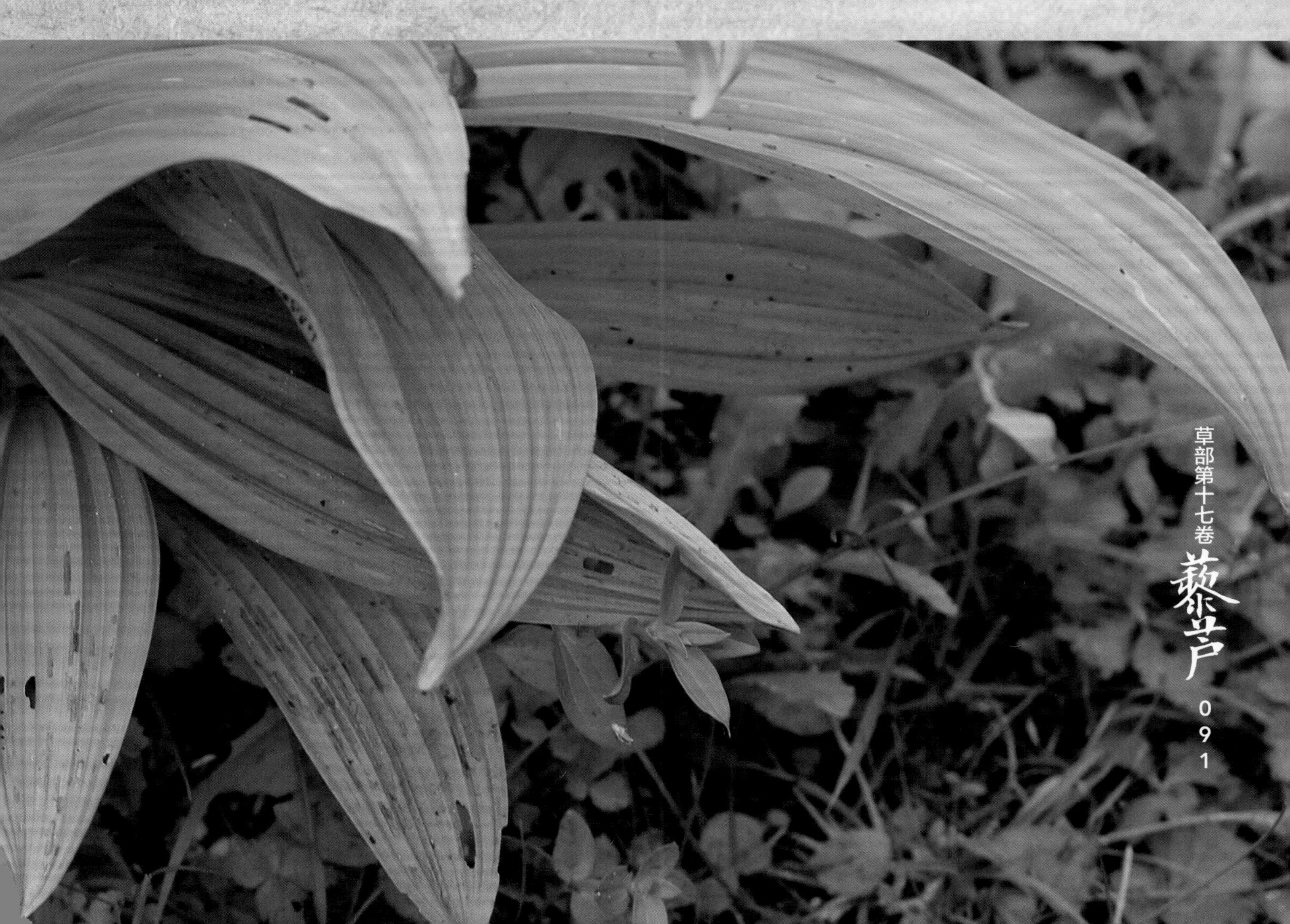

根

‖ **修治** ‖

[雷曰] 凡采得去头，用糯米泔汁煮之。从巳至未，晒干用。

‖ **气味** ‖

辛，寒，有毒。[别录曰] 苦，微寒。[普曰] 神农、雷公：辛，有毒。岐伯：咸，有毒。李当之：大寒，大毒。扁鹊：苦，有毒。[之才曰] 黄连为之使。反细辛、芍药、人参、沙参、紫参、丹参、苦参。恶大黄。[时珍曰] 畏葱白。服之吐不止，饮葱汤即止。

‖ **主治** ‖

蛊毒咳逆，泄痢肠澼，头疡疥瘙恶疮，杀诸虫毒，去死肌。本经。**疗哕逆，喉痹不通，鼻中息肉，马刀烂疮。不入汤用。**别录。**主上气，去积年脓血泄痢。**权。**吐上膈风涎，暗风痫病，小儿鰕齁痰疾。**颂。**末，治马疥癣。**宗奭。

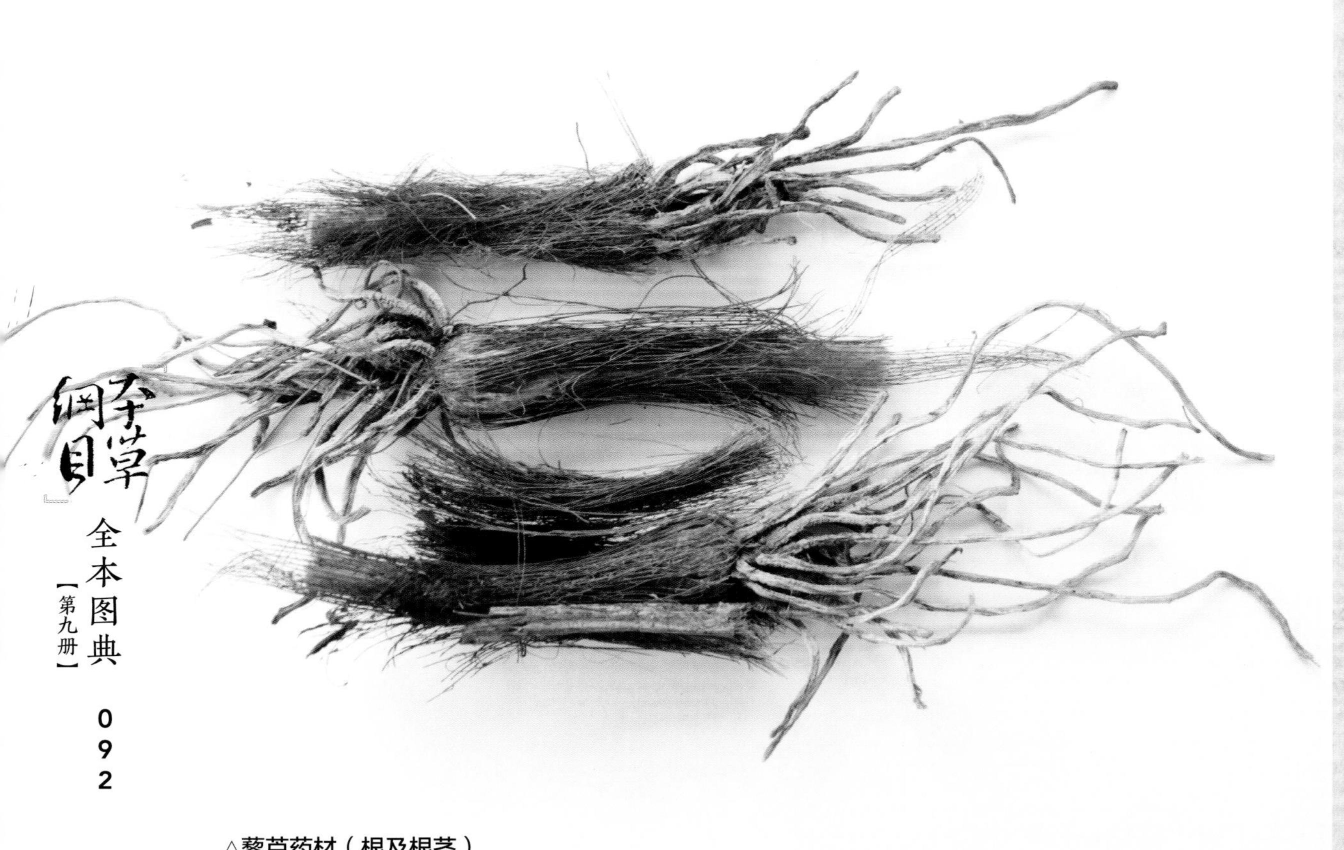

△藜芦药材（根及根茎）

‖ **发明** ‖

[颂曰] 藜芦服钱匕一字则恶吐人，又用通顶令人嚏，而别本云治哕逆，其效未详。

[时珍曰] 哕逆用吐药，亦反胃用吐法去痰积之义。吐药不一：常山吐疟痰，瓜丁吐热痰，乌附尖吐湿痰，莱菔子吐气痰，藜芦则吐风痰者也。按张子和儒门事亲云：一妇病风痫。自六七年得惊风后，每一二年一作；至五七年，五七作；三十岁至四十岁则日作，或甚至一日十余作。遂昏痴健忘，求死而已。值岁大饥，采百草食。于野中见草若葱状，采归蒸熟饱食。至五更，忽觉心中不安，吐涎如胶，连日不止，约一二斗，汗出如洗，甚昏困。三日后，遂轻健，病去食进，百脉皆和。以所食葱访人，乃憨葱苗也，即本草藜芦是矣。图经言能吐风病，此亦偶得吐法耳。我朝荆和王妃刘氏，年七十，病中风，不省人事，牙关紧闭，群医束手。先考太医吏目月池翁诊视，药不能入，自午至子。不获已，打去一齿，浓煎藜芦汤灌之。少顷，噫气一声，遂吐痰而苏，调理而安。药弗瞑眩，厥疾弗瘳，诚然。

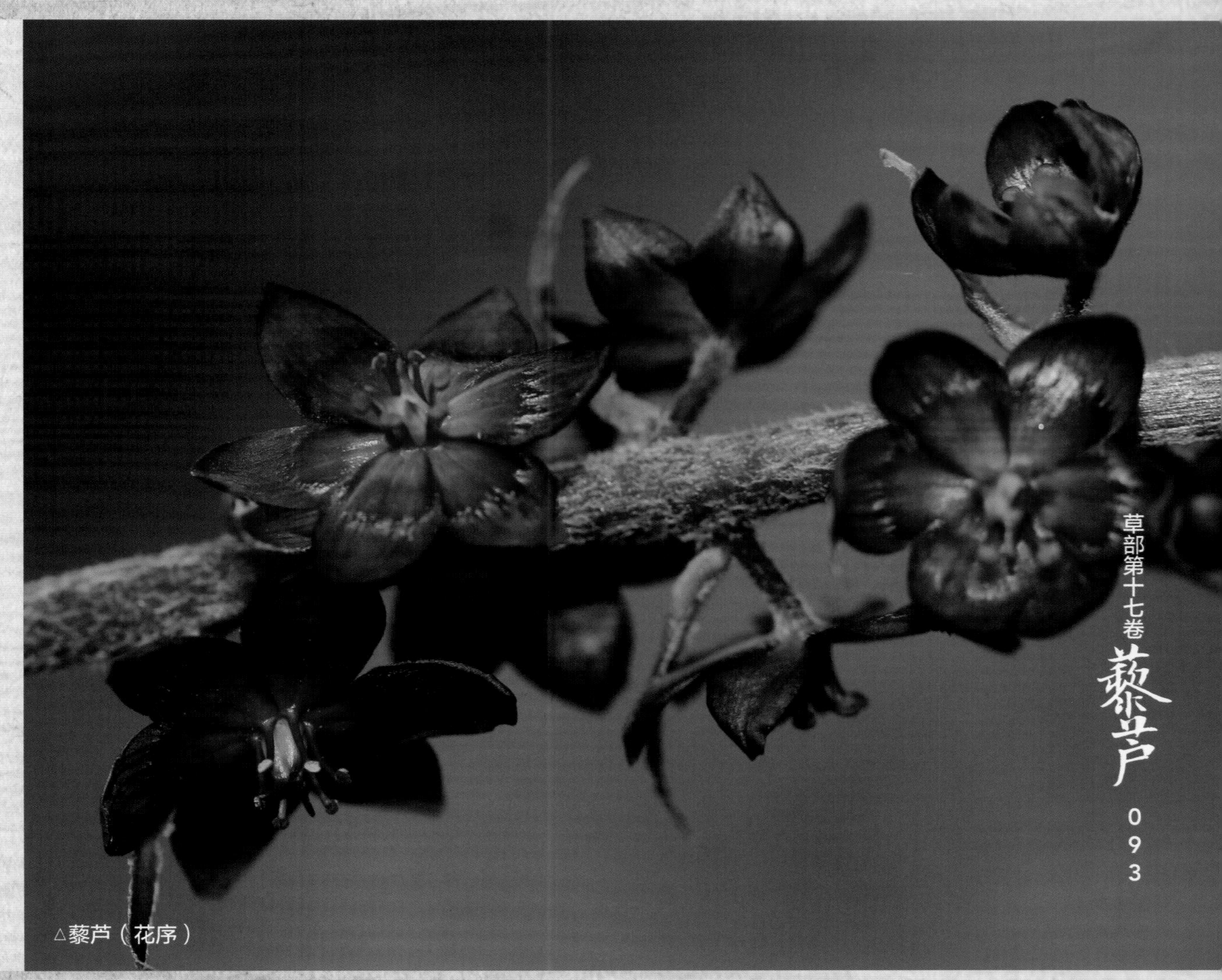

△藜芦（花序）

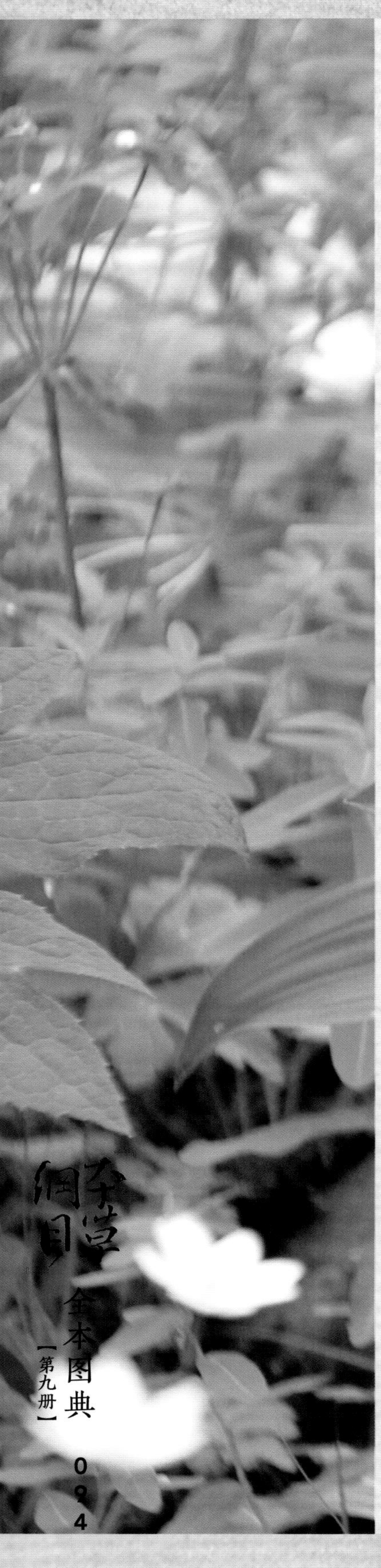

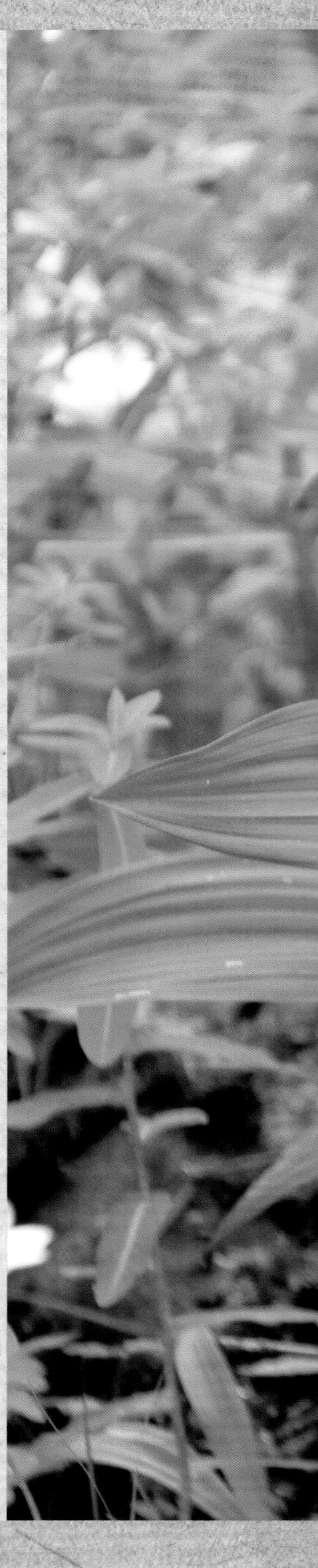

‖ **附方** ‖

旧六，新十三。**诸风痰饮**藜芦十分，郁金一分，为末。每以一字，温浆水一盏和服，探吐。经验方。**中风不省**牙关紧急者。藜芦一两去苗头，浓煎防风汤浴过，焙干切，炒微褐色，为末。每服半钱，小儿减半，温水调灌，以吐风涎为效。未吐再服。简要济众。**中风不语**喉中如曳锯，口中涎沫。取藜芦一分，天南星一个，去浮皮，于脐上剜一坑，纳入陈醋二橡斗，四面火逼黄色，研为末，生面丸小豆大。每服三丸，温酒下。经验。**诸风头痛**和州藜芦一茎日干研末，入麝香少许，吹鼻。又方：通顶散：藜芦半两，黄连三分，嗃鼻。圣惠。**久疟痰多**不食，欲吐不吐。藜芦末半钱，温齑水调下，探吐。保命集。**痰疟积疟**藜芦、皂荚炙各一两，巴豆二十五枚，熬黄，研末，蜜丸小豆大。每空心服一丸，未发时一丸，临发时又服一丸。勿用饮食。肘后。**黄疸肿疾**藜芦灰中炮，为末。水服半钱匕，小吐，不过数服效。**胸中结聚**如骇骇不去者。巴豆半两，去皮心炒，捣如泥，藜芦炙研一两，蜜和捣丸麻子大，每吞一二丸。肘后。**身面黑痣**藜芦灰五两，水一大碗淋汁，铜器重汤煮成黑膏，以针微刺破点之，不过三次效。圣惠。**鼻中息肉**藜芦三分，雄黄一分，为末，蜜和点之。每日三上自消，勿点两畔。圣济方。**牙齿虫痛**藜芦末，内入孔中，勿吞汁，神效。千金翼。**白秃虫疮**藜芦末，猪脂调涂之。肘后方。**头生虮虱**藜芦末掺之。直指。**头风白屑**痒甚。藜芦末，沐头掺之，紧包二日夜，避风效。本事方。**反花恶疮**恶肉反出如米。藜芦末，猪脂和傅，日三五上。圣济录。**疥癣虫疮**藜芦末，生油和涂。**羊疽疮痒**藜芦二分，附子八分，为末傅之，虫自出也。陶隐居方。**误吞水蛭**藜芦炒，为末。水服一钱，必吐出。德生堂方。

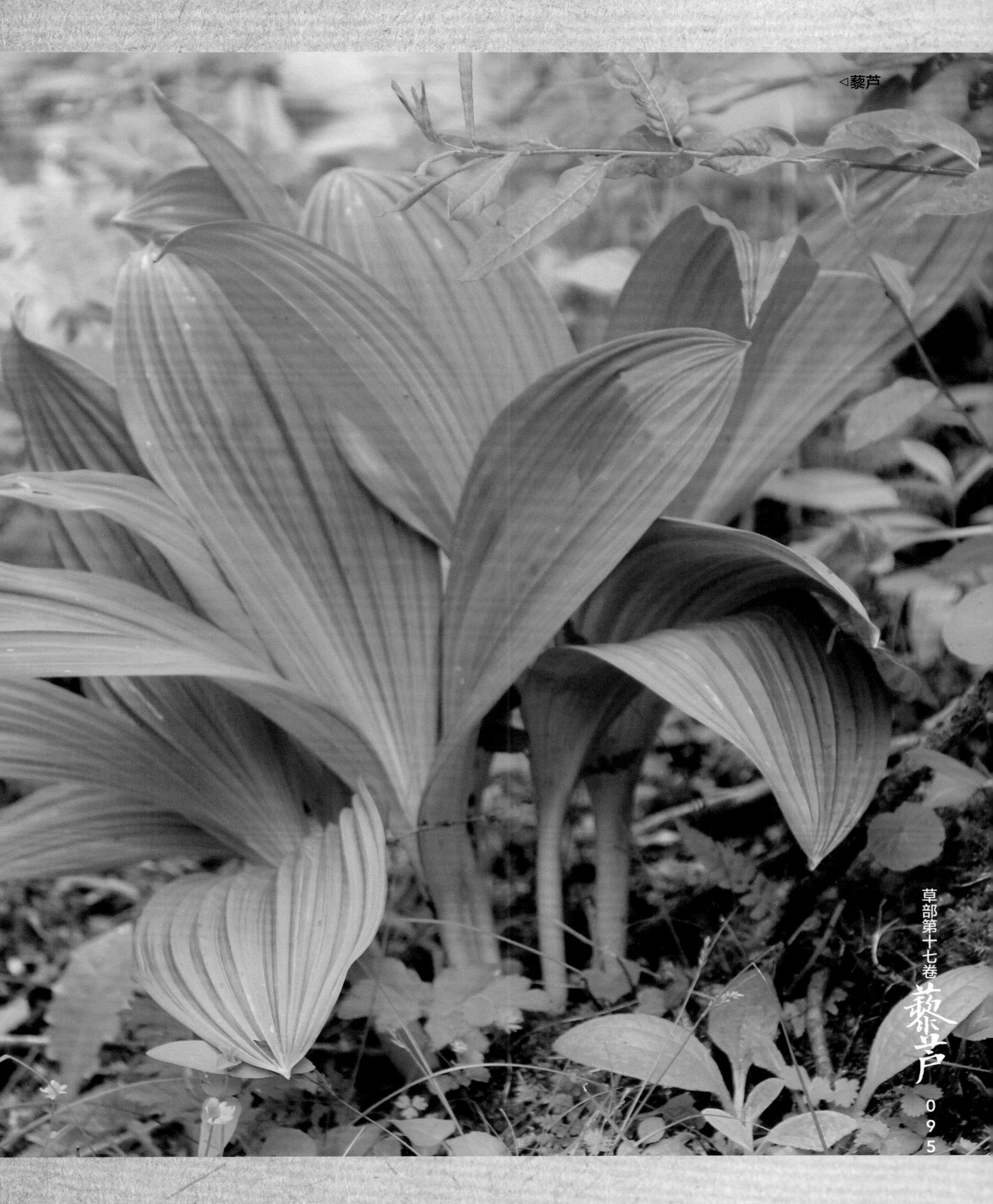
◁藜芦

‖ **附录** ‖

山慈石[别录有名未用曰] 苦，平，无毒。主女子带下。生山之阳。正月生叶如藜芦，茎有衣。一名爰茈。

参果根 [又曰] 苦，有毒。主鼠瘘。生百余根，根有衣裹茎。三月三日采根。一名百连，一名乌蓼，一名鼠茎，一名鹿蒲。

马肠根宋图经 [颂曰] 苦、辛，寒，有毒。主蛊除风。叶：疗疮疥。生秦州。叶似桑。三月采叶，五月、六月采根。

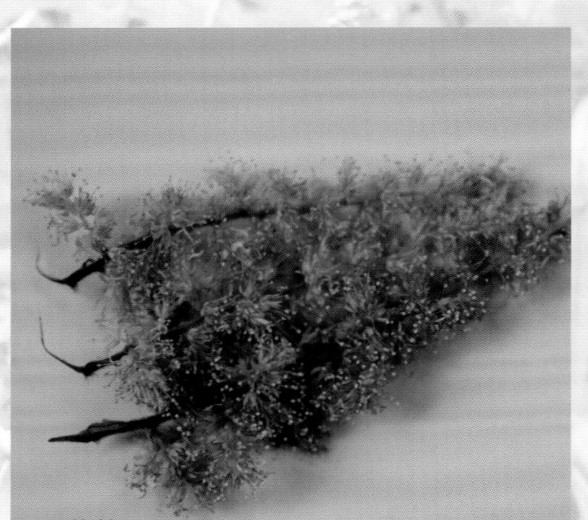

△藜芦

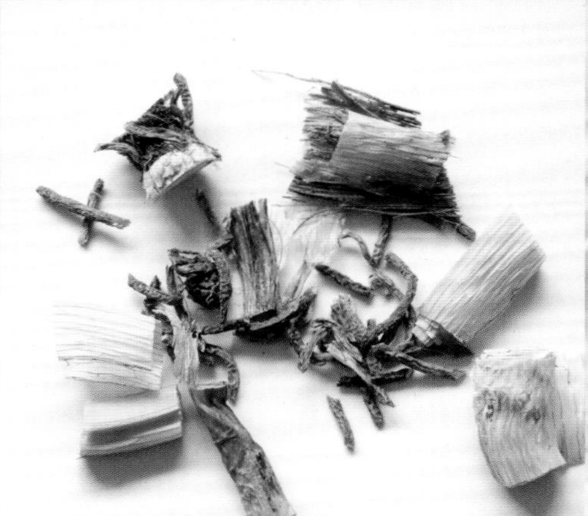

△藜芦饮片（根及根茎）

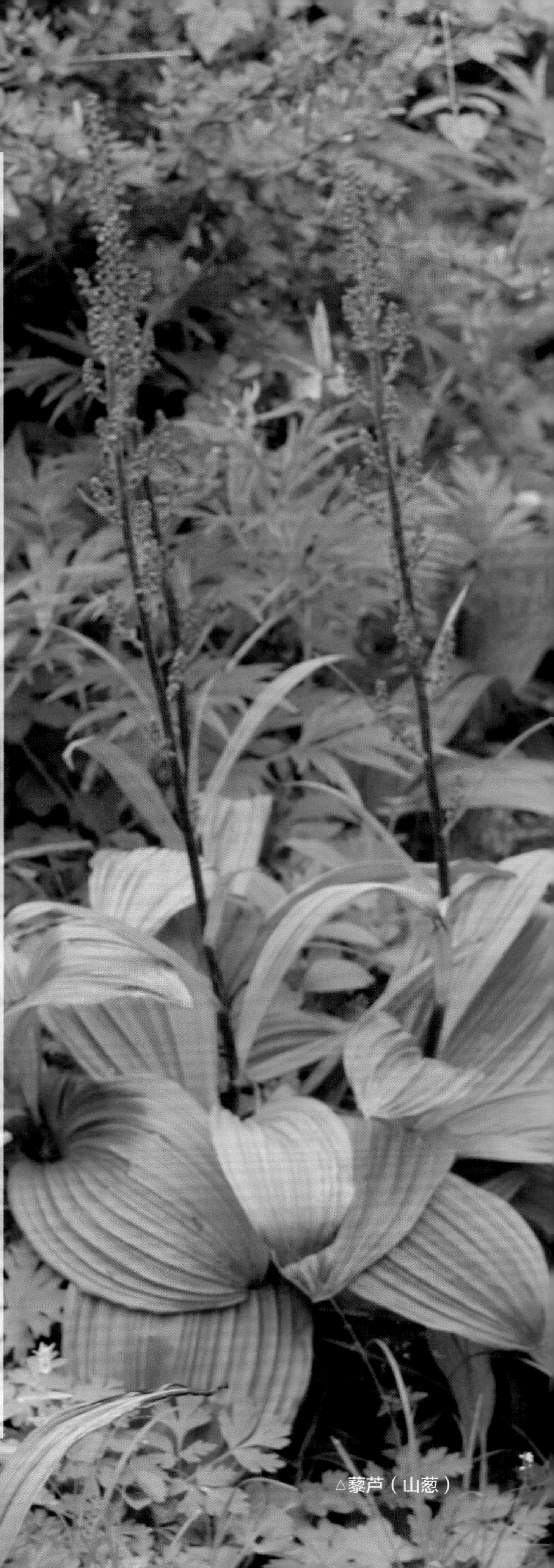

△藜芦（山葱）

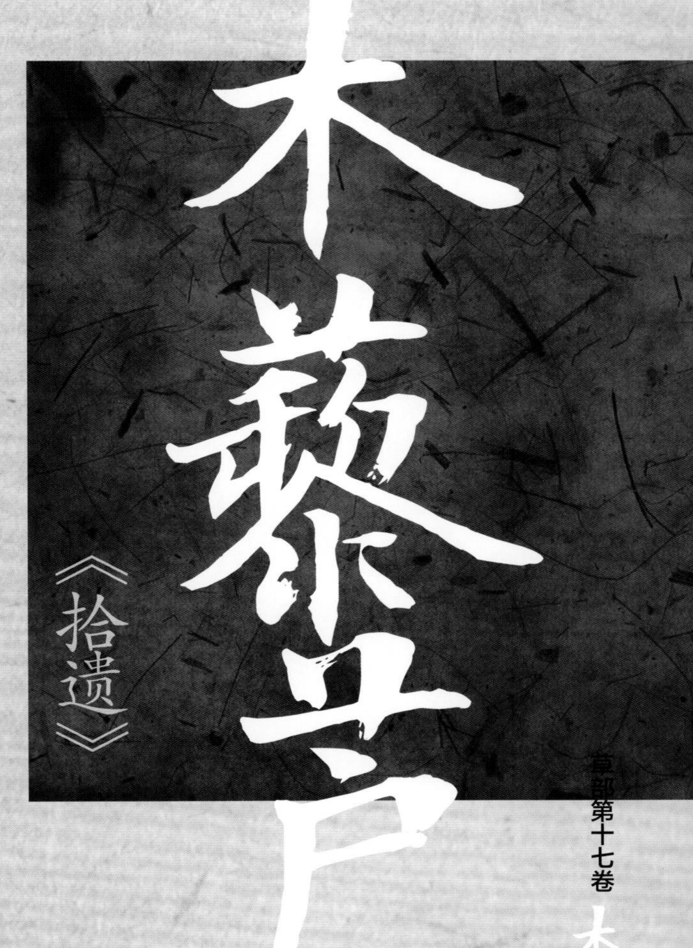

‖**释名**‖

黄藜芦纲目 **鹿骊**。

‖**集解**‖

[藏器曰] 陶弘景注漏卢云：一名鹿骊。南人用苗，北人用根。按鹿骊乃木藜芦，非漏卢也。乃树生，如茱萸树，高二尺，有毒。[时珍曰] 鹿骊，俚人呼为黄藜芦，小树也。叶如樱桃叶，狭而长，多皱文。四月开细黄花。五月结小长子，如小豆大。

‖**气味**‖

苦、辛，温，有毒。

‖**主治**‖

疥癣，杀虫。藏器。

附子

《本经》下品

‖ **基原** ‖

据《纲目彩图》《纲目图鉴》《药典图鉴》《中药志》等综合分析考证，本品为毛茛科植物乌头 *Aconitum carmichaelii* Debx.。主要分布于四川等地。《药典》收载附子药材为毛茛科植物乌头的子根的加工品；6 月下旬至 8 月上旬采挖，除去母根、须根及泥沙，习称“泥附子”，加工成“盐附子”“黑顺片”或“白附片”。

▷乌头（*Aconitum carmichaelii*）

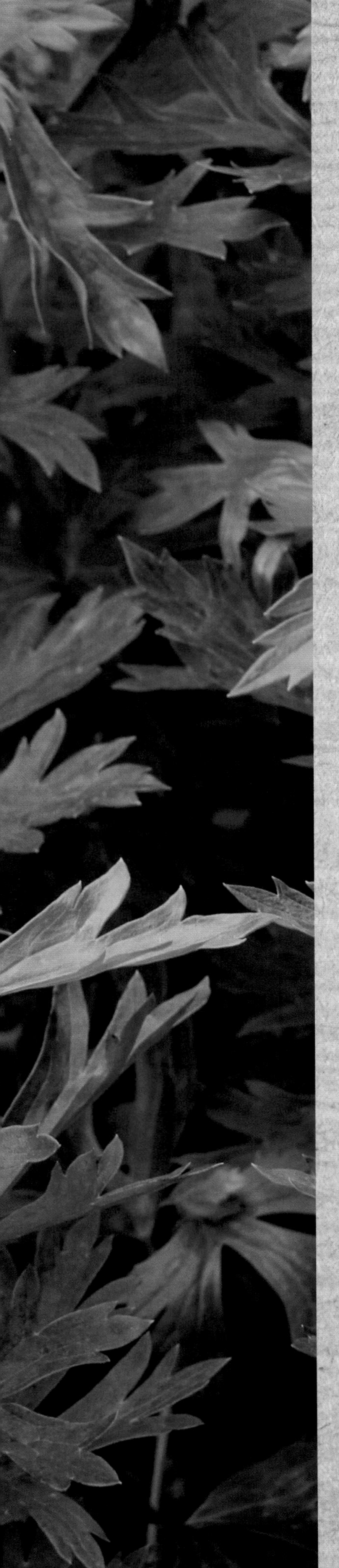

‖释名‖

其母名乌头。[时珍曰] 初种为乌头，象乌之头也。附乌头而生者为附子，如子附母也。乌头如芋魁，附子如芋子，盖一物也。别有草乌头、白附子，故俗呼此为黑附子、川乌头以别之。诸家不分乌头有川、草两种，皆混杂注解，今悉正之。

‖集解‖

[别录曰] 附子生犍为山谷及广汉。冬月采为附子，春月采为乌头。[弘景曰] 乌头与附子同根。附子八月采，八角者良。乌头四月采。春时茎初生有脑头，如乌鸟之头，故谓之乌头。有两歧，其蒂状如牛角者，名乌喙。取汁煎为射罔。天雄似附子，细而长，乃至三四寸。侧子即附子边角之大者。并是同根，而本经附子出犍为，天雄出少室，乌头出朗陵，分生三处，当各有所宜也，今则无别矣。[恭曰] 天雄、附子、乌头，并以蜀道绵州、龙州者佳，俱以八月采造。余处虽有造得者，力弱，都不相似。江南来者，全不堪用。[大明曰] 天雄大而长，少角刺而实；附子大而短，有角平稳而实。乌喙似天雄，乌头次于附子，侧子小于乌头，连聚生者名为虎掌，并是天雄一裔，子母之类，气力乃有殊等，即宿根与嫩者尔。[敩曰] 乌头少有茎苗，身长而乌黑，少有旁尖。乌喙皮上苍色，有尖头，大者孕八九个，周围底陷，黑如乌铁。天雄身全矮，无尖，周匝四面有附子，孕十一个，皮苍色。侧子只是附子旁，有小颗如枣核者。木鳖子是喙、附、乌、雄、侧中毗患者，不入药用。[保升曰] 正者为乌头，两歧者为乌喙，细长三四寸者为天雄，根旁如芋散生者为附子，旁连生者为侧子，五物同出而异名。苗高二尺许，叶似石龙芮及艾。[宗奭曰] 五者皆一物，但依大小长短以象而名之尔。[颂曰] 五者今并出蜀土，都是一种所产，其种出于龙州。冬至前，先将陆田耕五七遍，以猪粪粪之，然后布种，逐月耘耔，至次年八月后方成。其苗高三四尺，茎作四棱，叶如艾，其花紫碧色作穗，其实细小如桑

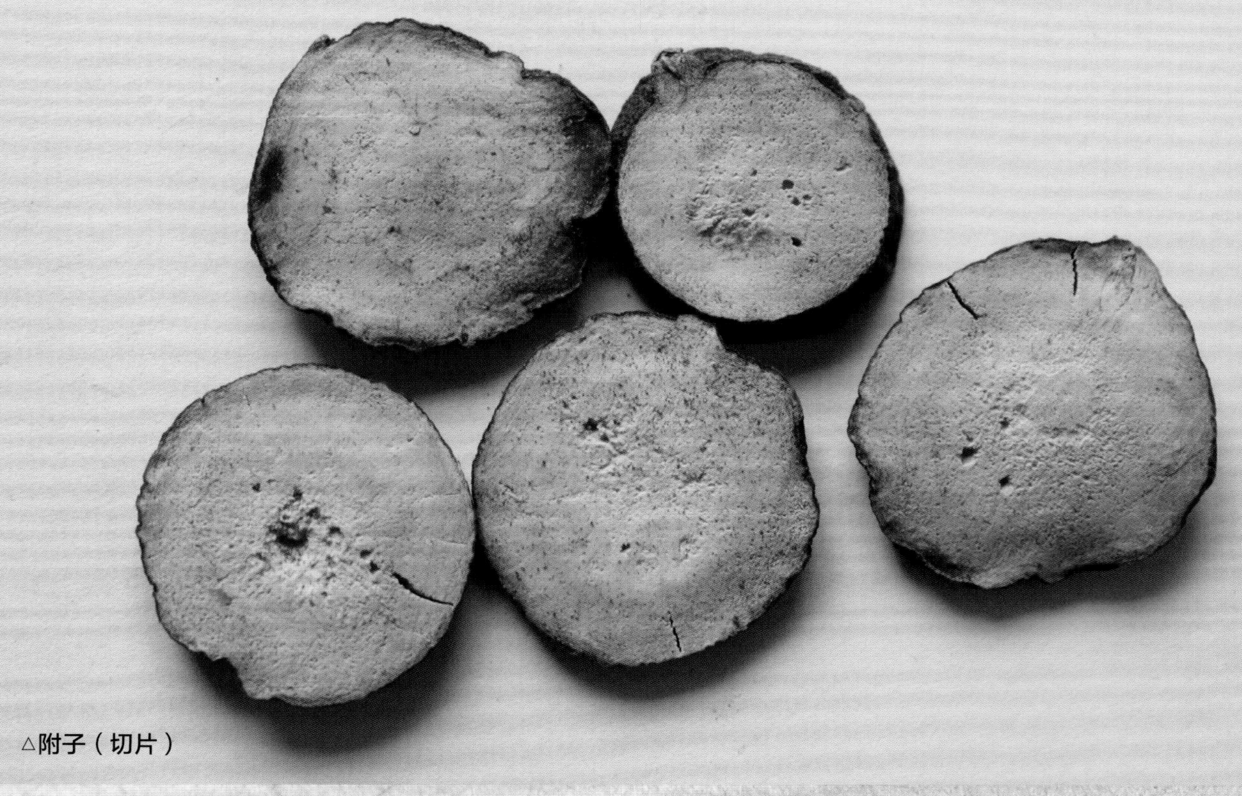
△附子（切片）

椹状，黑色。本只种附子一物，至成熟后乃有四物。以长二三寸者为天雄，割削附子旁尖角为侧子，附子之绝小者亦名侧子，元种者为乌头。其余大小者皆为附子，以八角者为上。绵州彰明县多种之，惟赤水一乡者最佳。然收采时月与本草不同。谨按本草冬采为附子，春采为乌头。博物志言：附子、乌头、天雄一物也。春秋冬夏采之各异。而广志云：奚毒，附子也。一岁为侧子，二年为乌喙，三年为附子，四年为乌头，五年为天雄。今一年种之，便有此五物。岂今人种莳之法，用力倍至，故尔繁盛乎？[时珍曰] 乌头有两种：出彰明者即附子之母，今人谓之川乌头是也。春末生子，故曰春采为乌头。冬则生子已成，故曰冬采为附子。其天雄、乌喙、侧子，皆是生子多者，因象命名；若生子少及独头者，即无此数物也。其产江左、山南等处者，乃本经所列乌头，今人谓之草乌头者是也。故曰其汁煎为射罔。陶弘景不知乌头有二，以附子之乌头，注射罔之乌头，遂致诸家疑贰，而雷敩之说尤不近理。宋人杨天惠著附子记甚悉，今撮其要，读之可不辩而明矣。其说云：绵州乃故广汉地，领县八，惟彰明出附子。彰明领乡二十，惟赤水、廉水、昌明、会昌四乡产附子，而赤水为多。每岁以上田熟耕作垄。取种于龙安、龙州、齐归、木门、青堆、小坪诸处。十一月播种，春月生苗。其茎类野艾而泽，其叶类地麻而厚。其花紫瓣黄蕤，长苞而圆。七月采者，谓之早水，拳缩而小，盖未长成也。九月采者乃佳。其品凡七，本同而末异。其初种之小者为乌头，附乌头而旁生者为附子，又左右附而偶生者为鬲子，附而长者为天雄，附而上出者为侧子，附而散生者为漏篮子，皆脉络连贯，如子附母，而附子以贵，故专附名也。凡种一而子六七以上，则皆小；种一而子二三，则稍大；种一而子特生，则特大。附子之形，以蹲坐正节角少者为上，有节多鼠乳者次之，形不正而伤缺风皱者为下。本草言附子八角者为良，其角为侧子之说，甚谬矣。附子之色，以花白者为上，铁色者次之，青绿者为下。天雄、乌头、天锥，皆以丰实盈握者为胜。漏篮、侧子，则园人以乞役夫，不足数也。谨按此记所载漏篮，即雷敩所谓木鳖子，大明所谓虎掌者也。其鬲子，即乌喙也。天锥即天雄之类，医方亦无此名，功用当相同尔。

‖ **修治** ‖

[保升曰] 附子、乌头、天雄、侧子、乌喙，采得，以生熟汤浸半日，勿令灭气，出以白灰裛之，数易使干。又法：以米粥及糟曲等淹之。并不及前法。[颂曰] 五物收时，一处造酿。其法：先于六月内，造大小面曲。未采前半月，用大麦煮成粥，以曲造醋，候熟去糟。其醋不用太酸，酸则以水解之。将附子去根须，于新瓮内淹七日，日搅一遍，捞出以疏筛摊之，令生白衣。乃向慢风日中晒之百十日，以透干为度。若猛日，则皱而皮不附肉。[时珍曰] 按附子记云：此物最多，不能常熟。或种美而苗不茂，或苗秀而根不充，或以酿而腐，或以曝而挛，若有神物阴为之者。故园人常祷于神，目为药妖。其酿法：用醋醅安密室中，淹覆弥月，乃发出晾干。方出酿时，其大有如拳者，已定辄不盈握，故及一两者极难得。土人云：但得半两以上者皆良。蜀人饵者少，惟秦陕闽浙人宜之。然秦人才市其下者，闽浙才得其中者，其上品则皆

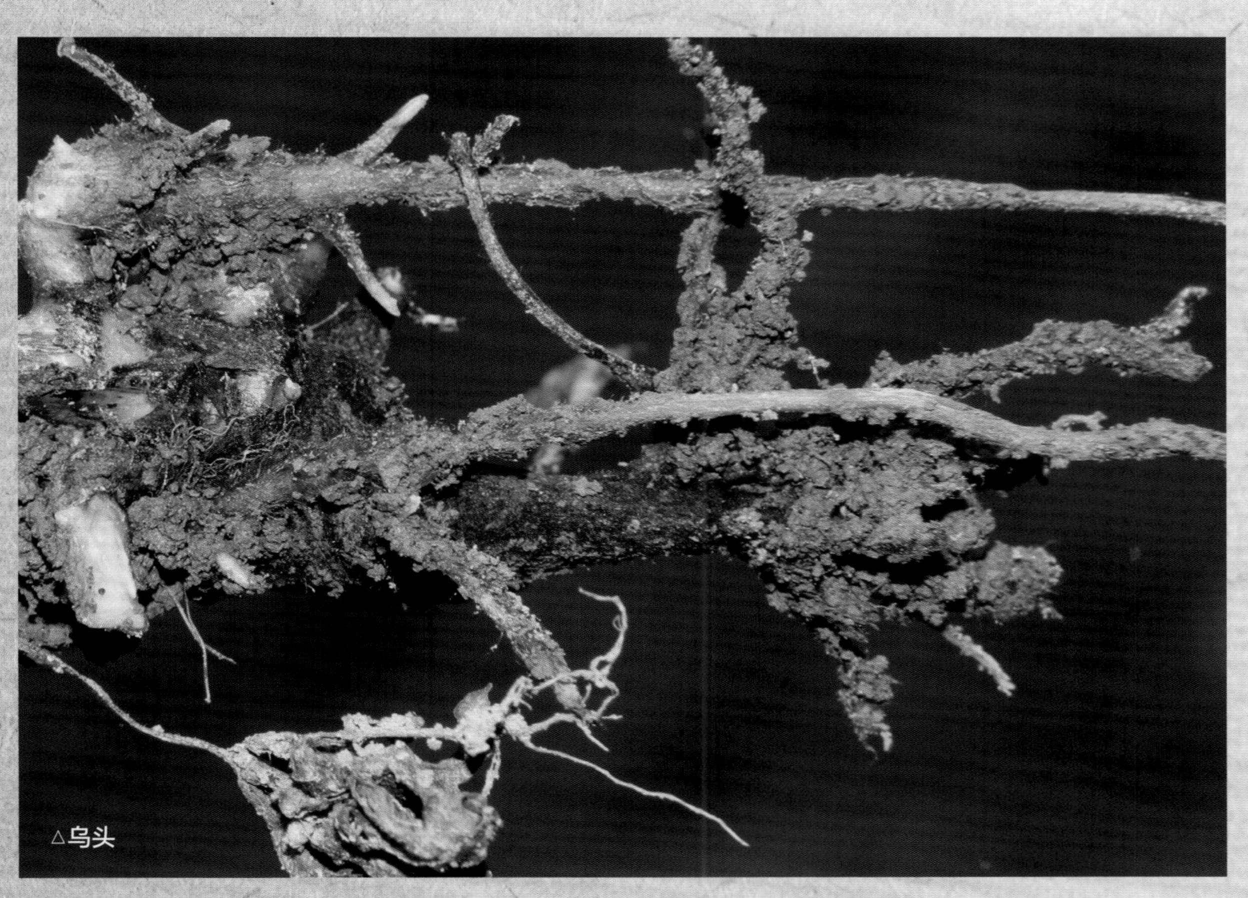
△乌头

贵人得之矣。[弘景曰] 凡用附子、乌头、天雄，皆热灰微炮令坼，勿过焦，惟姜附汤生用之。俗方每用附子，须甘草、人参、生姜相配者，正制其毒故也。[敩曰] 凡使乌头，宜文武火中炮令皴坼，擘破用。若用附子，须底平有九角如铁色，一个重一两者，即是气全。勿用杂木火，只以柳木灰火中炮令皴坼，以刀刮去上孕子，并去底尖，擘破，于屋下平地上掘一土坑安之，一宿取出，焙干用。若阴制者，生去皮尖底，薄切，以东流水并黑豆浸五日夜，漉出，日中晒用。[震亨曰] 凡乌、附、天雄，须用童子小便浸透煮过，以杀其毒，并助下行之力，入盐少许尤好。或以小便浸二七日，拣去坏者，以竹刀每个切作四片，井水淘净，逐日换水，再浸七日，晒干用。[时珍曰] 附子生用则发散，熟用则峻补。生用者，须如阴制之法，去皮脐入药。熟用者，以水浸过，炮令发坼，去皮脐，乘热切片再炒，令内外俱黄，去火毒入药。又法：每一个，用甘草二钱，盐水、姜汁、童尿各半盏，同煮熟，出火毒一夜用之，则毒去也。

▷乌头

‖ **气味** ‖

辛，温，有大毒。[别录曰] 甘，大热。[普曰] 神农：辛。岐伯、雷公：甘，有毒。李当之：苦，大温，有大毒。[元素曰] 大辛大热，气厚味薄，可升可降，阳中之阴，浮中沉，无所不至，为诸经引用之药。[好古曰] 入手少阴三焦命门之剂，其性走而不守，非若干姜止而不行。[赵嗣真曰] 熟附配麻黄，发中有补，仲景麻黄附子细辛汤、麻黄附子甘草汤是也。生附配干姜，补中有发，仲景干姜附子汤、通脉四逆汤是也。[戴原礼曰] 附子无干姜不热，得甘草则性缓，得桂则补命门。[李焘曰] 附子得生姜则能发散，以热攻热，又导虚热下行，以除冷病。[之才曰] 地胆为之使。恶蜈蚣。畏防风、黑豆、甘草、人参、黄芪。[时珍曰] 畏绿豆、乌韭、童溲、犀角。忌豉汁。得蜀椒、食盐，下达命门。

‖ **主治** ‖

风寒咳逆邪气，寒湿踒躄，拘挛膝痛，不能行步，破癥坚积聚血瘕，金疮。本经。**腰脊风寒，脚气冷弱，心腹冷**

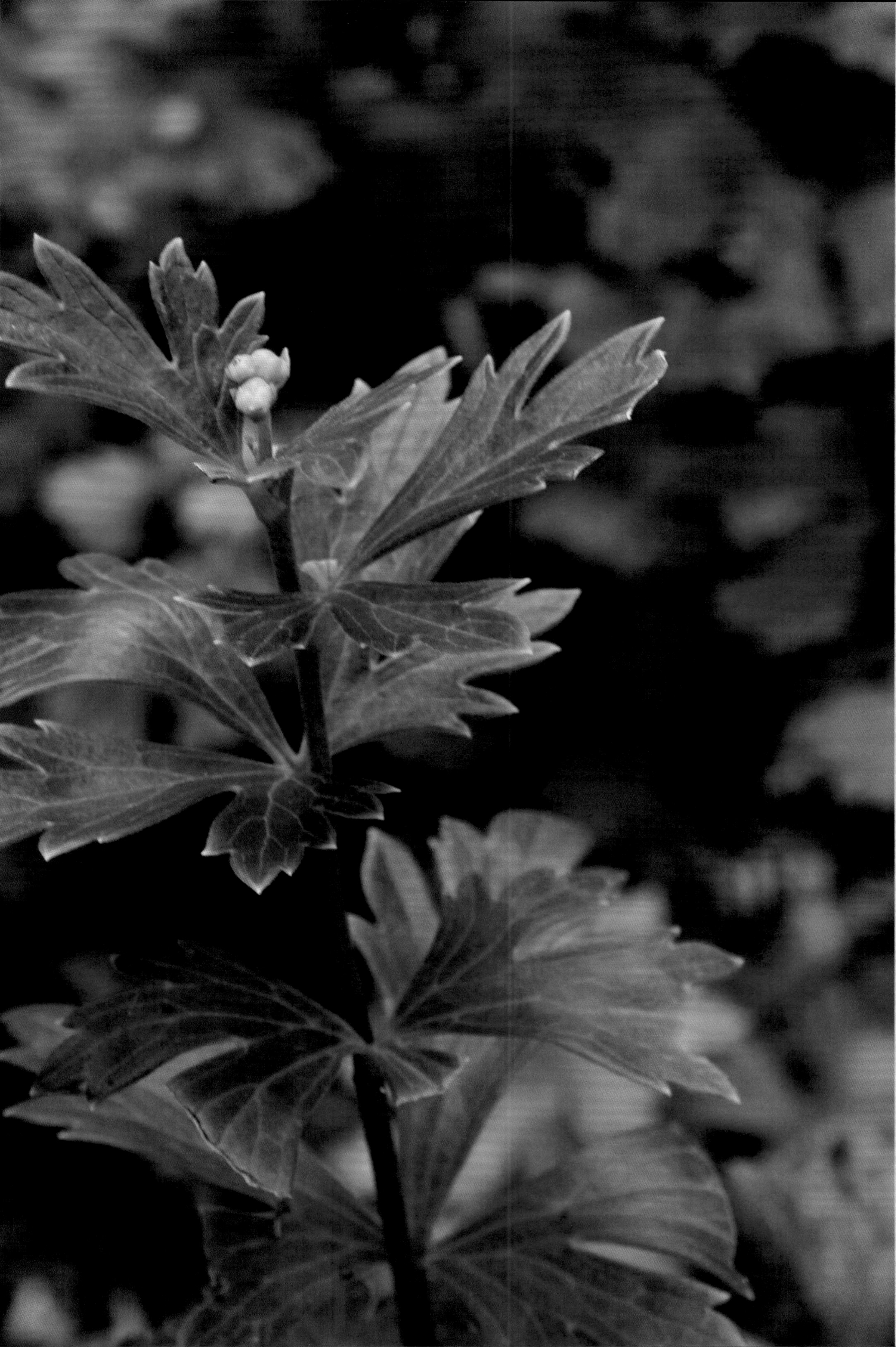

附子

痛，霍乱转筋，下痢赤白，温中强阴，坚肌骨，又堕胎，为百药长。别录。**温暖脾胃，除脾湿肾寒，补下焦之阳虚。**元素。**除脏腑沉寒，三阳厥逆，湿淫腹痛，胃寒蛔动，治经闭，补虚散壅。**李杲。**督脉为病，脊强而厥。**好古。**治三阴伤寒，阴毒寒疝，中寒中风，痰厥气厥，柔痓癫痫，小儿慢惊，风湿麻痹，肿满脚气，头风，肾厥头痛，暴泻脱阳，久痢脾泄，寒疟瘴气，久病呕哕，反胃噎膈，痈疽不敛，久漏冷疮。合葱涕，塞耳治聋。**时珍。

乌头

即附子母。

‖**主治**‖

诸风，风痹血痹，半身不遂，除寒冷，温养脏腑，去心下坚痞，感寒腹痛。元素。**除寒湿，行经，散风邪，破诸积冷毒。**李杲。**补命门不足，肝风虚。**好古。**助阳退阴，功同附子而稍缓。**时珍。

‖**发明**‖

[宗奭曰] 补虚寒须用附子，风家即多用天雄，大略如此。其乌头、乌喙、附子，则量其材而用之。[时珍曰] 按王氏究原方云：附子性重滞，温脾逐寒。川乌头性轻疏，温脾去风。若是寒疾即用附子，风疾即用川乌头。一云：凡人中风，不可先用风药及乌附。若先用气药，后用乌附乃宜也。又凡用乌附药，并宜冷服者，热因寒用也。盖阴寒在下，虚阳上浮。治之以寒，则阴气益甚而病增；治之以热，则拒格而不纳。热药冷饮，下嗌之后，冷体既消，热性便发，而病气随愈。不违其情而致大益，此反治之妙也。昔张仲景治寒疝内结，用蜜煎乌头。近效方治喉痹，用蜜炙附子，含之咽汁。朱丹溪治疝气，用乌头、栀子。并热因寒用也。李东垣治冯翰林侄阴盛格阳伤寒，面赤目赤，烦渴引饮，脉来七八至，但按之则散。用姜附汤加人参，投半斤服之，得汗而愈。此则神圣之妙也。[吴绶曰] 附子乃阴证要药。凡伤寒传变三阴，乃中寒夹阴，虽身大热而脉沉者，必用之。或厥冷腹痛，脉沉细，甚则唇青囊缩者，急须用之，有退阴回阳之力，起死回生之功。近世阴证伤寒，往往疑似，不敢用附子，直待阴极阳竭而用之，已迟矣。且夹阴伤寒，内外皆阴，阳气顿衰。必须急用人参，健脉以益其原，佐以附子，温经散寒。舍此不用，将何以救之？[刘完素曰] 俗方治麻痹多用乌附，其气暴能冲开道路，故气愈麻；及药气尽而正气行，则麻病愈矣。[张元素曰] 附子以白术为佐，乃除寒湿之圣药。湿药宜少加之引经。又益火之原，以消阴翳，则便溺有节，乌附是也。[虞抟曰] 附子禀雄壮之质，有斩关夺将之气。能引补气药行十二经，以追复散失之元阳；引补血药入血分，以滋养不足之真阴；引发散药开腠理，以驱逐在表之风寒；引温暖药达下焦，以祛除在里之冷湿。[震亨曰] 气虚热甚者，宜少用附子，以行参、芪。肥人多湿，亦宜少加乌、附行经。仲景八味丸用为少阴向导，后世因以附子为补药，误矣。附子走而不守，取其健悍走下之性，以行地黄之滞，可致远尔。乌头、天雄皆气壮形伟，可为下部药之佐；无人表其害人之祸，相习用为治风之药及补药，杀人多矣。[王履曰] 仲景八味丸，盖兼阴火不足者设。钱仲阳六味地黄丸，为阴虚者设。附子乃补阳之药，非为行滞也。[好古曰] 乌附非身凉而四肢厥者不可僭用。服附子以补火，必

妨涸水。[时珍曰] 乌附毒药，非危病不用，而补药中少加引导，其功甚捷。有人才服钱匕，即发燥不堪，而昔人补剂用为常药，岂古今运气不同耶？荆府都昌王，体瘦而冷，无他病。日以附子煎汤饮，兼嚼硫黄，如此数岁。蕲州卫张百户，平生服鹿茸、附子药，至八十余，康健倍常。宋·张杲医说载：赵知府耽酒色，每日煎干姜熟附汤吞硫黄金液丹百粒，乃能健啖，否则倦弱不支，寿至九十。他人服一粒即为害。若此数人，皆其脏腑禀赋之偏，服之有益无害，不可以常理概论也。又琐碎录言：滑台风土极寒，民啖附子如啖芋栗。此则地气使然尔。

‖**附方**‖

旧二十六，新八十七。**少阴伤寒**初得二三日，脉微细，但欲寐，小便色白者，麻黄附子甘草汤微发其汗。麻黄去节二两，甘草炙二两，附子炮去皮一枚，水七升，先煮麻黄去沫，纳二味，煮取三升，分作三服，取微汗。张仲景伤寒论。**少阴发热**少阴病始得，反发热脉沉者，麻黄附子细辛汤发其汗。麻黄去节二两，附子炮去皮一枚，细辛二两，水一斗，先煮麻黄去沫，乃纳二味，同煮三升，分三服。同上。**少阴下利**少阴病，下利清谷，里寒外热，手足厥逆，脉微欲绝，身反不恶寒，其人面赤色，或腹痛，或干呕，或咽痛，或利止脉不出者。通脉四逆汤：用大附子一个去皮生破八片，甘草炙二两，干姜三两，水三升，煮一升，分温再服，其脉即出者愈。面赤加葱九茎，腹痛加芍药二两，呕加生姜二两，咽痛加桔梗一两，利止脉不出，加人参二两。同上。**阴病恶寒**伤寒已发汗不解，反恶寒者，虚也，芍药甘草附子汤补之。芍药三两，甘草炙三两，附子炮去皮一枚，水五升，煮取一升五合，分服。同上。**伤寒发躁**伤寒下后，又发其汗，昼日烦躁不得眠，夜而安静，不呕不渴，无表证，脉沉微，身无大热者，干姜附子汤温之。干姜一两，生附子一枚。去皮破作八片，水三升，煮取一升，顿服。伤寒论。**阴盛格阳**伤寒阴盛格阳，其人必躁热而不饮水，脉沉手足厥逆者，是此证也。霹雳散：用大附子一枚，烧存性，为末，蜜水调服。逼散寒气，然后热气上行而汗出，乃愈。孙兆口诀。**热病吐下**及下利，身冷脉微，发躁不止者。附子炮一枚，去皮脐，分作八片，入盐一钱，水一升，煎半升，温服，立效。经验良方。**阴毒伤寒**孙兆口诀云：房后受寒，少腹疼痛，头疼腰重，手足厥逆，脉息沉细，或作呃逆，并宜退阴散：用川乌头、干姜等分，切炒，放冷为散。每服一钱，水一盏，盐一撮，煎取半盏，温服，得汗解。本事方：玉女散：治阴毒心腹痛厥逆恶候。川乌头去皮脐，冷水浸七日，切晒，纸裹收之。遇有患者，取为末一钱，入盐八分，水一盏，煎八分服，压下阴毒，如猪血相似，再进一服。济生回阳散：治阴毒伤寒，面青，四肢厥逆，腹痛身冷，一切冷气。大附子三枚，炮裂去皮脐为末。每服三钱，姜汁半盏，冷酒半盏，调服。良久，脐下如火暖为度。续传信方：治阴毒伤寒，烦躁迷闷，急者。用半两重附子一个，生破作四片，生姜一大块作三片，糯米一撮，以水一升，煎六合，暖卧，或汗出，或不出。候心定，则以水解散之类解之，不得与冷水。

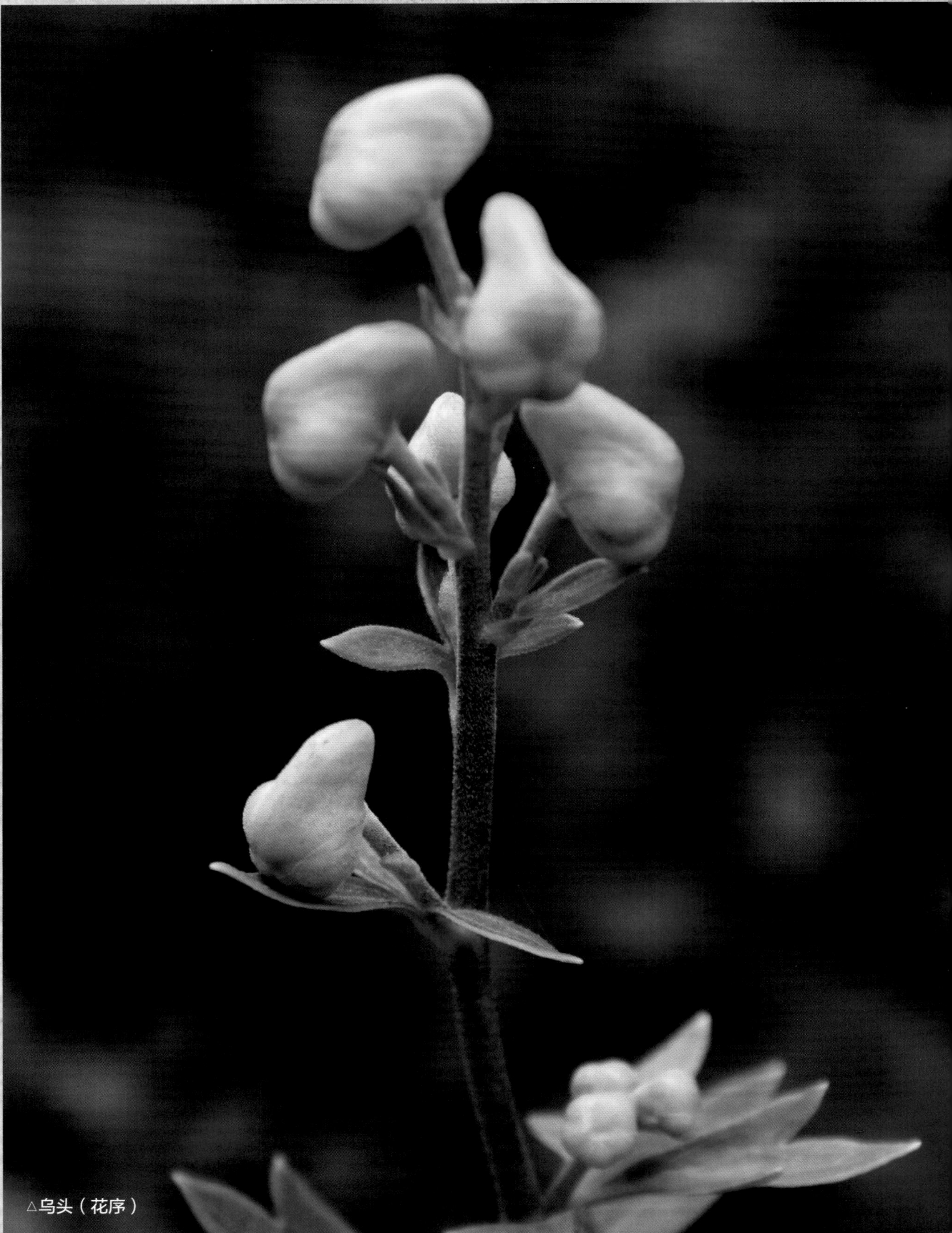

△乌头（花序）

如渴，更煎滓服。屡用多效。**中风痰厥**昏不知人，口眼㖞斜，并体虚之人患疟疾寒多者，三生饮：用生川乌头、生附子，并去皮脐各半两，生南星一两，生木香二钱五分。每服五钱，生姜十片，水二盏，煎一盏，温服。和剂局方。**中风气厥**痰壅，昏不知人，六脉沉伏。生附子去皮，生南星去皮，生木香半两。每服四钱，姜九片，水二盏，煎七分，温服之。济生方。**中风偏废**羌活汤：用生附子一个，去皮脐，羌活、乌药各一两。每服四钱，生姜三片，水一盏，煎七分服。王氏简易方。**半身不遂**遂令癖疰。用生附子一两，以无灰酒一升，浸一七日，隔日饮一合。延年秘录。**风病瘫缓**手足亸曳，口眼㖞斜，语音蹇涩，步履不正，宜神验乌龙丹主之。川乌头去皮脐、五灵脂各五两，为末。入龙脑、麝香五分，滴水为丸，如弹子大。每服一丸，先以生姜汁研化，暖酒调服，一日二服。至五七丸，便觉手抬，移得步，十丸可以梳头也。梅师方。**风寒湿痹**麻木不仁，或手足不遂。生川乌头末，每以香白米煮粥一碗，入末四钱，慢熬得所，下姜汁一匙，蜜三大匙，空腹啜之。或入薏苡末二钱。左传云：风淫末疾，谓四末也。脾主四肢，风淫客肝，则侵脾而四肢病也。此汤极有力，予每授人良验。许学士本事方。**体虚有风**外受寒湿，身如在空中。生附子、生天南星各二钱，生姜十片，水一盏半，慢火煎服。予曾病此，医博士张发授此方，二服愈。本事方。**口眼㖞斜**生乌头、青矾各等分，为末。每用一字，嗃入鼻内，取涕吐涎，立效无比，名通关散。箧中秘宝方。**口卒噤喑**卒忤停尸。并用附子末，吹入喉中瘥。千金翼。**产后中风**身如角弓反张，口噤不语。川乌头五两，剉块，黑大豆半升，同炒半黑，以酒三升，倾锅内急搅，以绢滤取酒，微温服一小盏，取汗。若口不开，拗开灌之。未效，加乌鸡粪一合炒，纳酒中服，以瘥为度。小品。**诸风血风**乌荆丸：治诸风纵缓，言语蹇涩，遍身麻痛，皮肤瘙痒，及妇人血风，头痛目眩。肠风脏毒，下血不止者，服之尤效。有痛风挛搐，颐颔不收者，服六七服即瘥也。川乌头炮去皮脐一两，荆芥穗二两，为末，醋面糊丸梧子大。温酒或熟水，每服二十丸。和剂方。**妇人血风**虚冷，月候不匀，或手脚心烦热，或头面浮肿顽麻。用川乌头一斤，清油四两，盐四两，铛内同熬，令裂如桑椹色为度，去皮脐，五灵脂四两，为末，捣匀，蒸饼丸如梧子大。空心温酒、盐汤下二十丸。亦治丈夫风疾。梅师方。**诸风痫疾**生川乌头去皮二钱半，五灵脂半两，为末，猪心血丸梧子大。每姜汤化服一丸。**小儿慢惊**搐搦，涎壅厥逆。川乌头生去皮脐一两，全蝎十个去尾，分作三服，水一盏，姜七片，煎服。汤氏婴孩宝鉴。**小儿项软**乃肝肾虚，风邪袭入。用附子去皮脐、天南星各二钱，为末，姜汁调摊，贴天柱骨。内服泻青丸。全幼心鉴。**小儿囟陷**绵乌头、附子并生去皮脐二钱，雄黄八分，为末，葱根捣和作饼，贴陷处。全幼心鉴。**麻痹疼痛**仙桃丸：治手足麻痹，或瘫痪疼痛，腰膝痹痛，或打扑伤损内肭，痛不可忍。生川乌不去皮、五灵脂各四两，威灵仙五两，洗焙为末，酒糊丸梧子大。每服七丸至十丸，盐汤下，忌茶。此药常服，其效如神。普济方。**风痹肢痛**营卫不行。川乌头二两炮去皮，以大豆同

▷乌头（叶）

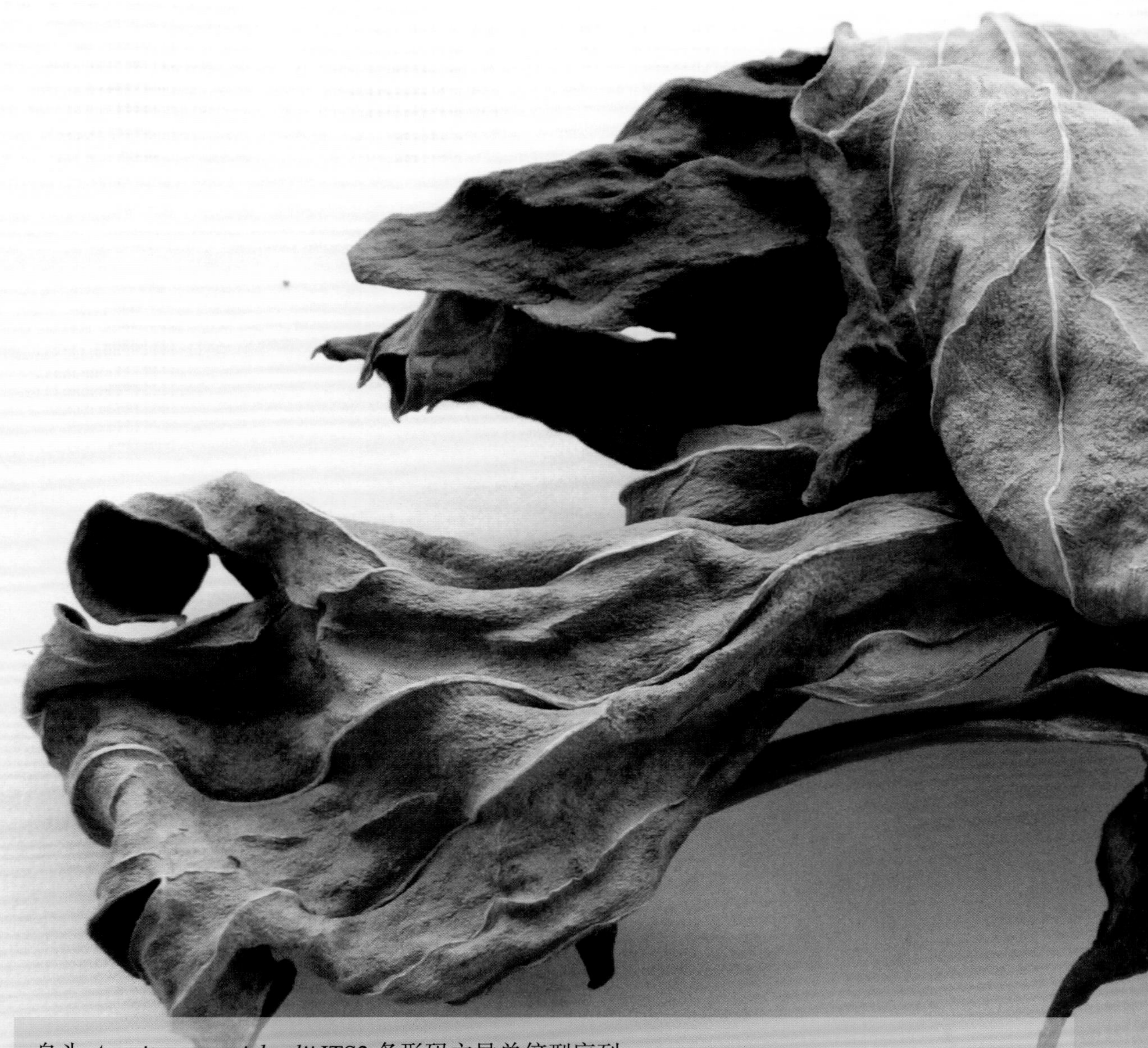

乌头 *Aconitum carmichaelii* ITS2 条形码主导单倍型序列：

1 CACACAGCGT CGCACCCCGT CAACCACGTT GTCGGGGAGC GGAGATTGGC CCCCCGGGCC CCTGCGGGCA CGGTCGGCAC
81 AAATGTTTGT CCCCGGCGGC GAGCGTCGCG GTCAGTGGTG GTTGTATTTC TCATCCTCCA AAGACATCAA GACGCGTCGT
161 CCTCGTTGCA CGTTGGGACA CATCGACCCC AAGGAGCCGC TTCGCGCGGC ATTCACCCTG

炒，至豆汁出为度，去豆焙干，全蝎半两焙，为末，酽醋熬稠，丸绿豆大。每温酒下七丸，日一服。圣惠方。**腰脚冷痹**疼痛，有风。川乌头三个，生，去皮脐，为散，醋调涂帛上，贴之。须臾痛止。圣惠方。**大风诸痹**痰澼胀满。大附子半两者二枚，炮拆，酒渍之，春冬五日，夏秋三日，每服一合，以瘥为度。圣惠方。**脚气腿肿**久不瘥者。黑附子一个，生，去皮脐，为散，生姜汁调如膏，涂之。药干再涂，肿消为度。简要济众。 **十指疼痛**麻木不仁。生附子去皮脐、木香各等分，生姜五片，水煎温服。王氏简易方。**搜风顺气**乌附丸：用川乌头二十个，香附子半斤，姜汁淹一宿，炒焙为末，酒糊丸梧子大。每温酒下十丸。肌体肥壮有风疾者，宜常服之。澹寮方。**头风头痛**外台秘要用腊月乌头一升，炒令黄，末之，以绢袋盛，浸三斗酒中，逐日温服。孙兆口诀用附子炮、石膏煅等分，为末，入脑、麝少许。每服半钱，茶酒任下。修真秘旨用附子一枚生，去皮脐，绿豆一合，同入铫子内煮，豆熟为度，去附子，食绿豆，立瘥。每个可煮五次，后为末服之。**风毒头痛**圣惠方治风毒攻注头目，痛不可忍。大附子一枚，炮去皮为末。以生姜一两，大黑豆一合，炒熟，同酒一盏，煎七分，调附末一钱，温服。又方：治二三十年头风不愈者，用大川乌头生去皮四两，天南星炮一两，为末。每服二钱，细茶三钱，薄荷七叶，盐梅一个，水一盏，煎七分，临卧温服。朱氏集验方治头痛连睛者。生乌头一钱，白芷四钱，为末，茶服一字。仍以末嗃鼻。有人用之得效。**风寒头痛**十便良方治风寒客于头中，清涕，项筋急硬，胸中寒痰，呕吐清水。用大附子或大川乌头二枚，去皮蒸过，川芎䓖、生姜各一两，焙研，以茶汤调服一钱。或锉片，每用五钱，水煎服。隔三四日一服。或加防风一两。三因方必效散：治风寒流注，偏正头痛，年久不愈，最有神效。用大附子一个，生切四片，以姜汁一盏浸炙，再浸再炙，汁尽乃止，高良姜等分，为末。每服一钱，腊茶清调下，忌热物少时。**头风摩散**沐头中风，多汗恶风，当先风一日则痛甚。用大附子一个炮、食盐等分，为末。以方寸匕摩囟上，令药力行。或以油调稀亦可，一日三上。张仲景方。**年久头痛**川乌头、天南星等分，为末。葱汁调涂太阳穴。经验。**头风斧劈**难忍。川乌头末烧烟熏碗内，温茶泡服之。集简方。**痰厥头痛**如破，厥气上冲，痰塞胸膈。炮附子三分，釜墨四钱，冷水调服方寸匕，当吐即愈。忌猪肉、冷水。**肾厥头痛**指南方用大附子一个，炮熟去皮，生姜半两，水一升半煎，分三服。经验良方韭根丸：治元阳虚，头痛如破，眼睛如锥刺。大川乌头去皮微炮，全蝎以糯米炒过去米，等分为末，韭根汁丸绿豆大。每薄荷茶下十五丸，一日一服。**气虚头痛**气虚上壅，偏正头痛，不可忍者。大附子一枚，去皮脐研末，葱汁面糊丸绿豆大。每服十丸，茶清下。僧继洪澹寮方蝎附丸：元气虚头痛，惟此方最合造化之妙。附子助阳扶虚，钟乳补阳镇队坠，全蝎取其钻透，葱涎取其通气。汤使用椒以达下，盐以引用，使虚气下归。对证用之，无不作效。大附子一枚剜心，入全蝎去毒三枚在内，以余附末同钟乳粉二钱半，白面少许，水和作剂，包附煨熟，去皮研末，葱涎和丸梧子大。每椒盐汤下五十丸。**肾气上攻**头项不能转移。椒附丸：用大熟附子一枚，为末。每用二钱，以椒二十粒，用白面填满椒口，水一盏半，姜七片，煎七分，去椒入盐，空心点服。椒气下达，以引逆气归经也。本事方。**鼻渊脑泄**生附子末，葱涎和如泥，盦涌泉穴。普济。**耳鸣不止**无昼夜者。乌头烧作灰、菖蒲等分，为末，绵裹塞之，日再用，取效。杨氏产乳。**耳卒聋闭**附子醋浸，削尖插之。或更于上灸二七壮。本草拾遗。**聤耳脓血**生附子为末，葱涕和，灌耳中。肘后。**喉痹肿塞**附子去皮，炮令坼，以蜜涂上，炙之令蜜入，含之勿咽汁。已成者即脓出，未成者即消。出本草拾遗。**久患口疮**生附子为末，醋、面调贴足心，男左女右，日再换之。经验。**风虫牙痛**普济方用附子一两烧灰、枯矾一分，为末，揩之。又方：川乌头、川附子生研，面糊丸小豆大。每绵包一丸咬之。删繁方用炮附子末纳孔中，乃止。**眼暴赤肿**碜痛不得开，泪出不止。削附子赤皮末，如蚕砂大，着眦中，以定为度。张文仲备急方。**一切冷气**去风痰，定遍身疼痛，益元气，强力，固精益髓，令人少病。川乌头一斤，用五升大瓷钵子盛，以童子小便浸七日，逐日添令溢出，拣去坏者不用。余以竹刀切作四片，新汲水淘七次，乃浸之，日日换水，日足，取焙为末，酒煮面糊丸绿豆大。每服十丸，空心盐汤下，少粥饭压之。经验方。**升降诸气**暖则宣流。熟附子一大个，分作二服，水二盏，煎一盏，入沉香汁温服。和剂局方。**中寒昏困**姜附汤：治体虚中寒，昏不知人，及脐腹冷痛，霍乱转筋，一切虚寒之病。生附子一两去皮脐，干姜炮一两，每服三钱，水二钟，煎一钟，温服。和剂局方。**心腹冷痛**冷热气不和。山栀子、川乌头等分，生研为末，酒糊丸梧子大。每服十五丸，生姜汤下。小肠气痛，加炒茴香，葱酒下二十丸。王氏博济方。**心痛疝气**湿热因寒郁而发。用栀子降湿热，乌头破寒郁。乌头为栀子所引，其性急速，不留胃中也。川乌头、山栀子各一钱，为末。顺流水入姜汁一匙，调下。丹溪纂要。**寒厥心痛**及小肠膀胱痛不可止者。神砂一粒丹：用熟附子去皮、郁金、橘红各一两，为末，醋面糊丸如酸枣大，朱砂为衣。每服一丸，男子酒下，女人醋汤下。宣明方。**寒疝腹痛**绕脐，手足厥冷，白汗出，脉弦而紧，用大乌头煎主之。大乌头五枚，去脐，水三升，煮取一升，去滓，纳蜜二升，煎令水气尽。强人服七合，弱人服五合。不瘥，明日更服。张仲景金匮玉函方。**寒疝身痛**腹痛，手足逆冷不仁，或身痛不能眠，用乌头桂枝汤主之。乌头一味，以蜜二斤，煎减半，入桂枝汤五合解之，得一升。初服二合，不知再服，又不知，加至五合。其知者如醉状，得吐为中病也。金匮玉函。**寒疝引胁**胁心腹皆痛，诸药不效者。大乌头五枚，去角四破，以白蜜一斤，煎令透，取焙为末，别以熟蜜和丸梧子大。每服二十丸，冷盐汤下，永除。崔氏方。**寒疝滑泄**腹痛肠鸣，自汗厥逆。熟附子去皮脐、玄胡索炒各一两，生木香半两。每服四钱，水二盏，姜七片，煎七分，温服。济生方。**小肠诸疝**仓卒散：治寒疝腹痛，小肠气、膀胱气、脾肾诸痛，挛急难忍，汗出厥逆。大附子炒去皮脐一枚，山栀子炒焦四两。每用三钱，水一盏，酒半盏，煎七分，入盐一捻，温服。宣明方治阴疝小腹肿痛，加蒺藜子等分。虚者加桂枝等分，姜糊为丸，酒服五十丸。**虚寒腰痛**鹿茸去毛酥炙微黄，附子炮去皮脐各二两，盐花三分，为末，枣肉和丸梧子大。每服三十丸，空心温酒下。夷坚志云：时康祖大夫，病心胸一漏，数窍流汁，已二十年。又苦腰痛，行则伛偻，形神憔悴，医不能治。通判韩子温为检圣惠方，得此方令服。旬余，腰痛减。久服遂瘥，心漏亦瘥。精力倍常，步履轻捷。此方本治腰，而效乃如此。**元脏伤冷**经验方用附子炮去皮脐，为末，以水二盏，入药二钱，盐、葱、姜、枣同煎服一盏，空心服。去积冷，暖下元，肥肠益气，酒食无碍。梅师方二虎丸：补元脏，进饮食，壮筋骨。用乌头、附子合四两，酽醋浸三宿，切作片子。掘一小坑，炭火烧赤，以醋三升，同药倾入坑内，用盆合之。一宿取出，去砂土，入青盐四两，同炒赤黄色，为末，醋打面糊丸如梧子大。空心冷酒下十五丸。妇人亦宜。**胃冷有痰**脾弱呕吐。生附子、半夏各二钱，姜十片，水二盏，煎七分，空心温服。一方：并炮熟，加木香五分。奇效良方。**久冷反胃**经验方用大附子一个，生姜一斤，剉细同煮，研如面糊。每米饮化服一钱。卫生家宝方用姜汁打糊，和附子末为丸，大黄为衣。每温水服十丸。斗门方用长大附子一个，坐于砖上，四面着火渐逼，以生姜自然汁淬之。依前再逼再淬，约姜汁尽半碗乃止，研末，每服一钱，粟米饮下，不过三服瘥。或以猪腰子切片，炙熟蘸食。方便集用大附子一个，切下头子，剜一窍，安丁香四十九个在内，仍合定，线扎，入砂铫内，以姜汁浸过，文火熬干，为末。每挑少许，置掌心舐吃，日十数次。忌毒物、生冷。**脾寒疟疾**济生方云：五脏气虚，阴阳相胜，发为痎疟，寒多热少，或但寒不热，宜七枣汤主之。用附子一枚，炮七次，盐汤浸七次，去皮脐，分作二服。水一碗，生姜七片，枣七枚，煎七分，露一宿。发日空心温服，未久再进一服。王璆百一选方云：寒痰宜附子，风痰宜乌头。若用乌头，则寒多者火炮七次，热多者汤泡七次，去皮焙干，如上法。用乌头性热，炮多则热散也。又果附汤：用熟附子去皮、草果仁各二钱半，水一盏，姜七片，枣一枚，煎七分，发日早温服。肘后方：临发时，以醋和附子涂于背上。**寒热疟疾**附子一枚重五钱者，面煨，人参、丹砂各一钱，为末，炼蜜丸梧子大。每服二十丸，未发前连进三服。中病则吐，或身体麻木。未中病，来日再服。庞安常伤寒论。**瘴疟寒热**冷瘴，寒热往来，头痛身疼，呕痰，或汗多引饮，或自利烦躁，宜姜附汤主之。大附子一枚，四破。每以一片，水一盏，生姜十片，煎七分，温服。李待制云：此方极妙。章杰云：岭南以哑瘴为危急，不过一二日而死，医谓极热感寒也，用生附子一味治之多愈。得非以热攻热而发散寒邪乎？真起死回生之药也。岭南卫生方。**小便虚闭**两尺脉沉，微用利小水药不效者，乃虚寒也。附子一个，炮去皮脐，盐水浸良久，泽泻一两。每服四钱，水一盏半，灯心七茎，煎服即愈。普济方。**肿疾喘满**大人小儿男女肿因积得，既取积而肿再作，小便不利。若再用利药性寒，而小便愈不通矣。医者到此多束手。盖中焦下焦气不升降，为寒痞隔，故水凝而不通。惟服沉附汤，则小便自通，喘满自愈。用生附子一个，去皮脐，切片，生姜十片，入沉香一钱，磨水同煎，食前冷饮。附子虽三五十枚亦无害。小儿每服三钱，水煎服。朱氏集验方。**脾虚湿肿**大附子五枚，去皮四破，以赤小豆半升，藏附子于中，慢火煮熟，去豆焙研末，以薏苡仁粉打糊丸梧子大。每服十丸，萝卜汤下。朱氏集验方。**阴水肿满**乌头一升，桑白皮五升，水五升，煮一升，去滓铜器盛之，重汤煎至可丸，丸小豆大。每服三五丸，取小便利为佳。忌油腻酒面鱼肉。又方：大附子，童便浸三日夜，逐日换尿，以布擦去皮，捣如泥，酒糊和丸小豆大。每服三十丸，煎流气饮送下。普济方。**大肠冷秘**附子一枚，炮去皮，取中心如枣大，为末二钱，蜜水空心服之。圣济总录。**老人虚泄**不禁。熟附子一两，赤石脂一两，为末，醋糊丸梧子大。米饮下五十丸。杨氏家藏方。**冷气洞泄**生川乌头一两，木香半两，为末，醋糊丸梧子大。每陈皮汤下二十丸。本事方。**脏寒脾泄**及老人中气不足，久泄不止。肉豆蔻二两煨熟，大附子去皮脐一两五钱，为末，粥丸梧子大。每服八十丸，莲肉煎汤下。十便良方治脾胃虚冷，大肠滑泄，米谷不化，乏力。用大附子十两连皮，同大枣二升，于石器内，以水煮一日，常令水过两指。取出，每个切作三片，再同煮半日，削去皮，切焙为末，别以枣肉和丸梧子大。每空心米饮服三四十丸。**小儿吐泄**注下，小便少。白龙丸：用熟附子五钱，白石脂煅、龙骨煅各二钱半，为末，醋面糊丸黍米大。每米饮，量儿大小服。全幼心鉴。**霍乱吐泄**不止。附子重七钱者，炮去皮脐，为末。每服四钱，水二盏，盐半钱，煎一盏，温服立止。孙兆秘宝方。**水泄久痢**川乌头二枚，一生用，一以黑豆半合同煮熟，研丸绿豆大。每服五丸，黄连汤下。普济方。**久痢赤白**独圣丸：用川乌头一个，灰火烧烟尽，取出地上，盏盖良久，研末，酒化蜡丸如大麻子大。每服三丸，赤痢，黄连、甘草、黑豆煎汤，放冷吞下；白痢，甘草、黑豆煎汤，冷吞。如泻及肚痛，以水吞下。并空心服之。忌热物。经验良方。**久痢休息**熟附子半两，研末，鸡子白二枚，捣和丸梧子大。倾入沸汤，煮数沸，漉出，作两服，米饮下。圣济总录。**下痢咳逆**脉沉阴寒者，退阴散主之。陈自明云：一人病此不止，服此两服而愈。方见前阴毒伤寒下。**下血虚寒**日久肠冷者，熟附子去皮、枯白矾一两，为末。每服三钱，米饮下。又方：熟附子一枚去皮，生姜三钱半，水煎服。或加黑豆一百粒。并圣惠方。**阳虚吐血**生地黄一斤，捣汁，入酒少许，以熟附子一两半，去皮脐，切片，入汁内，石器煮成膏。取附片焙干，入山药三两，研末，以膏和捣，丸梧子大。每空心米饮下三十丸。昔葛察判妻苦此疾，百药皆试，得此而愈，屡发屡效。余居士选奇方。**溲数白浊**熟附子为末，每服二钱，姜三片，水一盏，煎六分，温服。普济方。**虚火背热**虚火上行，背内热如火炙者。附子末，津调，涂涌泉穴。摘玄方。**经水不调**血脏冷痛，此方平易捷径。熟附子去皮、当归等分。每服三钱，水煎服。普济方。**断产下胎**生附子为末，淳酒和涂右足心，胎下去之。小品方。**折腕损伤**卓氏膏：用大附子四枚，生切，以猪脂一斤，三年苦醋同渍三宿，取脂煎三上三下，日摩傅之。深师方。**痈疽肿毒**川乌头炒、黄檗炒各一两，为末，唾调涂之，留头，干则以米泔润之。同上。**痈疽久漏**疮口冷，脓水不绝，内无恶肉。大附子以水浸透，切作大片，厚三分，安疮口上，以艾灸之。隔数日一灸，灸至五七次。仍服内托药，自然肌肉长满。研末作饼子，亦可。薛己外科心法。**痈疽胬肉**如眼不敛，诸药不治，此法极妙。附子削如棋子大，以唾粘贴上，用艾火灸之。附子焦，复唾湿再灸，令热气彻内，即瘥。千金方。**痈疽肉突**乌头五枚，浓醋三升，渍三日洗之，日夜三四度。古今录验。**丁疮肿痛**醋和附子末涂之。干再上。千金翼。**久生疥癣**川乌头生切，以水煎洗甚验。圣惠。**手足冻裂**附子去皮为末，以水、面调涂之，良。谈野翁试验方。**足钉怪疾**两足心凸肿，上生黑豆疮，硬如钉，胫骨生碎孔，髓流出，身发寒颤，惟思饮酒，此是肝肾冷热相吞。用炮川乌头末傅之，内服韭子汤，效。夏氏奇疾方。

乌头附子尖

‖ **主治** ‖

为末，茶服半钱，吐风痰癫痫。时珍。

‖ **发明** ‖

[时珍曰] 乌附用尖，亦取其锐气直达病所尔，无他义也。保幼大全云：小儿慢脾惊风，四肢厥逆。用附子尖一个，硫黄枣大一个，蝎梢七个，为末，姜汁面糊丸黄米大。每服十丸，米饮下。亦治久泻尫羸。凡用乌附，不可执为性热。审其手足冷者，轻则用汤，甚则用丸，重则用膏，候手足暖，阳气回，即为佳也。按此方乃和剂局方碧霞丹变法也，非真慢脾风不可辄用，故初虞世有金虎碧霞之戒。

‖ **附方** ‖

旧一，新七。**风厥癫痫**凡中风痰厥，癫痫惊风，痰涎上壅，牙关紧急，上视搐搦，并宜碧霞丹主之。乌头尖、附子尖、蝎梢各七十个，石绿研九度，飞过，十两，为末，面糊丸芡子大。每用一丸，薄荷汁半盏化下，更服温酒半合，须臾吐出痰涎为妙。小儿惊痫，加白僵蚕等分。和剂局方。**脐风撮口**生川乌尖三个，全足蜈蚣半条，酒浸炙，麝香少许，为末。以少许吹鼻得嚏，乃以薄荷汤灌一字。永类方。**木舌肿胀**川乌头、巴豆研细，醋调涂刷。集简方。**牙痛难忍**附子尖、天雄尖、全蝎各七个，生研为末，点之。永类方。**奔豚疝气**作痛，或阴囊肿痛。去铃丸：用生川乌尖七个，巴豆七枚去皮油，为末，糕糊丸梧子大，朱砂、麝香为衣。每服二丸，空心冷酒或冷盐汤下。三两日一服，不可多。澹寮方。**割甲成疮**连年不愈。川乌头尖、黄檗等分，为末。洗了贴之，以愈为度。古今录验。**老幼口疮**乌头尖一个，天南星一个，研末，姜汁和涂足心，男左女右，不过二三次即愈。

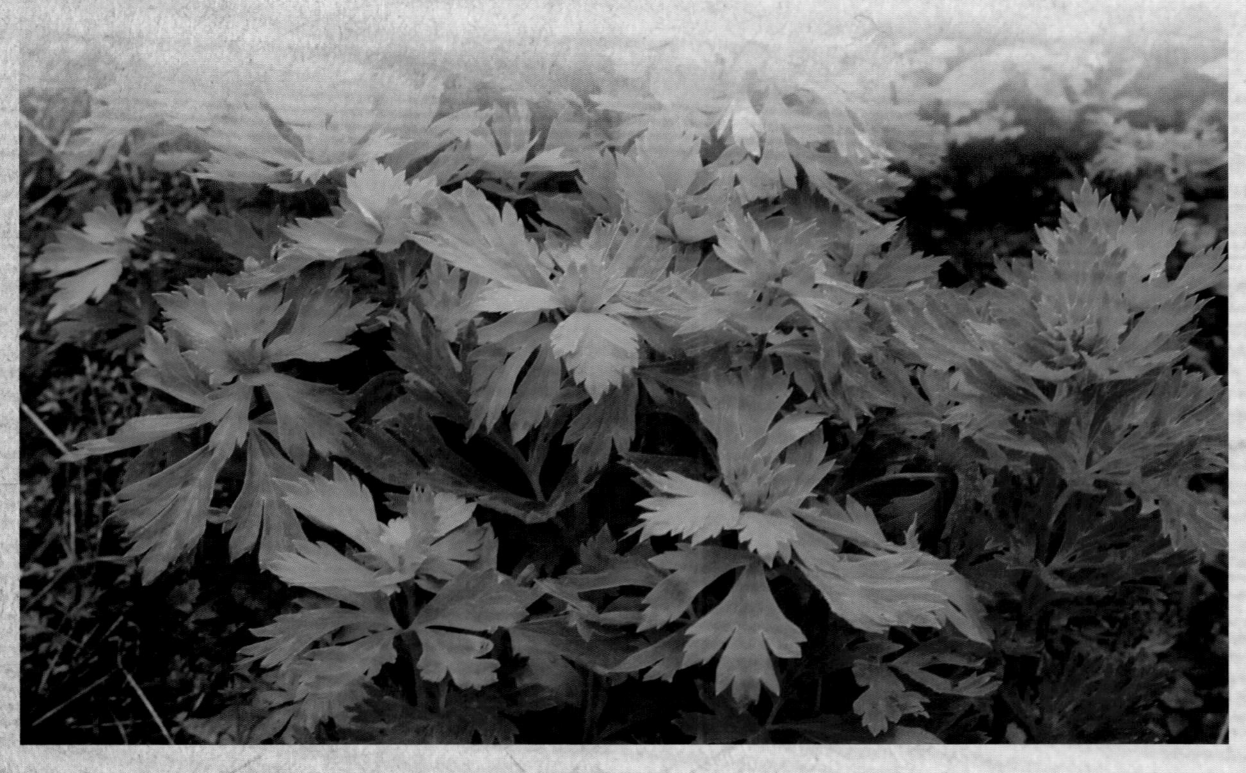

‖ **基原** ‖

据《纲目彩图》《纲目图鉴》《药典图鉴》《中药图鉴》等综合分析考证，本品为毛茛科植物乌头 *Aconitum carmichaelii* Debx.。分布见本卷“附子”项下。《中华本草》认为还包括同属植物草乌头（北乌头）*A. kusnezoffii* Reichb.。《药典》收载川乌药材为毛茛科植物乌头的干燥母根；6 月下旬至 8 月上旬采挖，除去子根、须根及泥沙，晒干。收载草乌为毛茛科植物北乌头的干燥块根；秋季茎叶枯萎时采挖，除去须根和泥沙，干燥。

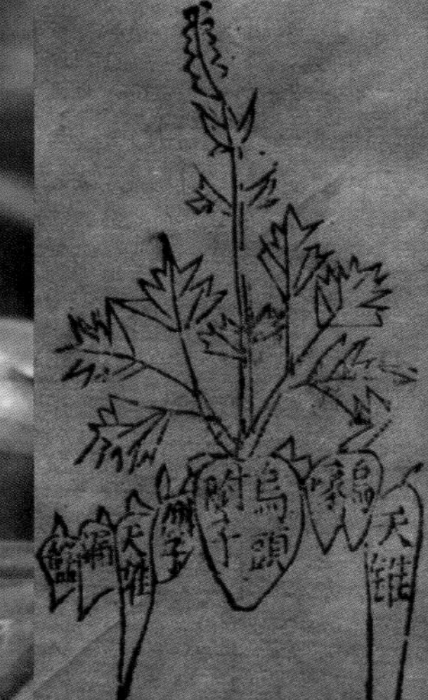

天雄

《本经》下品

▷乌头（*Aconitum carmichaelii*）

‖ **释名** ‖

白幕本经。[时珍曰] 天雄乃种附子而生出或变出，其形长而不生子，故曰天雄。其长而尖者，谓之天锥，象形也。

‖ **集解** ‖

[别录曰] 天雄生少室山谷。二月采根，阴干。[弘景曰] 今采用八月中旬。天雄似附子细而长，乃至三四寸许。此与乌头、附子三种，本出建平，故谓之三建。今宜都佷山者最好，谓为西建。钱塘间者谓为东建，气力小弱，不相似，故曰西冰犹胜东白也。其用灰杀之，时有冰强者，不佳。[恭曰] 天雄、附子、乌头，并以蜀道绵州、龙州出者佳。余处纵有，力弱不相似。陶以三物俱出建平故名之者，非也。乌头苗名堇，音靳。尔雅云，芨，堇草是也。今讹堇为建，遂以建平释之矣。[承曰] 天雄诸说悉备。但始种而不生附子、侧子，经年独长大者是也。蜀人种之，尤忌生此，以为不利，如养蚕而成白僵之意。[时珍曰] 天雄有二种：一种是蜀人种附子而生出长者，或种附子而尽变成长者，即如种芋形状不一之类；一种是他处草乌头之类，自生成者，故别录注乌喙云，长三寸已上者为天雄是也。入药须用蜀产曾经酿制者。或云须重一两半有象眼者乃佳。余见附子下。

‖ **修治** ‖

[敩曰] 宜炮皴去皮尖底用，或阴制如附子法亦得。[大明曰] 凡丸散炮去皮用，饮药即和皮生使甚佳。[时珍曰] 熟用一法：每十两以酒浸七日。掘土坑，用炭半秤煅赤，去火，以醋二升沃之，候干，乘热入天雄在内，小盆合一夜，取出，去脐用之。

‖ **气味** ‖

辛，温，有大毒。[别录曰] 甘，大温。[权曰] 大热。宜干姜制之。[之才曰] 远志为之使。恶腐婢。忌豉汁。

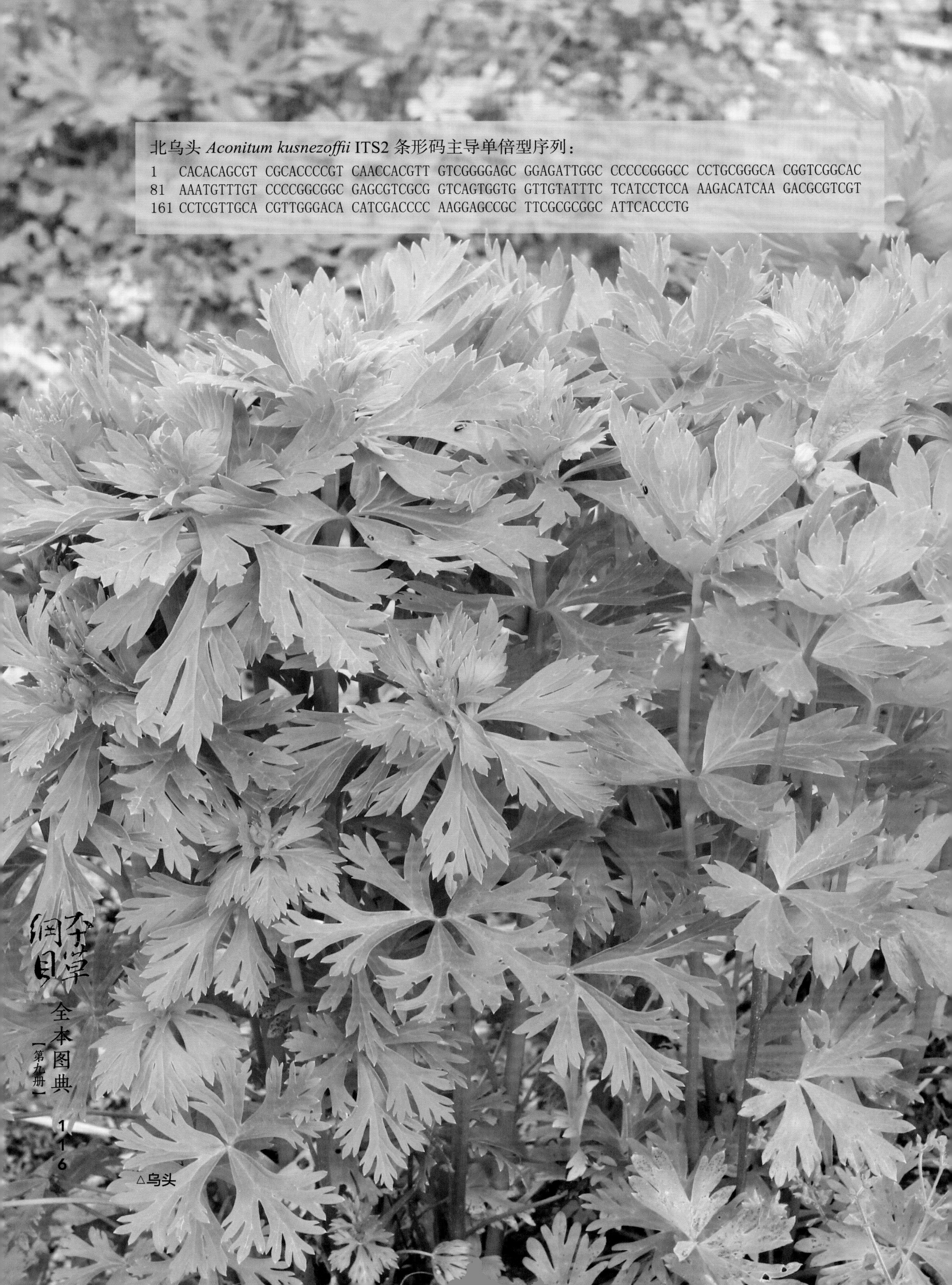

北乌头 *Aconitum kusnezoffii* ITS2 条形码主导单倍型序列：

```
1   CACACAGCGT CGCACCCCGT CAACCACGTT GTCGGGGAGC GGAGATTGGC CCCCCGGGCC CCTGCGGGCA CGGTCGGCAC
81  AAATGTTTGT CCCCGGCGGC GAGCGTCGCG GTCAGTGGTG GTTGTATTTC TCATCCTCCA AAGACATCAA GACGCGTCGT
161 CCTCGTTGCA CGTTGGGACA CATCGACCCC AAGGAGCCGC TTCGCGCGGC ATTCACCCTG
```

△乌头

‖ **主治** ‖

大风，寒湿痹，历节痛，拘挛缓急，破积聚邪气，金疮，强筋骨，轻身健行。本经。**疗头面风去来疼痛，心腹结聚，关节重，不能行步，除骨间痛，长阴气，强志，令人武勇力作不倦。**别录。[禹锡曰] 按淮南子云：天雄雄鸡志气益。注云：取天雄一枚，纳雄鸡肠中，捣食之，令人勇。**治风痰冷痹，软脚毒风，能止气喘促急，杀禽虫毒。**甄权。**治一切风，一切气，助阳道，暖水脏，补腰膝，益精明目，通九窍，利皮肤，调血脉，四肢不遂，下胸膈水，破痃癖痈结，排脓止痛，续骨消瘀血，背脊伛偻，霍乱转筋，发汗，止阴汗。炮食，治喉痹。**大明。

‖ **发明** ‖

[宗奭曰] 补虚寒须用附子。风家多用天雄，亦取其大者，以其尖角多，热性不肯就下，故取其敷散也。[元素曰] 非天雄不能补上焦之阳虚。[震亨曰] 天雄、乌头，气壮形伟，可为下部之佐。[时珍曰] 乌附天雄，皆是补下焦命门阳虚之药，补下所以益上也。若是上焦阳虚，即属心脾之分，当用参芪，不当用天雄也。且乌附天雄之尖，皆是向下生者，其气下行。其脐乃向上生苗之处。寇宗奭言其不肯就下，张元素言其补上焦阳虚，皆是误认尖为上尔。惟朱震亨以为下部之佐者得之，而未发出此义。雷敩炮炙论·序云，咳逆数数，酒服熟雄，谓以天雄炮研酒服一钱也。

‖ **附方** ‖

新三。**三建汤**治元阳素虚，寒邪外攻，手足厥冷，大小便滑数，小便白浑，六脉沉微，除固冷，扶元气，及伤寒阴毒。用乌头、附子、天雄并炮裂去皮脐，等分，㕮咀，每服四钱。水二盏，姜十五片，煎八分，温服。肘后方。**男子失精**天雄三两炮，白术八两，桂枝六两，龙骨二两，为散。每酒服半钱。张仲景金匮要略。**大风恶癞**三月、四月采天雄、乌头苗及根，去土勿洗，捣汁，渍细粒黑豆，摩去皮不落者，一夜取出，晒干又浸，如此七次。初吞三枚，渐加至六七枚。禁房室猪鱼鸡蒜，犯之即死。

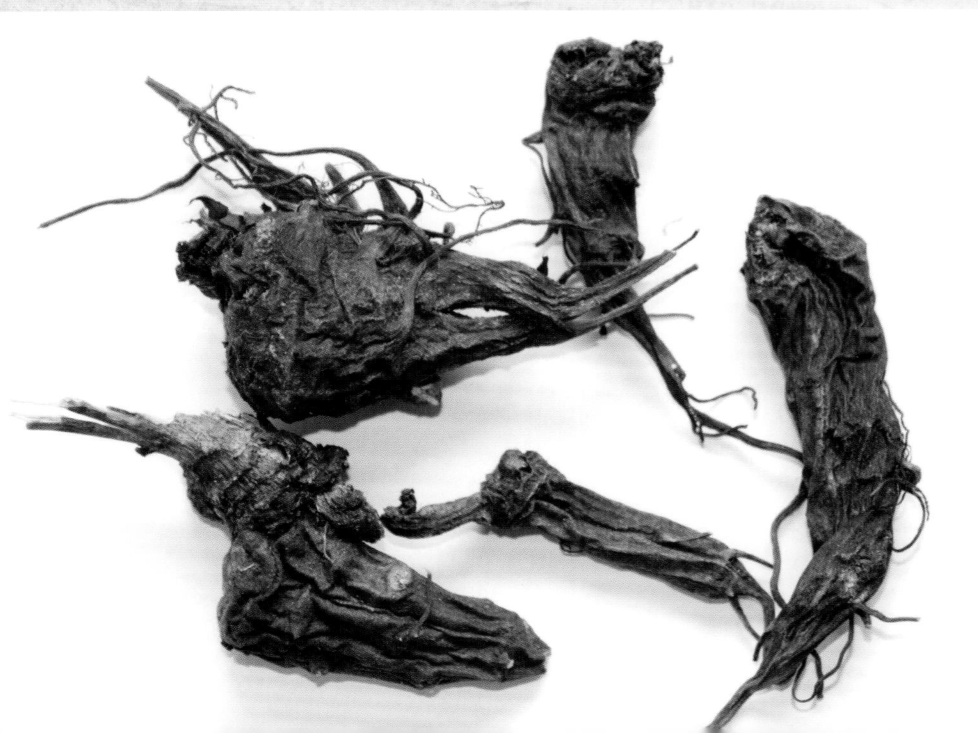

▽天雄药材

侧子

《别录》下品

‖ **基原** ‖

据《纲目图鉴》《纲目彩图》等综合分析考证，本品为毛茛科植物乌头 *Aconitum carmichaelii* Debx.。分布见本卷“附子”项下。

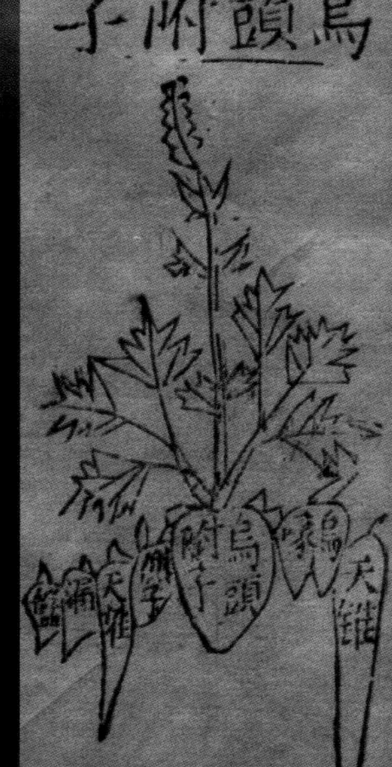

▷乌头（*Aconitum carmichaelii*）

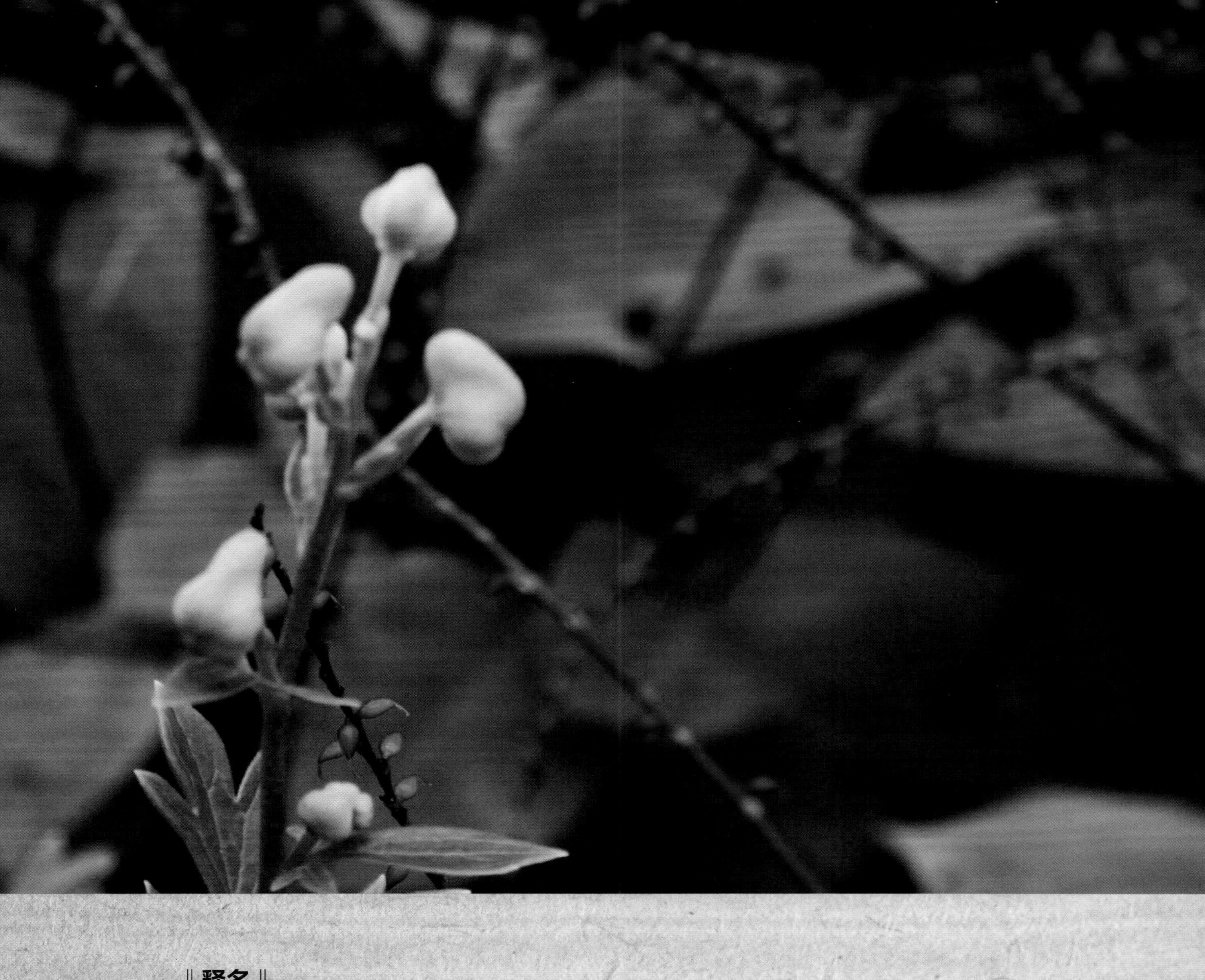

‖ 释名 ‖

荝子。[时珍曰] 生于附子之侧，故名。许慎说文作荝子。

‖ 集解 ‖

[弘景曰] 此附子边角之大者，削取之。昔时不用，比来医家以疗脚气多验。[恭曰] 侧子、附子，皆是乌头下旁出者。以小者为侧子，大者为附子。今以附子角为侧子，理必不然。若当阳以下、江左、山南、嵩高、齐鲁间，附子时复有角如大豆许。夔州以上剑南所出者，附子之角，但如黍粟，岂可充用。比来都下皆用细附子有效，未尝取角也。[保升曰] 今附子边，果有角如大枣核及槟榔以来者，形状自是一颗，且不小。乃乌头旁出附子，附子旁出侧子，甚明。[时珍曰] 侧子乃附子旁粘连小者尔，故吴普、陶弘景皆指为附子角之大者。其又小于侧子者，即漏篮子矣。故杨氏附子记言，侧子、漏篮，园人皆不重之，以乞役夫。

‖ **修治** ‖

同附子。

‖ **气味** ‖

辛，大热，有大毒。[普曰] 神农、岐伯：有大毒。八月采。畏恶与附子同。

‖ **主治** ‖

痈肿，风痹历节，腰脚疼冷，寒热鼠瘘。又堕胎。别录。**疗脚气，冷风湿痹，大风筋骨挛急。**甄权。**冷酒调服，治遍身风疹神妙。**雷敩。

‖ **发明** ‖

[机曰] 乌头乃原生之脑，得母之气，守而不移，居乎中者也。侧子散生旁侧，体无定在，其气轻扬，宜其发散四肢，充达皮毛，为治风之药。天雄长而尖，其气亲上，宜其补上焦之阳虚。木鳖子则余气所结，其形摧残，宜其不入汤服，令人丧目也。[时珍曰] 唐・元希声侍郎，治瘫痪风，有侧子汤，见外台秘要，药多不录。

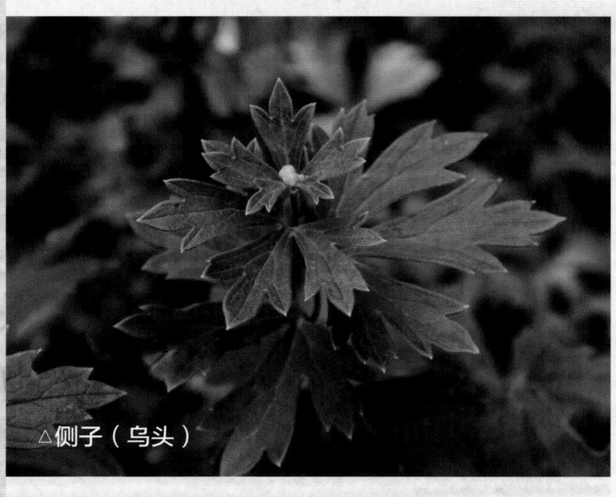

△侧子（乌头）

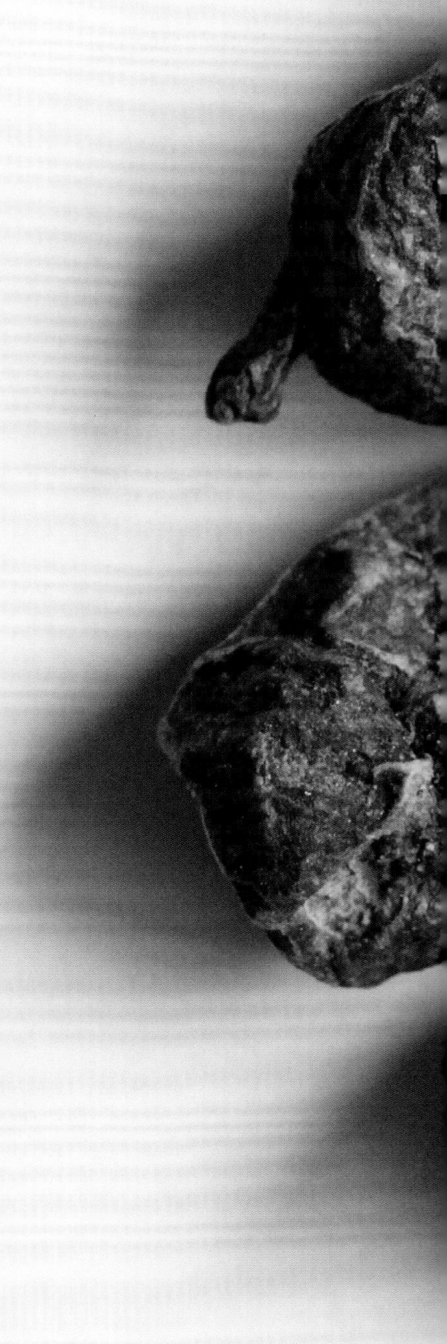

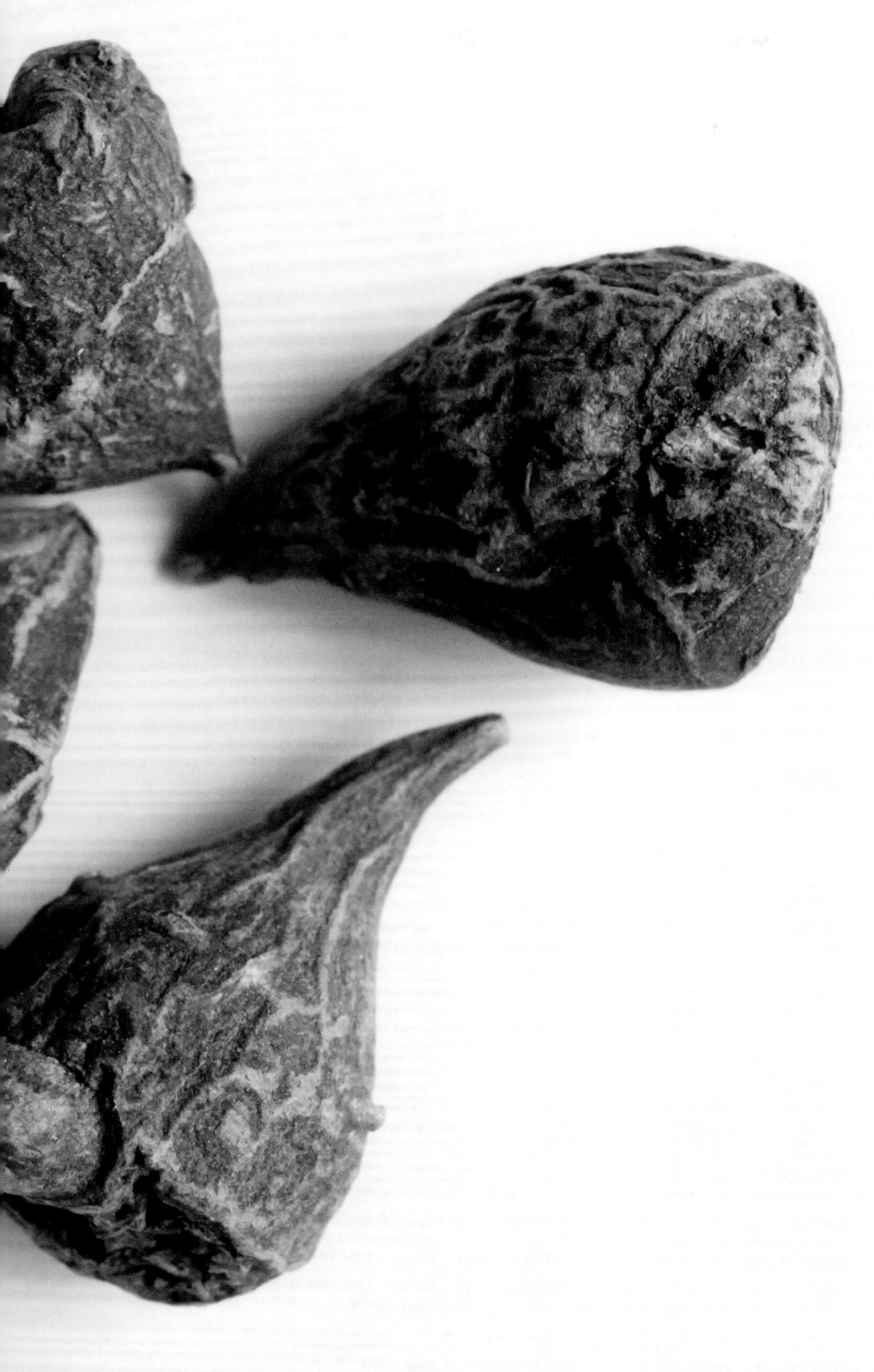

▽侧子药材

漏篮子

《纲目》

‖ **基原** ‖

据《纲目彩图》《纲目图鉴》等综合分析考证，本品为毛茛科植物乌头 *Aconitum carmichaelii* Debx.。分布见本卷“附子”项下。

乌头附子

▷乌头（*Aconitum carmichaelii*）

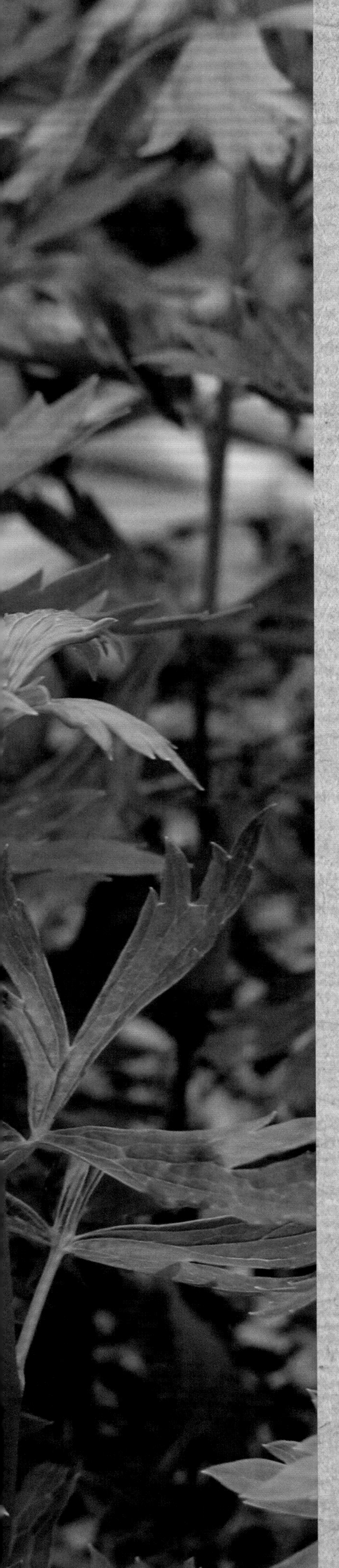

‖ **释名** ‖

木鳖子炮炙论**虎掌**日华。[时珍曰] 此乃附子之琐细未成者，小而漏篮，故名。南星之最小者名虎掌，此物类之，故亦同名。大明会典载：四川成都府，岁贡天雄二十对，附子五十对，乌头五十对，漏篮二十斤。不知何用。

‖ **气味** ‖

苦、辛，有毒。[敩曰]服之令人丧目。

‖ **主治** ‖

恶痢冷漏疮。恶疮疠风。时珍。

‖ **发明** ‖

[时珍曰] 按杨士瀛直指方云：凡漏疮年久者，复其元阳，当用漏篮子辈，加减用之。如不当用而轻用之，又恐热气乘虚变移结核，而为害尤甚也。又按类编云：一人两足生疮，臭溃难近。夜宿五夫人祠下，梦神授方：用漏篮子一枚，生研为末，入腻粉少许，井水调涂。依法治之，果愈。盖此物不堪服饵，止宜入疮科也。

‖ **附方** ‖

新一。**一切恶痢**杂下及休息痢。百岁丸：用漏篮子一个大者，阿胶、木香、黄连、罂粟壳各半两，俱炒焦存性，入乳香少许为末，糊丸梧子大。每一岁一丸，米饮下。罗天益卫生宝鉴。

乌头

《本经》下品

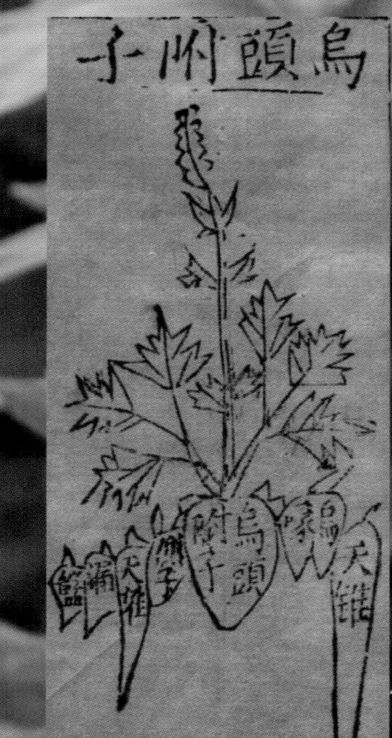

‖ **基原** ‖

据《纲目图鉴》《大辞典》《中华本草》等综合分析考证，本品为乌头 *Aconitum carmichaelii* Debx.、北乌头 *A. kusnezoffii* Reichb. 及其同属多种植物。乌头分布见本卷“附子”项下。北乌头分布于东北及河北、山西、内蒙古等地。《中药图鉴》《药典图鉴》《草药大典》收载草乌为北乌头的干燥块根。《药典》收载川乌药材为毛茛科植物乌头的干燥母根；6月下旬至8月上旬采挖，除去子根、须根及泥沙，晒干。收载草乌药材为毛茛科植物北乌头的干燥块根；秋季茎叶枯萎时采挖，除去须根和泥沙，干燥。

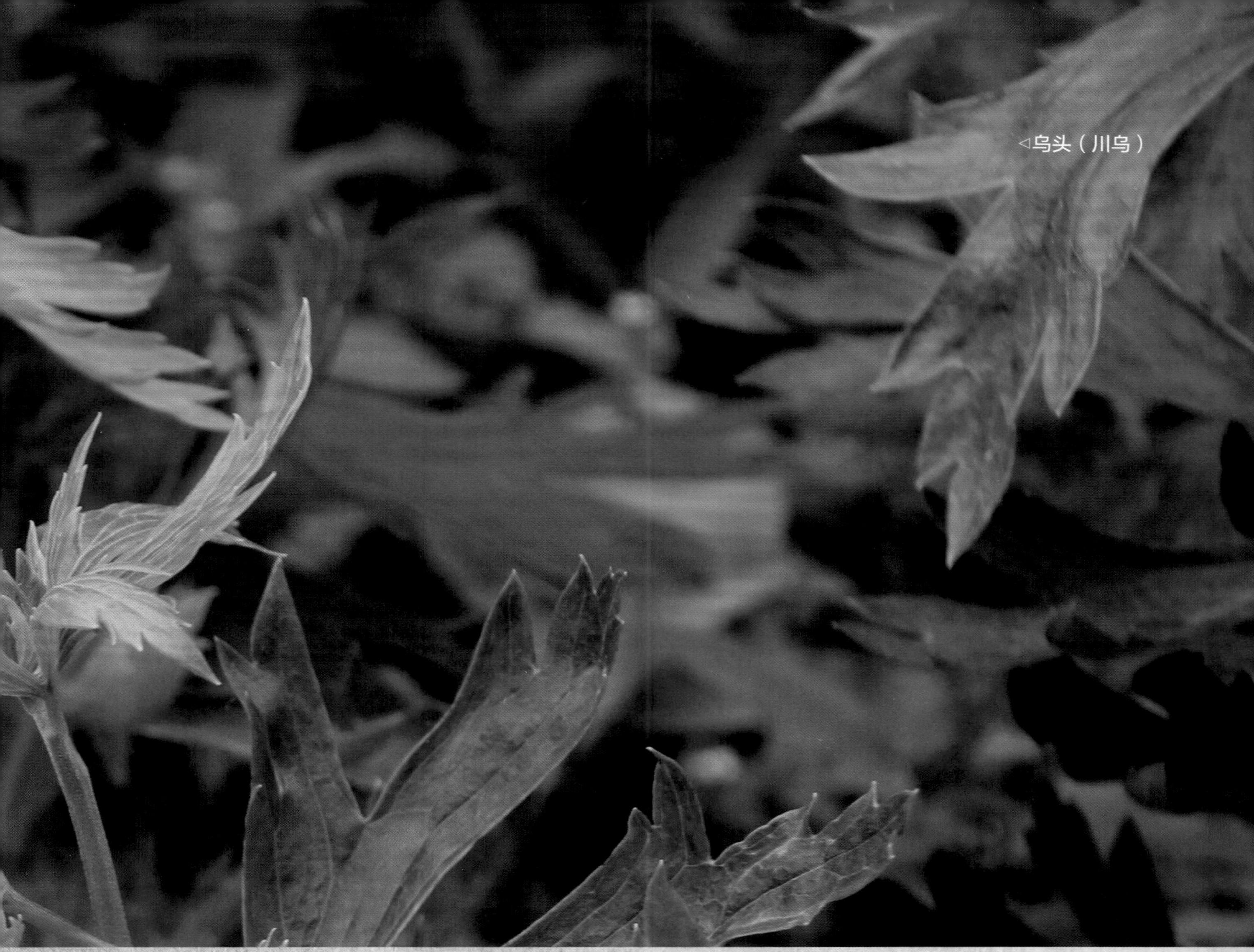

校正：并入拾遗独白草。

‖ **释名** ‖

乌喙本经　即两头尖。**草乌头**纲目**土附子**日华**奚毒**本经**耿子**吴普**毒公**吴普。又名帝秋**金鸦**纲目**苗名莨**音艮**芨**音及**堇**音近**独白草**拾遗**鸳鸯菊**纲目**汁煎名射罔。**[普曰] 乌头，形如乌之头也。有两歧相合如乌之喙者，名曰乌喙。喙即乌之口也。[恭曰] 乌喙，即乌头异名也。此有三歧者，然两歧者少。若乌头两歧者名乌喙，则天雄、附子之两歧者，复何以名之？[时珍曰] 此即乌头之野生于他处者，俗谓之草乌头，亦曰竹节乌头，出江北者曰淮乌头，日华子所谓土附子者是也。乌喙即偶生两歧者，今俗呼为两头尖，因形而名，其实乃一物也。附子、天雄之偶生两歧者，亦谓之乌喙，功亦同于天雄，非此乌头也。苏恭不知此义，故反疑之。草乌头取汁，晒为毒药，射禽兽，故有射罔之称。后魏书言辽东塞外秋收乌头为毒药射禽兽，陈藏器所引续汉五行志，言西国生独白草，煎为药，敷箭射人即死者，皆此乌头，非川乌头也。菊谱云鸳鸯菊，即乌喙苗也。

‖ **集解** ‖

[别录曰] 乌头、乌喙生朗陵山谷。正月、二月采，阴干。长三寸以上者为天雄。[普曰] 正月始生，叶厚，茎方中空，叶四四相当，与蒿相似。[弘景曰] 今采用四月，亦以八月采。捣笮茎汁，日煎为射罔。猎人以傅箭，射禽兽十步即倒，中人亦死，宜速解之。朗陵属汝南郡。[大明曰] 土附子生去皮捣，滤汁澄清，旋添晒干取膏，名为射罔，以作毒箭。[时珍曰] 处处有之，根苗花实并与川乌头相同；但此系野生，又无酿造之法，其根外黑内白，皱而枯燥为异尔，然毒则甚焉。段成式酉阳杂俎言：雀芋状如雀头，置干地反湿，湿地反干，飞鸟触之堕，走兽遇之僵。似亦草乌之类，而毒更甚也。又言：建宁郡乌勾山有牧靡草，鸟鹊误食乌喙中毒，必急食此草以解之。牧靡不知何药也。

‖ **修治** ‖

[时珍曰] 草乌头或生用，或炮用，或以乌大豆同煮熟，去其毒用。

乌头

‖ **气味** ‖

辛，温，有大毒。[别录曰] 甘，大热，大毒。[普曰] 神农、桐君、黄帝：甘，有毒。[权曰] 苦、辛，大热，有大毒。[大明曰] 味莶、辛，热，有毒。[之才曰] 莽草、远志为之使。反半夏、栝楼、贝母、白敛、白及。恶藜芦。[时珍曰] 伏丹砂、砒石。忌豉汁。畏饴糖、黑豆、冷水，能解其毒。

‖ **主治** ‖

中风恶风，洗洗出汗，除寒湿痹，咳逆上气，破积聚寒热。其汁煎之名射罔，杀禽兽。本经。**消胸上痰冷，食不下，心腹冷痰，脐间痛，不可俯仰，目中痛，不可久视。又堕胎。**别录。**主恶风憎寒，冷痰包心，肠腹疠痛，痃癖气块，齿痛，益阳事，强志。**甄权。**治头风喉痹，痈肿疔毒。**时珍。

乌喙，一名两头尖。

‖ **气味** ‖

辛，微温，有大毒。[普曰] 神农、雷公、桐君、黄帝：有毒。[权曰] 苦、辛，大热。畏恶同乌头。

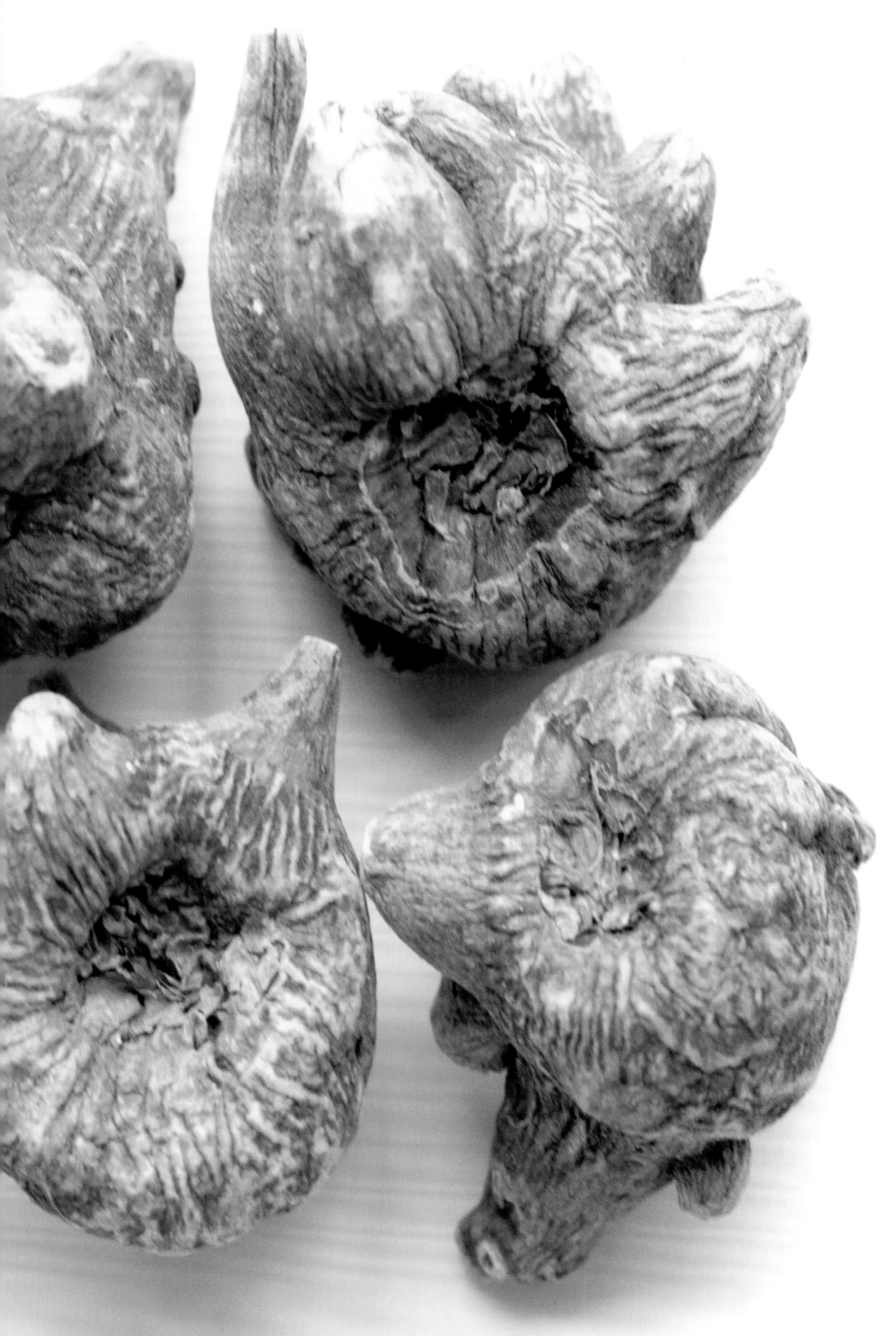

◁川乌药材

‖ **主治** ‖

风湿，丈夫肾湿阴囊痒，寒热历节，掣引腰痛，不能行步，痈肿脓结。又堕胎。别录。**男子肾气衰弱，阴汗，瘰疬岁月不消。**甄权。**主大风顽痹。**时珍。

射罔

‖ **气味** ‖

苦，有大毒。[之才曰] 温。[大明曰] 人中射罔毒，以甘草、蓝汁、小豆叶、浮萍、冷水、荠苨，皆可一味御之。

‖ **主治** ‖

尸疰癥坚，及头中风痹。别录。**瘘疮疮根，结核瘰疬毒肿及蛇咬。先取涂肉四畔，渐渐近疮，习习逐病至骨。疮有热脓及黄水，涂之；若无脓水，有生血，及新伤破，即不可涂，立杀人。**藏器。

‖ **发明** ‖

[时珍曰] 草乌头、射罔，乃至毒之药。非若川乌头、附子，人所栽种，加以酿制，杀其毒性之比。自非风顽急疾，不可轻投。甄权药性论言其益阳事，治男子肾气衰弱者，未可遽然也。此类止能搜风胜湿，开顽痰，治顽疮，以毒攻毒而已，岂有川乌头、附子补右肾命门之功哉？吾蕲郝知府自负知医，因病风癣，服草乌头、木鳖子药过多，甫入腹而麻痹，遂至不救，可不慎乎。[机曰] 乌喙形如乌嘴，其气锋锐。宜其通经络，利关节，寻蹊达径，而直抵病所。煎为射罔，能杀禽兽。非气之锋锐捷利，能如是乎？[杨清叟曰] 凡风寒湿痹，骨内冷痛，及损伤入骨，年久发痛，或一切阴疽肿毒。并宜草乌头、南星等分，少加肉桂为末，姜汁热酒调涂。未破者能内消，久溃者能去黑烂。二药性味辛烈，能破恶块，逐寒热，遇冷即消，遇热即溃。

‖ **附方** ‖

旧四，新四十八。**阴毒伤寒**生草乌头为末，以葱头蘸药纳谷道中，名提盆散。王海藏阴证略例。**二便不通**即上方，名霹雳箭。**中风瘫痪**手足颤掉，言语蹇涩。左经丸：用草乌头炮去皮四两，川乌头炮去皮二两，乳香、没药各一两，为末。生乌豆一升，以斑蝥三七个，去头翅，同煮，豆熟去蝥，取豆焙干为末。和匀，以醋面糊丸梧子大。每服三十丸，温酒下。简易方。**瘫痪**

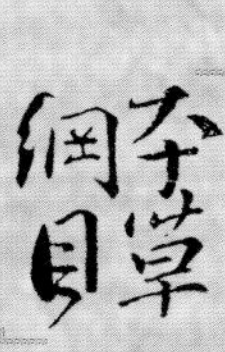

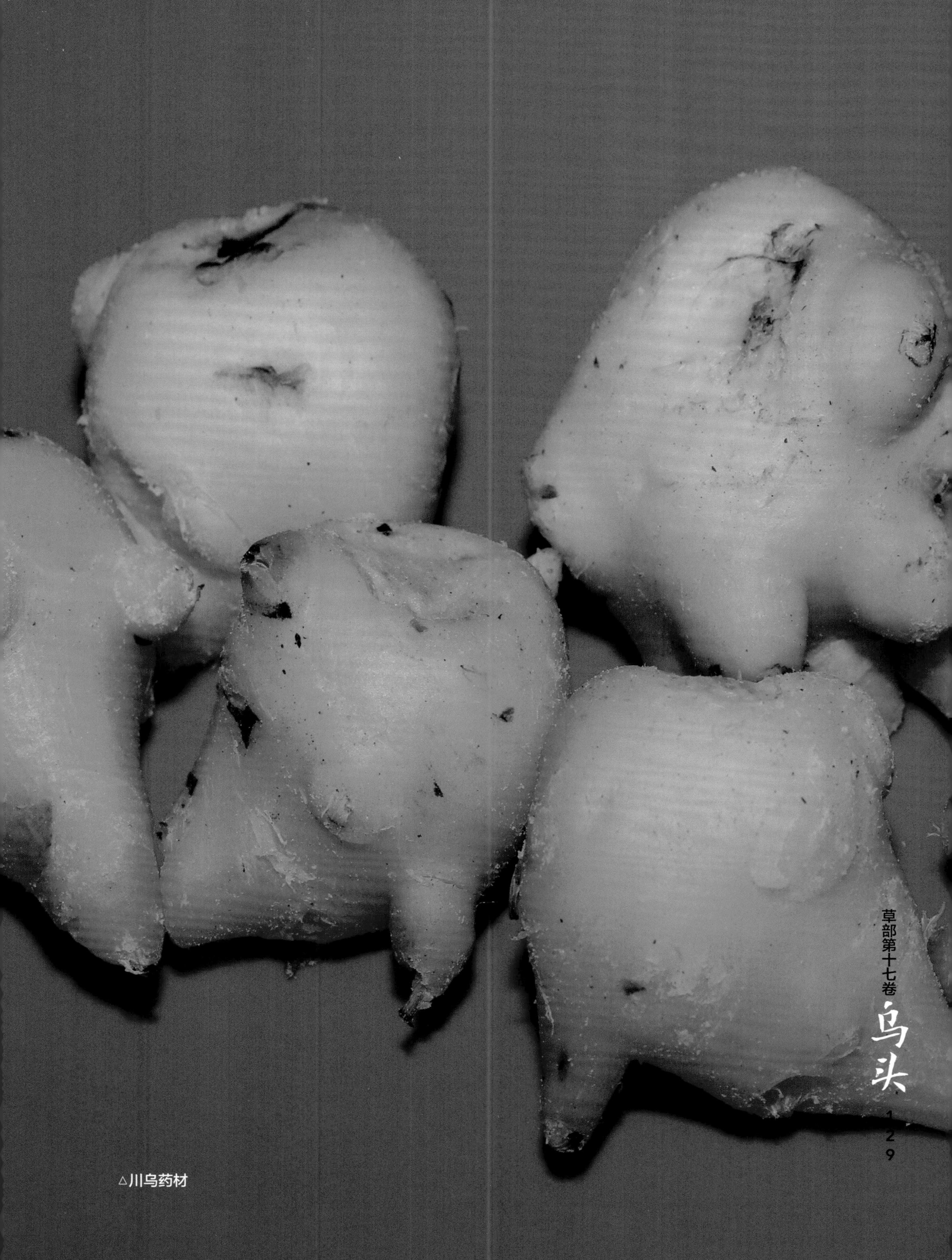
△川乌药材

顽风骨节疼痛，下元虚冷，诸风痔漏下血，一切风疮。草乌头、川乌头、两头尖各三钱，硫黄、麝香、丁香各一钱，木鳖子五个，为末。以熟蕲艾揉软，合成一处，用钞纸包裹，烧熏病处。名雷丸。孙天仁集效方。**诸风不遂**宋氏集验方用生草乌头、晚蚕沙等分，为末。取生地龙捣和，入少醋，糊丸梧子大。每服四五丸，白汤下，甚妙。勿多服，恐麻人。名鄂渚小金丹。经验济世方用草乌头四两去皮，大豆半升，盐一两，同以沙瓶煮三伏时，去豆，将乌头入木臼捣三百杵，作饼焙干为末，酒糊丸梧子大。每空心盐汤下十丸。名至宝丹。**一切顽风**神应丹：用生草乌头、生天麻各洗等分，擂烂绞汁倾盆中。砌一小坑，其下烧火，将盆放坑上。每日用竹片搅一次，夜则露之。晒至成膏，作成小铤子。每一铤分作三服，用葱、姜自然汁和好酒热服。乾坤秘韫。**一切风证**不问头风痛风，黄鸦吊脚风痹。生淮乌头一斤，生川乌头一枚，生附子一枚，并为末。葱一斤，姜一斤，擂如泥，和作饼子。以草铺盘内，加楮叶于上，安饼于叶上，又铺草叶盖之。待出汗黄一日夜，乃晒之，舂为末，以生姜取汁煮面糊和丸梧子大。初服三十丸，日二服。服后身痹汗出即愈。避风。乾坤秘韫。**破伤风病**寿域方用草乌头为末，每以一二分温酒服之，出汗。儒门事亲方：用草乌尖、白芷，并生研末。每服半钱，冷酒一盏，入葱白一根，同煎服。少顷以葱白热粥投之，汗出立愈。**年久麻痹**或历节走气，疼痛不仁，不拘男女。神授散：用草乌头半斤，去皮为末。以袋一个，盛豆腐半袋，入乌末在内，再将豆腐填满压干，入锅中煮一夜，其药即坚如石，取出晒干为末，每服五分。冷风湿气，以生姜汤下；麻木不仁，以葱白汤下之。活人心统。**风湿痹木**黑神丸：草乌头连皮生研、五灵脂等分，为末，六月六日滴水丸弹子大。四十岁以下分六服，病甚一丸作二服，薄荷汤化下，觉微麻为度。本事方。**风湿走痛**黑弩箭丸：用两头尖、五灵脂各一两，乳香、没药、当归三钱，为末，醋糊丸梧子大。每服十丸至三十丸，临卧温酒下。忌油腻、湿面。孕妇勿服。瑞竹堂方。**腰脚冷痛**乌头三个，去皮脐，研末，醋调贴，须臾痛止。十便良方。**膝风作痛**草乌、细辛、防风等分，为末，掺靴袜中，及安护膝内，能除风湿健步。扶寿方。**远行脚肿**草乌、细辛、防风等分，为末，掺鞋底内。如草鞋，以水微湿掺之。用之可行千里，甚妙。经验。**脚气掣痛**或胯间有核。生草乌头、大黄、木鳖子作末，姜汁煎茶调贴之。又法：草乌一味为末，以姜汁或酒糟同捣贴之。永类方。**湿滞足肿**早轻晚重。用草乌头一两，以生姜一两同研，交感一宿。苍术一两，以葱白一两同研，交感一宿。各焙干为末，酒糊丸梧子大。每服五十丸，酒下。艾元英如宜方。**除风去湿**治脾胃虚弱，久积冷气，饮食减少。用草乌头一斤，苍术二斤，以去白陈皮半斤，生甘草四两，黑豆三升，水一石，同煮干，只拣乌、术晒焙为末，酒糊丸梧子大，焙干收之。每空心温酒下二三十丸，觉麻即渐减之。名乌术丸。集简方。**偏正头风**草乌头四两，川芎䓖四两，苍术半斤，生姜四两，连须生葱一把，捣烂，同入瓷瓶封固埋土中。春五、夏三、秋五、冬七日，取出晒干。拣去葱、姜，为末，醋面糊和丸梧子大。每服九丸，临卧温酒下，立效。戴古渝经验方。**久患头风**草乌头尖生用一分，赤小豆三十五粒，麝香一字，为末。每服半钱，薄荷汤冷服。更随左右嗃鼻。指南方。**风痰头痛**体虚伤风，停聚痰饮，上厥头痛，或偏或正。草乌头炮去皮尖半两，川乌头生去皮尖一两，藿香半两，乳香三皂子大，为末。每服二钱，薄荷姜汤下，食后服。陈言三因方。**女人头痛**血风证。草乌头、栀子等分，为末。自然葱汁，随左右调涂太阳及额上，勿过眼，避风。济生方。**脑泄臭秽**草乌去皮半两，苍术一两，川芎二两，并生研末，面糊丸绿豆大。每服十丸，茶下。忌一切热物。圣济总录。**耳鸣耳痒**如流水及风声，不治成聋。用生乌头掘得，乘湿削如枣核大，塞之。日易二次。不过三日愈。千金方。**喉痹口噤**不开欲死。草乌头、皂荚等分，为末，入麝香少许。擦牙并搐鼻，牙关自开也。济生方用草乌尖、石胆等分，为末。每用一钱，醋煮皂荚汁，调稀扫入肿上，流涎数次，其毒即破也。**虚壅口疮**满口连舌者。草乌一个，南星一个，生姜一大块，为末，睡时以醋调涂手心足心。或以草乌头、吴茱萸等分，为末，蜜调涂足心。本事方。**疳蚀口鼻**穿透者。草乌头烧灰，入麝香等分，为末贴之。**风虫牙痛**草乌炒黑一两，细辛一钱，为末揩之，吐出涎。一方：草乌、食盐同炒黑，掺之。海上方。**寒气心疝**三十年者。射罔、食茱萸等分，为末，蜜丸麻子大。每酒下二丸，日三服。刘国英所秘之方。范汪东阳方。**寒疟积疟**巴豆一枚去心皮，射罔如巴豆大，大枣去皮一枚，捣成丸梧子大。清旦、先发时各服一丸，白汤下。肘后方。**脾寒厥疟**先寒后热，名寒疟；但寒不热，面色黑者，名厥疟；寒多热少，面黄腹痛，名脾疟，三者并宜服此。贾耘老用之二十年，累试有效。不蛀草乌头削去皮，沸汤泡二七度，以盏盖良久，切焙研，稀糊丸梧子大。每服三十丸，姜十片，枣三枚，葱三根，煎汤清早服，以枣压之。如人行十里许，再一服。绝勿饮汤，便不发也。苏东坡良方。**腹中癥结**害妨饮食，羸瘦。射罔二两，椒三百粒，捣末，鸡子白和丸麻子大。每服一丸，渐至三丸，以愈为度。肘后方。**水泄寒痢**大草乌一两，以一半生研，一半烧灰，醋糊和丸绿豆大。每服七丸，井华水下。忌生冷鱼肉。十便良方。**泄痢注下**三神丸：治清浊不分，泄泻注下，或赤或白，腹脐刺痛，里急后重。用草乌头三个去皮尖，以一个火炮，一个醋煮，一个烧灰，为末，醋糊丸绿豆大。每服二十丸，水泻流水下，赤痢甘草汤下，白痢姜汤下。忌鱼腥生冷。和剂局方。**结阴下血**腹痛。草乌头，蛤粉炒，去皮脐切，一两；茴香炒三两。每用三钱，水一盏，入盐少许，煎八分，去滓，露一夜，五更冷服。圣济录。**老人遗尿**不知出者。草乌头一两，童便浸七日，去皮，同盐炒为末，酒糊丸绿豆大。每服二十丸，盐汤下。普济。**内痔不出**草乌为末，津调点肛门内，痔即反出，乃用枯痔药点之。外科集验方。**疔毒初起**草乌头七个，川乌头三个，杏仁九个，飞罗面一两，为末。无根水调搽，留门以纸盖之，干则以水润之。唐瑶经验方。**疔毒恶肿**生乌头切片，醋熬成膏，摊贴。次日根出。又方：两头尖一两，巴豆四个，捣贴。疔自拔出。普济方。**疔疮发背**草乌头去皮为末，用葱白连须和捣，丸豌豆大，以雄黄为衣。每服一丸，先将葱一根细嚼，以热酒送下。或有恶心呕三四口，用冷水一口止之。即卧，以被厚盖，汗出为度。亦治头风。乾坤秘韫。**恶毒诸疮**及发背、疔疮、便毒等证。二乌膏：用草乌头、川乌头，于瓦上以井华水磨汁涂之。如有口，即涂四边。干再上。亦可单用草乌磨醋涂之。永类方。**大风癣疮**遍身黑色，肌体麻木，痹痛不常。草乌头一斤，刮洗去皮极净，摊干。以清油四两，盐四两，同入铫内，炒令深黄色。倾出剩油，只留盐并药再炒，令黑烟出为度。取一枚擘破，心内如米一点白者始好，白多再炒。乘热杵罗为末，醋面糊丸梧子大。每服三十丸，空心温酒下。草乌性毒难制，五七日间，以黑豆煮粥食解其毒。继洪澹寮方。**遍身生疮**阴囊两脚尤甚者。草乌一两，盐一两，化水浸一夜，炒赤为末。猪腰子一具，去膜煨熟，竹刀切捣，醋糊丸绿豆大。每服三十丸，空心盐汤下。澹寮方。**一切诸疮**未破者。草乌头为末，入轻粉少许，腊猪油和搽。普济方。**瘰疬初作**未破，作寒热。草乌头半两，木鳖子二个，以米醋磨细，入捣烂葱头、蚯蚓粪少许，调匀傅上，以纸条贴，令通气孔，妙。医林正宗。**马汗入疮**肿痛，急疗之，迟则毒深。以生乌头末傅疮口，良久有黄水出，即愈。灵苑方。**蛇蝎螫人**射罔傅之，频易，血出愈。梅师方。**中沙虱毒**射罔傅之佳。千金。

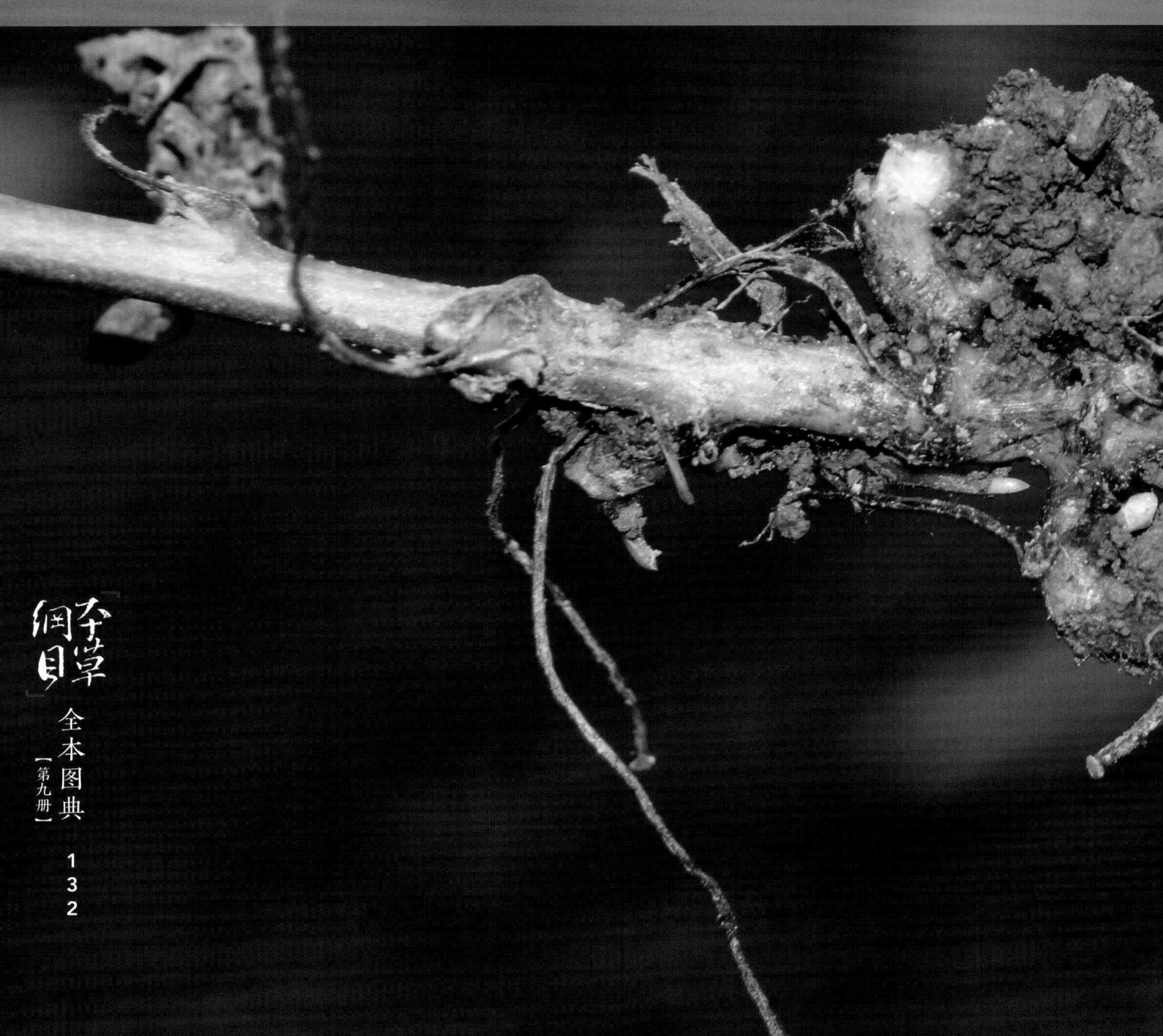

◁乌头

白附子

《别录》下品

‖ **基原** ‖

据《纲目图鉴》《中华本草》《中药志》等综合分析考证，本品为毛茛科植物黄花乌头 *Aconitum coreanum* (Lévl.) Rapaic，药材称“关白附”。分布于吉林、辽宁、河北北部等地。但《中华本草》《中药志》《大辞典》《中药图鉴》收载本品为天南星科植物独角莲 *Typhonium giganteum* Engl.，药材即现今之白附子；分布于吉林、辽宁、河北等地。《药典》收载白附子药材为天南星科植物独角莲的干燥块茎；秋季采挖，除去须根和外皮，晒干。《药典》四部收载生关白附药材为毛茛科植物黄花乌头的干燥块根。

▷独角莲（*Typhonium giganteum*）

‖**释名**‖

见后发明下。

‖**集解**‖

[别录曰] 白附子生蜀郡。三月采。[弘景曰] 此物久绝，无复真者。[恭曰] 本出高丽，今出凉州以西，蜀郡不复有。生砂碛下湿地，独茎似鼠尾草，细叶周匝，生于穗间，根形似天雄。[珣曰] 徐表南州异物记云：生东海、新罗国及辽东。苗与附子相似。[时珍曰] 根正如草乌头之小者，长寸许，干者皱文有节。

‖**气味**‖

辛、甘，大温，有小毒。[保升曰] 甘、辛，温。[大明曰] 无毒。[珣曰] 小毒。入药炮用。[杲曰] 纯阳。引药势上行。

‖**主治**‖

心痛血痹，面上百病，行药势。别录。**中风失音，一切冷风气，面皯瘢疵。**大明。**诸风冷气，足弱无力，疥癣风疮，阴下湿痒，头面痕，入面脂用。**李珣。**补肝风虚。**好古。**风痰。**震亨。

‖**发明**‖

[时珍曰] 白附子乃阳明经药，因与附子相似，故得此名，实非附子类也。按楚国先贤传云：孔休伤颊有瘢。王莽赐玉屑白附子香，与之消瘢。

‖**附方**‖

新十二。**中风口㖞**半身不遂。牵正散：用白附子、白僵蚕、全蝎并等分，生研为末。每服二钱，热酒调下。杨氏家藏方。**小儿暑风**暑毒入心，痰塞心孔，昏迷搐搦，此乃危急之证，非此丸生料瞑眩之剂不能伐之。三生丸：用白附子、天南星、半夏，并去皮，等分，生研，猪胆汁和丸黍米大。量儿大小，以薄荷汤下。令儿侧卧，呕出痰水即苏。全幼

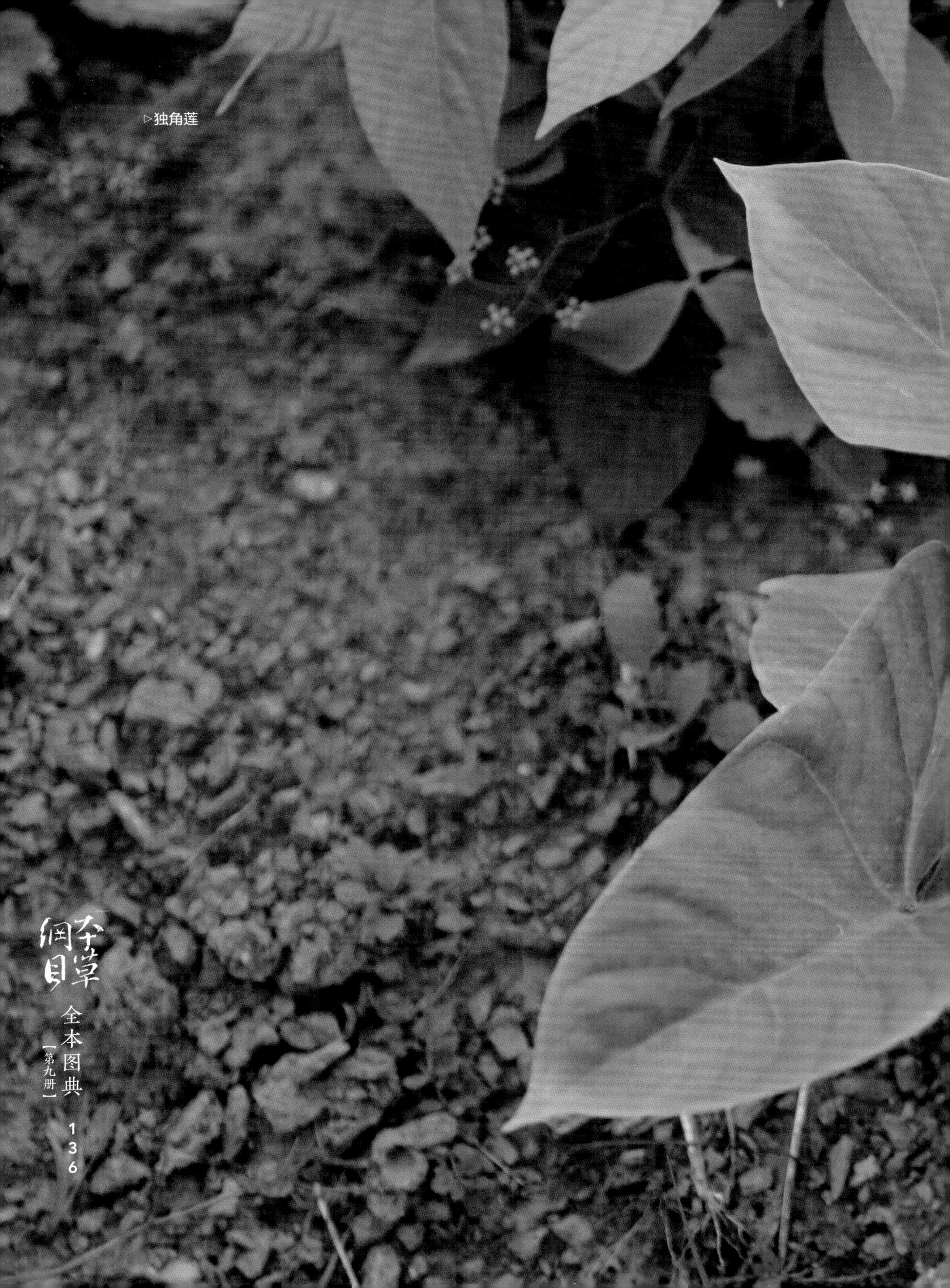

▷独角莲

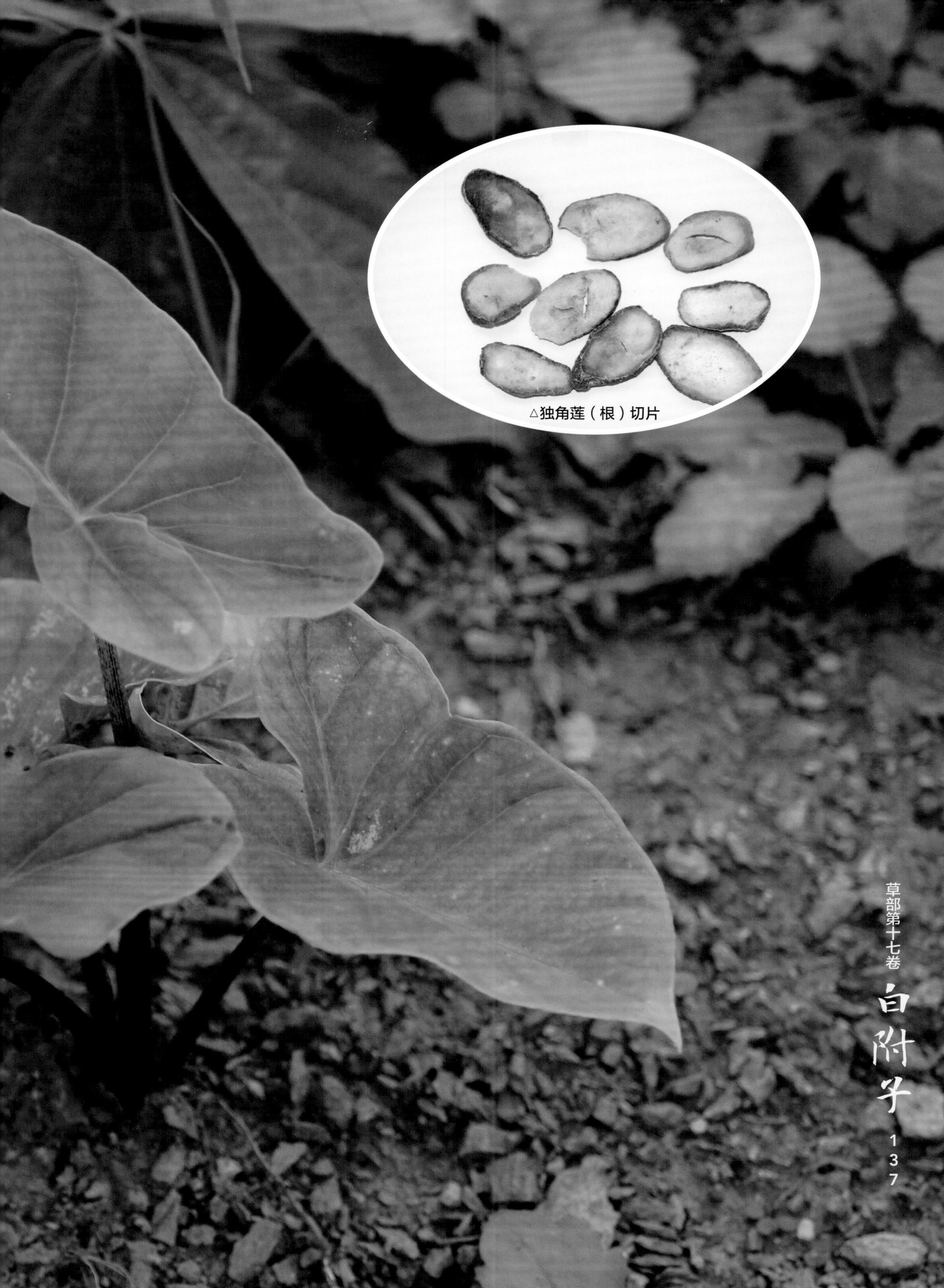

△独角莲（根）切片

白附子

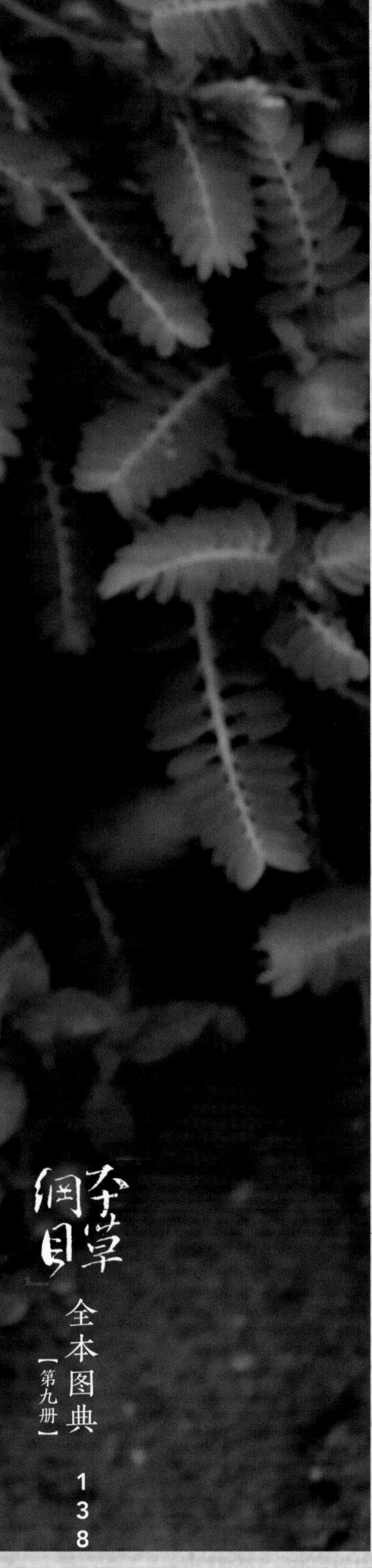

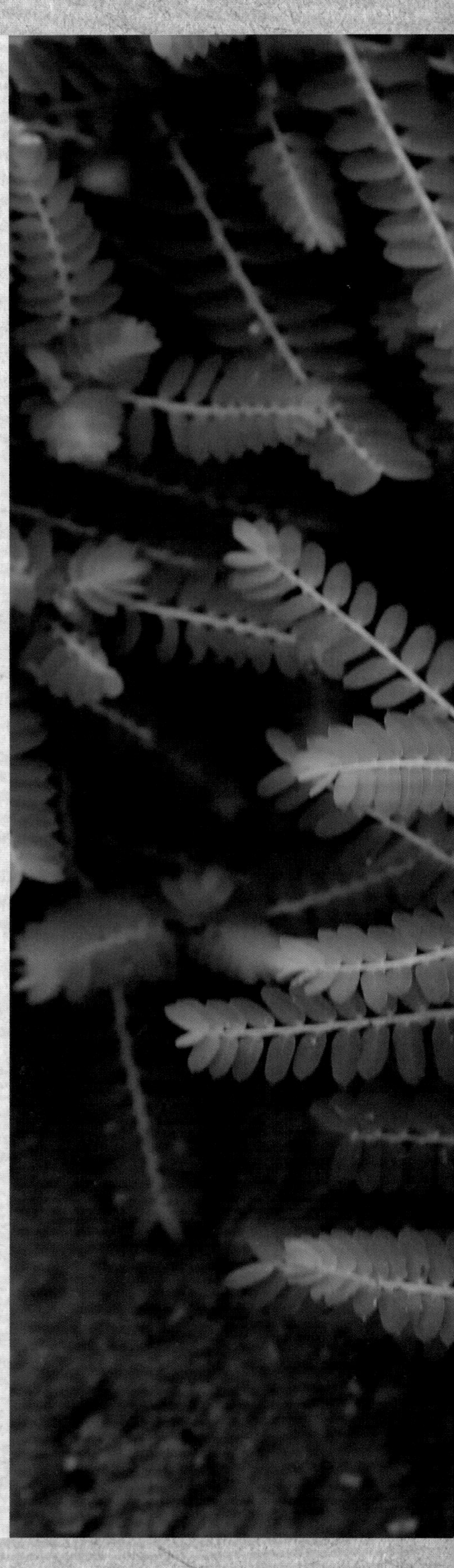

心鉴。**风痰眩运**头痛气郁，胸膈不利。白附子炮去皮脐半斤，石膏煅红半斤，朱砂二两二钱半，龙脑一钱，为末，粟米饭丸小豆大。每服三十丸，食后茶酒任下。御药院方。**偏正头风**白附子、白芷、猪牙皂角去皮，等分为末。每服二钱，食后茶清服，仰卧少顷。普济本事方。**痰厥头痛**白附子、天南星、半夏等分，生研为末，生姜自然汁浸，蒸饼丸绿豆大。每服四十丸，食后姜汤下。济生方。**赤白汗斑**白附子、硫黄等分，为末，姜汁调稀，茄蒂蘸擦，日数次。简便方。**面上皯黵**白附子为末，卧时浆水洗面，以白蜜和涂纸上，贴之。久久自落。卫生易简方。**耳出脓水**白附子炮、羌活一两，为末。猪羊肾各一个，每个入末半钱，湿纸包煨熟，五更食，温酒下。圣济录。**喉痹肿痛**白附子末、枯矾等分，研末，涂舌上，有涎吐出。圣惠方。**偏坠疝气**白附子一个，为末，津调填脐上，以艾灸三壮或五壮，即愈。杨起简便方。**小儿吐逆**不定，虚风喘急。白附子、藿香等分，为末。每米饮下半钱。保幼大全方。**慢脾惊风**白附子半两，天南星半两，黑附子一钱，并炮去皮，为末。每服二钱，生姜五片，水煎服。亦治大人风虚，止吐化痰。宣和间，真州李博士用治吴内翰女孙甚效。康州陈侍郎病风虚极昏，吴内翰令服三四服，即愈。杨氏家藏。

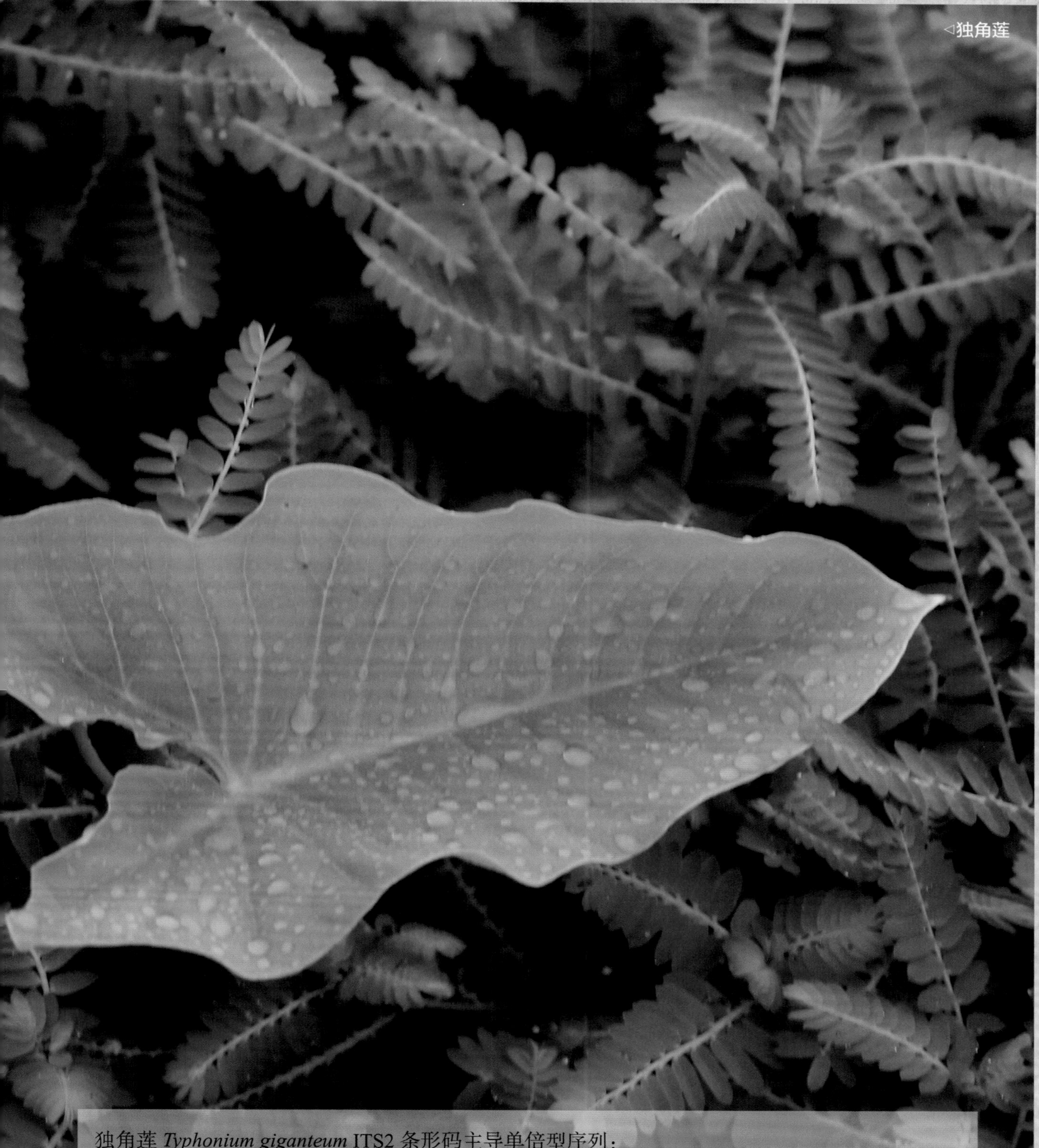

◁独角莲

独角莲 *Typhonium giganteum* ITS2 条形码主导单倍型序列：

```
1   CGCCCCACAT CGCTCCCCGA CCCCCACCCC CCCTTACAAG GGGACACACG CGTGTGGGAC GAGAGATGCG GAGATTGGCC
81  CACCGTGCAC CAGCGCGGCG GGTTGAAGAA CTCGGCCCTC CCGCCGGGCG ACTAACGGCG AGTGGTGGAC GACGCTCATC
161 GTCGCCGTGG CGCACGCCCG CGCACAAGGA TGGACCGACC ATAAGGAACC CAGTCATCGG AGAGAACGGC CGTATCTAAG
241 ATAAGGTCGC TCTTCGACCG
```

虎掌天南星

《本经》下品宋《开宝》

虎掌天南星

‖ **基原** ‖

据《纲目图鉴》《中华本草》《纲目彩图》《药典图鉴》《中药图鉴》《中药志》等综合分析考证，“虎掌”应为天南星科半夏属植物虎掌 *Pinellia pedatisecta* Schott，而“天南星”应是天南星属（*Arisaema*）植物，包括天南星（一把伞南星）*Arisaema erubescens* (Wall.) Schott、异叶天南星 *A. heterophyllum* Bl.、东北天南星 *A. amurense* Maxim.。虎掌分布于华北、华东、中南、西南及陕西等地；天南星分布于除东北、内蒙古和新疆以外的大部分地区，异叶天南星分布于全国大部分地区（西北和西藏以外），东北天南星分布于东北、华北及陕西、宁夏、山东、江苏、河南等地。《药典》收载天南星药材为天南星科植物天南星、异叶天南星或东北天南星的干燥块茎；秋、冬二季茎叶枯萎时采挖，除去须根及外皮，干燥。

△虎掌（*Pinellia pedatisecta*）

‖ **释名** ‖

虎膏纲目**鬼蒟蒻**日华。[恭曰] 其根四畔有圆牙，看如虎掌，故有此名。[颂曰] 天南星即本草虎掌也，小者名由跋。古方多用虎掌，不言天南星。南星近出唐人中风痰毒方中用之，乃后人采用，别立此名尔。[时珍曰] 虎掌因叶形似之，非根也。南星因根圆白，形如老人星状，故名南星，即虎掌也。苏颂说甚明白。宋开宝不当重出南星条，今并入。

‖ **集解** ‖

[别录曰] 虎掌生汉中山谷及冤句。二月、八月采，阴干。[弘景曰] 近道亦有。形似半夏，但大而四边有子如虎掌。今用多破作三四片。方药不甚用也。[恭曰] 此是由跋宿根。其苗一茎，茎头一叶，枝丫挟茎。根大者如拳，小者如鸡卵，都似扁柿。四畔有圆牙，看如虎掌。由跋是新根，大如半夏二三倍，四畔无子牙。陶说似半夏，乃由跋也。[保升曰] 茎头有八九叶，花生茎间。[藏器曰] 天南星生安东山谷，叶如荷，独茎，用根。[颂曰] 虎掌今河北州郡有之。初生根如豆大，渐长大似半夏而扁，年久者根圆及寸，大者如鸡卵。周匝生圆牙三四枚或五六枚。三四月生苗，高尺余。独茎上有叶如爪，五六出分布，尖而圆。一窠生七八茎，时出一茎作穗，直上如鼠尾。中生一叶如匙，裹茎作房，旁开一口，上下尖。中有花，微青褐色。结实如麻子大，熟即白色，自落布地，一子生一窠。九月苗残取根。今冀州人菜圃中种之，呼为天南星。又曰：天南星，处处平泽有之。二月生苗，似荷梗，其茎高一尺以来。叶如蒟蒻，两枝相抱。五月开花似蛇头，黄色。七月结子作穗似石榴子，红色。二月、八月采根，似芋而圆扁，与蒟蒻相类，人多误采，了不可辨。但蒟蒻茎斑花紫，南星根小，柔腻肌细，炮之易裂，为可辨尔。南星即本经虎

天南星 *Arisaema erubescens* ITS2 条形码主导单倍型序列：

```
1   CGCCCCGCGT CGCTCCCTGA CCCCCCATCT CACAGAGTGC GGGGGTGAGG GATGCGGAGA TTGGCCCACC GTGCACGTGC
81  GCGGCAGGCT GAAGAACTCG GCCCTCCTGC CGGGCGATTA ACGGCGAGTG GTGGACGATG GTCATCGTCG CTGTGCCCGC
161 GCGCAAGGAT GGGCCGACCG TGAGGAACCC AGTCATCGGA GAGAATAAAC GCCTATATCT TCTTATGATA GGGTGGTATC
241 TCTTCGATCG
```

异叶天南星 *Arisaema heterophyllum* ITS2 条形码主导单倍型序列：

```
1   CGCCCCACGT CGCTCCCTGA CCCCCCCCAC AAAGTGCGGG GTGAGGGATG CGGAGATTGG CCCATCGTGC ACGTGCGCGG
81  TAGGCTGAAG AACTCGGCCC TCCTGCTGGG CGATTAACGG TGAGTGGTGG ACGACGCTCA TCGTCGCCGT GGCGCACCCC
161 CGTGCGCAAG GATGGGCTGA TCGTGAGAAA CCCAGTCATC GGAGAGAACG ACCATACTTT AAGATGAGGT AGCTCTTTGA
241 TTG
```

东北天南星 *Arisaema amurense* ITS2 条形码主导单倍型序列：

```
1   CGCCCCGCGT CGCTCCCTGA CCCCCCACAG AGTGTGGTGG GGTGAGGGAT GCGGAGATTG GCCCACCGTG CACGTGCGCG
81  GCAGGCTGAA GAACTCAGCC CTCCTGTCGG GCGATTAACG GCGAGTGGTG GACAATGCTC ATCGTCGCCG TAGTGCACGC
161 CCGTGCGCAA GGATGGGTTG ACCGTGAGGA ACCCAATCAT CGGAGAGCCC TGCTCATATC TTAAGGATAG GGTAGCTCTT
241 CGATCG
```

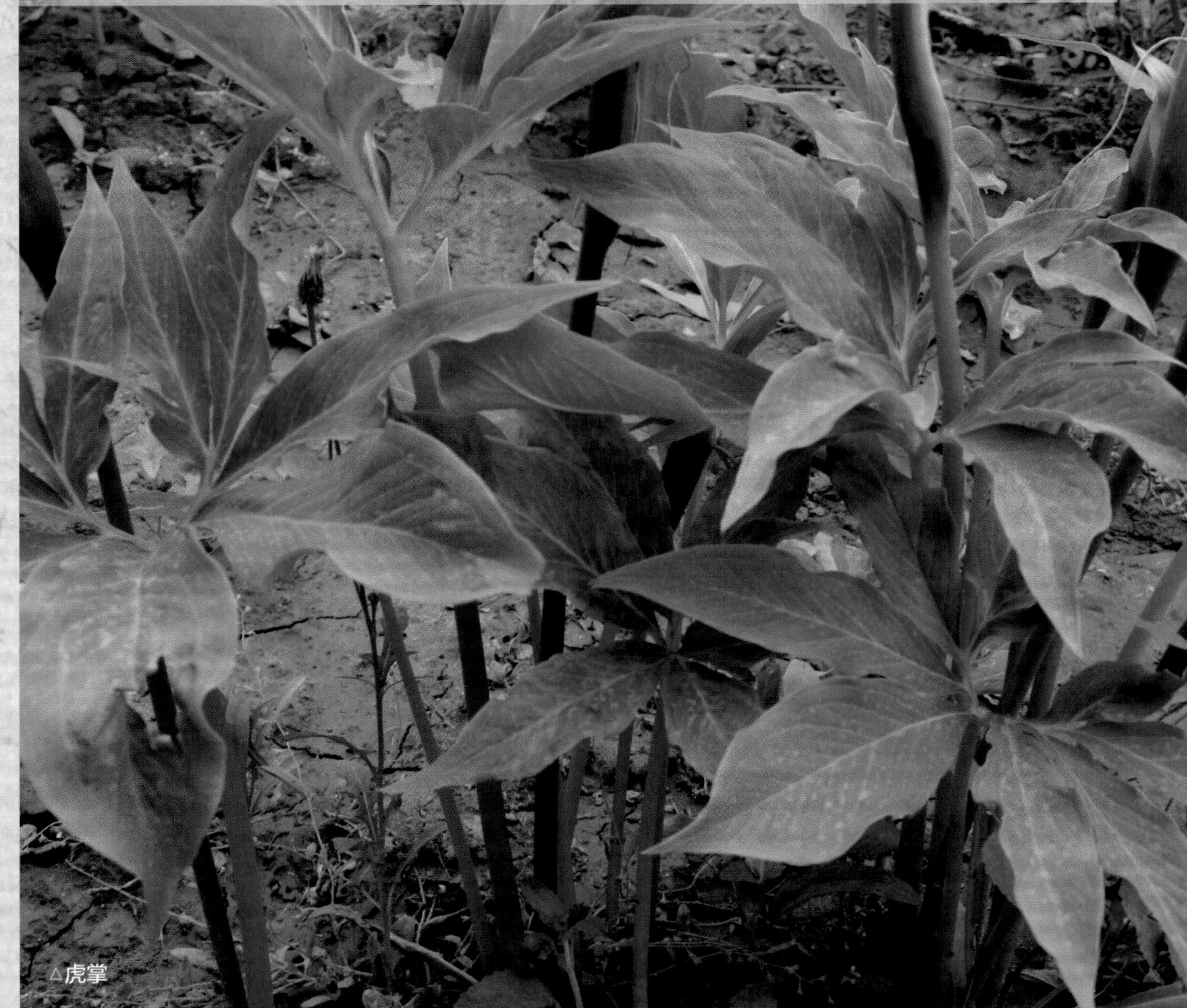

△虎掌

掌也。大者四边皆有牙子，采时削去之。江州一种草，叶大如掌，面青背紫，四畔有牙如虎掌，生三四叶为一本，冬青，不结花实，治心疼寒热积气，亦与虎掌同名，故附见之。[时珍曰] 大者为虎掌、南星，小者为由跋，乃一种也。今俗又言大者为鬼臼，小者为南星，殊为谬误。

‖ **修治** ‖

[颂曰] 九月采虎掌根，去皮脐，入器中汤浸五七日，日换三四遍，洗去涎，暴干用。或再火炮裂用。[时珍曰] 凡天南星须用一两以上者佳。治风痰，有生用者，须以温汤洗净，仍以白矾汤，或入皂角汁，浸三日夜，日日换水，暴干用。若熟用者，须于黄土地掘一小坑，深五六寸，以炭火烧赤，以好酒沃之。安南星于内，瓦盆覆定，灰泥固济，一夜取出用。急用，即以湿纸包，于塘灰火中炮裂也。一法：治风热痰，以酒浸一宿，桑柴火蒸之，常洒酒入甑内，令气猛。一伏时取出，竹刀切开，味不麻舌为熟。未熟再蒸，至不麻乃止。脾虚多痰，则以生姜渣和黄泥包南星煨熟，去泥焙用。造南星曲法：以姜汁、矾汤，和南星末作小饼子，安篮内，楮叶包盖，待上黄衣，乃取晒收之。造胆星法：以南星生研末，腊月取黄牯牛胆汁和剂，纳入胆中，系悬风处干之。年久者弥佳。

‖ **气味** ‖

苦，温，有大毒。[别录曰] 微寒。[普曰] 虎掌：神农、雷公：苦，有毒。岐伯、桐君：辛，有毒。[大明曰] 辛烈，平。[杲曰] 苦、辛，有毒。阴中之阳，可升可降，乃肺经之本药。[震亨曰] 欲其下行，以黄檗引之。[之才曰] 蜀漆为之使。恶莽草。[大明曰] 畏附

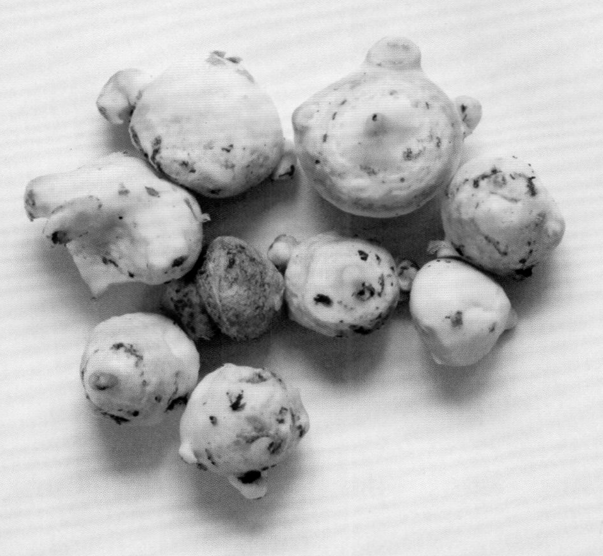

△虎掌（去皮块茎）

子、干姜、生姜。[时珍曰] 得防风则不麻，得牛胆则不燥，得火炮则不毒。生能伏雄黄、丹砂、焰消。

‖ **主治** ‖

心痛，寒热结气，积聚伏梁，伤筋痿拘缓，利水道。本经。**除阴下湿，风眩。**别录。**主疝瘕肠痛，伤寒时疾，强阴。**甄权。**天南星：主中风麻痹，除痰下气，利胸膈，攻坚积，消痈肿，散血堕胎。**开宝。**金疮折伤瘀血，捣傅之。藏器。蛇虫咬，疥癣恶疮。**大明。**去上焦痰及眩运。**元素。**主破伤风，口噤身强。**李杲。**补肝风虚，治痰功同半夏。**好古。**治惊痫，口眼㖞斜，喉痹，口舌疮糜，结核，解颅。**时珍。

‖ **发明** ‖

[时珍曰] 虎掌、天南星，乃手足太阴脾肺之药。味辛而麻，故能治风散血；气温而燥，故能胜湿除涎；性紧而毒，故能攻积拔肿而治口㖞舌糜。杨士瀛直指方云：诸风口噤，宜用南星，更以人参、石菖蒲佐之。

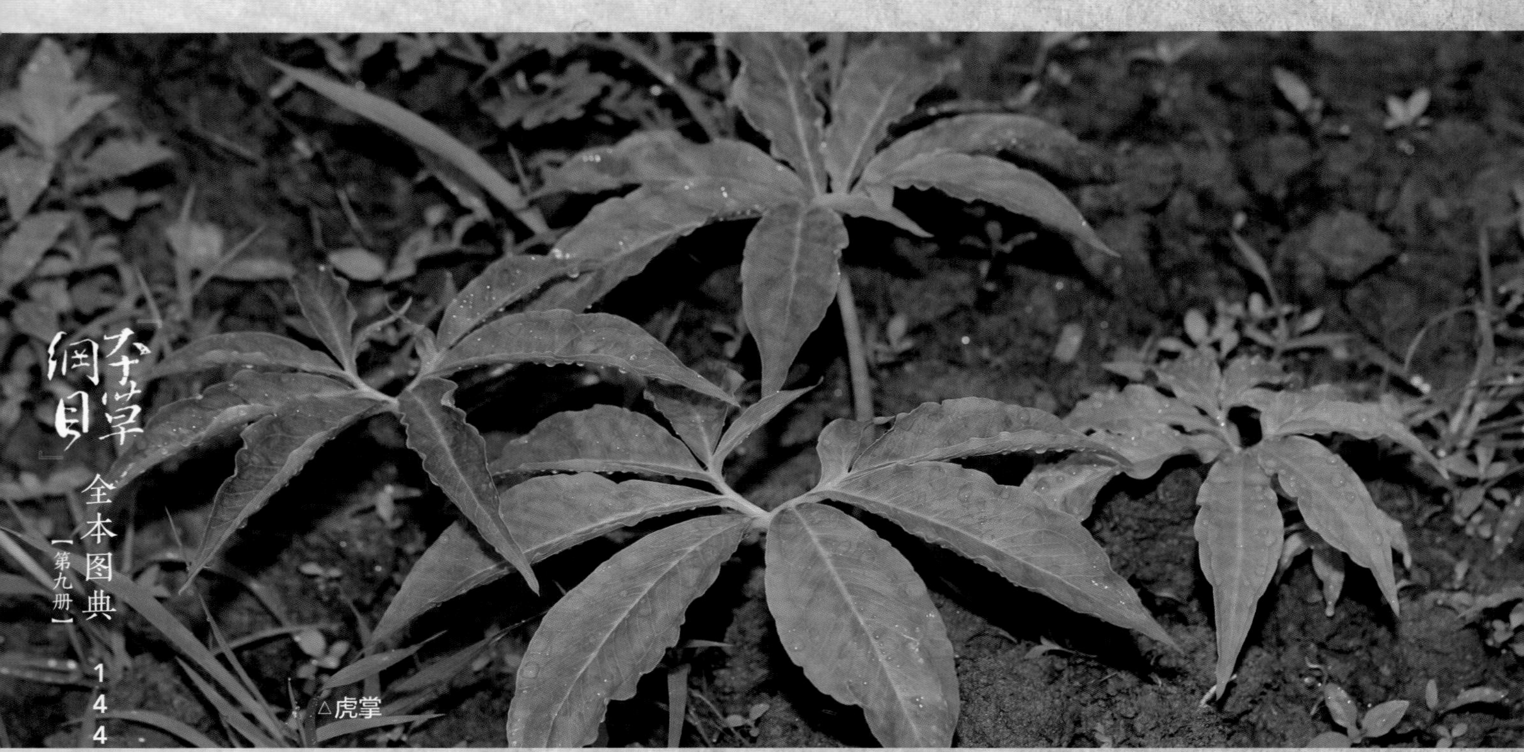
△虎掌

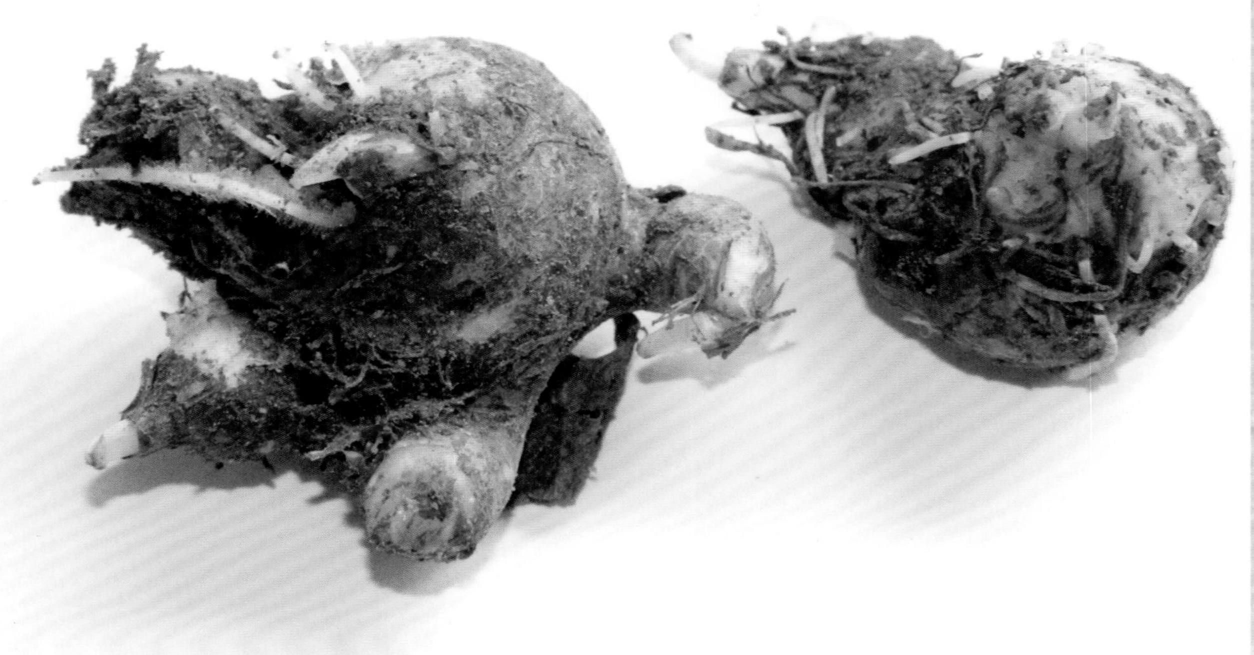
△虎掌（块茎）

‖**附方**‖

旧十，新二十九。**中风口噤**目瞑，无门下药者。开关散：用天南星为末，入白龙脑等分，五月五日午时合之。每用中指点末，揩齿三二十遍，揩大牙左右，其口自开。又名破棺散。经验方。**诸风口噤**天南星炮剉，大人三钱，小儿三字，生姜五片，苏叶一钱，水煎减半，入雄猪胆汁少许，温服。仁斋直指方。**小儿口噤**牙关不开。天南星一枚，煨熟，纸裹斜包，剪一小孔，透气于口中，牙关自开也。一方：用生南星同姜汁擦之，自开。**小儿惊风**坠涎散：用天南星一两重一个，换酒浸七伏时，取出安新瓦上，周回炭火炙裂，合湿地出火毒，为末，入朱砂一分。每服半钱，荆芥汤调下。每日空心一服，午时一服。经验方。**吐泻慢惊**天王散：治小儿吐泻，或误服冷药，脾虚生风痰慢惊。天南星一个，重八九钱者，去脐。黄土坑深三寸，炭火五斤，煅赤，入好酒半盏。安南星在内，仍架炭三条在上，候发裂取剉，再炒熟为末，用五钱。天麻煨熟研末一钱，麝香一字，和匀。三岁小儿用半钱，以生姜、防风煎汤调下。亦治久嗽恶心。钱乙小儿方。**风痫痰迷**坠痰丸：用天南星九蒸九晒，为末，姜汁面糊丸梧子大。每服二十丸，人参汤下。石菖蒲、麦门冬汤亦可。卫生宝鉴。**小儿痫喑**痫后喑不能言。以天南星湿纸包煨，为末。雄猪胆汁调服二字。全幼心鉴。**治痫利痰**天南星煨香一两，朱砂一钱，为末，猪心血丸梧子大。每防风汤化下一丸。普济方。**口眼㖞斜**天南星生研末，自然姜汁调之。左贴右，右贴左。仁存方。**角弓反张**南星、半夏等分，为末。姜汁、竹沥灌下一钱。仍灸印堂。摘玄方。**破伤中风**胡氏夺命散，又名玉真散，治打扑金刃伤，及破伤风伤湿，发病强直如痫状者。天南星、防风等分，为末。水调敷疮，出水为妙。仍以温酒调服一钱。已死心尚温者，热童便调灌二钱。斗殴内伤坠压者，酒和童便连灌三服，即苏。亦可煎服。三因方。**破伤风疮**生南星末，水调涂疮四围，水出有效。普济方。**妇人头风**攻目作痛。天南星一个，掘地坑烧赤，安药于中，以醋一盏沃之，盖定勿令透气，候冷研末。每服一字，以酒调下。重者半钱。千金方。**风痰头痛**不可忍。天南星一两，荆芥叶一两，为末，姜汁糊丸梧子大。每食后姜汤下二十丸。又上清丸：用天南星、茴香等分，生研末，盐醋煮面糊丸。如上法服。并出经效济世方。**风痰头运**目眩，吐逆烦懑，饮食不下。玉壶丸：用生南星、生半夏各一两，天麻半两，白面三两，为末，水丸梧子大。每服三十丸，以水先煎沸，入药煮五七沸，漉出放温，以姜汤吞之。惠民和剂局方。**脑风流涕**邪风入脑，鼻内结硬，遂流髓涕。大白南星切片，沸汤泡二次，焙干。每用二钱，枣七个，甘草五分，同煎服。三四服，其硬物自出，脑气流转，髓涕自收。以大蒜、荜茇末作饼，隔纱贴囟前，熨斗熨之。或以香附、荜茇末频吹鼻中。直指方。**小儿风痰**热毒壅滞，凉心压惊。抱龙丸：用牛胆南星一两，入金钱薄荷十片，丹砂一钱半，龙脑、麝香

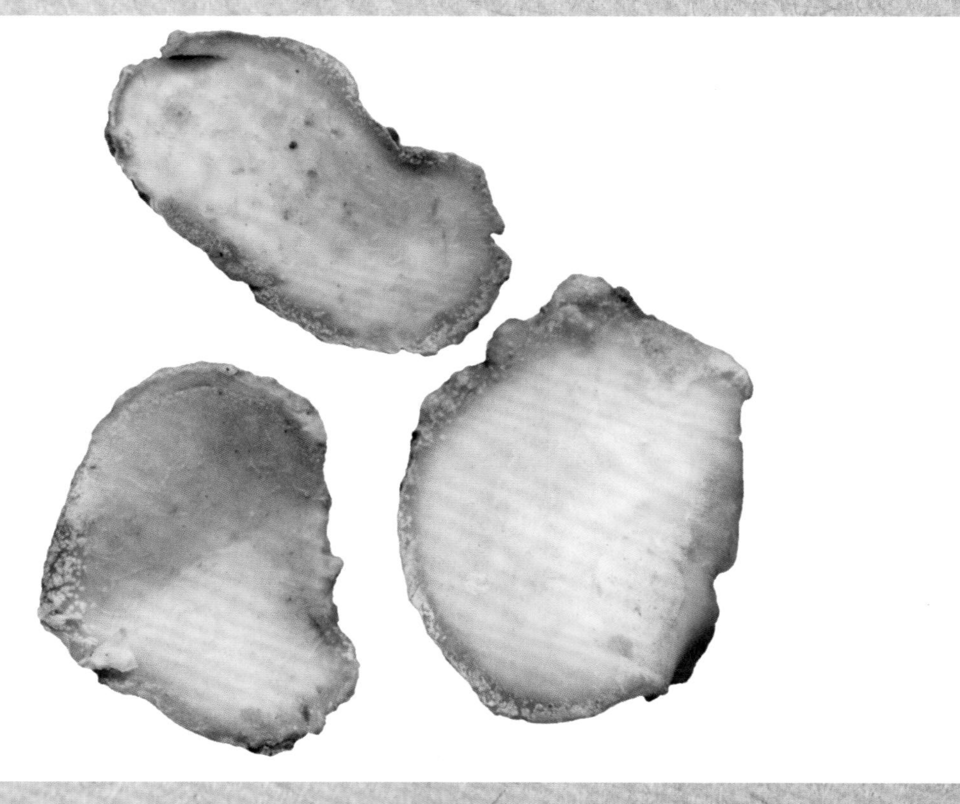

△虎掌

各一字，研末，炼蜜丸芡子大。每服一丸，竹叶汤化下。全幼心鉴。**壮人风痰**及中风、中气初起。星香饮：用南星四钱，木香一钱，水二盏，生姜十四片，煎六分，温服。王硕易简方。**痰迷心窍**寿星丸：治心胆被惊，神不守舍，或痰迷心窍，恍惚健忘，妄言妄见。天南星一斤。先掘土坑一尺，以炭火三十斤烧赤，入酒五升，渗干。乃安南星在内，盆覆定，以灰塞之，勿令走气。次日取出为末。琥珀一两，朱砂二两，为末。生姜汁打面糊丸梧子大。每服三十丸至五十丸，煎人参、石菖蒲汤下。一日三服。和剂局方。**风痰注痛**方见羊踯躅下。**痰湿臂痛**右边者。南星制、苍术等分，生姜三片，水煎服之。摘玄方。**风痰咳嗽**大天南星一枚，炮裂研末。每服一钱，水一盏，姜三片，煎五分，温服。每日早、午、晚各一服。千金博济方。**气痰咳嗽**玉粉丸：南星曲、半夏曲、陈橘皮各一两，为末，自然姜汁打糊丸如梧子大。每服四十丸，姜汤下。寒痰，去橘皮，加官桂。东垣兰室秘藏。**清气化痰**三仙丸：治中脘气滞，痰涎烦闷，头目不清。生南星去皮、半夏各五两，并汤泡七次，为末。自然姜汁和作饼，铺竹筛内，以楮叶包覆，待生黄成曲，晒干。每用二两，入香附末一两，糊丸梧子大。每服四十丸，食后姜汤下。王璆百一选方。**温中散滞**消导饮食。天南星炮、高良姜炮各一两，砂仁二钱半，为末，姜汁糊丸梧子大。每姜汤下五十丸。和剂方。**酒积酒毒**服此即解。天南星丸：用正端天南星一斤。土坑烧赤，沃酒一斗入坑，放南星，盆覆，泥固济，一夜取出，酒和水洗净，切片，焙干为末，入朱砂末一两，姜汁面糊丸梧子大。每服五十丸，姜汤下。蔡丞相、吕丞相尝用有验。杨氏家藏方。**吐泄不止**四肢厥逆，虚风不省人事。服此则阳回，名回阳散。天南星为末，每服三钱，京枣三枚，水二钟，煎八分，温服。未省再服。又方：醋调南星末，贴足心。普济方。**肠风泻血**诸药不效。天南星石灰炒焦黄色，为末，酒糊丸梧子大。每酒下二十丸。普济方。**吐血不止**天南星一两，剉如豆大，以炉灰汁浸一宿，洗焙研末。每服一钱，以自然铜磨酒调下。胜金方。**初生贴囟**头热鼻塞者。天南星炮为末，水调贴囟上，炙手熨之。危氏得效方。**小儿解颅**囟开不合，鼻塞不通。天南星炮去皮，为末，淡醋调绯帛上，贴囟门，炙手频熨之，立效。钱乙小儿直诀。**解颐脱臼**不能收上。用南星末，姜汁调涂两颊，一夜即上。医说。**小儿口疮**白屑如鹅口，不须服药。以生天南星去皮脐，研末，醋调涂足心，男左女右。阎孝忠集效方。**走马疳蚀**透骨穿腮。生南星一个，当心剜空，入雄黄一块，面裹烧，候雄黄作汁，以盏子合定，出火毒，去面为末，入麝香少许，拂疮数日，甚效。经验方。**风虫牙痛**南星末塞孔，以霜梅盦住，去涎。摘玄方。**喉风喉痹**天南星一个，剜心，入白僵蚕七枚，纸包煨熟，研末。姜汁调服一钱，甚者灌之，吐涎愈。名如圣散。博济方。**痰瘤结核**南星膏：治人皮肌头面上生瘤及结核，大者如拳，小者如栗，或软或硬，不疼不痒，宜用此药，不可辄用针灸。生天南星大者一枚，研烂，滴好醋五七点。如无生者，以干者为末，醋调。先用针刺令气透，乃贴之。觉痒则频贴，取效。严子礼济生方。**身面疣子**醋调南星末涂之。简易方。

△虎掌

‖ **基原** ‖

《纲目图鉴》认为本品为天南星科植物虎掌 *Pinellia pedatisecta* Schott。参见本卷“虎掌、天南星”项下。《纲目彩图》认为本品为天南星科植物由跋的块茎，主要分布于华东、华南、西南及河北、河南等地。

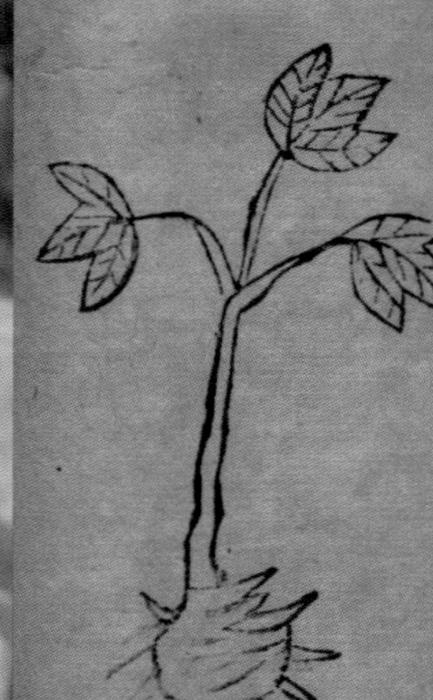

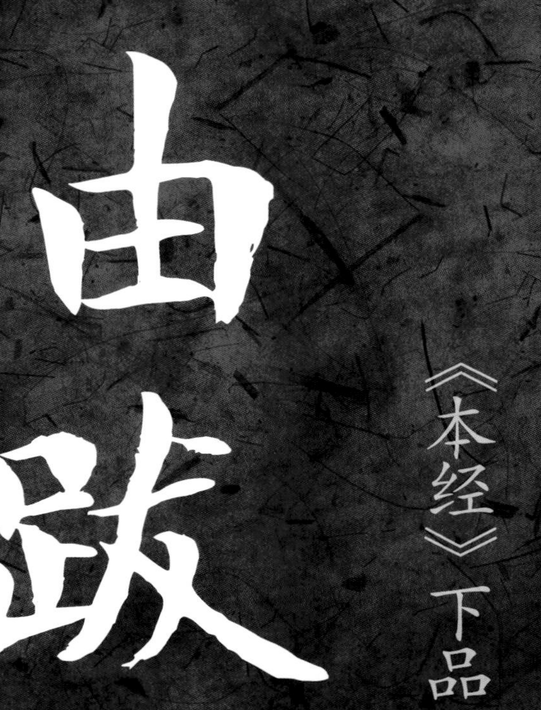

由跋

《本经》下品

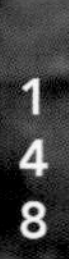

▷虎掌（*Pinellia pedatisecta*）

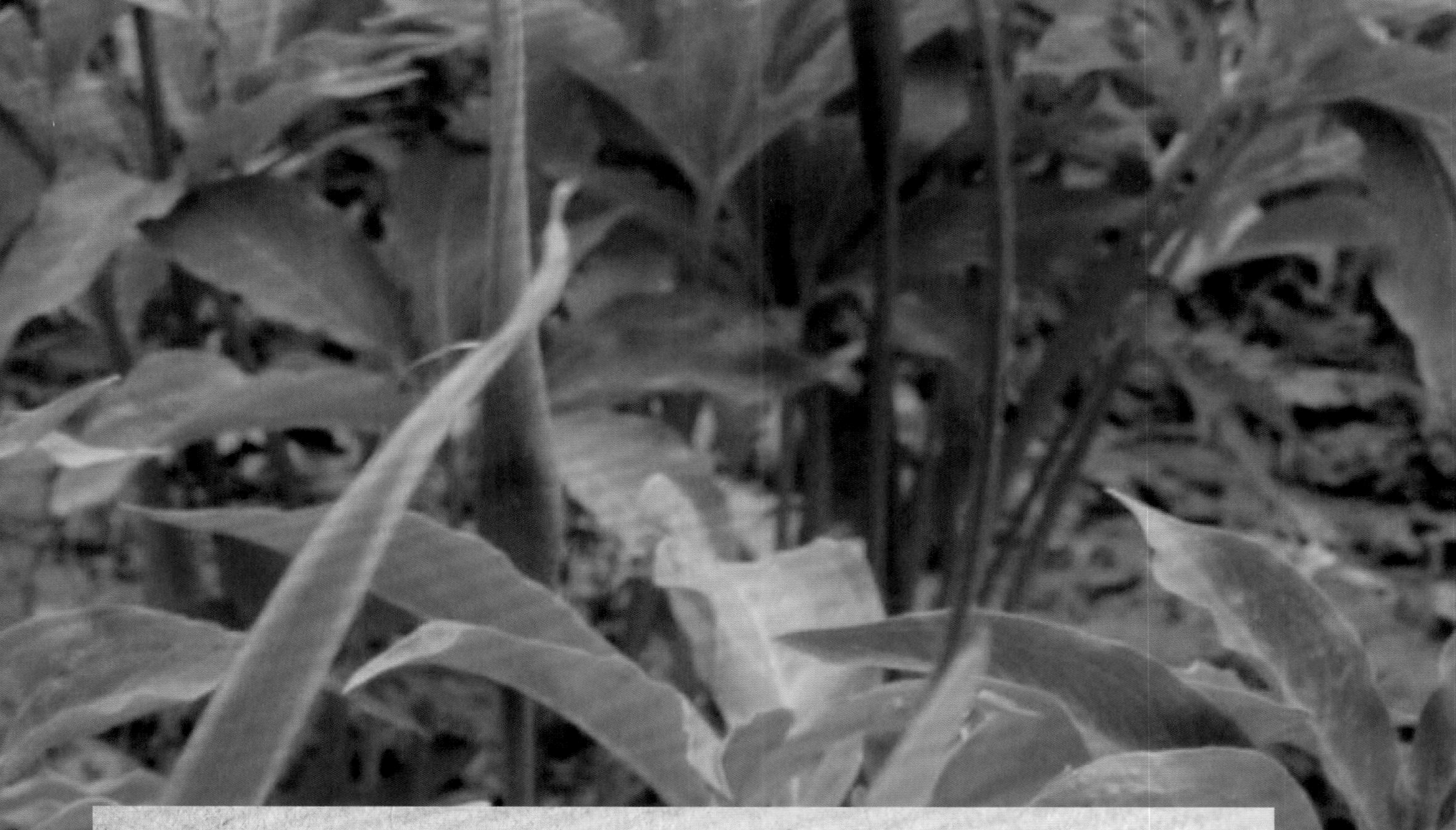

‖ **释名** ‖

‖ **集解** ‖

[恭曰] 由跋是虎掌新根，大于半夏一二倍，四畔未有子牙，其宿根即虎掌也。[藏器曰] 由跋生林下，苗高一尺，似蒟蒻，根如鸡卵。[保升曰] 春抽一茎，茎端有八九叶，根圆扁而肉白。[时珍曰] 此即天南星之小者，其气未足，不堪服食，故医方罕用；惟重八九钱至一两余者，气足乃佳。正如附子之侧子，不如附子之义也。

‖ **正误** ‖

[弘景曰] 由跋本出始兴，今人亦种之。状如乌翣而布地，花紫色，根似附子。苦酒摩涂肿，亦效。[恭曰] 陶氏所说，乃鸢尾根，即鸢头也。又言虎掌似半夏，是以鸢尾为由跋，以由跋为半夏，非惟不识半夏，亦不识鸢尾与由跋也。今南人犹以由跋为半夏。[时珍曰] 陈延之小品方，亦以东海鸢头为由跋，则其讹误久矣。

‖ **气味** ‖

辛、苦，温，有毒。

‖ **主治** ‖

毒肿结热。本经。

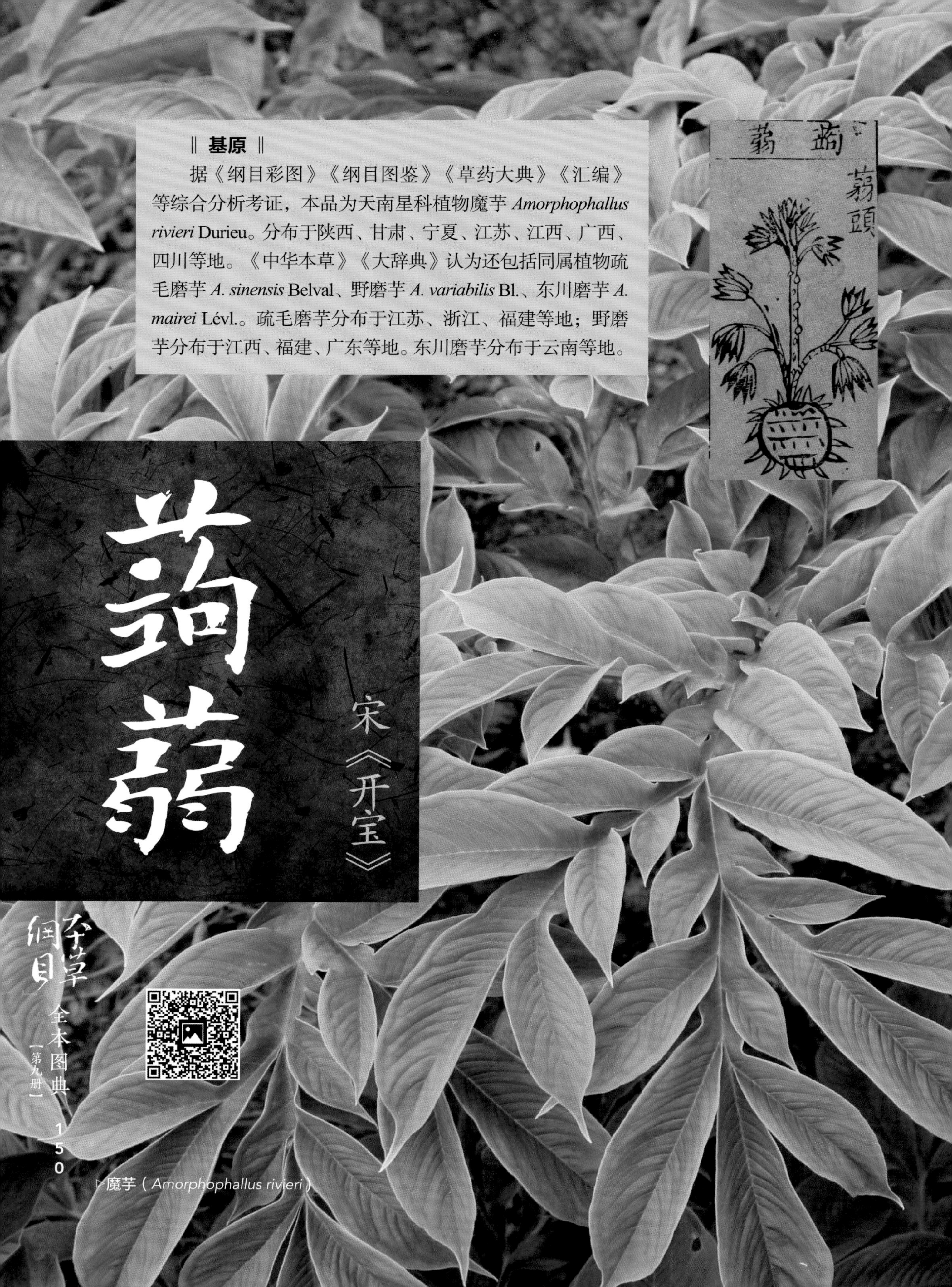

‖ **基原** ‖

据《纲目彩图》《纲目图鉴》《草药大典》《汇编》等综合分析考证，本品为天南星科植物魔芋 *Amorphophallus rivieri* Durieu。分布于陕西、甘肃、宁夏、江苏、江西、广西、四川等地。《中华本草》《大辞典》认为还包括同属植物疏毛磨芋 *A. sinensis* Belval、野磨芋 *A. variabilis* Bl.、东川磨芋 *A. mairei* Lévl.。疏毛磨芋分布于江苏、浙江、福建等地；野磨芋分布于江西、福建、广东等地。东川磨芋分布于云南等地。

蒟蒻

宋《开宝》

▷魔芋（*Amorphophallus rivieri*）

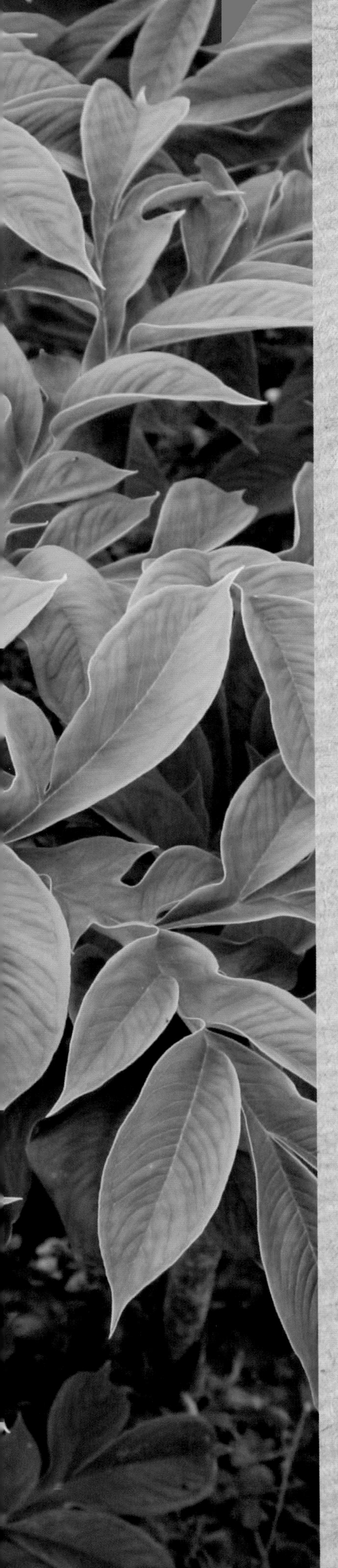

‖ **释名** ‖

蒻头开宝**鬼芋**图经**鬼头**。

‖ **集解** ‖

[志曰] 蒻头出吴、蜀。叶似由跋、半夏，根大如碗，生阴地，雨滴叶下生子。又有斑杖，苗相似，至秋有花直出，生赤子，根如蒻头，毒猛不堪食。虎杖亦名斑杖，与此不同。[颂曰] 江南吴中出白蒟蒻，亦曰鬼芋，生平泽极多。人采以为天南星，了不可辨，市中所收往往是此。但南星肌细腻，而蒟蒻茎斑花紫，南星茎无斑，花黄，为异尔。[时珍曰] 蒟蒻出蜀中，施州亦有之，呼为鬼头，闽中人亦种之。宜树阴下掘坑积粪，春时生苗，至五月移之。长一二尺，与南星苗相似，但多斑点，宿根亦自生苗。其滴露之说，盖不然。经二年者，根大如碗及芋魁，其外理白，味亦麻人。秋后采根，须净擦，或捣或片段，以酽灰汁煮十余沸，以水淘洗，换水更煮五六遍，即成冻子，切片，以苦酒五味淹食，不以灰汁则不成也。切作细丝，沸汤汋过，五味调食，状如水母丝。马志言其苗似半夏，杨慎丹铅录言蒟酱即此者，皆误也。王祯农书云，救荒之法，山有粉葛、蒟蒻、橡栗之利，则此物亦有益于民者也。其斑杖，即天南星之类有斑者。

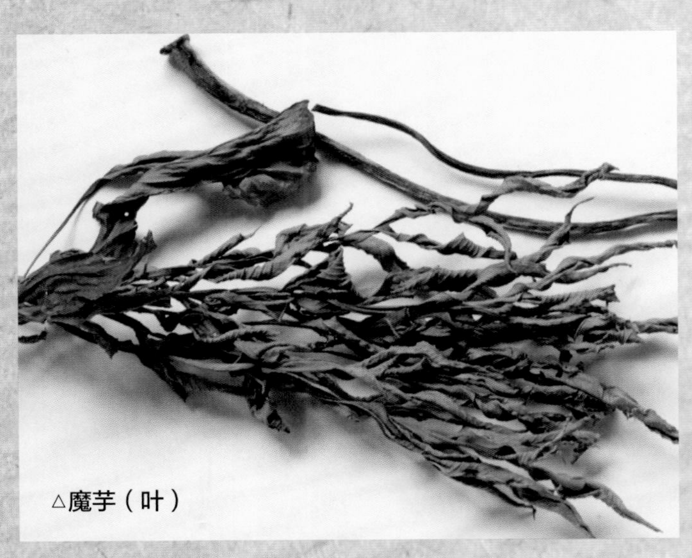
△魔芋（叶）

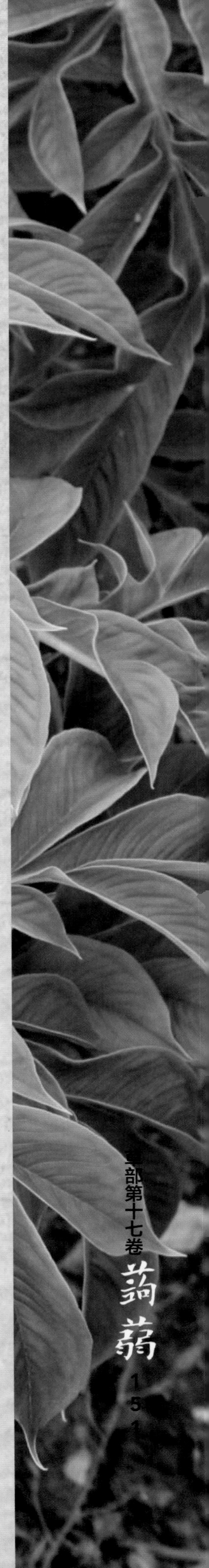

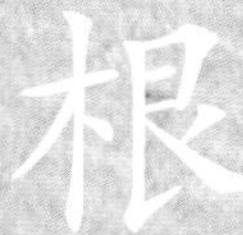

‖ **气味** ‖

辛，寒，有毒。[李鹏飞曰] 性冷，甚不益人，冷气人少食之。生则戟人喉出血。

‖ **主治** ‖

痈肿风毒，摩傅肿上。捣碎，以灰汁煮成饼，五味调食，主消渴。开宝。

‖ **发明** ‖

[机曰]按三元延寿书云：有人患瘵，百物不忌，见邻家修蒟蒻，求食之美，遂多食而瘵愈。又有病腮痈者数人，多食之，亦皆愈。

‖ **附录** ‖

菩萨草宋图经[颂曰] 生江浙州郡。凌冬不雕，秋冬有花直出，赤子如蒻头。冬月采根用，味苦，无毒。主中诸毒食毒，酒研服之。又诸虫伤，捣汁饮，并傅之。妇人妊娠咳嗽，捣筛蜜丸服效。

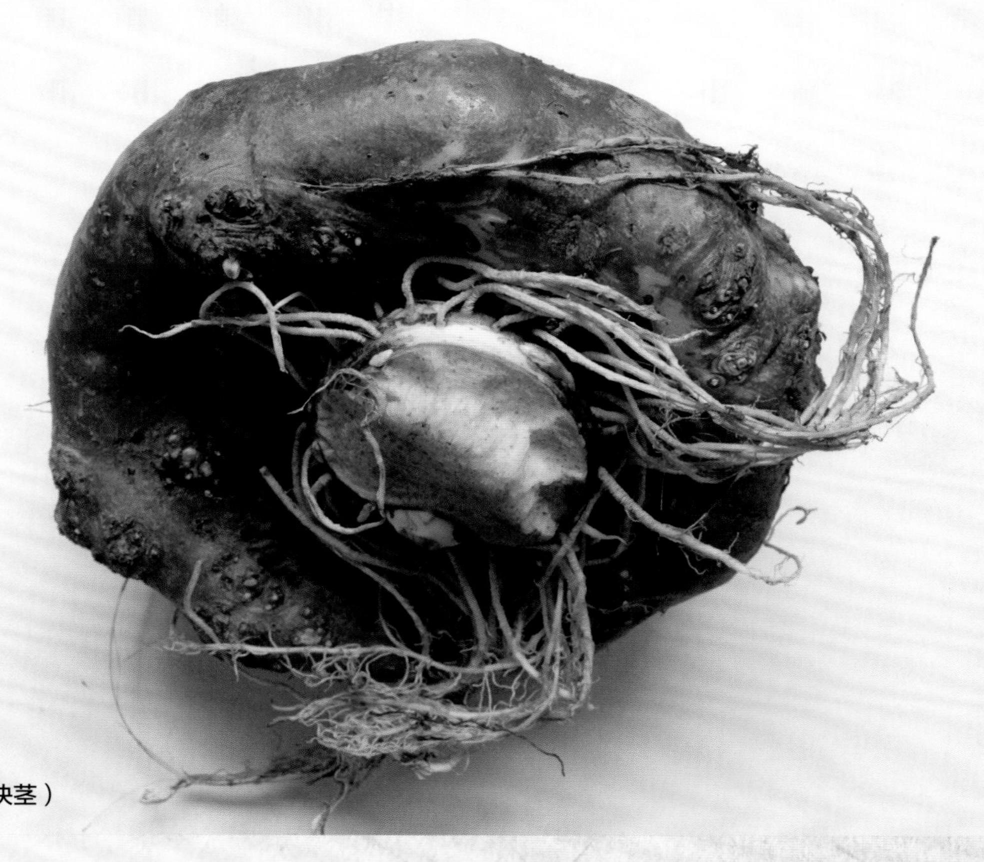

△魔芋（块茎）

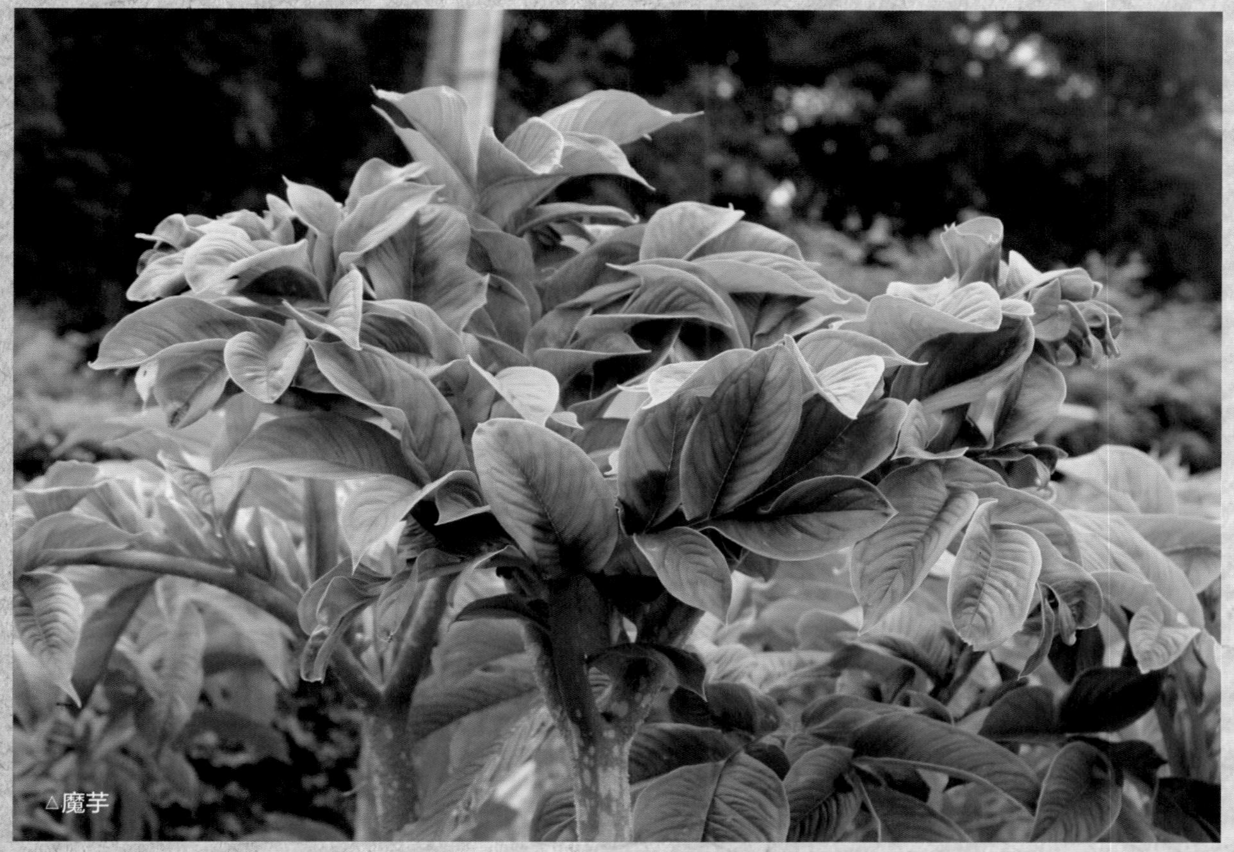
△魔芋

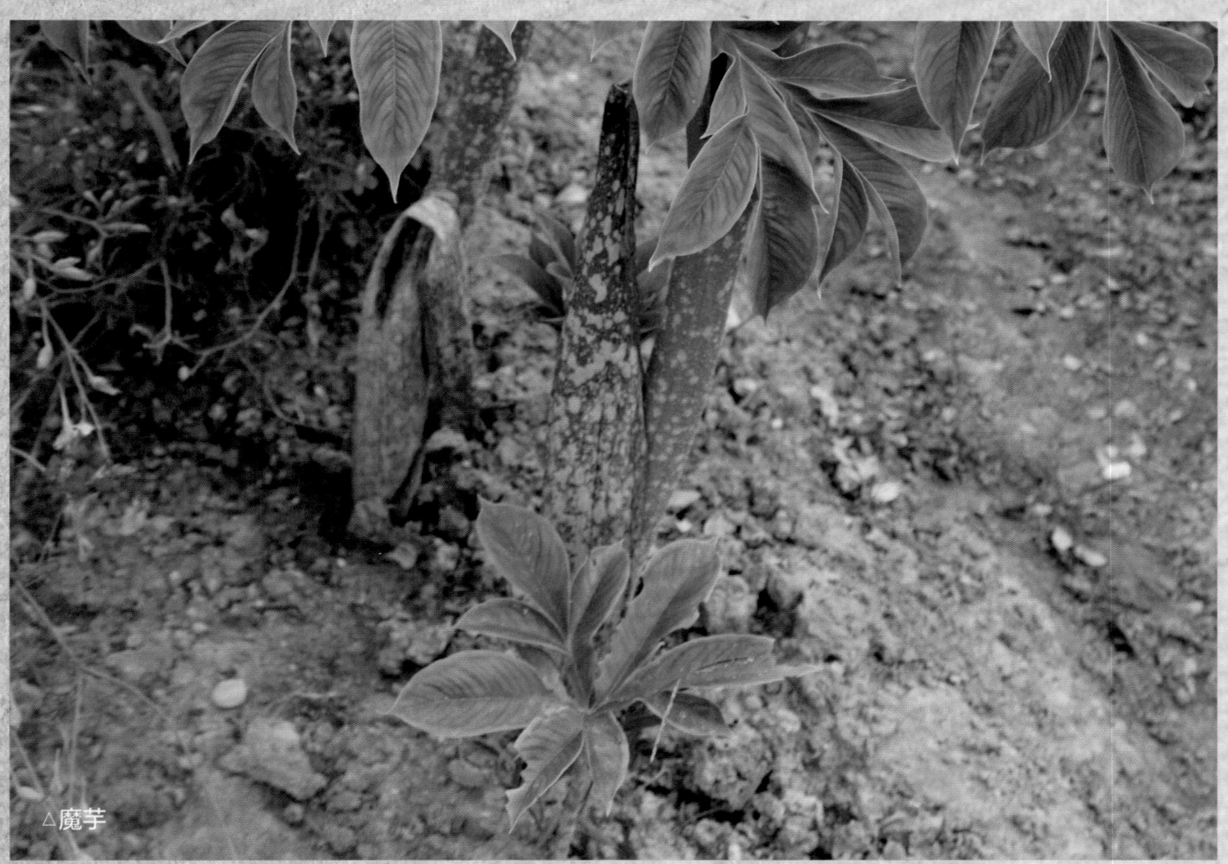
△魔芋

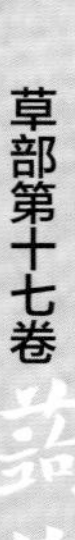

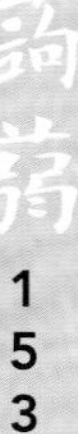

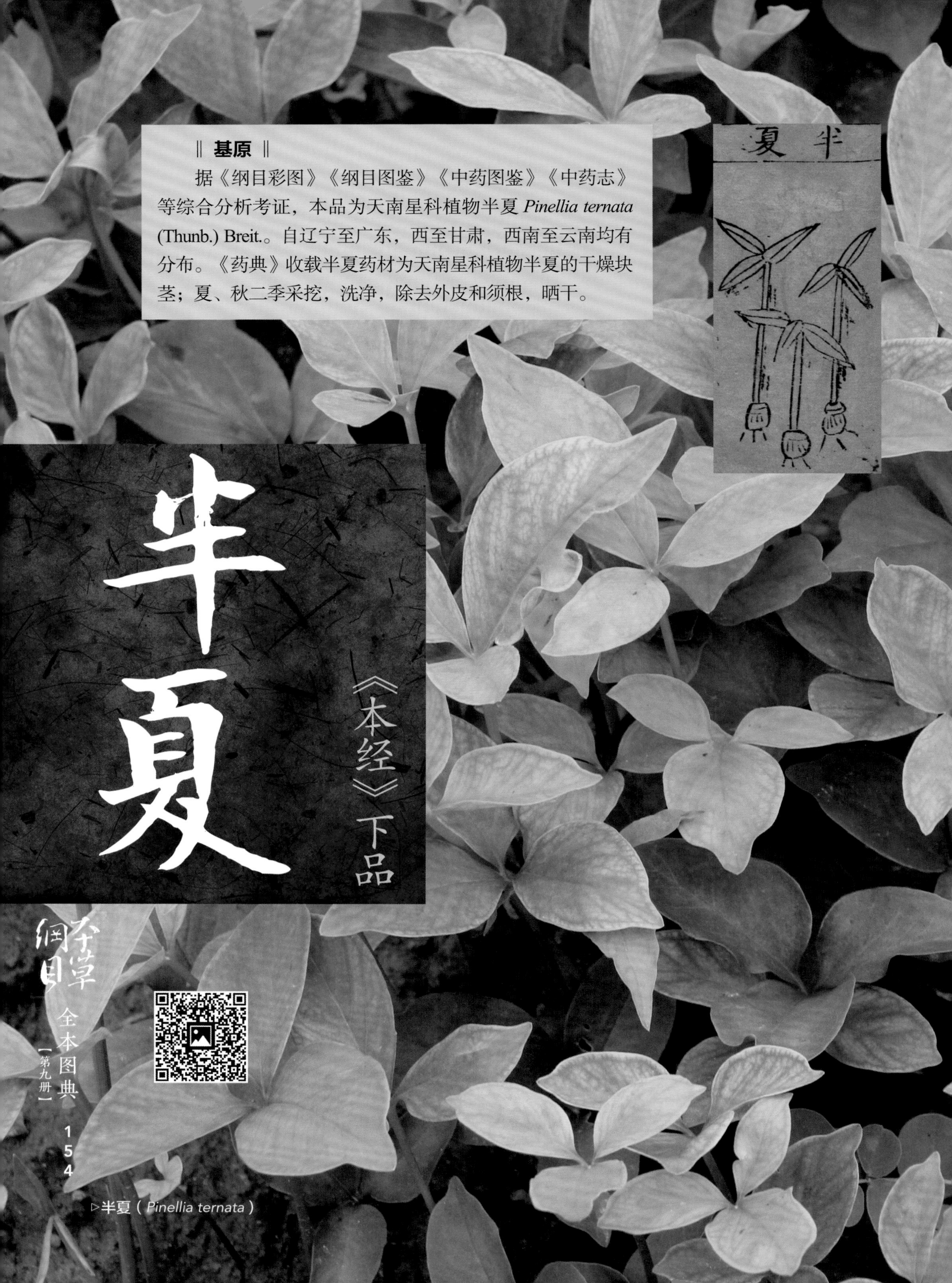

半夏

《本经》下品

‖ 基原 ‖

据《纲目彩图》《纲目图鉴》《中药图鉴》《中药志》等综合分析考证，本品为天南星科植物半夏 *Pinellia ternata* (Thunb.) Breit.。自辽宁至广东，西至甘肃，西南至云南均有分布。《药典》收载半夏药材为天南星科植物半夏的干燥块茎；夏、秋二季采挖，洗净，除去外皮和须根，晒干。

▷半夏（*Pinellia ternata*）

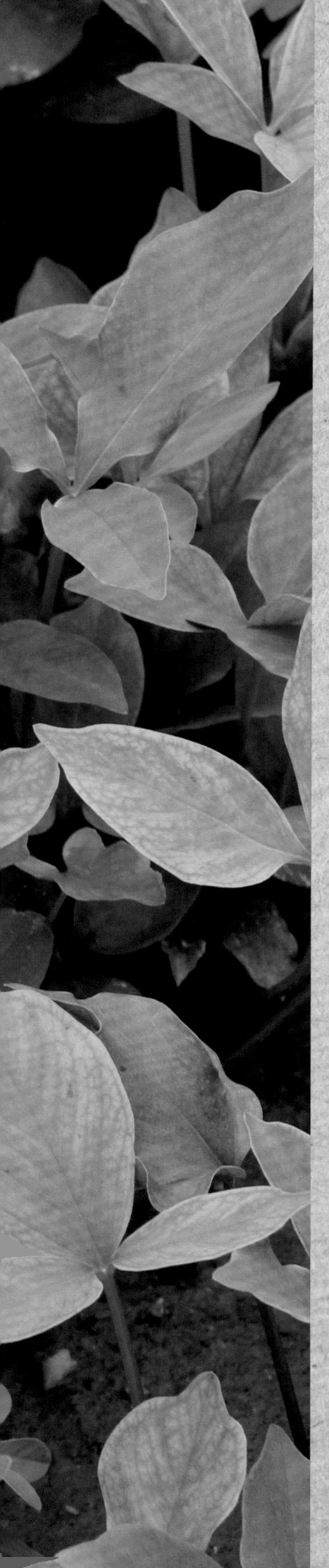

‖ **释名** ‖

守田本经**水玉**本经**地文**别录**和姑**本经。[时珍曰] 礼记·月令：五月半夏生。盖当夏之半也，故名。守田会意，水玉因形。

‖ **集解** ‖

[别录曰] 半夏生槐里川谷。五月、八月采根，暴干。[普曰] 生微丘或生野中，二月始生叶，三三相偶。白花圆上。[弘景曰] 槐里属扶风。今第一出青州，吴中亦有，以肉白者为佳，不厌陈久。[恭曰] 所在皆有。生平泽中者，名羊眼半夏，圆白为胜。然江南者大乃径寸，南人特重之。顷来互用，功状殊异。其苗似是由跋，误以为半夏也。[颂曰] 在处有之，以齐州者为佳。二月生苗一茎，茎端三叶，浅绿色，颇似竹叶，而生江南者似芍药叶。根下相重，上大下小，皮黄肉白。五月、八月采根，以灰裹二日，汤洗暴干。蜀图经云：五月采则虚小，八月采乃实大。其平泽生者甚小，名羊眼半夏。由跋绝类半夏，而苗不同。[敩曰] 白傍𦶟子真似半夏，只是咬着微酸，不入药用。

‖ **修治** ‖

[弘景曰] 凡用，以汤洗十许过，令滑尽。不尔，有毒戟人咽喉。方中有半夏必须用生姜者，以制其毒故也。[敩曰] 修事半夏四两，用白芥子末二两，酽醋二两，搅浊，将半夏投中，洗三遍用之。若洗涎不尽，令人气逆，肝气怒满。[时珍曰] 今治半夏，惟洗去皮垢，以汤泡浸七日，逐日换汤，晾干切片，姜汁拌焙入药。或研为末，以姜汁入汤浸澄三日，沥去涎水，晒干用，谓之半夏粉。或研末以姜汁和作饼子，日干用，谓之半夏饼。或研末以姜汁、白矾汤和作饼，楮叶包置篮中，待生黄衣，日干用，谓之半夏曲。白飞霞医通云：痰分之病，半夏为主，造而为曲尤佳。治湿痰以姜汁、白矾汤和之，治风痰以姜汁及皂荚煮汁和之，治火痰以姜汁、竹沥或荆沥和之，治寒痰以姜汁、矾汤入白芥子末和之，此皆造曲妙法也。

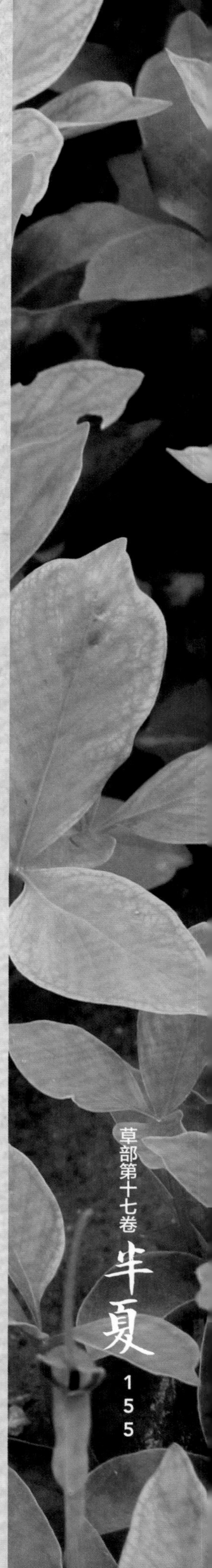

根

‖ **气味** ‖

辛，平，有毒。[别录曰] 生微寒，熟温。生令人吐，熟令人下。汤洗尽滑用。[元素曰] 味辛、苦，性温，气味俱薄，沉而降，阴中阳也。[好古曰] 辛厚苦轻，阳中阴也。入手阳明、太阴、少阴三经。[之才曰] 射干为之使。恶皂荚。畏雄黄、生姜、干姜、秦皮、龟甲。反乌头。[权曰] 柴胡为之使。忌羊血、海藻、饴糖。[元素曰] 热痰佐以黄芩，风痰佐以南星，寒痰佐以干姜，痰痞佐以陈皮、白术。多用则泻脾胃。诸血证及口渴者禁用，为其燥津液也。孕妇忌之，用生姜则无害。

‖ **主治** ‖

伤寒寒热，心下坚，胸胀咳逆，头眩，咽喉肿痛，肠鸣，下气止汗。本经。**消心腹胸膈痰热满结，咳嗽上气，心下急痛坚痞，时气呕逆，消痈肿，疗痿黄，悦泽面目，堕胎。**别录。**消痰，下肺气，开胃健脾，止呕吐，去胸中痰满。生者：摩痈肿，除瘤瘿气。**甄权。**治吐食反胃，霍乱**

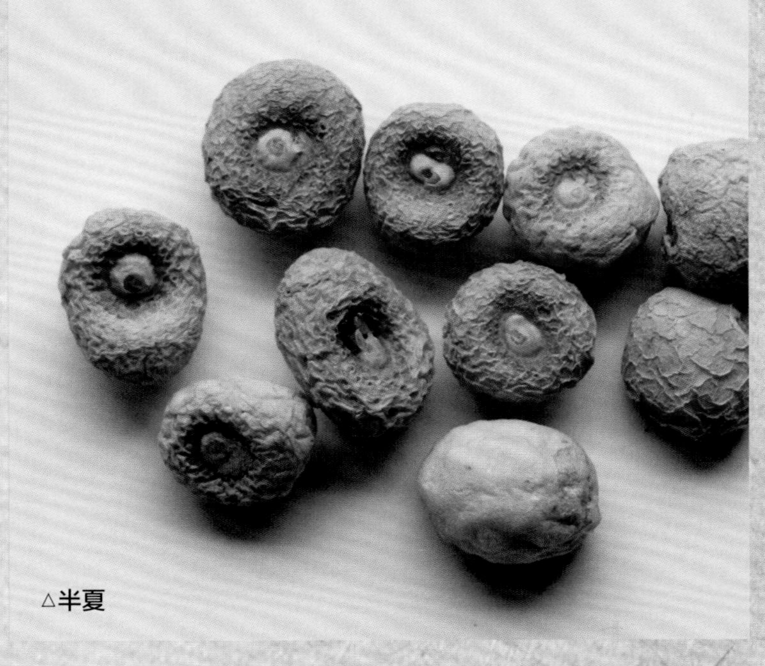

△半夏

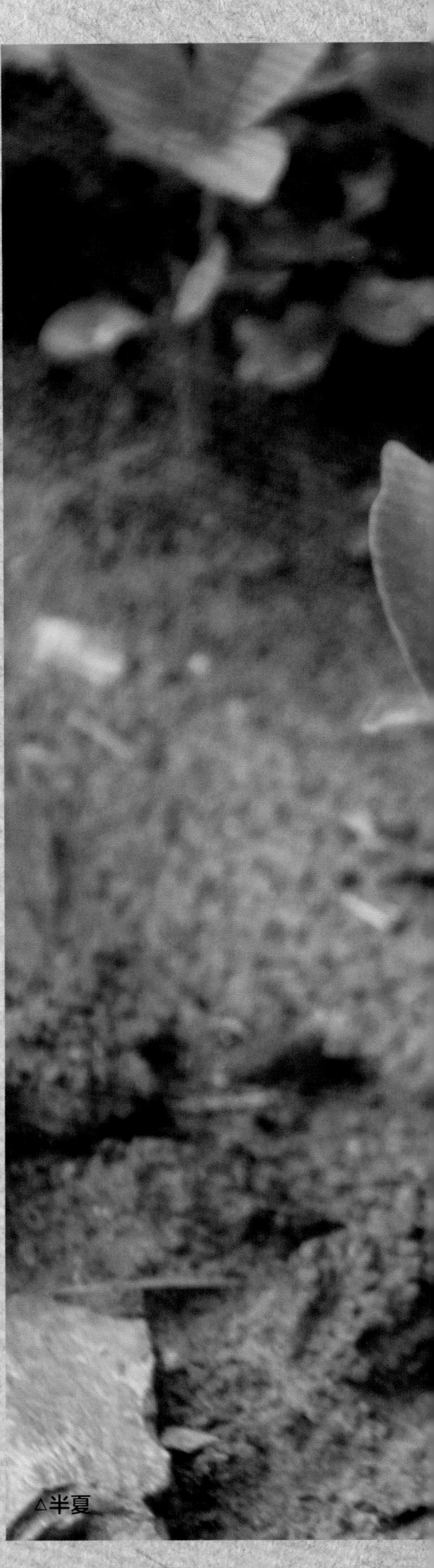

△半夏

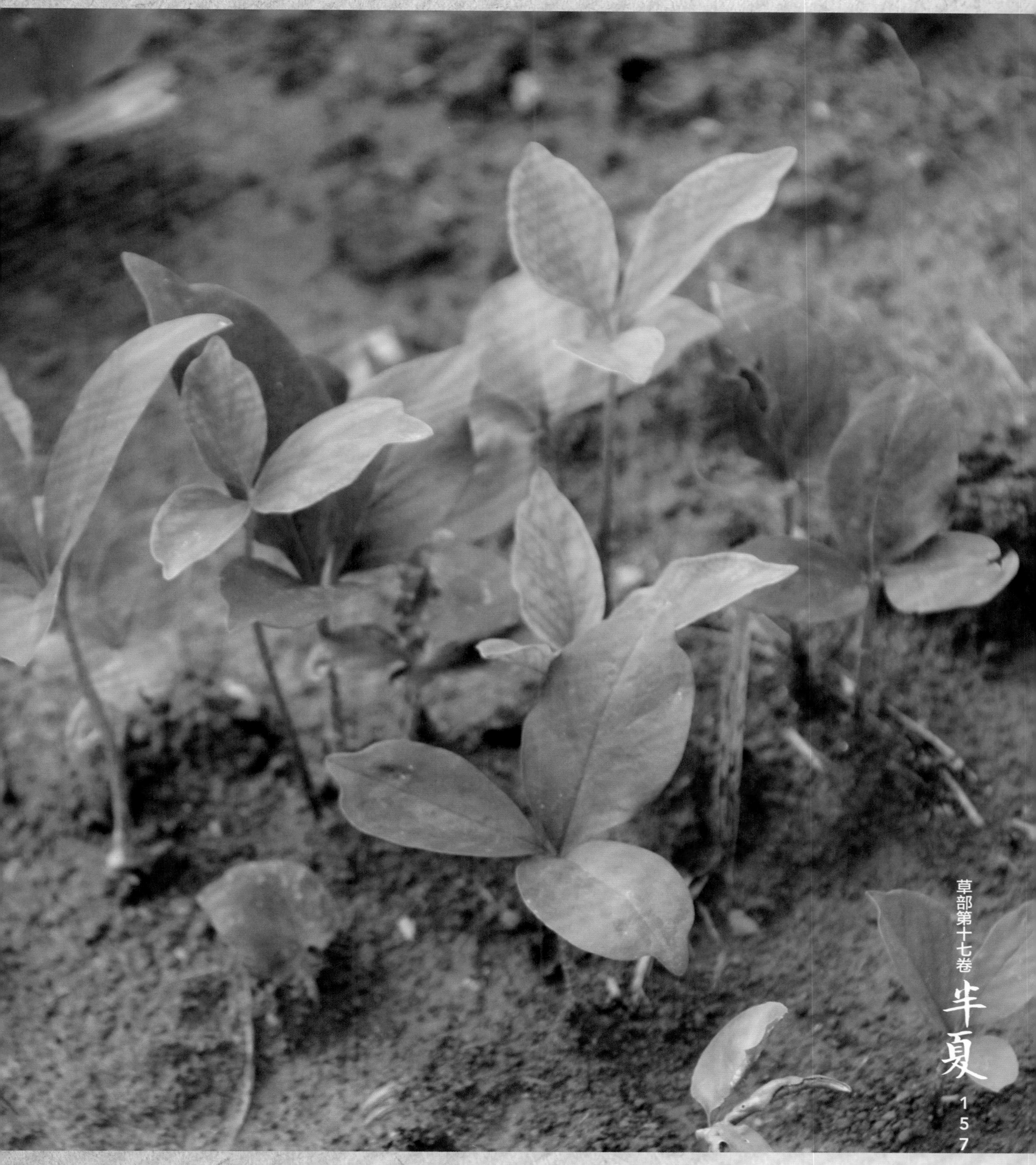

转筋，肠腹冷，痰疟。大明。**治寒痰，及形寒饮冷伤肺而咳，消胸中痞，膈上痰，除胸寒，和胃气，燥脾湿，治痰厥头痛，消肿散结。**元素。**治眉棱骨痛。**震亨。**补肝风虚。**好古。**除腹胀，目不得瞑，白浊梦遗带下。**时珍。

‖ **发明** ‖

[权曰] 半夏使也。虚而有痰气，宜加用之。[颂曰] 胃冷呕哕，方药之最要。[成无己曰] 辛者散也，润也。半夏之辛，以散逆气结气，除烦呕，发音声，行水气而润肾燥。[好古曰] 经云，肾主五液，化为五湿。自入为唾，入肝为泣，入心为汗，入脾为痰，入肺为涕。有痰曰嗽，无痰曰咳。痰者，因咳而动脾之湿也。半夏能泄痰之标，不能泄痰之本。泄本者，泄肾也。咳无形，痰有形；无形则润，有形则燥，所以为流湿润燥也。俗以半夏为肺药，非也。止呕吐为足阳明，除痰为足太阴。柴胡为之使，故今柴胡汤中用之，虽为止呕，亦助柴胡、黄芩主往来寒热，是又为足少阳、阳明也。[宗奭曰] 今人惟知半夏去痰，不言益脾，盖能分水故也。脾恶湿，湿则濡困，困则不能治水。经云：水胜则泻。一男子夜数如厕，或教以生姜一两，半夏、大枣各三十枚，水一升，瓷瓶中慢火烧为熟水，时呷之，便已也。[赵继宗曰] 丹溪言二陈汤治一身之痰，世医执之，凡有痰者皆用。夫二陈内有半夏，其性燥烈，若风痰、寒痰、湿痰、食痰则相宜；至于劳痰、失血诸痰，用之反能燥血液而加病，不可不知。[机曰] 俗以半夏性燥有毒，多以贝母代之。贝母乃太阴肺经之药，半夏乃太阴脾经、阳明胃经之药，何可代也？夫咳嗽吐痰，虚劳吐血，或痰中见血，诸郁，咽痛喉痹，肺痈肺痿，痈疽，妇人乳难，此皆贝母为向导，半夏乃禁用之药。若涎者脾之液，美味膏粱炙煿，皆能生脾

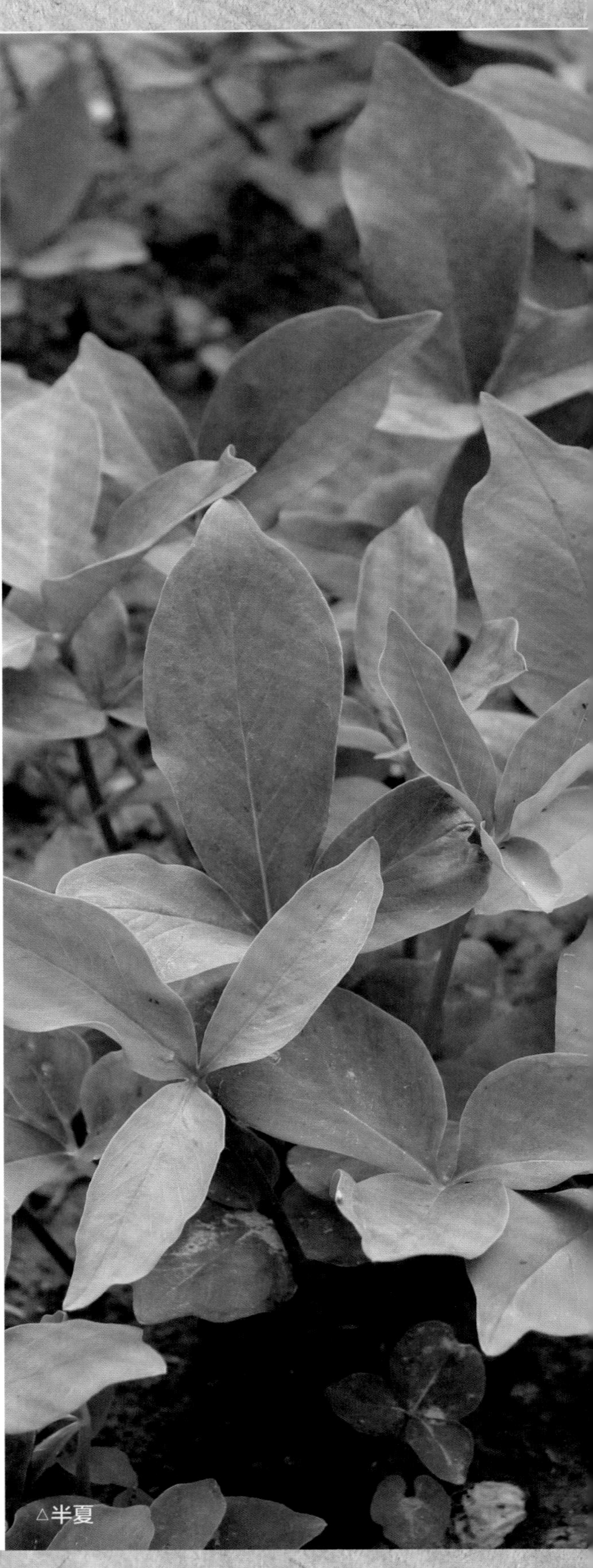

△半夏

胃湿热，故涎化为痰，久则痰火上攻，令人昏愦口噤，偏废僵仆，蹇涩不语，生死旦夕，自非半夏、南星，曷可治乎？若以贝母代之，则翘首待毙矣。[时珍曰] 脾无留湿不生痰，故脾为生痰之源，肺为贮痰之器。半夏能主痰饮及腹胀者，为其体滑而味辛性温也。涎滑能润，辛温能散亦能润，故行湿而通大便，利窍而泄小便。所谓辛走气，能化液，辛以润之是矣。洁古张氏云：半夏、南星治其痰，而咳嗽自愈。丹溪朱氏云：二陈汤能使大便润而小便长。聊摄成氏云：半夏辛而散，行水气而润肾燥。又和剂局方，用半硫丸治老人虚秘，皆取其滑润也。世俗皆以南星、半夏为性燥，误矣。湿去则土燥，痰涎不生，非二物之性燥也。古方治咽痛喉痹，吐血下血，多用二物，非禁剂也。二物亦能散血，故破伤打扑皆主之。惟阴虚劳损，则非湿热之邪，而用利窍行湿之药，是乃重竭其津液，医之罪也，岂药之咎哉？甲乙经用治夜不眠，是果性燥者乎？岐伯云：卫气行于阳，阳气满，不得入于阴，阴气虚，故目不得瞑。治法：饮以半夏汤一剂，阴阳既通，其卧立至。方用流水千里者八升，扬之万遍，取清五升，煮之，炊以苇薪，大沸，入秫米一升，半夏五合，煮一升半，饮汁一杯，日三，以知为度。病新发者，覆杯则卧，汗出则已。久者，三饮而已。

‖ **附方** ‖

旧十五，新五十三。**法制半夏**清痰化饮，壮脾顺气。用大半夏，汤洗七次，焙干再洗，如此七转，以浓米泔浸一日夜。每一两用白矾一两半，温水化，浸五日。焙干，以铅白霜一钱，温水化，又浸七日。以浆水慢火内煮沸，焙干收之。每嚼一二粒，姜汤送化下。御药院方。**红半夏法**消风热，清痰涎，降气利咽。大半夏，汤浸焙制如上法。每一两入龙脑五分，朱砂为衣染之。先铺灯草一重，约一指厚，排半夏于上，再

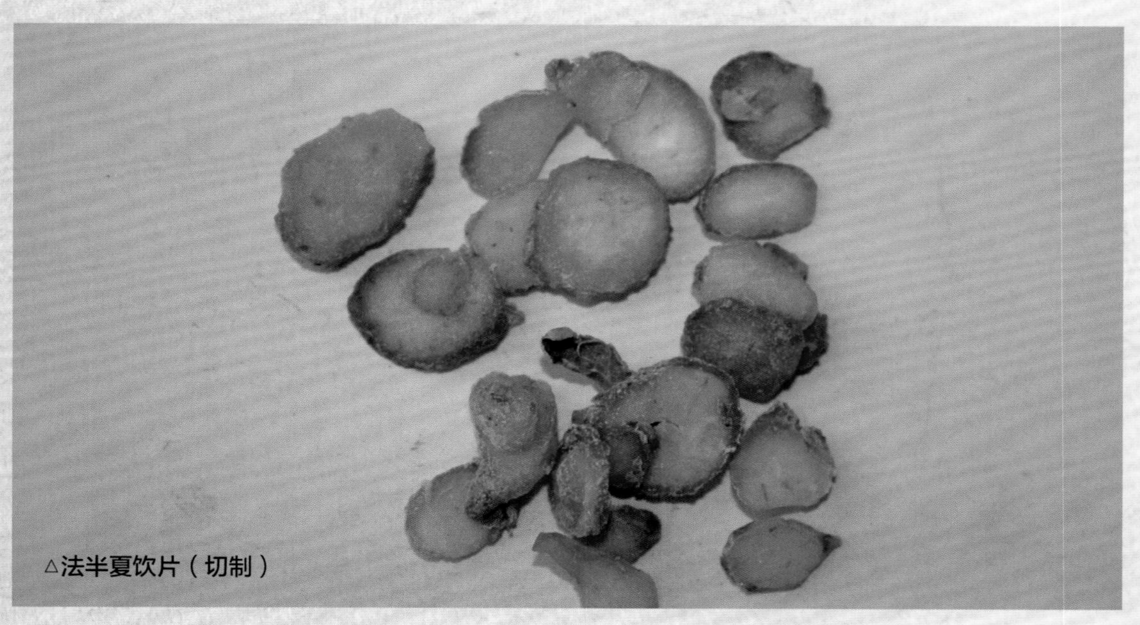
△法半夏饮片（切制）

以灯草盖一指厚。以炒豆焙之，候干取出。每嚼一两粒，温水送下。御药院方。**化痰镇心**祛风利膈。辰砂半夏丸：用半夏一斤，汤泡七次，为末筛过，以水浸三日，生绢滤去滓，澄清去水，晒干，一两，入辰砂一钱，姜汁打糊丸梧子大。每姜汤下七十丸。此周府方也。袖珍。**化痰利气**三仙丸，方见虎掌下。**消痰开胃**去胸膈壅滞。斗门方用半夏洗泡，焙干为末，自然姜汁和作饼，湿纸裹煨香。以熟水二盏，同饼二钱，入盐五分，煎一盏，服之。大压痰毒，及酒食伤，极验。经验用半夏、天南星各二两，为末，水五升，入坛内浸一宿，去清水，焙干重研。每服二钱，水二盏，姜三片，煎服。**中焦痰涎**利咽，清头目，进饮食。半夏泡七次四两，枯矾一两，为末，姜汁打糊，或煮枣肉，和丸梧子大。每姜汤下十五丸。寒痰加丁香五钱，热痰加寒水石煅四两。名玉液丸。和剂局方。**老人风痰**大腑热不识人，及肺热痰实不利。半夏泡七次焙，硝石半两，为末，入白面一两捣匀，水和丸绿豆大。每姜汤下五十丸。普济。**膈壅风痰**半夏半斤，酸浆浸一宿，温汤洗五七遍，去恶气，日干为末，浆水搜作饼，日干再研为末，每五两入生龙脑一钱，以浆水浓脚和丸鸡头子大。纱袋盛，通风处阴干。每服一丸，好茶或薄荷汤嚼下。御药院方。**搜风化痰**定志安神，利头目。辰砂化痰丸：用半夏曲三两，天南星炮一两，辰砂、枯矾各半两，为末，姜汁打糊丸梧子大。每服三十丸，食后姜汤送下。和剂局方。**痰厥中风**省风汤：用半夏汤泡八两，甘草炙二两，防风四两。每服半两，姜二十片，水二盏，煎服。奇效方。**风痰头运**呕逆目眩，面色青黄，脉弦者。水煮金花丸：用生半夏、生天南星、寒水石煅各一两，天麻半两，雄黄二钱，小麦面三两，为末，水和成饼，水煮浮起，漉出，捣丸梧子大。每服五十丸，姜汤下，极效。亦治风痰咳嗽，二便不通，风痰头痛。洁古活法机要方。**风痰湿痰**青壶丸：半夏一斤，天南星半两，各汤泡，晒干为末，姜汁和作饼，焙干，入神

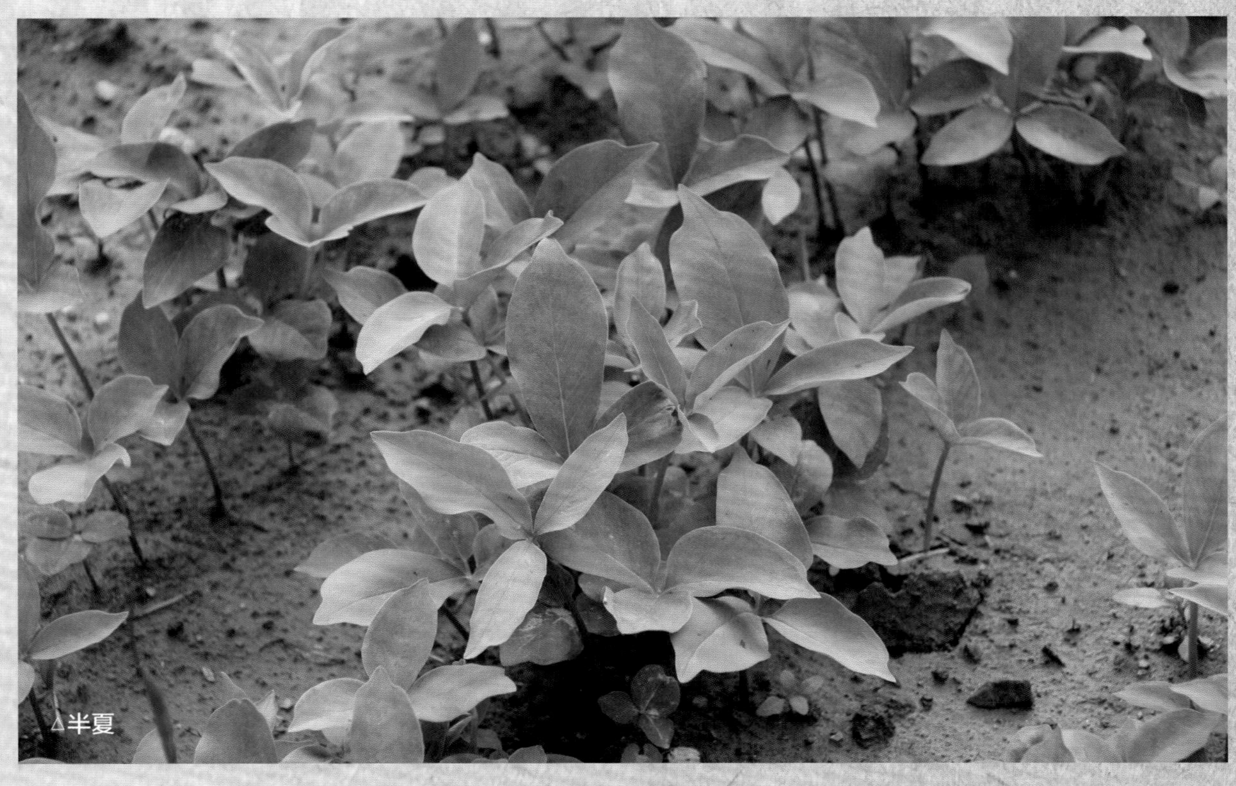
△半夏

曲半两，白术末四两，枳实末二两，姜汁面糊丸梧子大。每服五十丸，姜汤下。叶氏方。**风痰喘逆**兀兀欲吐，眩运欲倒。半夏一两，雄黄三钱，为末。姜汁浸，蒸饼丸梧子大。每服三十丸，姜汤下。已吐者加槟榔。活法机要。**风痰喘急**千缗汤：用半夏汤洗七个，甘草炙、皂荚炒各一寸，姜二片，水一盏，煎七分，温服。和剂局方。**上焦热痰**咳嗽。制过半夏一两，片黄芩末二钱，姜汁打糊丸绿豆大。每服七十丸，淡姜汤食后服。此周宪王亲制方也。袖珍方。**肺热痰嗽**制半夏、栝楼仁各一两，为末，姜汁打糊丸梧子大。每服二三十丸，白汤下。或以栝楼瓤煮熟丸。济生方。**热痰咳嗽**烦热面赤，口燥心痛，脉洪数者。小黄丸：用半夏、天南星各一两，黄芩一两半，为末，姜汁浸蒸饼丸梧子大。每服五七十丸，食后姜汤下。洁古活法机要。**小儿痰热**咳嗽惊悸。半夏、南星等分，为末。牛胆汁和，入胆内，悬风处待干，蒸饼丸绿豆大。每姜汤下三五丸。摘玄方。**湿痰咳嗽**面黄体重，嗜卧惊，兼食不消，脉缓者。白术丸：用半夏、南星各一两，白术一两半，为末，薄糊丸梧子大。每服五七十丸，姜汤下。活法机要。**气痰咳嗽**面白气促，洒淅恶寒，愁忧不乐，脉涩者。玉粉丸：用半夏、南星各一两，官桂半两，为末，糊丸梧子大。每服五十丸，姜汤下。活法机要。**小结胸痛**正在心下，按之则痛，脉浮滑者，小陷胸汤主之。半夏半升，黄连一两，栝楼实大者一个，水六升，先煮栝楼取三升，去滓，内二味煮取二升，分三服。仲景伤寒论。**湿痰心痛**喘急者。半夏油炒为末，粥糊丸绿豆大。每服二十丸，姜汤下。丹溪心法。**急伤寒病**半夏四钱，生姜七片，酒一盏，煎服。胡洽居士百病方。**结痰不出**语音不清，年久者亦宜。玉粉丸：半夏半两，桂心一字，草乌头半字，为末，姜汁浸蒸饼丸芡子大。每服一丸，夜卧含咽。活法机要。**停痰冷饮**呕逆。橘皮半夏汤：用半夏水煮熟、陈橘皮各一两。每服四钱，生姜七片，水二盏，煎一盏，温服。和剂局方。**停痰留饮**胸膈满闷，气短恶心，饮食不下，或吐痰水。茯苓半夏汤：用半夏泡五两，茯苓三两。每服四钱，姜七片，水一钟半，煎七分，甚捷径。和剂局方。**支饮作呕**呕家本渴。不渴者，心下有支饮也。或似喘不喘，似呕不呕，似哕不哕，心下愦愦，并宜小半夏汤。用半夏泡七次，一升，生姜半升，水七升，煮一升五合，分服。张仲景金匮要略。**哕逆欲死**半夏生姜汤主之。即上方也。**痘疮哕气**方同上。**呕哕眩悸**谷不得下。半夏加茯苓汤：半夏一升，生姜半斤，茯苓三两，切，以水七升，煎一升半，分温服之。金匮要略。**目不得眠**见发明下。**心下悸忪**半夏麻黄丸：半夏、麻黄等分，为末，蜜丸小豆大。每服三十丸，日三。金匮要略。**伤寒干啘**半夏熟洗，研末。生姜汤服一钱匕。梅师方。**呕逆厥逆**内有寒痰。半夏一升洗滑焙研，小麦面一升，水和作弹丸，水煮熟。初吞四五枚，日三服。稍增至十五枚，旋煮旋吞。觉病减，再作。忌羊肉、饧糖。此乃许仁则方也。外台秘要。**呕吐反胃**大半夏汤：半夏三升，人参三两，白蜜一升，水一斗二升和，扬之一百二十遍。煮取三升半，温服一升，日再服。亦治膈间支饮。金匮要略。**胃寒哕逆**停痰留饮。藿香半夏汤：用半夏汤泡炒黄二两，藿香叶一两，丁香皮半两。每服四钱，水一盏，姜七片，煎服。和剂局方。**小儿吐泻**脾胃虚寒。齐州半夏泡七次、陈粟米各一钱半，姜十片，水盏半，煎八分，温服。钱乙小儿。**小儿痰吐**或风壅所致，或咳嗽发热，饮食即呕。半夏泡七次半两，丁香一钱，以半夏末水和包丁香，用面重包，煨熟，去面为末，生姜自然汁和丸麻子大。每服二三十丸，陈皮汤下。活幼口议。**妊娠呕吐**半夏二两，人参、干姜各一两，为末。姜汁面糊丸梧子大，每饮服十丸，日三服。仲景金匮要略。**霍乱腹胀**半夏、桂等分，为末。水服方寸匕。肘后方。**小儿腹胀**半夏末少许，酒和丸粟米大。每服二丸，姜汤下。不瘥，加之。或以火炮研末，姜汁调贴脐，亦佳。子母秘录。**黄疸喘满**小便自利，不可除热。半夏、生姜各半斤，水七升，煮一升五合，分再服。有人气结而死，心下暖，以此少许入口，遂活。张仲景方。**伏暑引饮**脾胃不利。消暑丸：用半夏醋煮一斤，茯苓半斤，生甘草半斤，为末，姜汁面糊丸梧子大。每服五十丸，热汤下。和剂局方。**老人虚秘**冷秘，及痃癖冷气。半硫丸：半夏泡炒、生硫黄等分，为末，自然姜汁煮糊丸如梧子大。每空心温酒下五十丸。和剂局方。**失血喘急**吐血下血，崩中带下，喘急痰呕，中满宿瘀。用半夏捶扁，以姜汁和面包煨黄，研末，米糊丸梧子大。每服三十丸，白汤下。直指方。**白浊梦遗**半夏一两，洗十次，切破，以木猪苓二两，同炒黄，出火毒，去猪苓，入煅过牡蛎一两，以山药糊丸梧子大。每服三十丸，茯苓汤送下。肾气闭而一身精气无所管摄，妄行而遗者，宜用此方。盖半夏有利性，猪苓导水，使肾气通也。与下元虚惫者不同。许学士本事方。**八般头风**三次见效。半夏末，入百草霜少许，作纸捻烧烟，就鼻内嗃之。口中含水，有涎，吐去再含。卫生宝鉴。**少阴咽痛**生疮，不能言语，声不出者，苦酒汤主之。半夏七枚打碎，鸡子一枚，头开一窍，去黄，纳苦酒令小满，入半夏在内，以镮子坐于炭火上，煎三沸，去滓，置杯中，时时咽之，极验。未瘥更作。仲景伤寒论。**喉痹肿塞**生半夏末嗃鼻内，涎出效。集简方。**骨哽在咽**半夏、白芷等分，为末。水服方寸匕，当呕出。忌羊肉。外台秘要。**重舌木舌**胀大塞口。半夏煎醋，含漱之。又方：半夏二十枚，水煮过，再泡片时，乘热以酒一升浸之，密封良久，热漱冷吐之。**小儿囟陷**乃冷也。水调半夏末，涂足心。**面上黑气**半夏焙研，米醋调敷。不可见风，不计遍数，从早至晚，如此三日，皂角汤洗下，面莹如玉也。摘玄方。**癞风眉落**生半夏、羊屎烧焦等分，为末，自然姜汁日调涂。圣济录。**盘肠生产**产时子肠先出，产后不收者，名盘肠产。以半夏末频嗃鼻中，则上也。妇人良方。**产后运绝**半夏末，冷水和丸大豆大，纳鼻中即愈，此扁鹊法也。肘后方。**小儿惊风**生半夏一钱，皂角半钱，为末。吹少许入鼻，名嚏惊散，即苏。直指方。**卒死不寤**半夏末吹鼻中，即活。南岳夫人紫灵魏元君方也。**五绝急病**一曰自缢，二曰墙压，三曰溺水，四曰魇魅，五曰产乳。并以半夏末，纳大豆一丸入鼻中。心温者，一日可活也。子母秘录。**痈疽发背**及乳疮。半夏末，鸡子白调，涂之。肘后方。**吹奶肿痛**半夏一个，煨研酒服，立愈。一方：以末，随左右嗃鼻效。刘长春经验方。**打扑瘀痕**水调半夏末涂之，一宿即没也。永类钤方。**远行足趼**方同上。集简方。**金刃不出**入骨脉中者。半夏、白敛等分，为末。酒服方寸匕，日三服。至二十日自出。李筌太白经。**飞虫入耳**生半夏末，麻油调，涂耳门外。本事方。**蝎虿螫人**半夏末，水调涂之，立止。钱相公箧中方。**蝎瘘五孔**相通者。半夏末，水调涂之，日二。圣惠方。**咽喉骨哽**半夏、白芷等分，为末。水服方寸匕，当呕出。忌羊肉。外台秘要。

茎涎

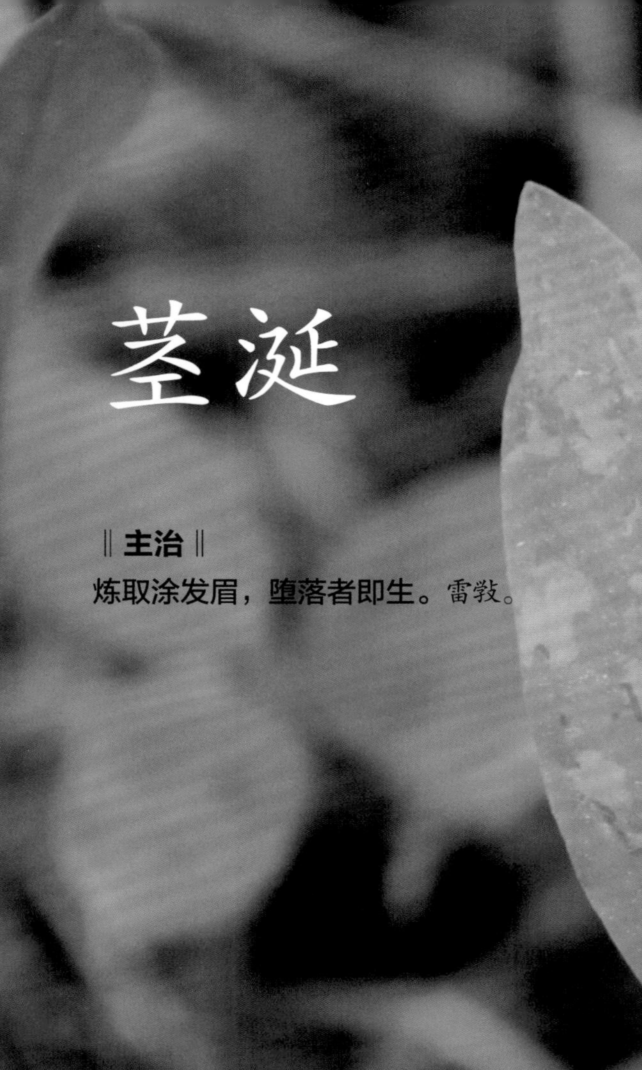

‖ **主治** ‖

炼取涂发眉，堕落者即生。雷敩。

半夏 *Pinellia ternata* ITS2 条形码主导单倍型序列：

```
1   CGCCCCACGT CGCTCCCCAG TCCCCCCACG CACTGCGGCA CCCGTGCGCG CGTGGAGGGA CGGGGGATGC GGAGATTGGC
81  CCACCGTGCA CTCGCGCGGC GGGCTCAAGA GCTCGGCCCT CCCGCCGGGC GAGCAAACGG CGAGTGGTGG ACGACGCTCA
161 TCGTCGCCGT GGCGCACGCC CGCGCACAAG GACGGGACCG ACCGCGAAGA ACCCATCCGT CGGAGATAAC GGCACGGCCG
241 CTCTCCGACC G
```

△半夏

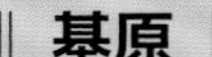

‖ 基原 ‖

《纲目图鉴》认为本品为百合科植物七叶一枝花 *Paris polyphylla* Smith△及其变种华重楼 *P. polyphylla* Smith var. *chinensis* (Franch.) Hara△等。有学者*认为还有可能为狭叶重楼 *P. polyphylla* var. *stenophylla*。《中华本草》认为本品为云南重楼 *P. polyphylla* Smith var. *yunnanensis* (Franch.) Hand. -Mazz.。均主要分布于我国南方各地。《药典》收载重楼药材为百合科植物云南重楼或七叶一枝花 *P. polyphylla* Smith var. *chinensis* (Franch.) Hara△的干燥根茎；秋季采挖，除去须根，洗净，晒干。

*李恒. 蚤休、重楼和王孙 [J]. 广西植物，1986(03)：187.

△注：基原植物中文名与拉丁名对应关系有差异，仅展示原始信息。

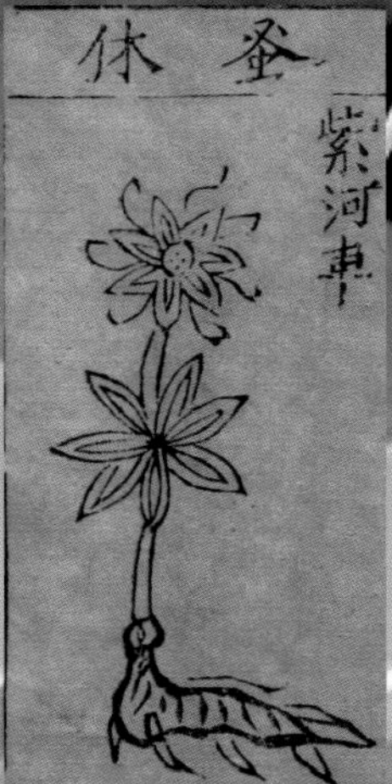

蚤休

《本经》下品

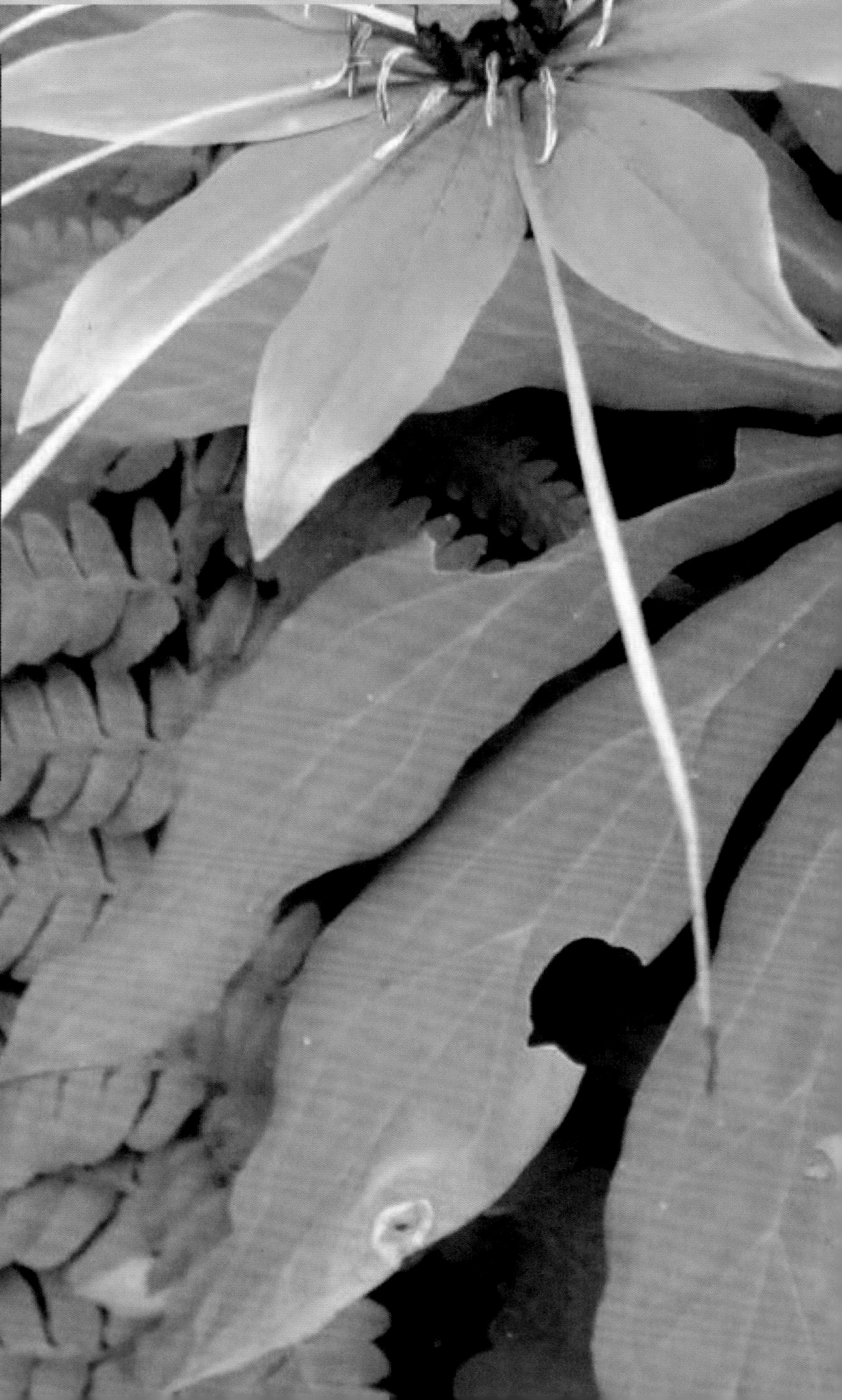

叶一枝花（*Paris polyphylla*）

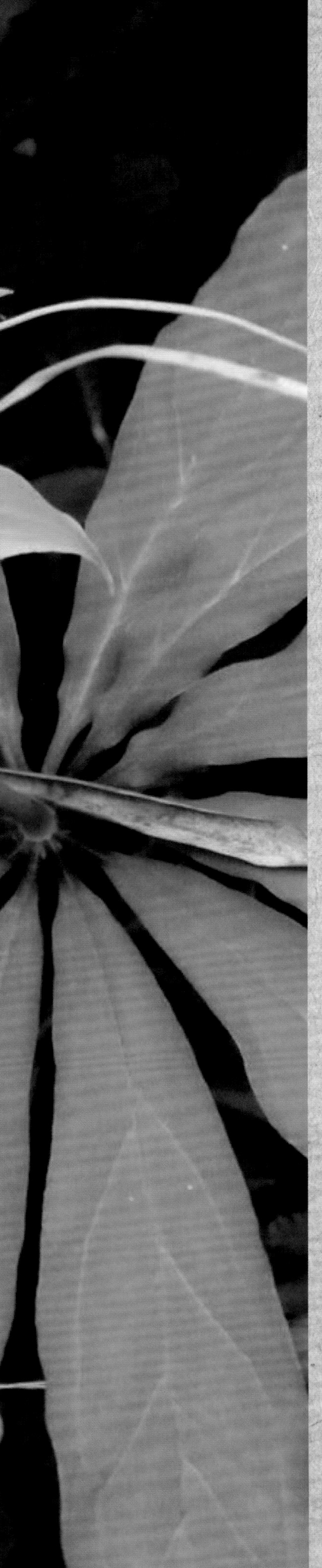

‖ **释名** ‖

蚩休别录**螯休**日华**紫河车**图经**重台**唐本**重楼金线**唐本**三层草**纲目**七叶一枝花**蒙筌**草甘遂**唐本**白甘遂。**

[时珍曰] 虫蛇之毒，得此治之即休，故有蚤休、螯休诸名。重台、三层，因其叶状也。金线重楼，因其花状也。甘遂，因其根状也。紫河车，因其功用也。

‖ **集解** ‖

[别录曰] 蚤休生山阳川谷及冤句。[恭曰] 今谓重楼金线者是也。一名重台，南人名草甘遂。一茎六七叶，似王孙、鬼臼、蓖麻辈，叶有二三层。根如肥大菖蒲，细肌脆白。[保升曰] 叶似鬼臼、牡蒙，年久者二三重。根如紫参，皮黄肉白。五月采根，日干。[大明曰] 根如尺二蜈蚣，大如肥紫菖蒲。[颂曰] 即紫河车也。今河中、河阳、华、凤、文州及江淮间亦有之。叶似王孙、鬼臼等，作二三层。六月开黄紫花，蕊赤黄色，上有金丝垂下。秋结红子。根似肥姜，皮赤肉白。四月、五月采之。[宗奭曰] 蚤休无旁枝，止一茎挺生，高尺余，颠有四五叶。叶有歧，似苦杖。中心又起茎，亦如是生叶。惟根入药用。[时珍曰] 重楼金线处处有之，生于深山阴湿之地。一茎独上，茎当叶心。叶绿色似芍药，凡二三层，每一层七叶。茎头夏月开花，一花七瓣，有金丝蕊，长三四寸。王屋山产者至五七层。根如鬼臼、苍术状，外紫中白，有粘、糯二种。外丹家采制三黄、砂、汞。入药洗切焙用。俗谚云：七叶一枝花，深山是我家。痈疽如遇者，一似手拈拿。是也。

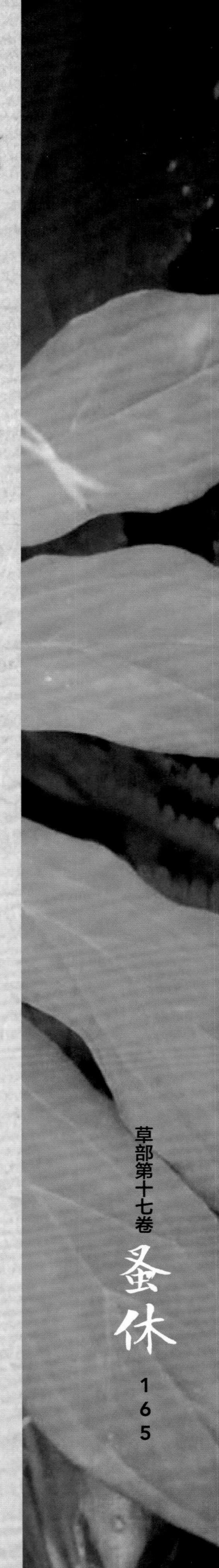

根

‖气味‖

苦，微寒，有毒。[大明曰]冷，无毒。伏雄黄、丹砂、蓬砂及盐。

‖主治‖

惊痫，摇头弄舌，热气在腹中。本经。**癫疾，痈疮阴蚀，下三虫，去蛇毒。**别录。**生食一升，利水。**唐本。**治胎风手足搐，能吐泄瘰疬。**大明。**去疟疾寒热。**时珍。

‖发明‖

[恭曰]摩醋，傅痈肿蛇毒，甚有效。[时珍曰]紫河车，足厥阴经药也。凡本经惊痫、疟疾、瘰疬、痈肿者宜之。而道家有服食法，不知果有益否也。

‖附方‖

新五。**服食法**紫河车根以竹刀刮去皮，切作骰子大块，面裹入瓷瓶中，水煮候浮漉出，凝冷入新布袋中，悬风处待干。每服三丸，五更初面东念咒，井水下。连进三服，即能休粮。若要饮食，先以黑豆煎汤饮之，次以药丸煮稀粥，渐渐食之。咒曰：天朗气清金鸡鸣，吾今服药欲长生。吾今不饥复不渴，赖得神仙草有灵。**小儿胎风**手足搐搦。用蚤休即紫河车为末。每服半钱，冷水下。卫生易简方。**慢惊发搐**带有阳证者。白甘遂末即蚤休一钱，栝楼根末二钱，同于慢火上炒焦黄，研匀。每服一字，煎麝香薄荷汤调下。钱乙小儿方。**中鼠莽毒**金线重楼根，磨水服，即愈。集简方。**咽喉谷贼**肿痛。用重台赤色者、川大黄炒、木鳖子仁、马牙消半两，半夏泡一分，为末，蜜丸芡子大，含之。圣惠方。

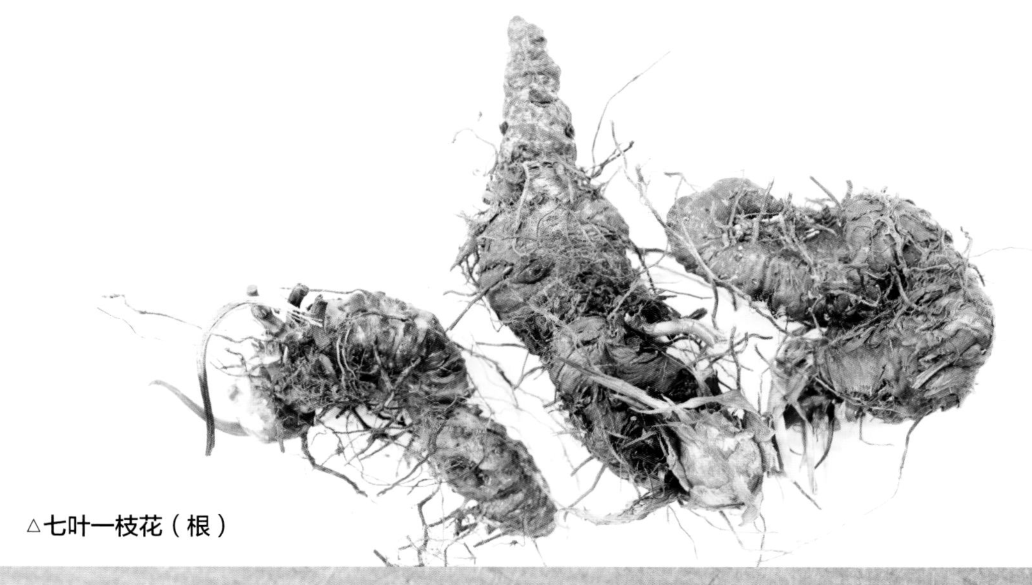
△七叶一枝花（根）

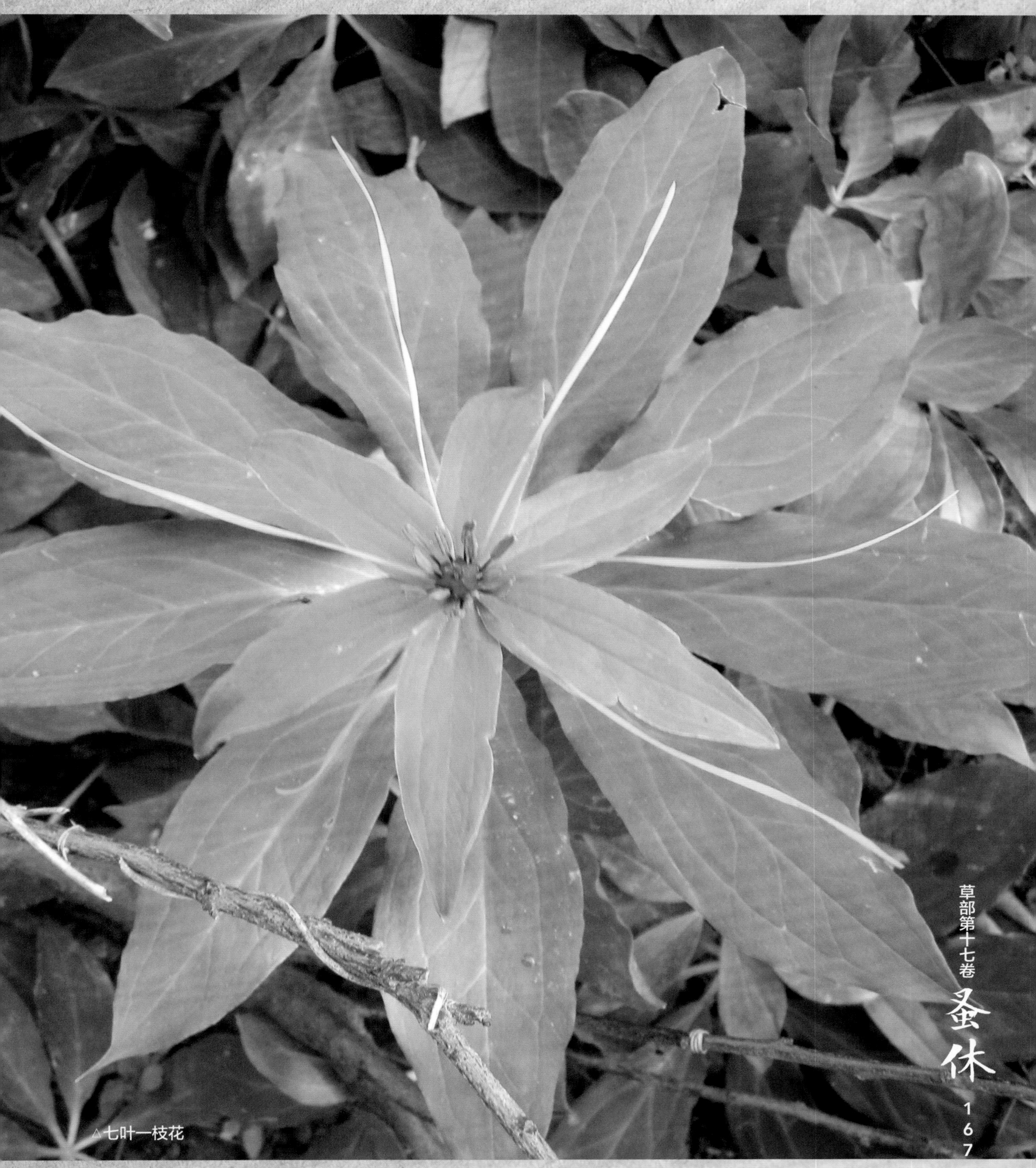
△七叶一枝花

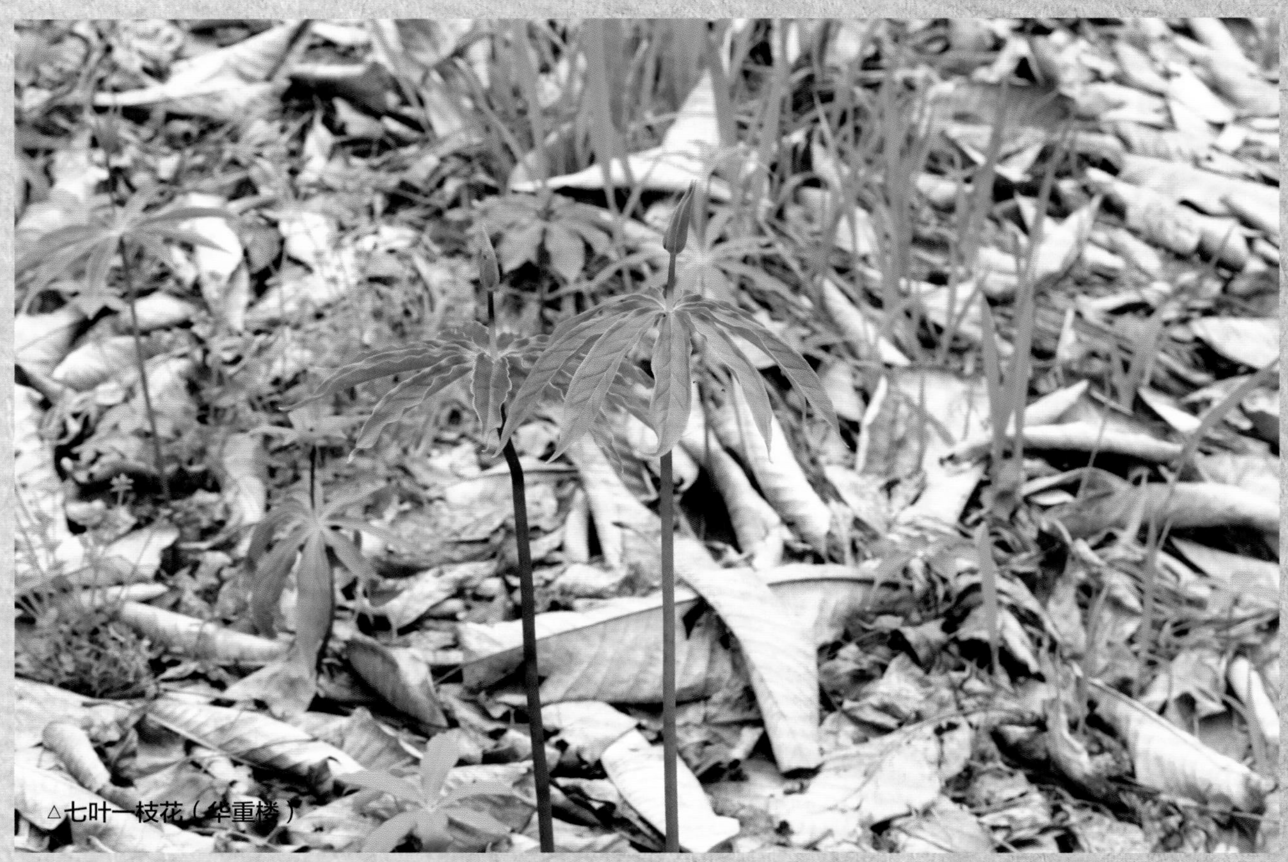
△七叶一枝花（华重楼）

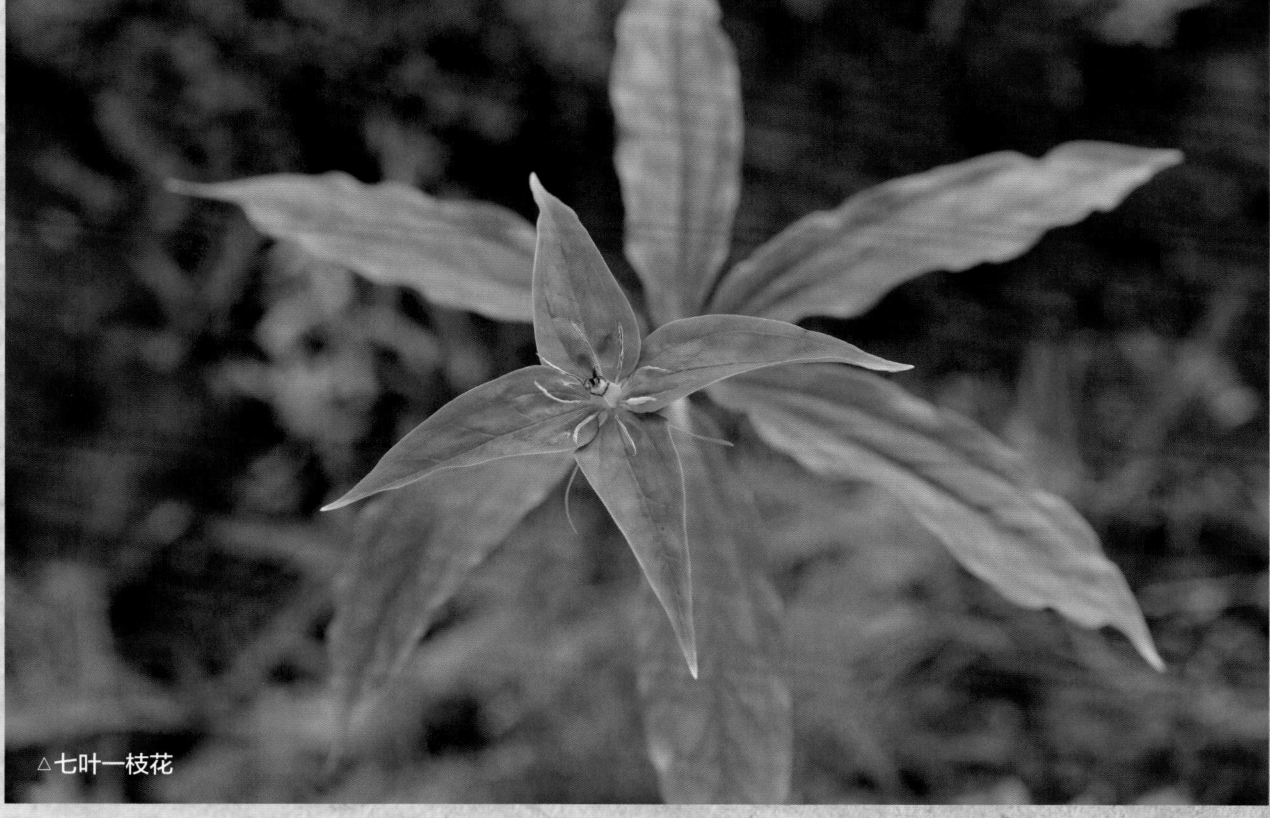
△七叶一枝花

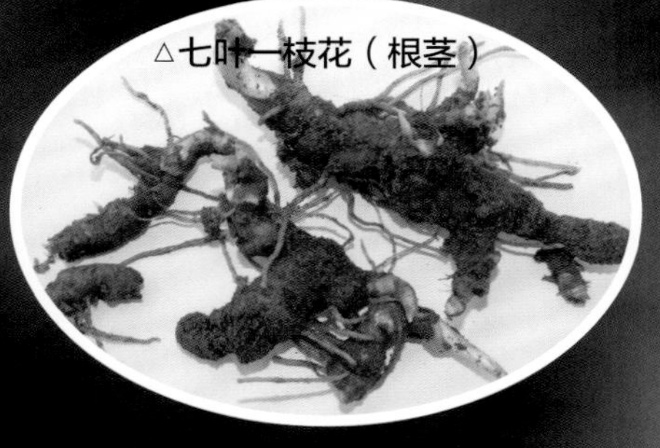

△七叶一枝花（根茎）

△七叶一枝花

云南重楼 *Paris polyphylla* var. *yunnanensis* ITS2 条形码主导单倍型序列：

```
1   CGTCTTATAT CGCTCGGTGC CAACTATGCC CGTGAGTCGA AAGTGTTGGC ACGGATGCGG AGATTGACCT CCCGTGTTCT
81  TGTGCGCGCG GTAGGTTGAA GAGTGGGATG CCAACTGAGA CCAACACGGC GAGTGGTGGA TGCGAGCCGG ACGTCGTGGT
161 CTCGTCCTCT AAAGGCTCGG GGGCCCCTTG TCACGCCCAG CATGGTTTCG TTGTACGCGT TGCCTAGCAT TG
```

七叶一枝花 *Paris polyphylla* var. *chinensis* ITS2 条形码主导单倍型序列：

```
1   CGTCTTGCGT CGCTCGGTGC GAACTACGCC TGTGGGTTGA AAGTGTTGGC ACGGATGTGG AGATTGGCCT CCCGTGTCCT
81  TGTGCGCGCG GTAGGTTGAA GAGTGGGATG CCAATGGAGA CGGACACGGC GAGTGGTGGA TACGAGCCGG ACGTCGTGGT
161 CTCGTCCTCT AAAGGCTCGG GGGCCCCTTG TGACACCCAG TATGGTTACG CTGTACGCGT TGCCTAGCAT TG
```

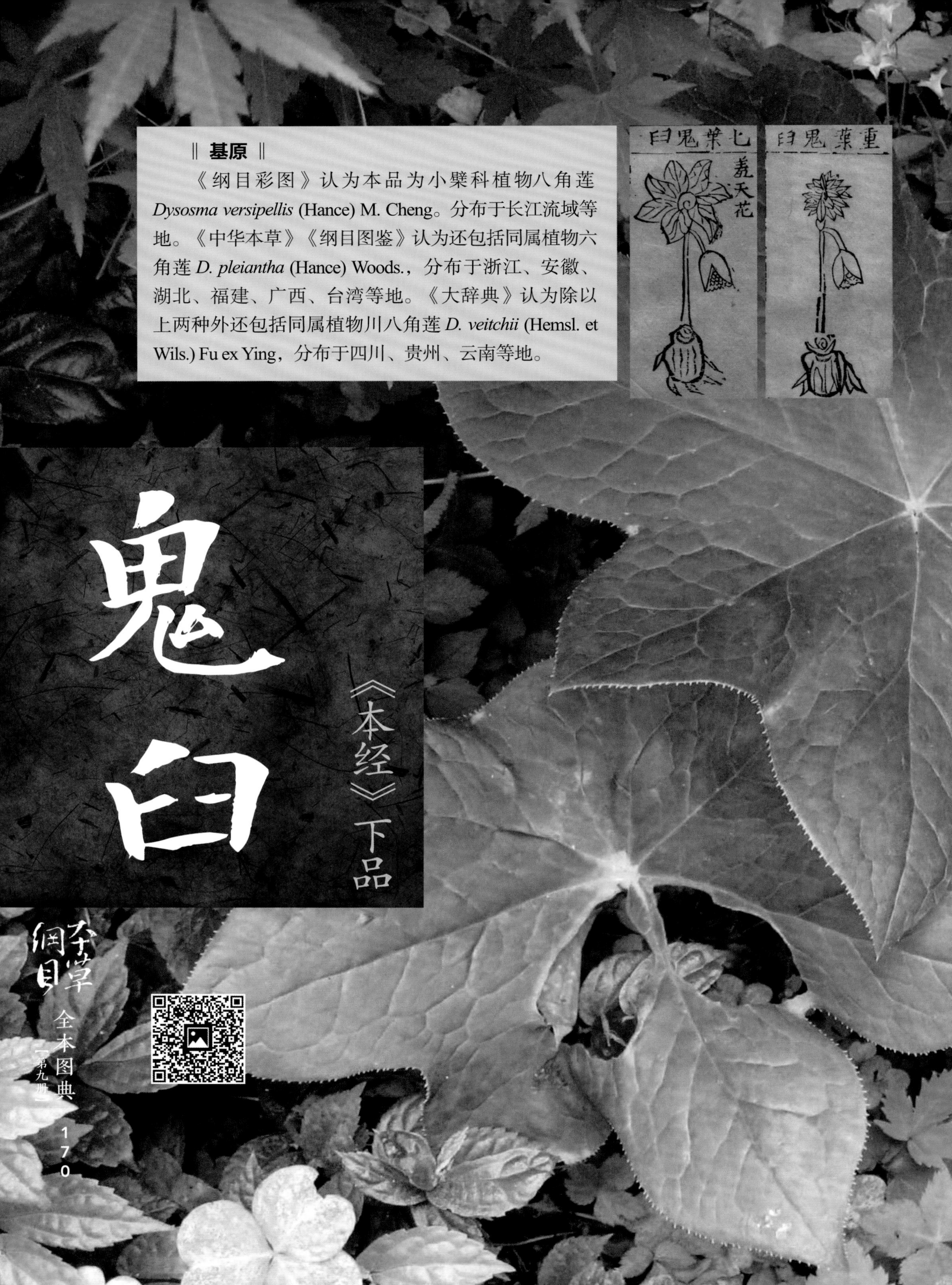

‖ **基原** ‖

《纲目彩图》认为本品为小檗科植物八角莲 *Dysosma versipellis* (Hance) M. Cheng。分布于长江流域等地。《中华本草》《纲目图鉴》认为还包括同属植物六角莲 *D. pleiantha* (Hance) Woods.，分布于浙江、安徽、湖北、福建、广西、台湾等地。《大辞典》认为除以上两种外还包括同属植物川八角莲 *D. veitchii* (Hemsl. et Wils.) Fu ex Ying，分布于四川、贵州、云南等地。

鬼臼

《本经》下品

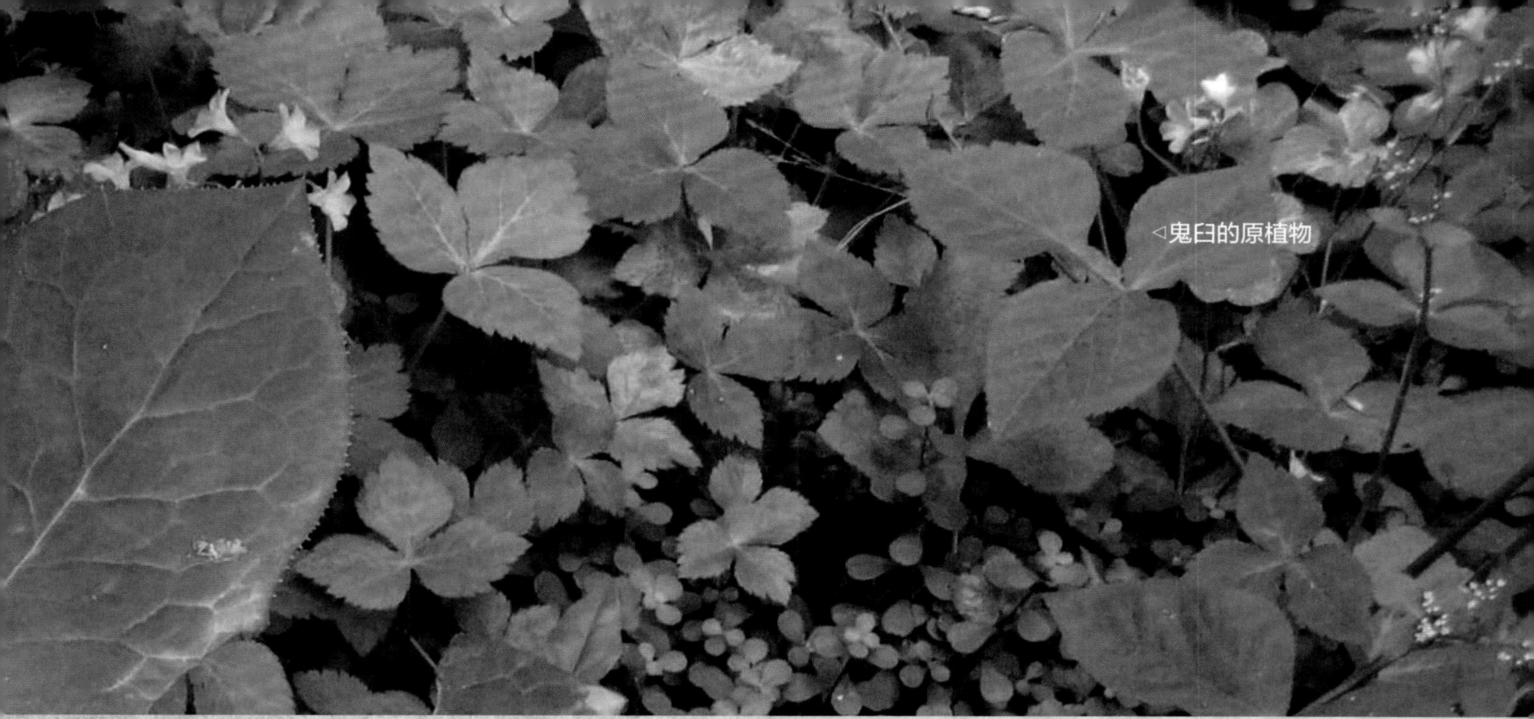

◁鬼臼的原植物

校正：并入图经琼田草。

‖ **释名** ‖

九臼本经**天臼**别录**鬼药**纲目**解毒**别录**爵犀**本经**马目毒公**本经**害母草**图经**羞天花**纲目**术律草**纲目**琼田草**纲目**独脚莲**土宿本草**独荷草**土宿**山荷叶**纲目**旱荷**纲目**八角盘**纲目**唐婆镜。**[弘景曰] 鬼臼根如射干，白而味甘，九臼相连，有毛者良，故名。[时珍曰] 此物有毒，而臼如马眼，故名马目毒公。杀蛊解毒，故有犀名。其叶如镜、如盘、如荷，而新苗生则旧苗死，故有镜、盘、荷、莲、害母诸名。苏东坡诗集云：琼田草俗号唐婆镜，即本草鬼臼也。岁生一臼，如黄精根而坚瘦，可以辟谷。宋祁剑南方物赞云：羞天花，蜀地处处有之。依茎缀花，蔽叶自隐，俗名羞天，予改为羞寒花，即本草鬼臼也。赞云：冒寒而茂，茎修叶广。附茎作花，叶蔽其上。以其自蔽，若有羞状。别有羞天草与此不同，即海芋也。

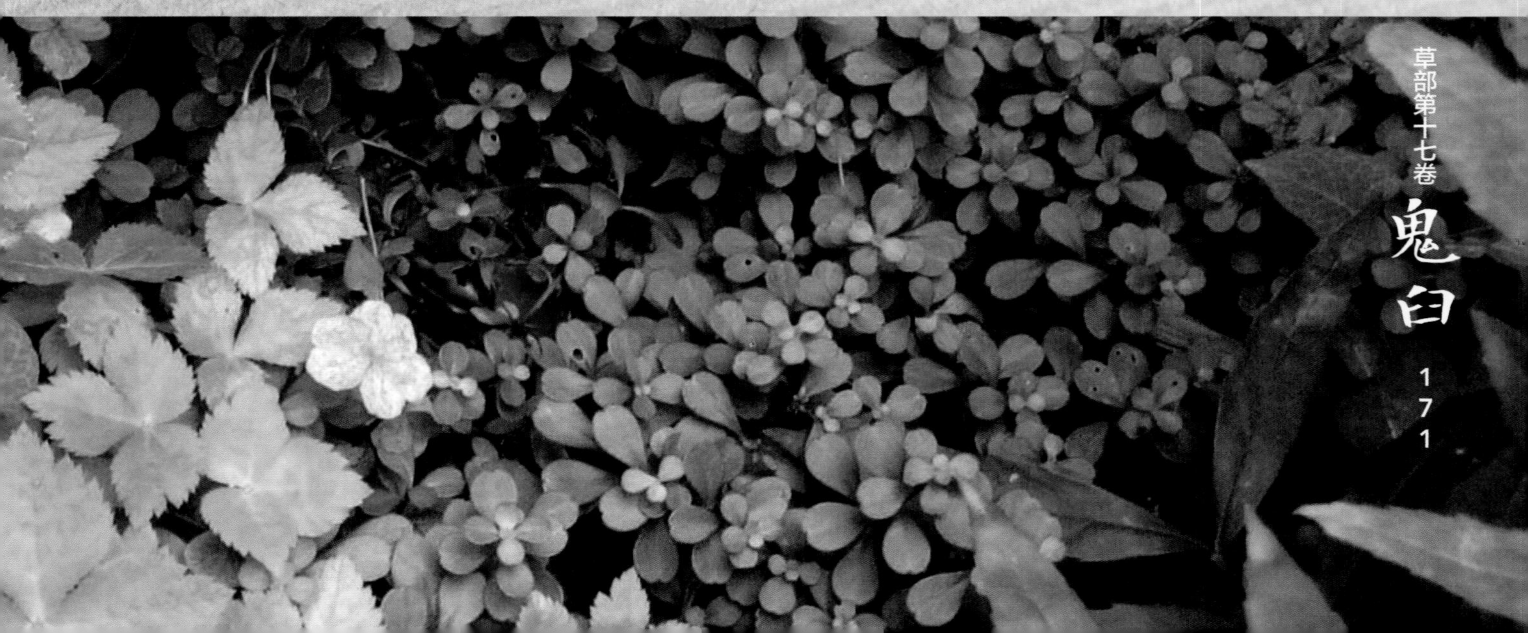

‖ **集解** ‖

[别录曰] 鬼臼生九真山谷及冤句。二月、八月采根。[弘景曰] 鬼臼生山谷中。八月采，阴干。似射干、术辈，又似钩吻。有两种：出钱塘、近道者，味甘，上有丛毛，最胜；出会稽、吴兴者，大而味苦，无丛毛，力劣。今马目毒公状如黄精根，其臼处似马眼而柔润。今方家多用鬼臼而少用毒公，不知此那复乖越如此。[恭曰] 鬼臼生深山岩石之阴。叶如蓖麻、重楼辈。生一茎，茎端一叶，亦有两歧者。年长一茎，茎枯则为一臼。假令生来二十年，则有二十臼，岂惟九臼耶。根肉皮须并似射干，今俗用多是射干。而江南别送一物，非真者。今荆州当阳县、硖州远安县、襄州荆山县山中并贡之，亦极难得。[颂曰] 今江宁府、滁、舒、商、齐、杭、襄、峡州、荆门军亦有之，并如苏恭所说。花生茎间，赤色，三月开后结实。又一说：鬼臼生深山阴地，叶六出或五出，如雁掌。茎端一叶如伞，旦时东向，及暮则西倾，盖随日出没也。花红紫如荔枝，正在叶下，常为叶所蔽，未常见日。一年生一茎，既枯则为一臼，及八九年则八九臼矣。然一年一臼生而一臼腐，盖陈新相易也，故俗名害母草。如芋魁、乌头辈亦然，新苗生则旧苗死，前年之臼腐矣。而本草注谓全似射干，今射干体状虽相似，然臼形浅薄，与鬼臼大异。鬼臼如八九个南星侧比相叠，而色理正如射干。用者当使人求苗采之，市中不复有也。[时珍曰] 鬼臼根如天南星相叠之状，故市人通谓小者为南星，大者为鬼臼，殊为谬误。按黄山谷集云：唐婆镜叶底开花，俗名羞天花，即鬼臼也。岁生一臼，满十二岁，则可为药。今方家乃以鬼灯檠为鬼臼，误矣。又郑樵通志云：鬼臼叶如小荷，形如鸟掌，年长一茎，茎枯则根为一臼，亦名八角盘，以其叶似之也。据此二说，则似是今人所谓独脚莲者也。又名山荷叶、独

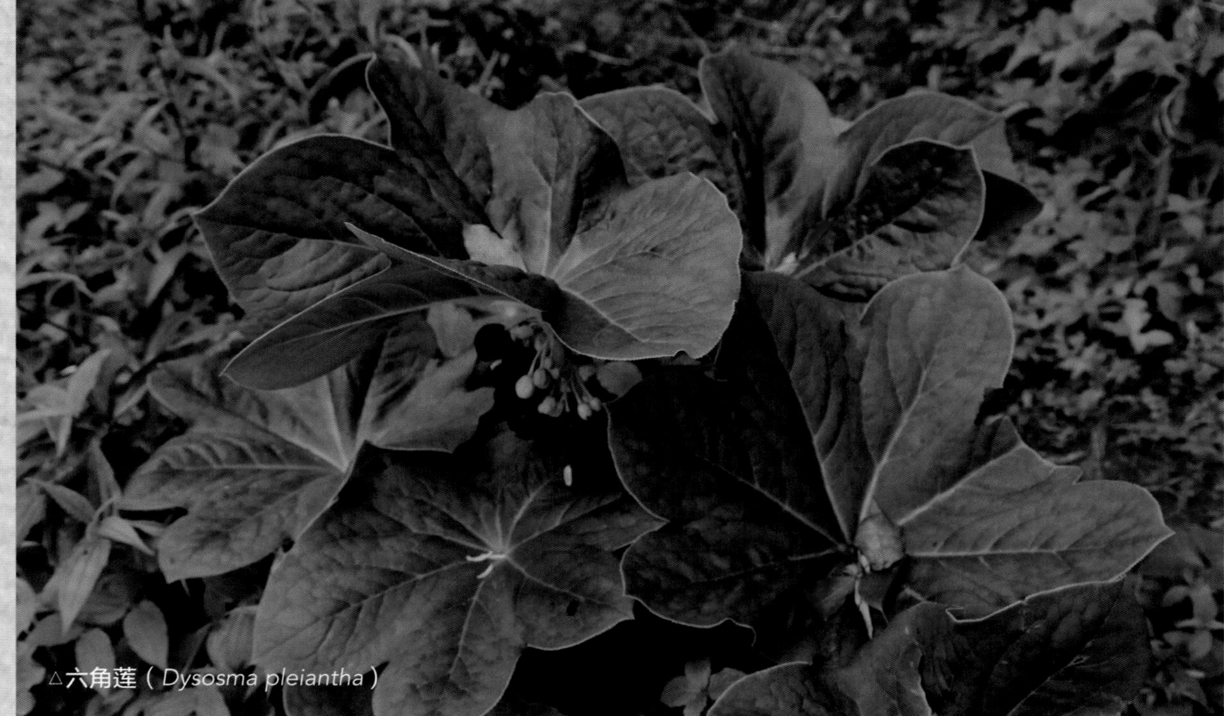

△六角莲（*Dysosma pleiantha*）

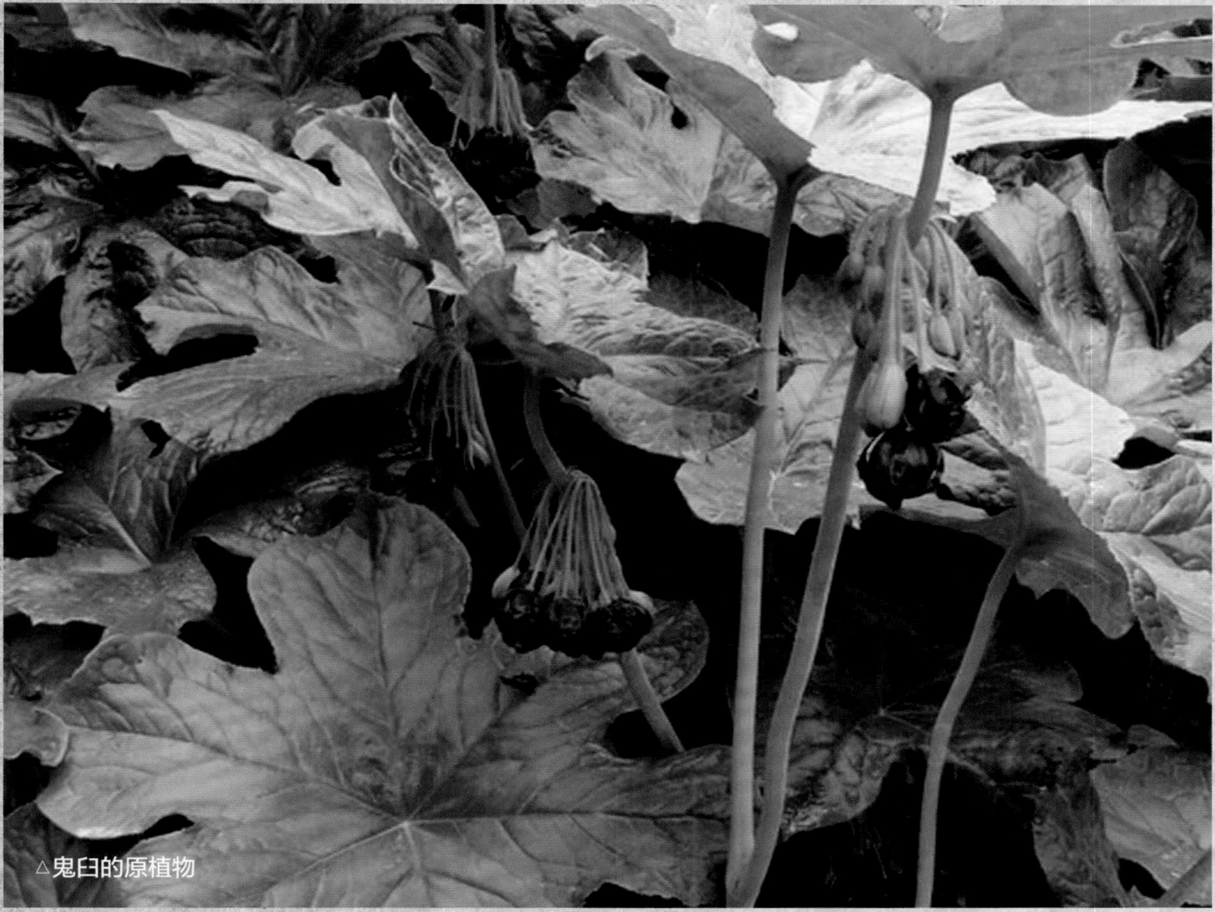

△鬼臼的原植物

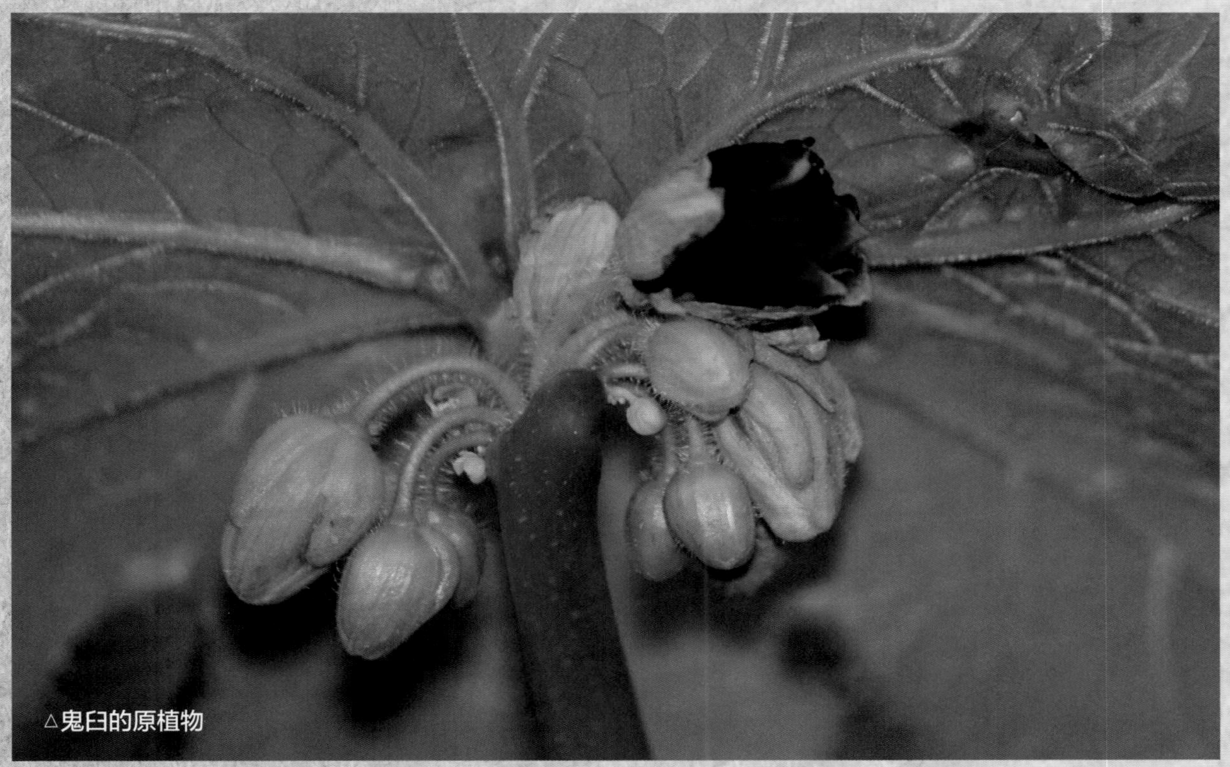

△鬼臼的原植物

荷草、旱荷叶、八角镜。南方处处深山阴密处有之，北方惟龙门山、王屋山有之。一茎独上，茎生叶心而中空。一茎七叶，圆如初生小荷叶，面青背紫，揉其叶作瓜李香。开花在叶下，亦有无花者。其根全似苍术、紫河车。丹炉家采根制三黄、砂、汞。或云其叶八角者更灵。或云其根与紫河车一样，但以白色者为河车，赤色者为鬼臼，恐亦不然。而庚辛玉册谓蚤休阳草，旱荷阴草，亦有分别。陶弘景以马目毒公与鬼臼为二物，殊不知正是一物而有二种也。又唐·独孤滔丹房镜源云：术律草有二种，根皆似南星，赤茎直上，茎端生叶。一种叶凡七瓣，一种叶作数层。叶似蓖麻，面青背紫而有细毛。叶下附茎开一花，状如铃铎倒垂，青白色，黄蕊中空，结黄子。风吹不动，无风自摇。可制砂汞。按此即鬼臼之二种也。其说形状甚明。

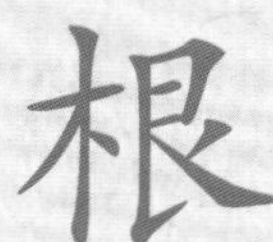

‖ **气味** ‖

辛，温，有毒。[别录曰] 微温。[弘景曰] 甘，温，有毒。[权曰] 苦。[之才曰] 畏垣衣。

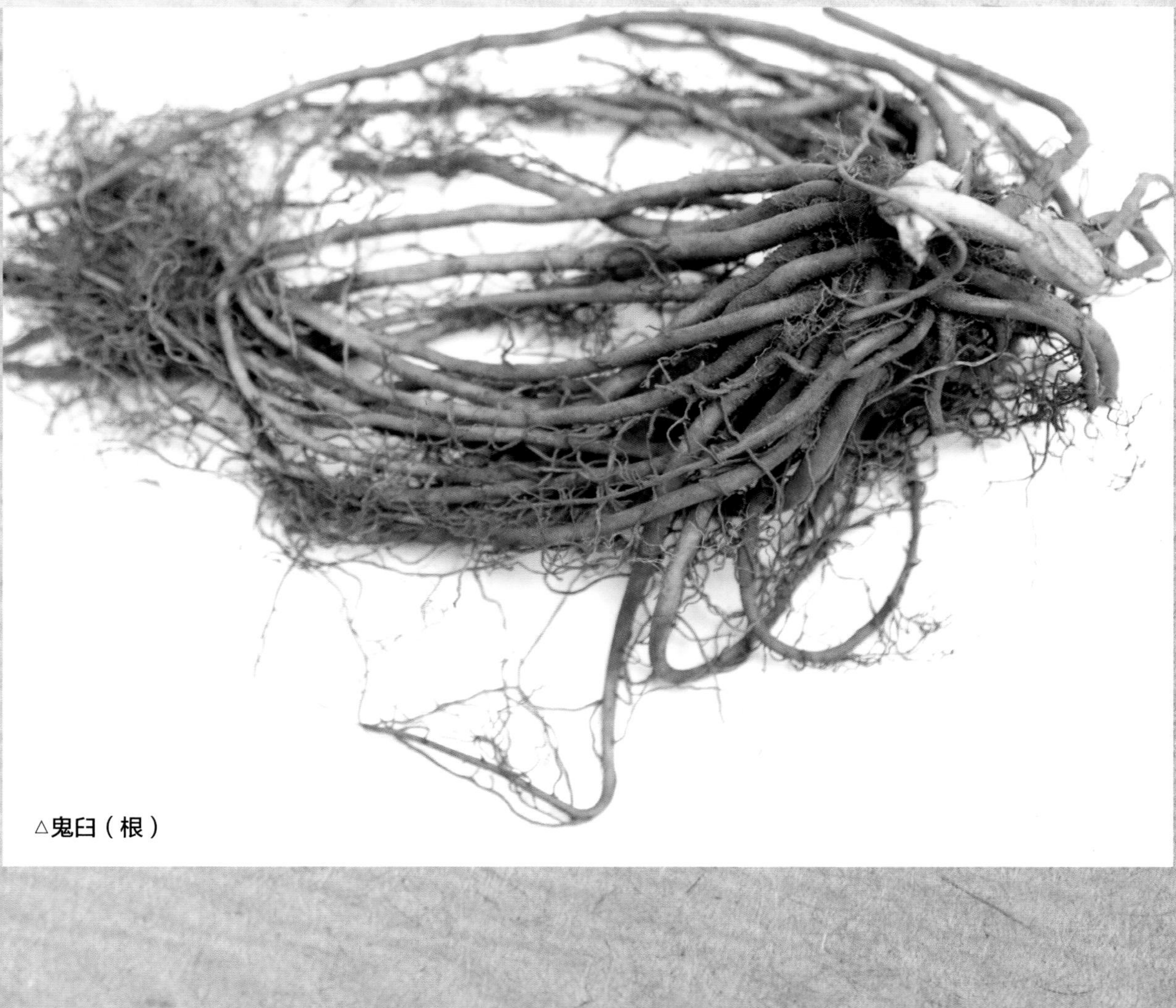

△鬼臼（根）

‖ **主治** ‖

杀蛊毒鬼疰精物，辟恶气不祥，逐邪，解百毒。本经。**杀大毒，疗咳嗽喉结，风邪烦惑，失魄妄见，去目中肤翳。不入汤。**别录。**主尸疰殗殜，劳疾传尸瘦疾。**甄权。**下死胎，治邪疟痈疽，蛇毒射工毒。**时珍。

‖ **发明** ‖

[颂曰] 古方治五尸鬼疰、百毒恶气多用之。又曰：今福州人三月采琼田草根叶，焙干捣末，蜜丸服，治风疾。

‖ **附方** ‖

新三。**子死腹中**胞破不生，此方累效，救人岁万数也。鬼臼不拘多少，黄色者，去毛为细末，不用筛罗，只捻之如粉为度。每服一钱，无灰酒一盏，同煎八分，通口服，立生如神。名一字神散。妇人良方。**射工中人**寒热发疮。鬼臼叶一把，苦酒渍，捣取汁。服一升，日二次。千金方。**黑黄急病**黑黄，面黑黄，身如土色，不妨食，脉沉，若青脉入口者死。宜烙口中黑脉、百会、玉泉、章门、心俞。用生鬼臼捣汁一小盏服。干者为末，水服。三十六黄方。

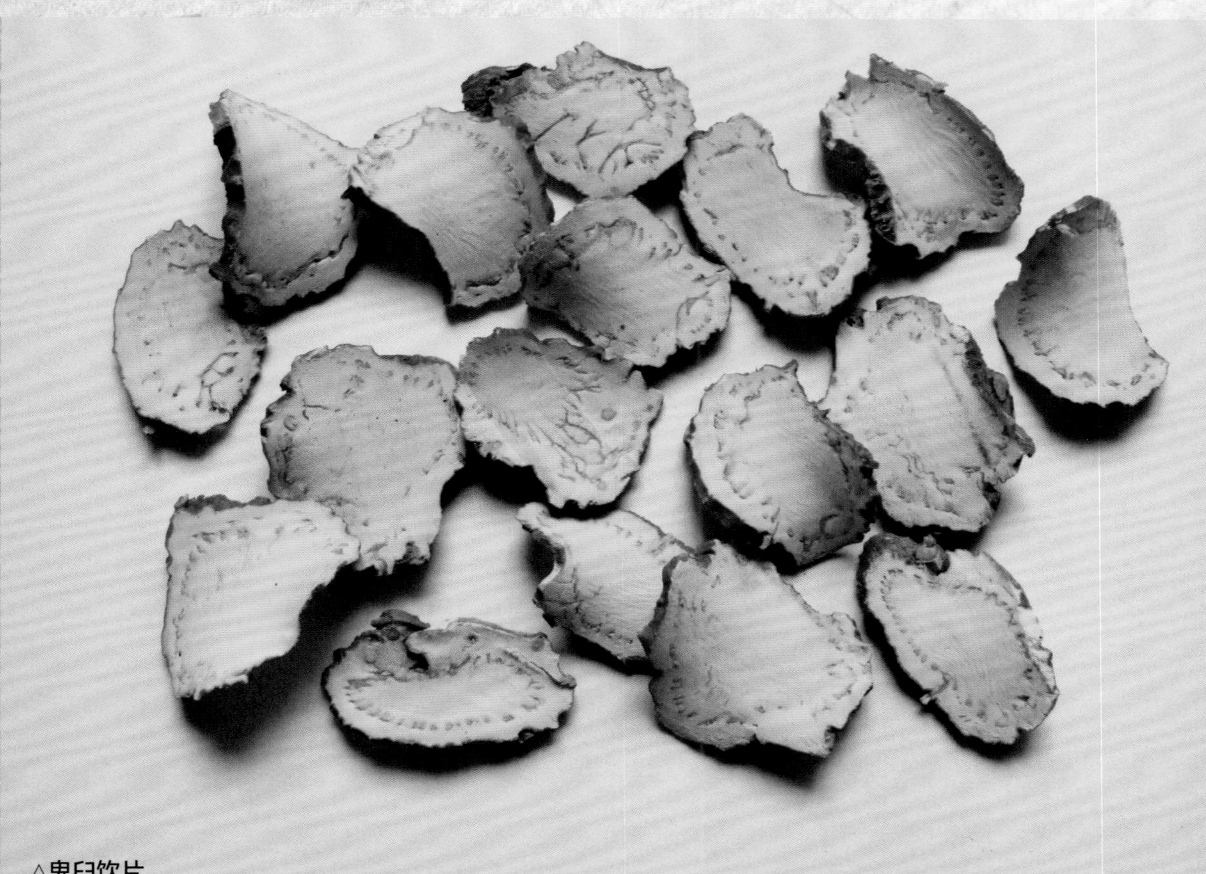

△鬼臼饮片

‖ **基原** ‖

据《纲目彩图》《纲目图鉴》《药典图鉴》《草药大典》等综合分析考证，本品为鸢尾科植物射干 *Belamcanda chinensis* (L.) DC.。广泛分布于全国各地。《药典》收载射干药材为鸢尾科植物射干的干燥根茎；春初刚发芽或秋末茎叶枯萎时采挖，除去须根和泥沙，干燥。

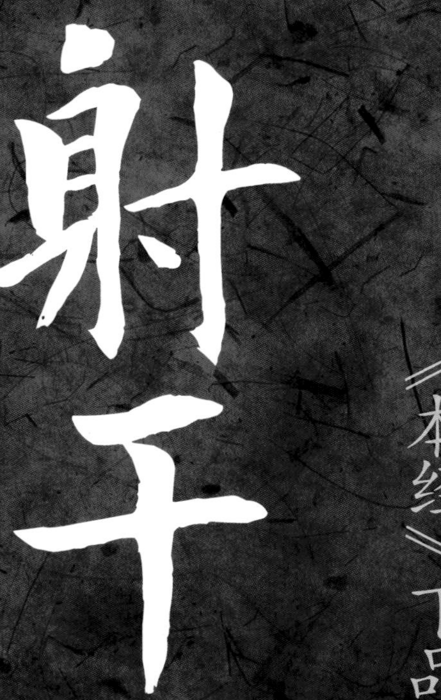

▷射干（*Belamcanda chinensis*）

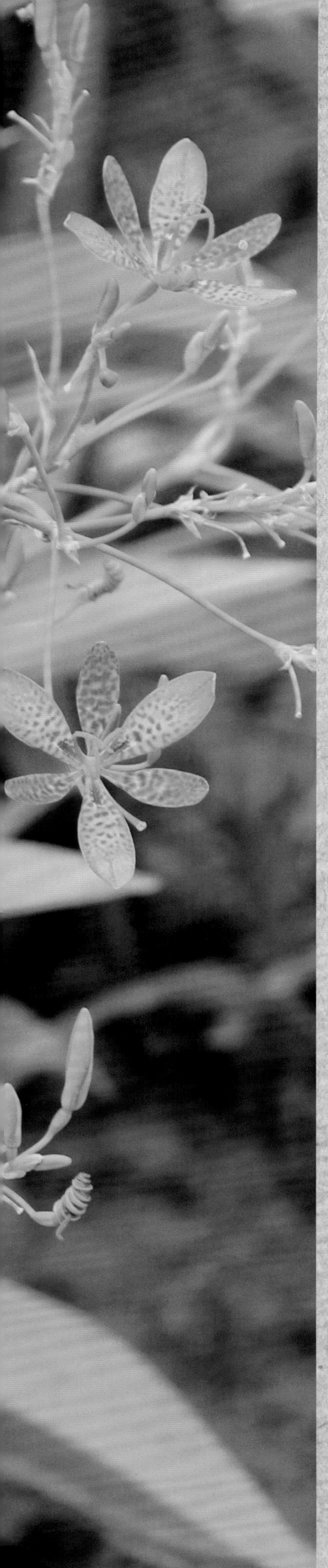

‖ **释名** ‖

乌扇本经**乌翣**别录**乌吹**别录**乌蒲**本经**凤翼**拾遗**鬼扇**土宿**扁竹**纲目**仙人掌**土宿**紫金牛**土宿**野萱花**纲目**草姜**别录**黄远**吴普。[弘景曰] 射干方书多音夜。[颂曰] 射干之形，茎梗疏长，正如射人长竿之状，得名由此尔。而陶氏以夜音为疑，盖古字音多通呼，若汉官仆射，主射事，而亦音夜，非有别义也。[时珍曰] 其叶丛生，横铺一面，如乌翅及扇之状，故有乌扇、乌翣、凤翼、鬼扇、仙人掌诸名。俗呼扁竹，谓其叶扁生而根如竹也。根叶又如蛮姜，故曰草姜。翣音所甲切，扇也。

‖ **集解** ‖

[别录曰] 射干生南阳山谷田野。三月三日采根，阴干。[弘景曰] 此是乌翣根，黄色，庭台多种之。人言其叶是鸢尾，而复有鸢头，此若相似尔，恐非乌翣也。又别有射干，相似而花白茎长，似射人之执竿者。故阮公诗云：射干临层城。此不入药用。[恭曰] 鸢尾叶都似射干，而花紫碧色，不抽高茎，根似高良姜而肉白，名鸢头。[保升曰] 射干高二三尺，花黄实黑。根多须，皮黄黑，肉黄赤。所在皆有，二月、八月采根，去皮日干。[藏器曰] 射干、鸢尾二物相似，人多不分。射干即人间所种为花草名凤翼者，叶如鸟翅，秋生红花，赤点。鸢尾亦人间所种，苗低下于射干，状如鸢尾，夏生紫碧花者是也。[大明曰] 射干根润，形似高良姜大小，赤黄色淡硬，五六七八月采。[颂曰] 今在处有之。人家种之，春生苗，高一二尺。叶大类蛮姜，而狭长横张，疏如翅羽状，故名乌翣。叶中抽茎，似萱草茎而强硬。六月开花，黄红色，瓣上有细文。秋结实作房，中子黑色。一说：射干多生山崖之间，其茎虽细小，亦类木。故荀子云，西方有木，名曰射干，茎长四寸，生于高山之上，是也。陶弘景所说花白者，自是射干之类。[震亨曰] 根为射干，叶为乌翣，紫花者是，红花者非。[机曰] 按诸注则射干非一种，有花白者，花黄者，花紫者，花红者。丹

射干 *Belamcanda chinensis* ITS2 条形码主导单倍型序列：

```
1   CGCCTCGTGT CGCTCCGCAC CTCCTACCCT CCCCCGGGAG GGAGGGAGGA GCCGTGCGGA CGCGGAGACT GGCCCACCGT
81  GCCCCGTGCG CGGCGGGCCG AAGTGCGGGC CGTCGCCGGG CCGGGCGCGG CGAGTGGTGG ACGACGAAAC ATACGGCTCC
161 TTCACCGCGC CCCGGCCCCG AGAACAGGCG ACCGATCGTA CGGCCCCGAG CAAGGAACCC CCTACCGTGA GGGCGCGCGC
241 CCCCCTTCGG GAGTGCGCCC CCGATCGGAA CG
```

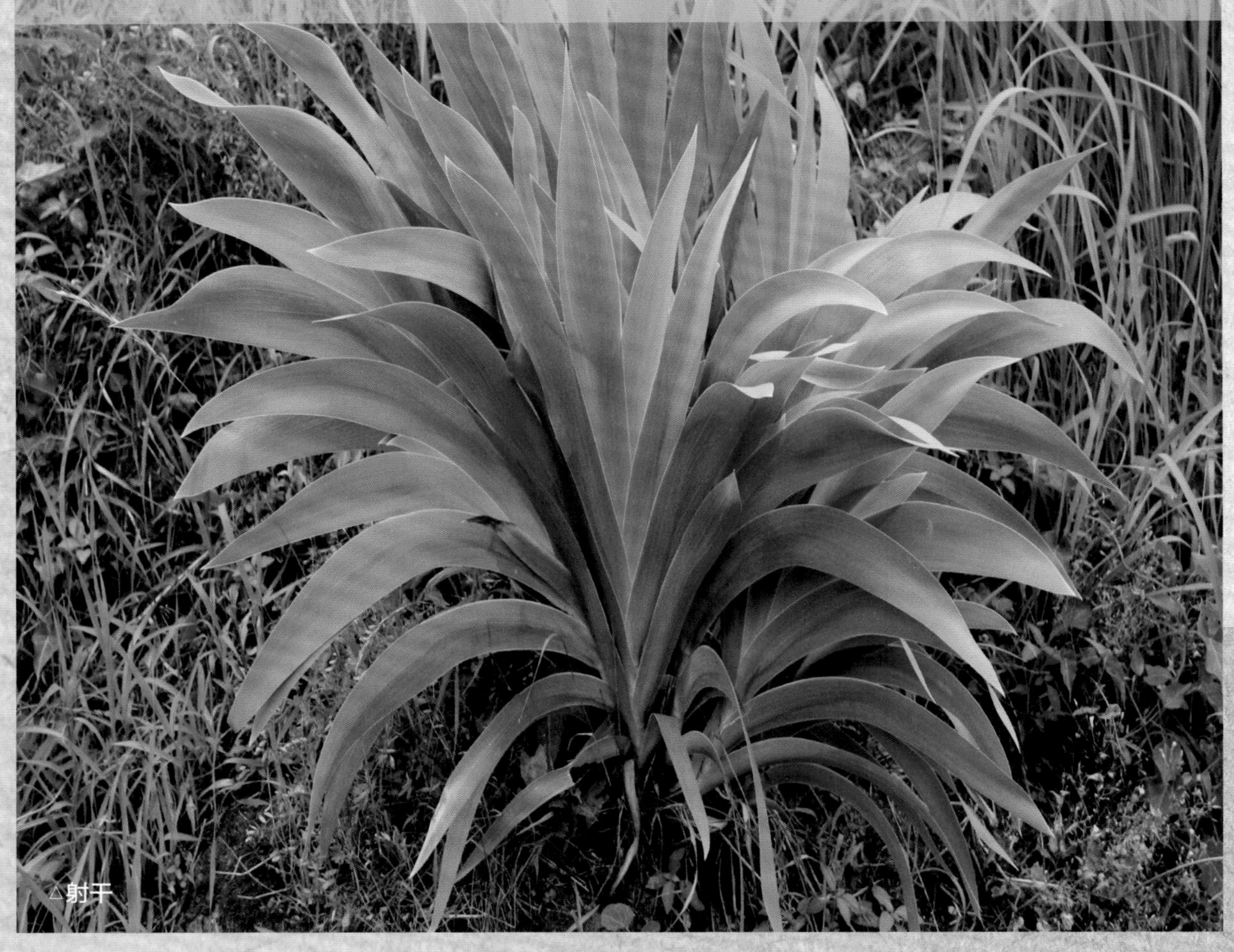

△射干

溪独取紫花者，必曾试有验也。[时珍曰] 射干即今扁竹也。今人所种，多是紫花者，呼为紫蝴蝶。其花三四月开，六出，大如萱花。结房大如拇指，颇似泡桐子，一房四隔，一隔十余子。子大如胡椒而色紫，极硬，咬之不破。七月始枯。陶弘景谓射干、鸢尾是一种。苏恭、陈藏器谓紫碧花者是鸢尾，红花者是射干。韩保升谓黄花者是射干。苏颂谓花红黄者是射干，白花者亦其类。朱震亨谓紫花者是射干，红花者非。各执一说，何以凭依？谨按张揖广雅云：鸢尾，射干也。易通卦验云：冬至射干生。土宿真君本草云：射干即扁竹，叶扁生，如侧手掌形，茎亦如之，青绿色。一种紫花，一种黄花，一种碧花。多生江南、湖广、川、浙平陆间。八月取汁，煮雄黄，伏雌黄，制丹砂，能拒火。据此则鸢尾、射干本是一类，但花色不同。正如牡丹、芍药、菊花之类，其色各异，皆是同属也。大抵入药功不相远。[藏器曰] 射干之名有三：佛经射干貂獄，此是恶兽，似青黄狗，食人，能缘木；阮公云射干临层城者，是树，殊有高大者；本草射干是草，即今人所种者也。

根

‖修治‖

[敩曰] 凡采根，先以米泔水浸一宿，漉出，然后以堇竹叶煮之，从午至亥，日干用。

‖气味‖

苦，平，有毒。[别录曰] 微温。久服令人虚。[保升曰] 微寒。[权曰] 有小毒。[元素曰] 苦，阳中阴也。[时珍曰] 寒。多服泻人。

‖主治‖

咳逆上气，喉痹咽痛，不得消息，散结气，腹中邪逆，食饮大热。本经。**疗老血在心脾间，咳唾，言语气臭，散胸中热气。**别录。**苦酒摩涂毒肿。**弘景。**治疰气，消瘀血，通女人月闭。**甄权。**消痰，破癥结，胸膈满腹胀，气喘痃癖，开胃下食，镇肝明日。**大明。**治肺气喉痹为佳。**宗奭。**去胃中痈疮。**元素。**利积痰疝毒，消结核。**震亨。**降实火，利大肠，治疟母。**时珍。

‖发明‖

[震亨曰] 射干属金，有木与火，行太阴、厥阴之积痰，使结核自消甚捷。又治便毒，此足厥阴

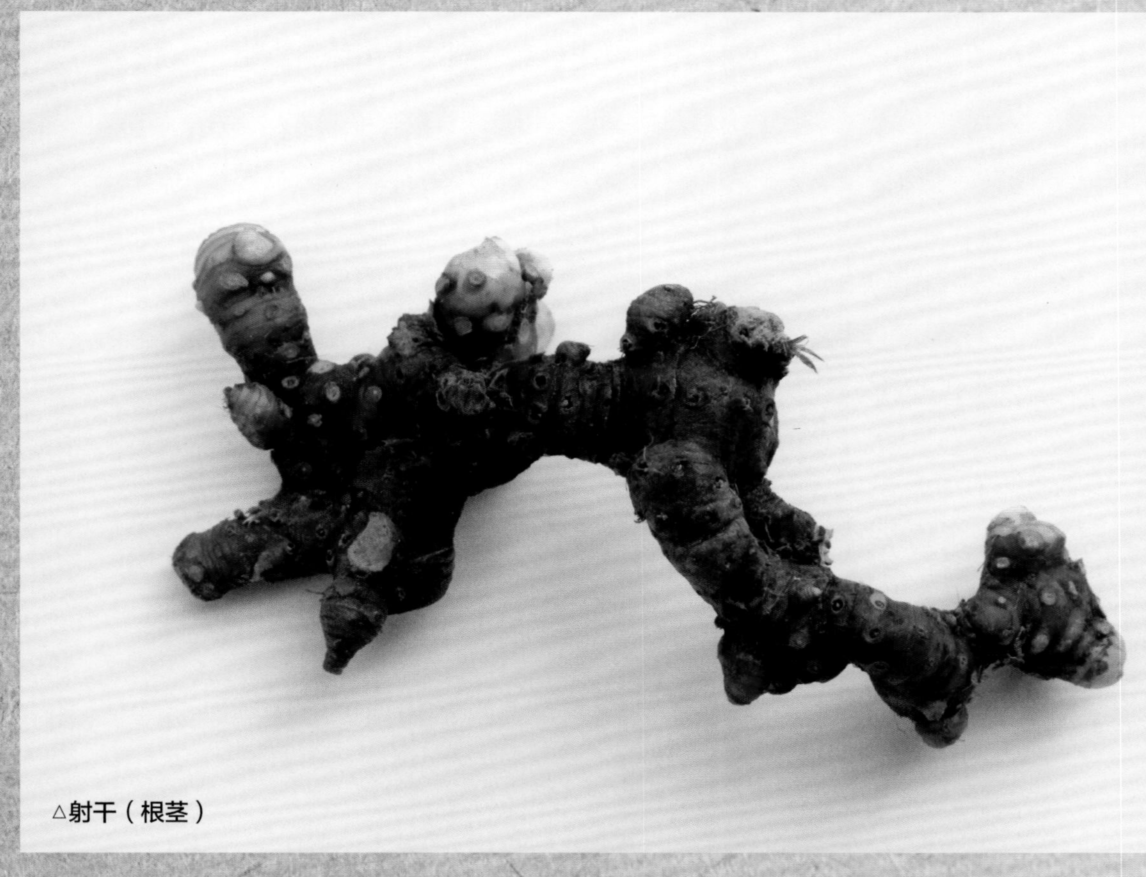

△射干（根茎）

湿气，因疲劳而发。取射干三寸，与生姜同煎，食前服，利三两行，甚效。[时珍曰] 射干能降火，故古方治喉痹咽痛为要药。孙真人千金方，治喉痹有乌翣膏。张仲景金匮玉函方，治咳而上气，喉中作水鸡声，有射干麻黄汤。又治疟母鳖甲煎丸，亦用乌扇烧过。皆取其降厥阴相火也。火降则血散肿消，而痰结自解，癥瘕自除矣。

‖ **附方** ‖

旧二，新八。**咽喉肿痛**射干花根、山豆根，阴干为末，吹之如神。袖珍方。**伤寒咽闭**肿痛。用生射干、猪脂各四两，合煎令焦，去滓，每噙枣许取瘥。庞安常伤寒论。**喉痹不通**浆水不入。外台秘要：用射干一片，含咽汁良。医方大成：用扁竹新根擂汁咽之，大腑动即解。或醋研汁噙，引涎出亦妙。便民方用紫蝴蝶根一钱，黄芩、生甘草、桔梗各五分，为末，水调顿服，立愈。名夺命散。**二便不通**诸药不效。紫花扁竹根，生水边者佳，研汁一盏服，即通。普济。**水蛊腹大**动摇水声，皮肤黑。用鬼扇根捣汁，服一杯，水即下。肘后方。**阴疝肿刺**发时肿痛如刺。用生射干捣汁与服取利。亦可丸服。肘后方。**乳痈初肿**扁竹根如僵蚕者，同萱草根为末，蜜调傅之，神效。永类方。**中射工毒**生疮者。乌翣、升麻各二两，水三升，煎二升，温服。以滓傅疮上。姚僧坦集验方。

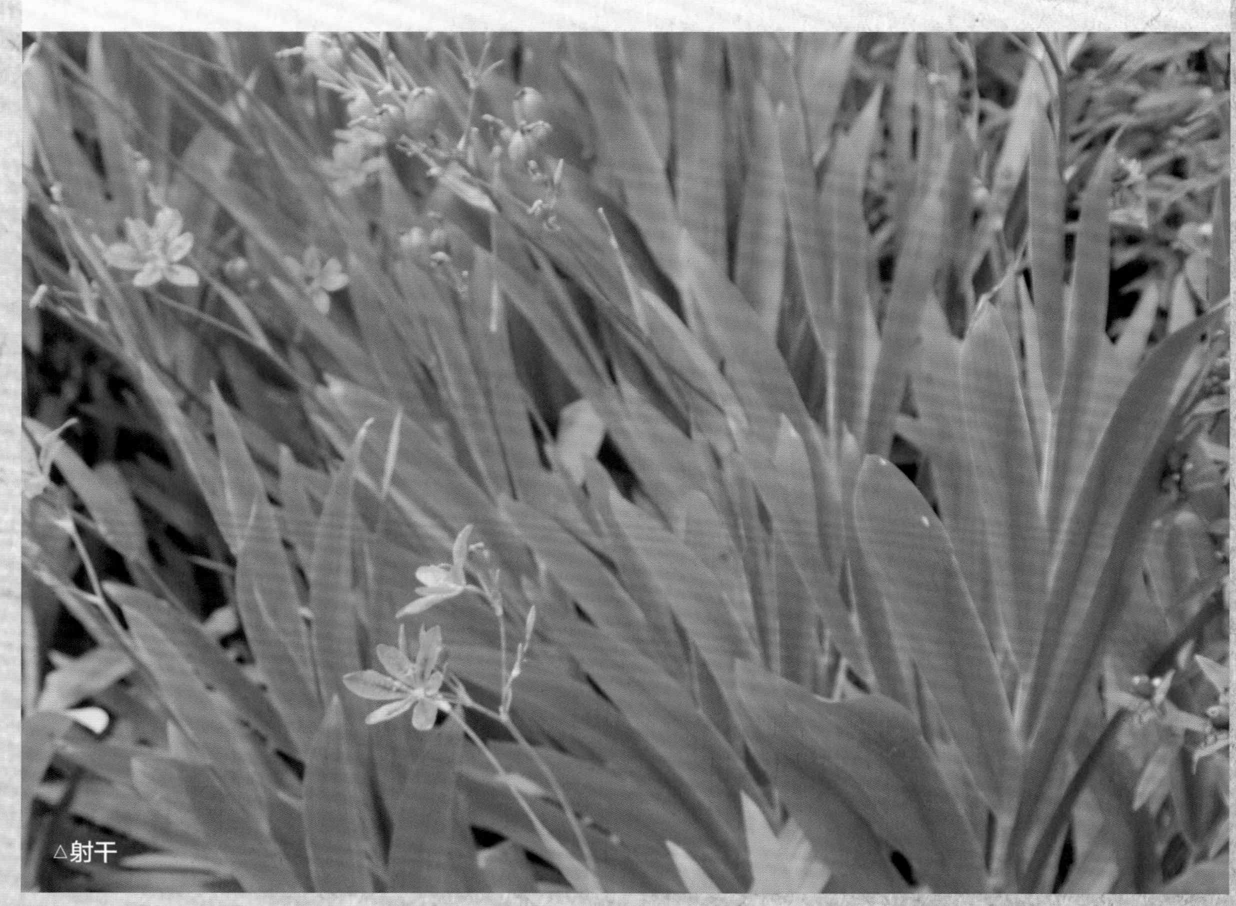

△射干

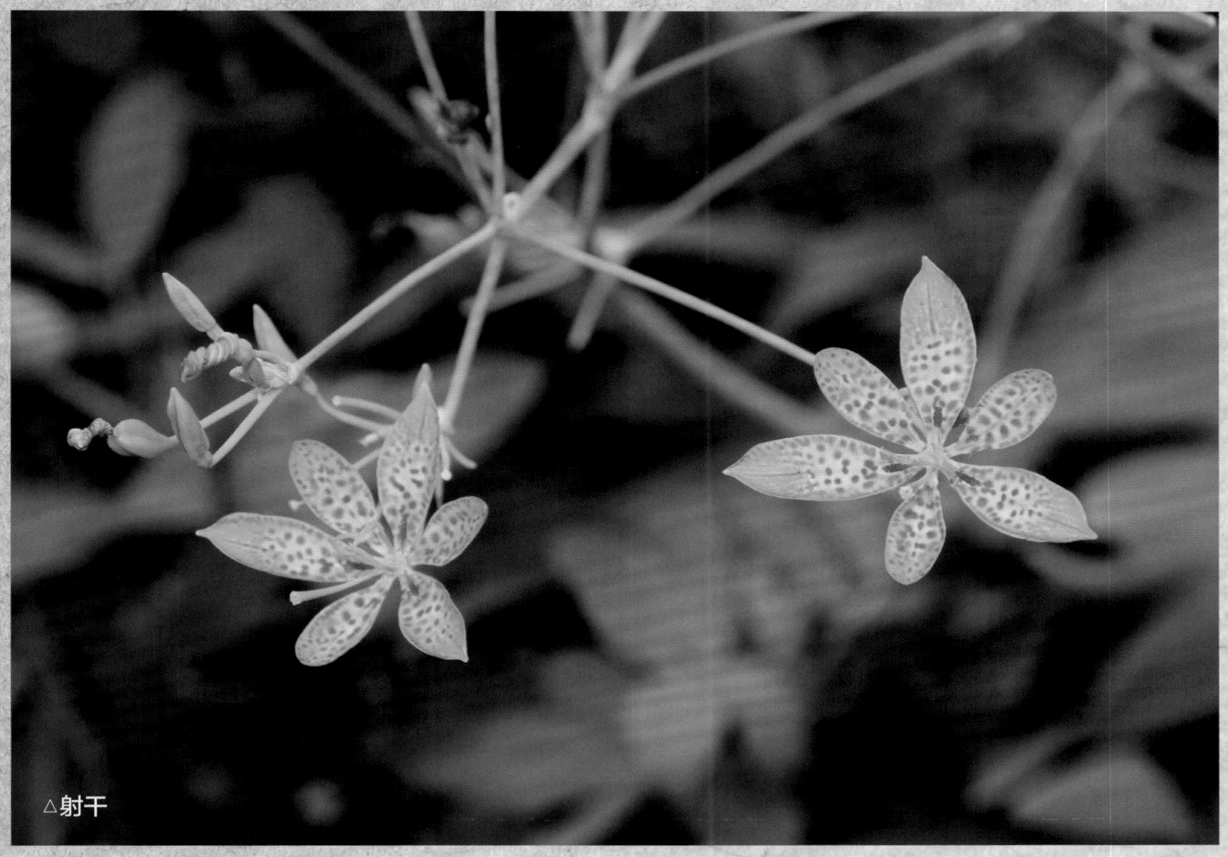
△射干

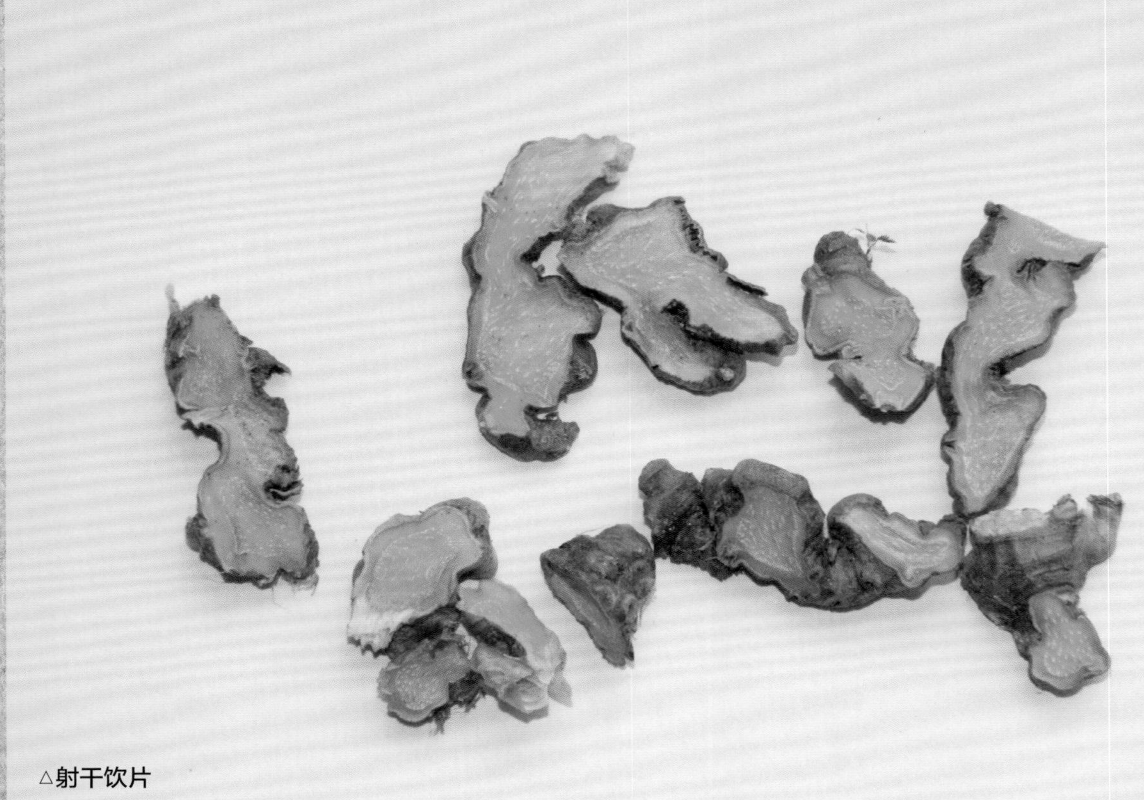
△射干饮片

鸢尾

《本经》下品

‖ **基原** ‖

据《纲目彩图》《纲目图鉴》《中华本草》《汇编》等综合分析考证，本品为鸢尾科植物鸢尾 *Iris tectorum* Maxim.。分布于陕西、江苏、浙江、湖北、四川、云南等地。《药典》收载川射干药材为鸢尾科植物鸢尾的干燥根茎；全年均可采挖，除去须根及泥沙，干燥。

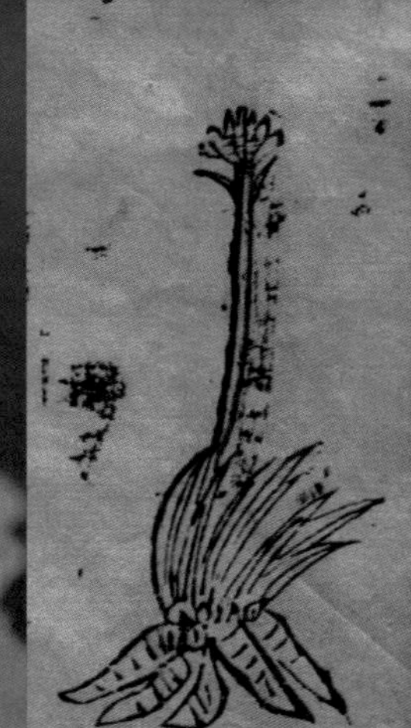

▷鸢尾（*Iris tectorum*）

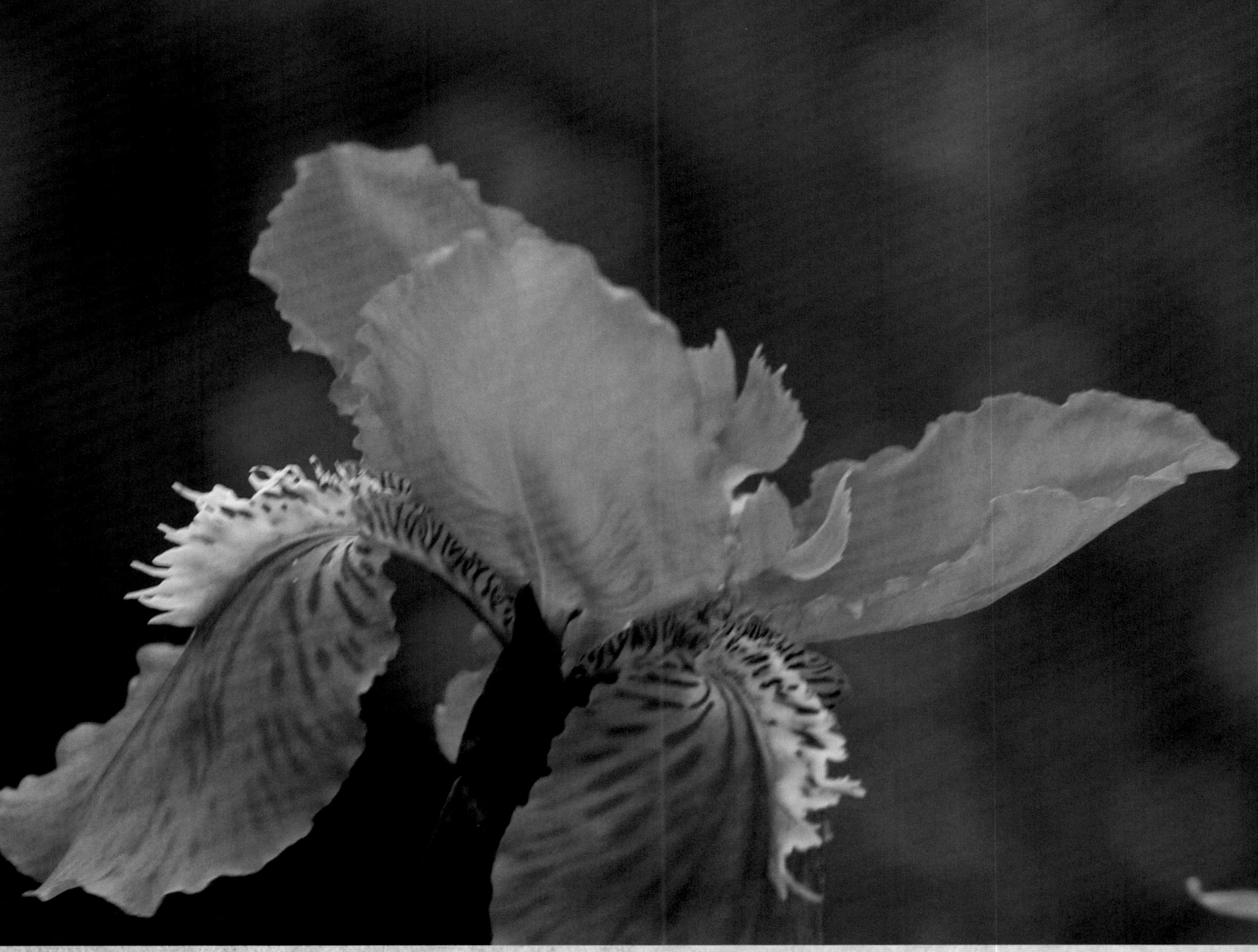

‖**释名**‖

乌园本经**根名鸢头。**[时珍曰] 并以形命名。乌园当作乌鸢。

‖**集解**‖

[别录曰] 乌鸢生九疑山谷。五月采。[弘景曰] 方家言是射干苗，而主疗亦异，当别是一种。方用鸢头，当是其根，疗体相似，而本草不题。[恭曰] 此草所在有之，人家亦种。叶似射干而阔短，不抽长茎，花紫碧色。根似高良姜，皮黄肉白，嚼之戟人咽喉，与射干全别。射干花红，抽茎长，根黄有臼。[保升曰] 草名鸢尾，根名鸢头，亦谓之鸢根。叶似射干，布地生。黑根似高良姜而节大，数个相连。九月十月采根，日干。[时珍曰] 此即射干之苗，非别一种也。肥地者茎长根粗，瘠地者茎短根瘦。其花自有数色。诸家皆是强分。陈延之小品方，言东海鸢头即由跋者，亦讹也。东海出之故耳。

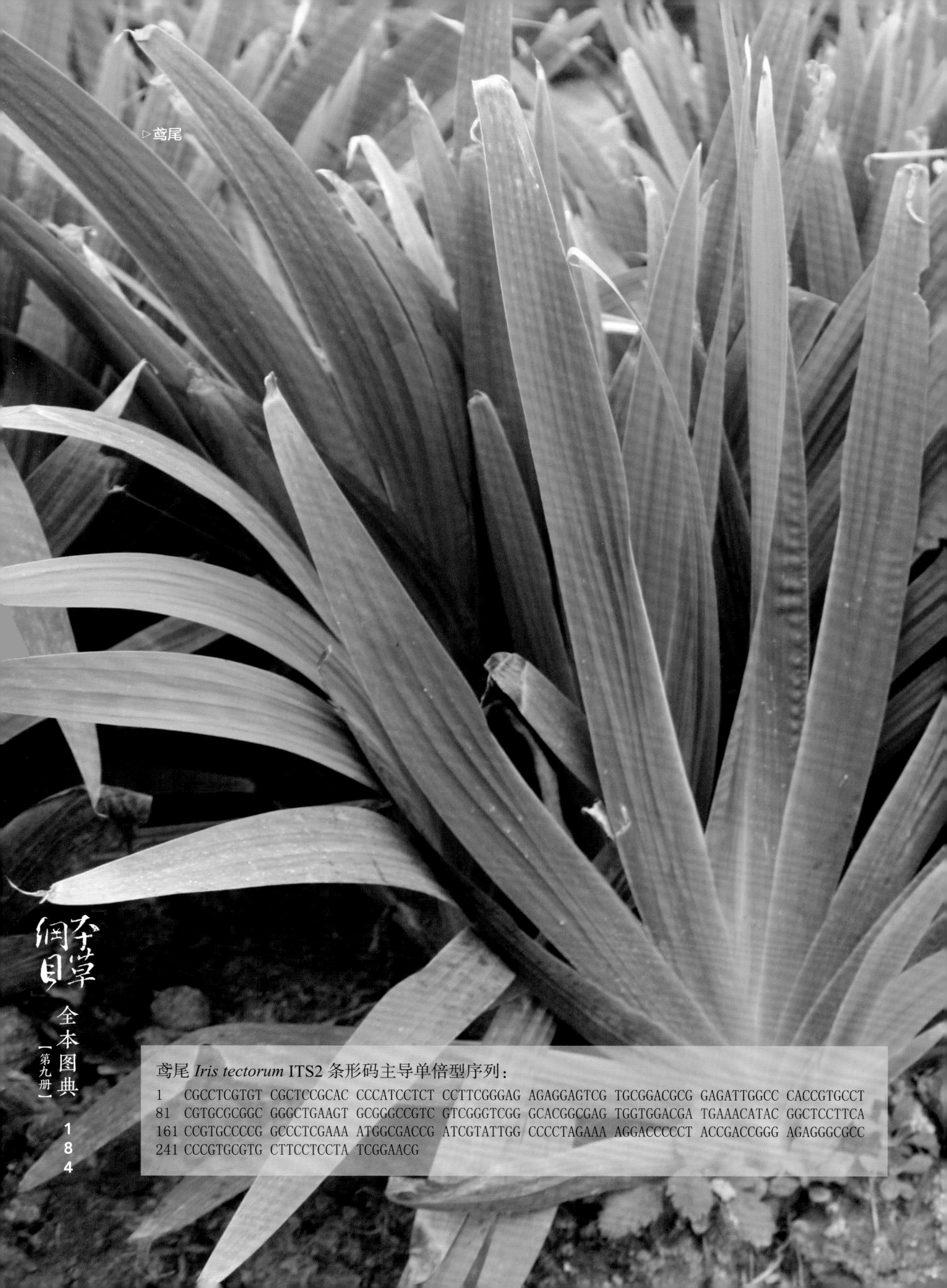

▷鸢尾

鸢尾 *Iris tectorum* ITS2 条形码主导单倍型序列：

1 CGCCTCGTGT CGCTCCGCAC CCCATCCTCT CCTTCGGGAG AGAGGAGTCG TGCGGACGCG GAGATTGGCC CACCGTGCCT
81 CGTGCGCGGC GGGCTGAAGT GCGGGCCGTC GTCGGGTCGG GCACGGCGAG TGGTGGACGA TGAAACATAC GGCTCCTTCA
161 CCGTGCCCCG GCCCTCGAAA ATGGCGACCG ATCGTATTGG CCCCTAGAAA AGGACCCCCT ACCGACCGGG AGAGGGCGCC
241 CCCGTGCGTG CTTCCTCCTA TCGGAACG

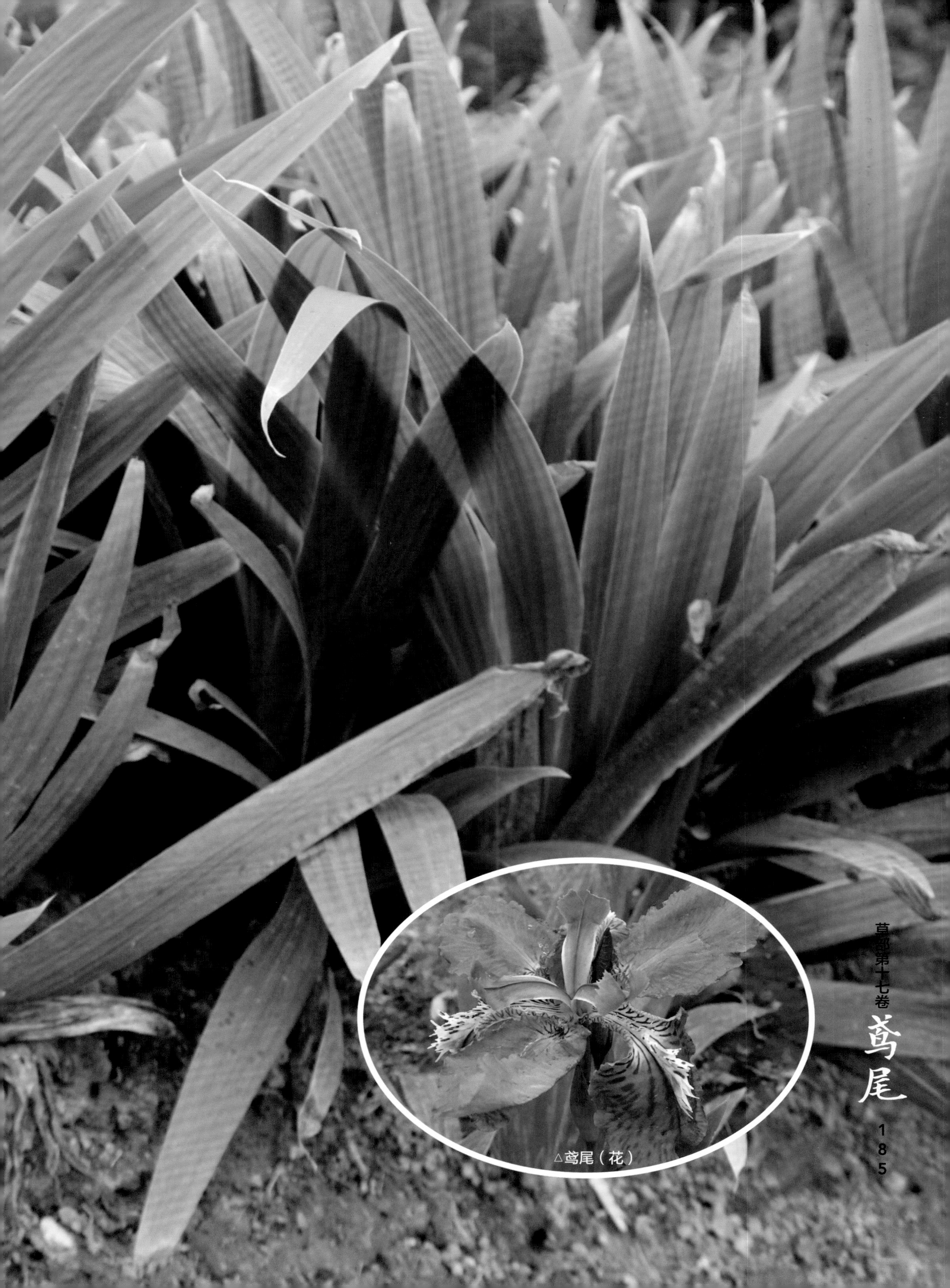

△鸢尾（花）

‖ **气味** ‖

苦，平，有毒。[恭曰] 有小毒。

‖ **主治** ‖

蛊毒邪气，鬼疰诸毒，破癥瘕积聚，去水，下三虫。本经。**杀鬼魅，疗头眩。**别录。

‖ **附方** ‖

旧一，新一。**飞尸游蛊**着喉中，气欲绝者。鸢尾根削去皮，纳喉中，摩病处，令血出为佳。陈藏器本草拾遗。**鬼魅邪气**四物鸢头散：东海鸢头、黄牙即金牙、莨菪子、防葵，为末，酒服方寸匕。欲令病人见鬼，增防葵一分；欲令知鬼，又增一分，立验。不可多服。陈延之小品方。

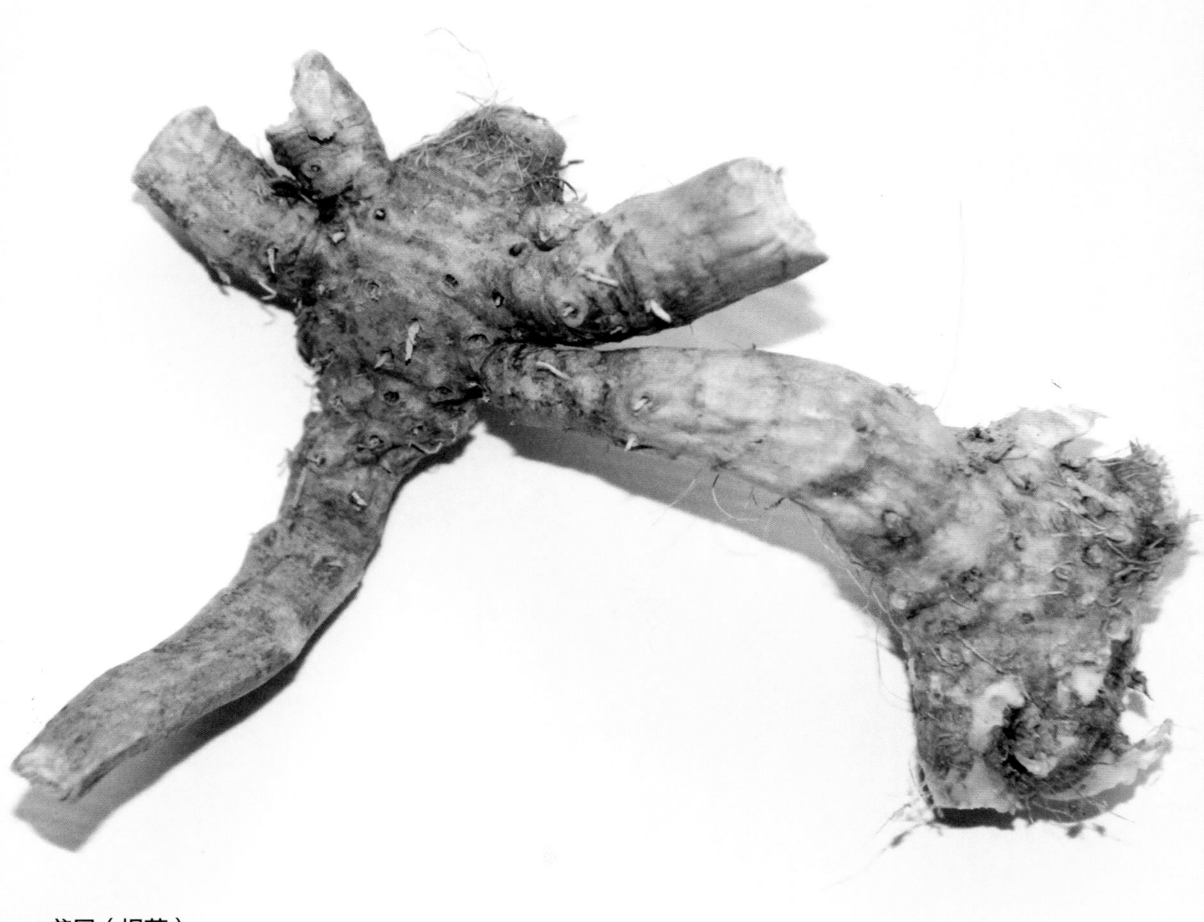

△鸢尾（根茎）

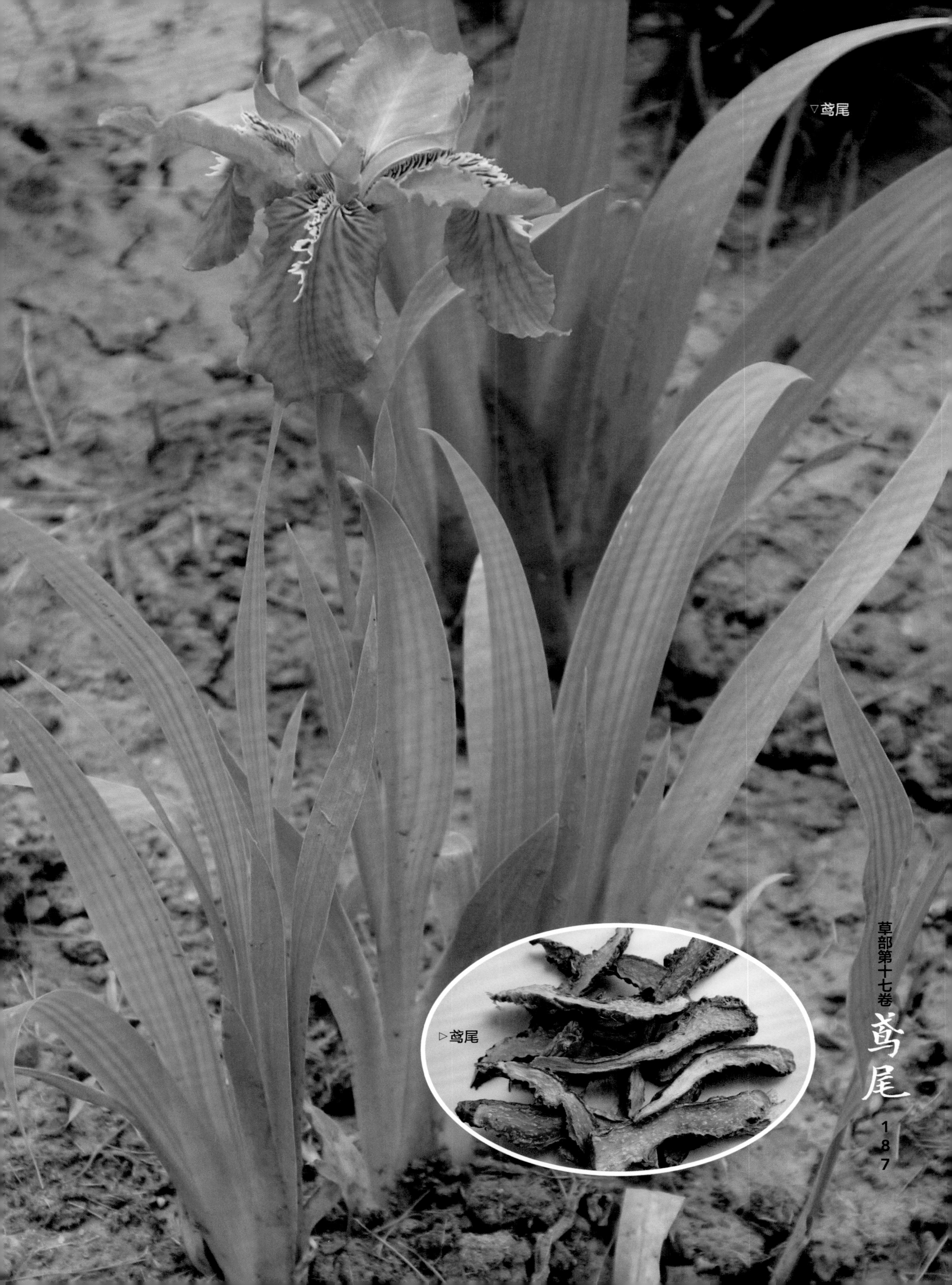
▽鸢尾

▷鸢尾

草部第十七卷 鸢尾

玉簪

《纲目》

‖ **基原** ‖

据《纲目彩图》《纲目图鉴》《草药大典》《中华本草》等综合分析考证，本品为百合科植物玉簪 *Hosta plantaginea* (Lamarck) Aschers.。全国各地均有栽培。

玉簪花

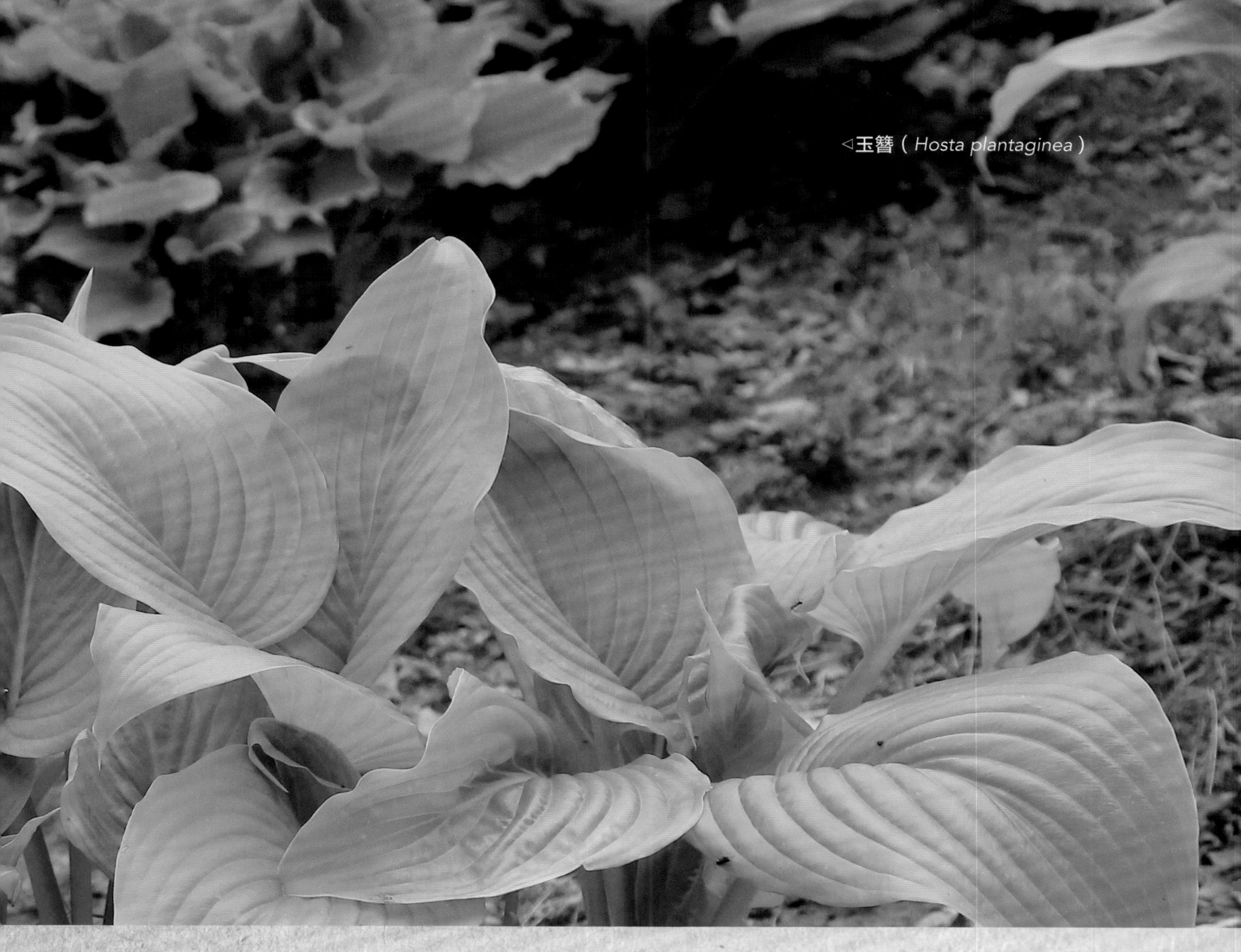

◁玉簪（*Hosta plantaginea*）

‖ **释名** ‖

白鹤仙。[时珍曰] 并以花象命名。

‖ **集解** ‖

[时珍曰] 玉簪处处人家栽为花草。二月生苗成丛，高尺许，柔茎如白菘。其叶大如掌，团而有尖，叶上纹如车前叶，青白色，颇娇莹。六七月抽茎，茎上有细叶。中出花朵十数枚，长二三寸，本小末大。未开时，正如白玉搔头簪形，又如羊肚蘑菇之状；开时微绽四出，中吐黄蕊，颇香，不结子。其根连生，如鬼臼、射干、生姜辈，有须毛。旧茎死则根有一臼，新根生则旧根腐。亦有紫花者，叶微狭。皆鬼臼、射干之属。

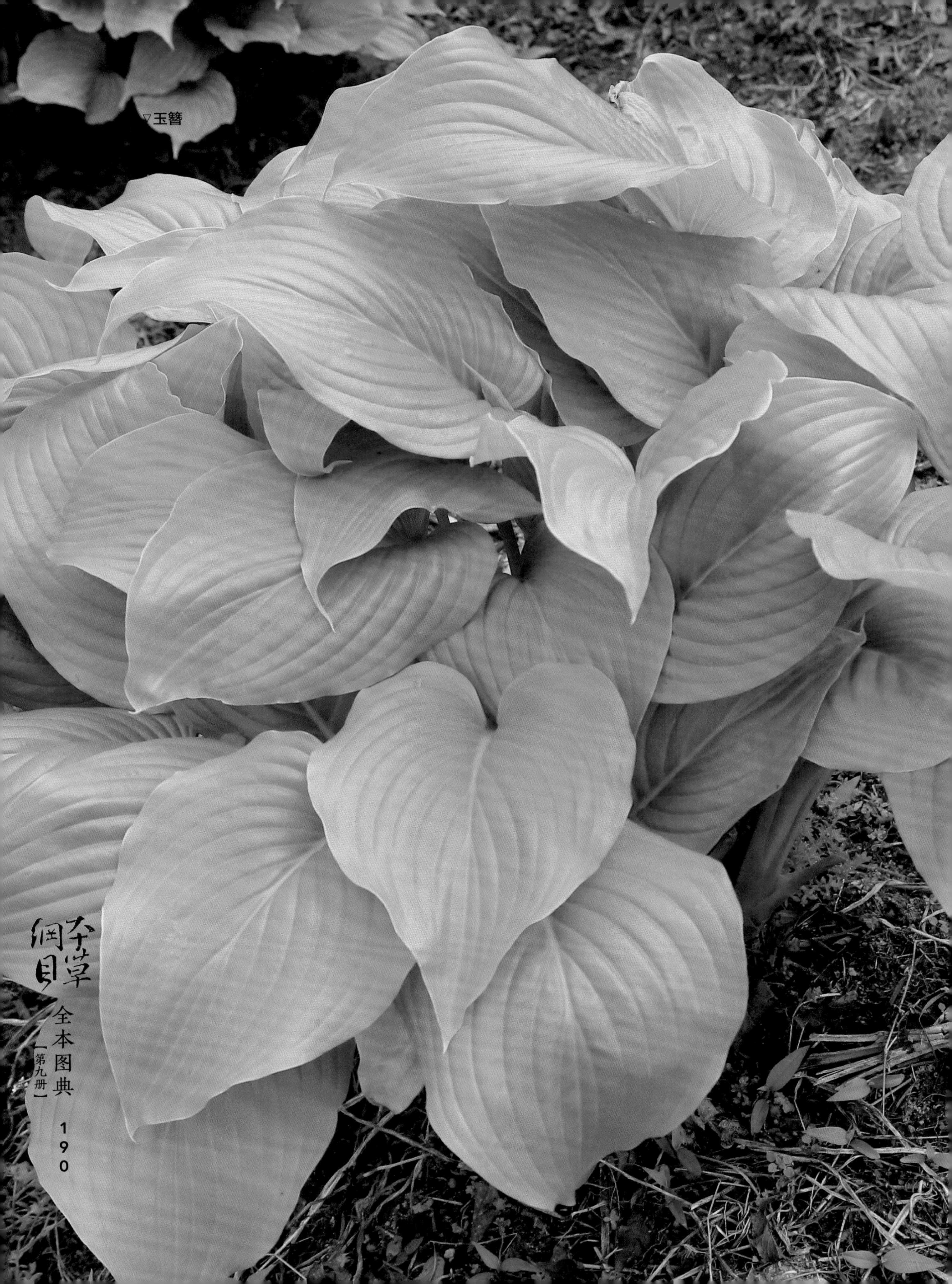

▽玉簪

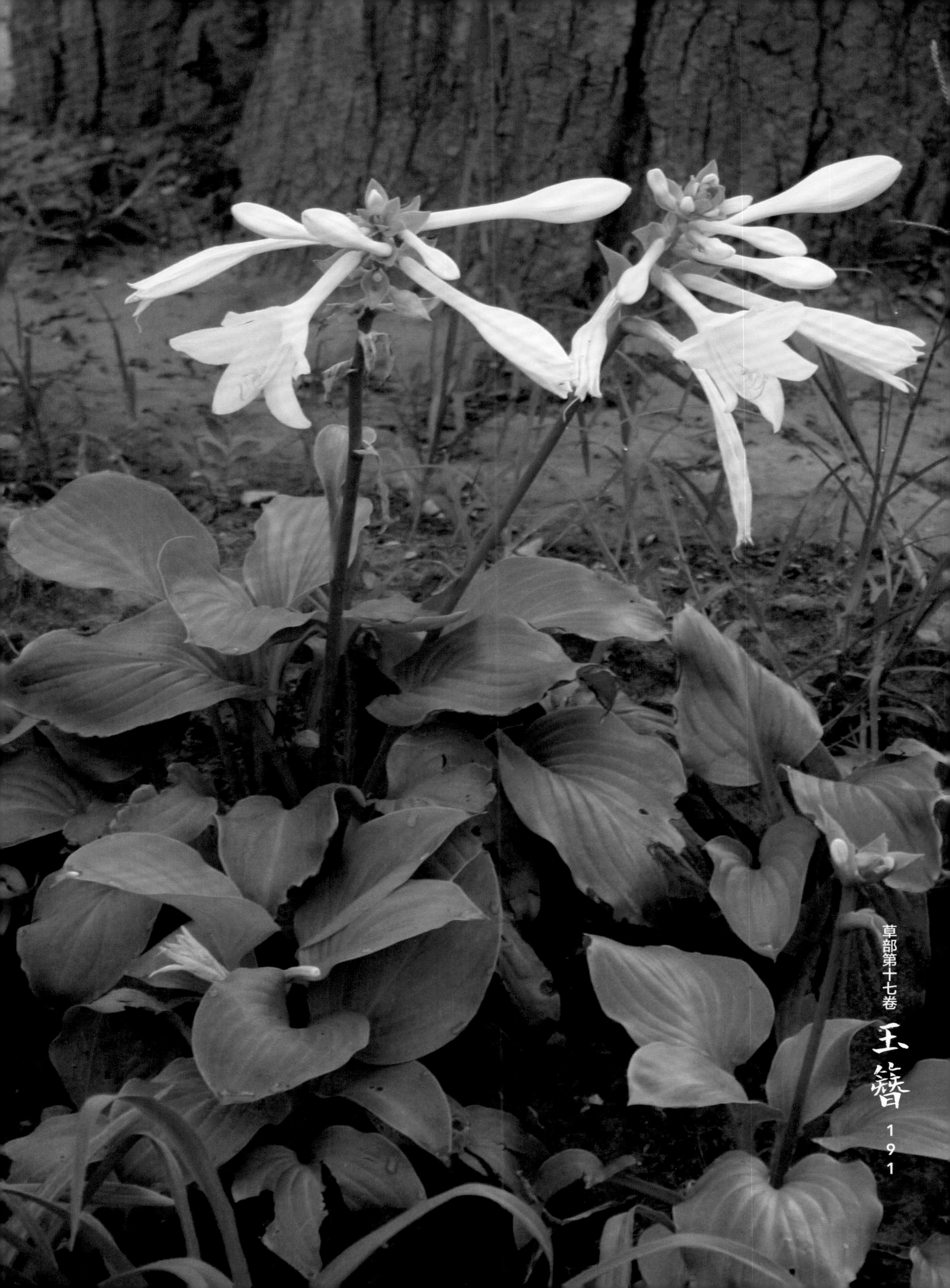

玉簪

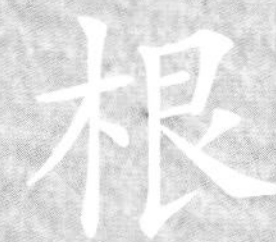

根

‖ **气味** ‖

甘、辛，寒，有毒。

‖ **主治** ‖

捣汁服，解一切毒，下骨哽，涂痈肿。时珍。

‖ **附方** ‖

新五。**乳痈初起**内消花，即玉簪花，取根擂酒服，以渣傅之。海上方。**妇人断产**白鹤仙根、白凤仙子各一钱半，紫葳二钱半，辰砂二钱，捣末，蜜和丸梧子大。产内三十日，以酒半盏服之。不可着牙齿，能损牙齿也。摘玄方。**解斑蝥毒**玉簪根擂水服之，即解。赵真人济急方。**下鱼骨哽**玉簪花根、山里红果根，同捣自然汁，以竹筒灌入咽中，其骨自下。不可着牙齿。臞仙乾坤生意。**刮骨取牙**玉簪根干者一钱，白砒三分，白硇七分，蓬砂二分，威灵仙三分，草乌头一分半，为末。以少许点疼处，即自落也。余居士选奇方。

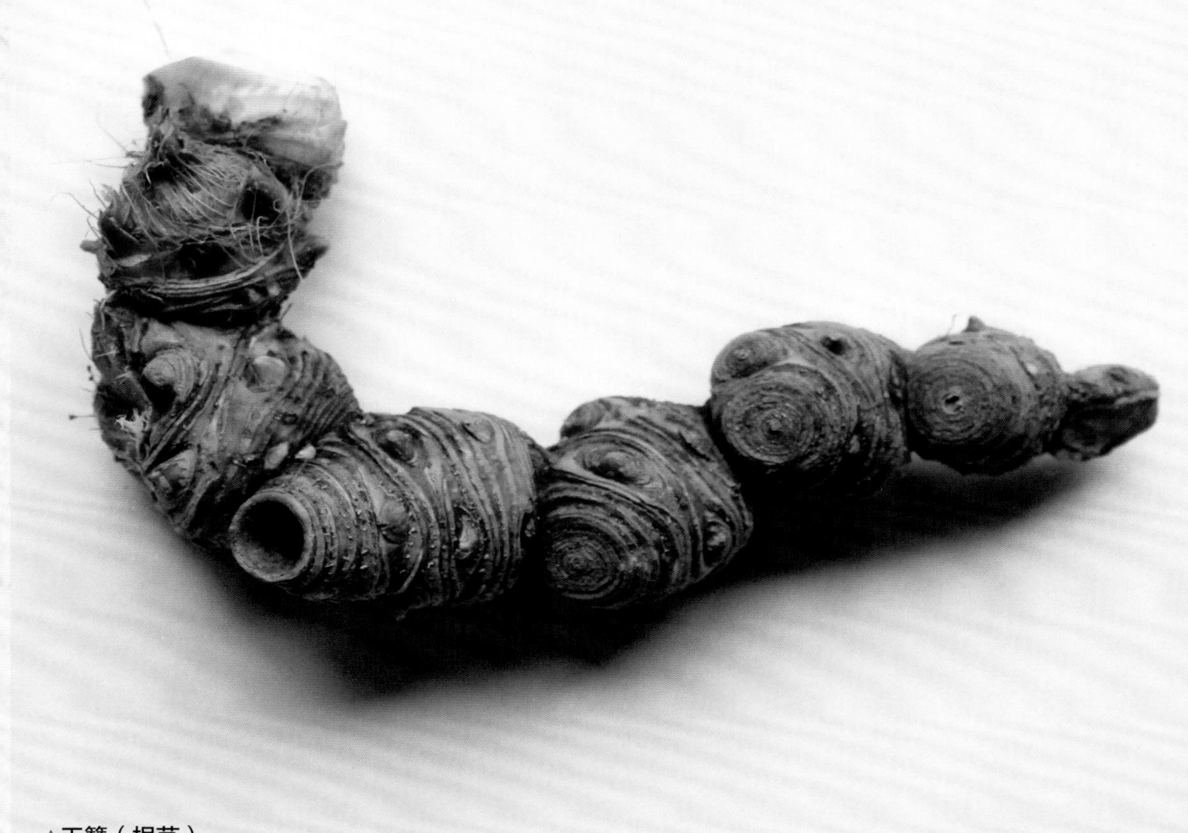

△玉簪（根茎）

叶

‖ **气味** ‖

同根。

‖ **主治** ‖

蛇虺螫伤，捣汁和酒服，以渣傅之，中心留孔泄气。时珍。

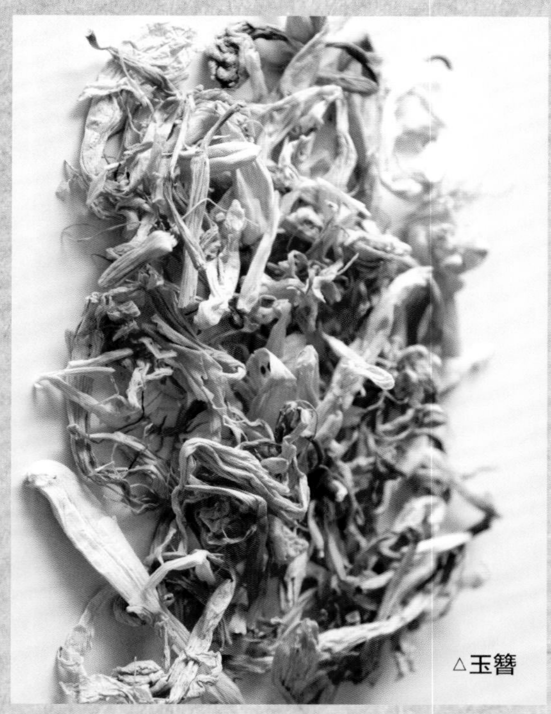

△玉簪

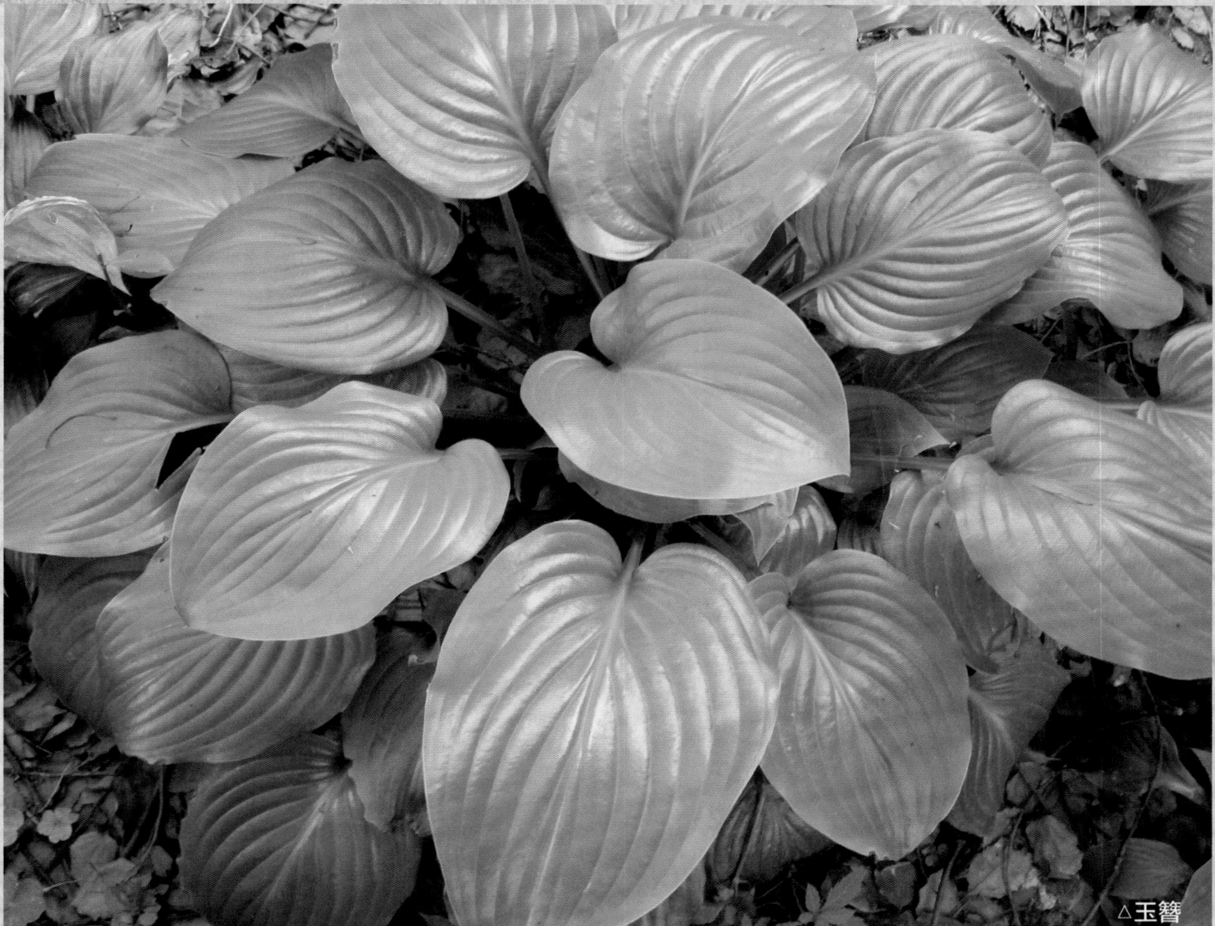

△玉簪

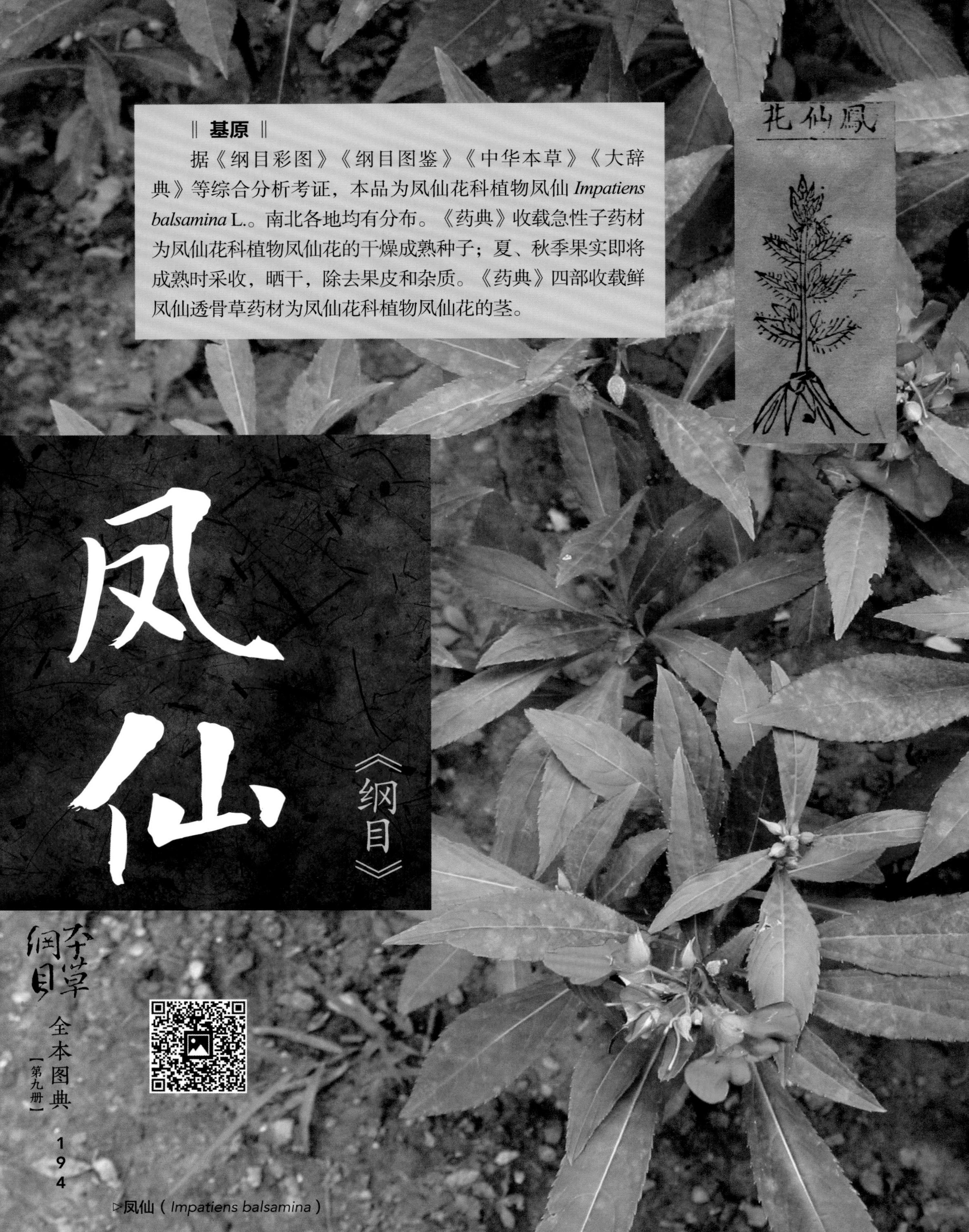

‖ **基原** ‖

据《纲目彩图》《纲目图鉴》《中华本草》《大辞典》等综合分析考证，本品为凤仙花科植物凤仙 *Impatiens balsamina* L.。南北各地均有分布。《药典》收载急性子药材为凤仙花科植物凤仙花的干燥成熟种子；夏、秋季果实即将成熟时采收，晒干，除去果皮和杂质。《药典》四部收载鲜凤仙透骨草药材为凤仙花科植物凤仙花的茎。

凤仙

《纲目》

▷凤仙（*Impatiens balsamina*）

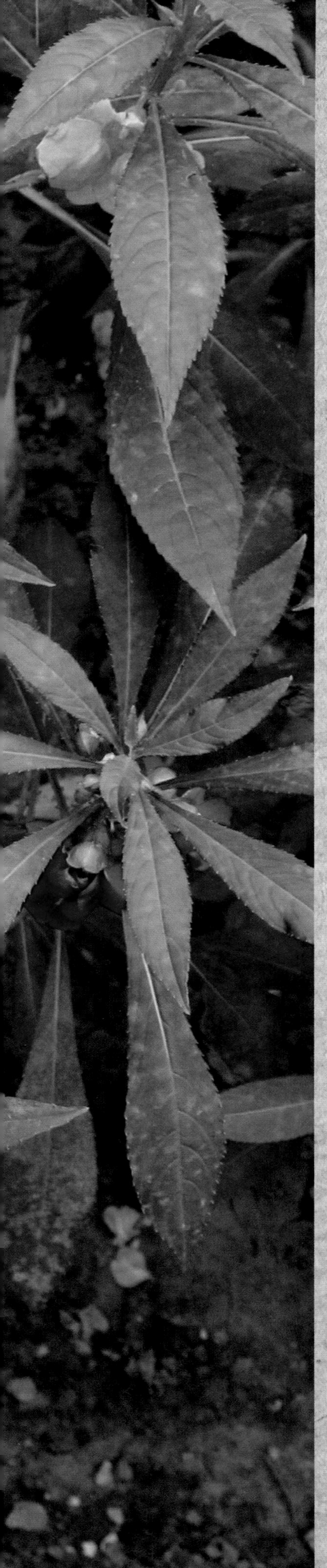

‖ **释名** ‖

急性子救荒**旱珍珠**纲目**金凤花**纲目**小桃红**救荒**夹竹桃**救荒**海蒳**音纳**染指甲草**救荒**菊婢**。[时珍曰] 其花头翅尾足俱具，翘然如凤状，故以名之。女人采其花及叶包染指甲，其实状如小桃，老则迸裂，故有指甲、急性、小桃诸名。宋光宗李后讳凤，宫中呼为好女儿花。张宛丘呼为菊婢。韦居呼为羽客。

‖ **集解** ‖

[时珍曰] 凤仙人家多种之，极易生。二月下子，五月可再种。苗高二三尺，茎有红白二色，其大如指，中空而脆。叶长而尖，似桃柳叶而有锯齿。桠间开花，或黄或白，或红或紫，或碧或杂色，亦自变易，状如飞禽，自夏初至秋尽，开谢相续。结实累然，大如樱桃，其形微长，色如毛桃，生青熟黄，犯之即自裂。皮卷如拳，苞中有子似萝卜子而小，褐色。人采其肥茎汋𩜹，以充莴笋。嫩叶渫，浸一宿，亦可食。但此草不生虫蠹，蜂蝶亦不近，恐亦不能无毒也。

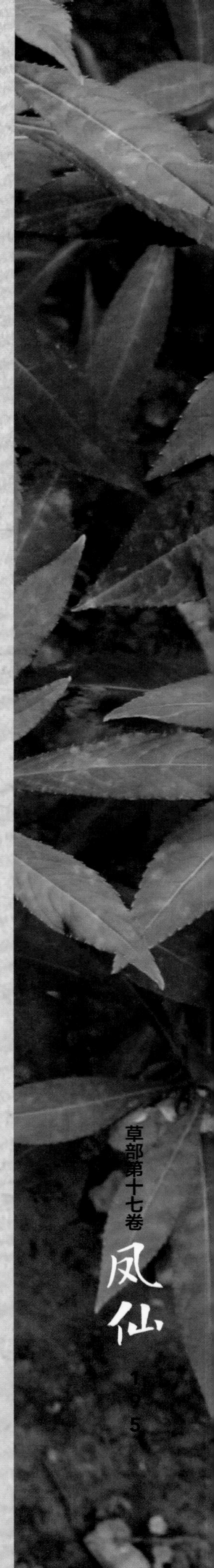

子

‖ **气味** ‖

微苦，温，有小毒。

‖ **主治** ‖

产难，积块噎膈，下骨哽，透骨通窍。时珍。

‖ **发明** ‖

[时珍曰] 凤仙子其性急速，故能透骨软坚。庖人烹鱼肉硬者，投数粒即易软烂，是其验也。缘其透骨，最能损齿，与玉簪根同，凡服者不可着齿也。多用亦戟人咽。

‖ **附方** ‖

新五。**产难催生**凤仙子二钱，研末。水服，勿近牙。外以蓖麻子随年数捣涂足心。集简方。**噎食不下**凤仙花子酒浸三宿，晒干为末，酒丸绿豆大。每服八粒，温酒下。不可多用，即急性子也。摘玄方。**咽中骨哽**欲死者。白凤仙子研水一大呷，以竹筒灌入咽，其物即软。不可近牙。或为末吹之。普济方。**牙齿欲取**金凤花子研末，入砒少许，点疼牙根，取之。摘玄方。**小儿痞积**急性子、水荭花子、大黄各一两，俱生研末。每味取五钱，外用皮消一两拌匀。将白鹁鸽一个，或白鸭亦可，去毛屎，剖腹，勿犯水，以布拭净，将末装入内，用绵扎定，沙锅内入水三碗，重重纸封，以小火煮干，将鸽鸭翻调焙黄色，冷定。早辰食之，日西时疾软，三日大便下血，病去矣。忌冷物百日。孙天仁集效方。

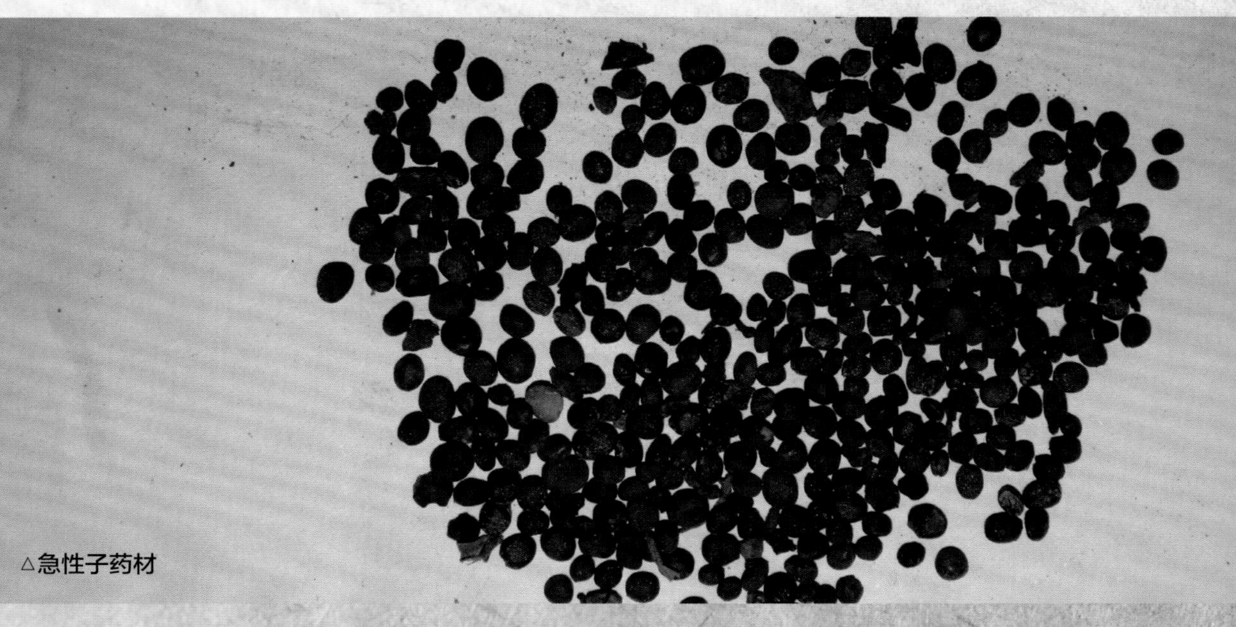

△急性子药材

花

‖ **气味** ‖

甘，滑，温，无毒。

‖ **主治** ‖

蛇伤，擂酒服即解。又治腰胁引痛不可忍者，研饼晒干为末，空心每酒服三钱，活血消积。时珍。

‖ **附方** ‖

新一。**风湿卧床**不起。用金凤花、柏子仁、朴消、木瓜煎汤洗浴，每日二三次。内服独活寄生汤。吴旻扶寿精方。

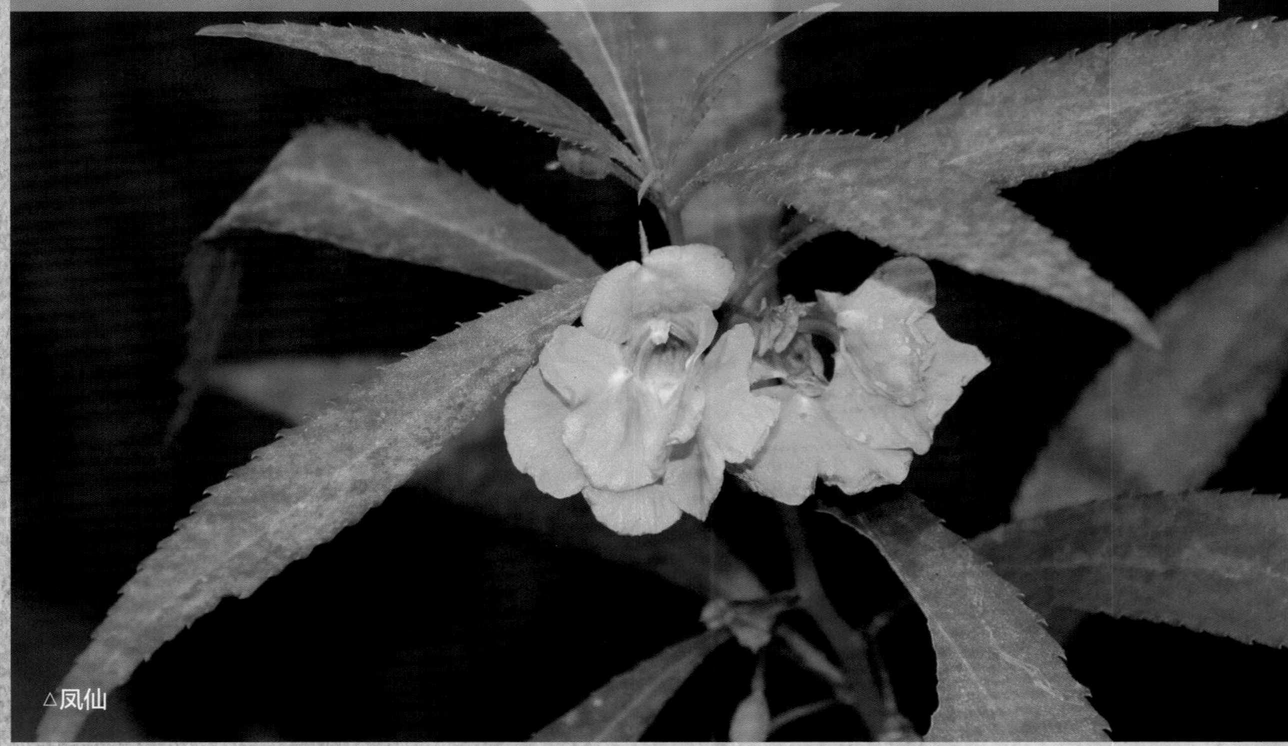

凤仙花 *Impatiens balsamina* ITS2 条形码主导单倍型序列：

```
1   CGCTTCGTGT CTTCCCATTT CACCTGTGAT GGGACGGATA ATGGCCTCCT GTGCGACTCT TTGTTGAGCA GTTGGCTGAA
81  ATGCAGGTCC ATGTTGTAGG ACACACGGTT AGTGGTGGTT GAAAATACTG TTTCAAATCG TGTTGTGACT CAACCTGGAT
161 CGGTTGACCC CTGTTGTGCC CCTGATGGTG CATCGTTTG
```

△凤仙

根、叶

‖ **气味** ‖

苦、甘、辛，有小毒。

‖ **主治** ‖

鸡鱼骨哽，误吞铜铁，杖扑肿痛，散血通经，软坚透骨。时珍。

‖ **附方** ‖

新三。**咽喉物哽**金凤花根嚼烂噙咽，骨自下，鸡骨尤效。即以温水漱口，免损齿也。亦治误吞铜铁。危氏得效方。**打杖肿痛**凤仙花叶捣如泥，涂肿破处，干则又上，一夜血散，即愈。冬月收取干者研末，水和涂之。叶廷器通变要法。**马患诸病**白凤仙花连根叶熬膏。遇马有病，抹其眼四角上，即汗出而愈。卫生易简方。

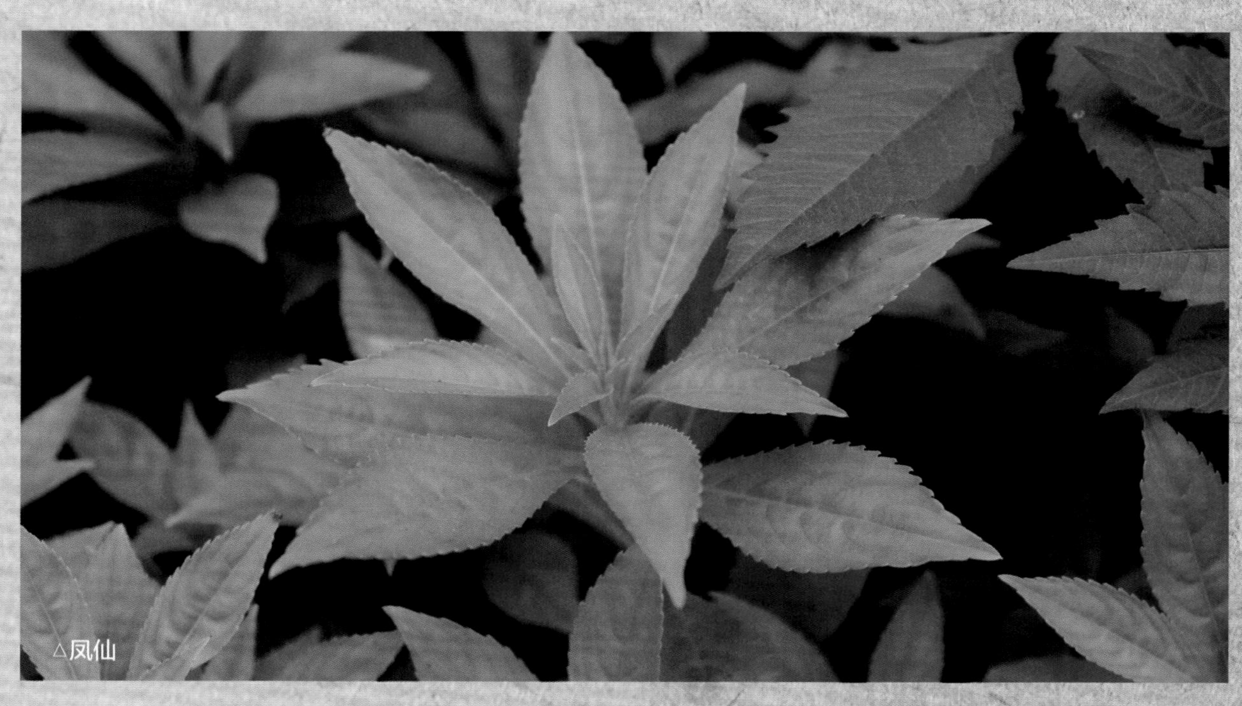
△凤仙

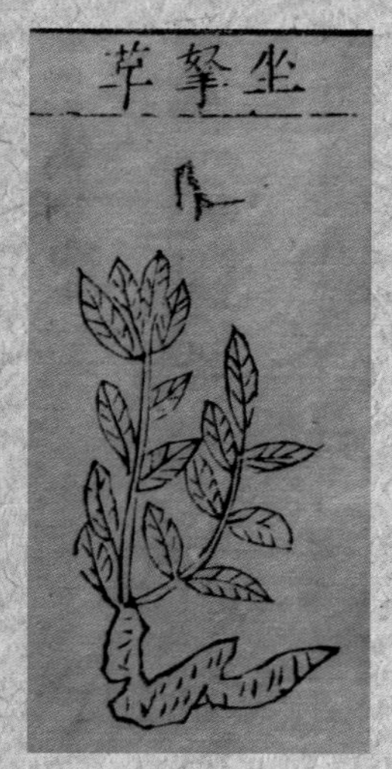

‖ **基原** ‖

《纲目图鉴》认为本品基原不明，记载日本有学者认为本品为野风仙花 *Impatiens textori* Miq.，但此物是否有麻药作用值得怀疑。国内有学者 * 认为本品为紫花曼陀罗 *Datura tatula* L.。

*叶国荣等.《本草纲目》曼陀罗花与坐拿草考 [J]. 中药材，1996(04)：203.

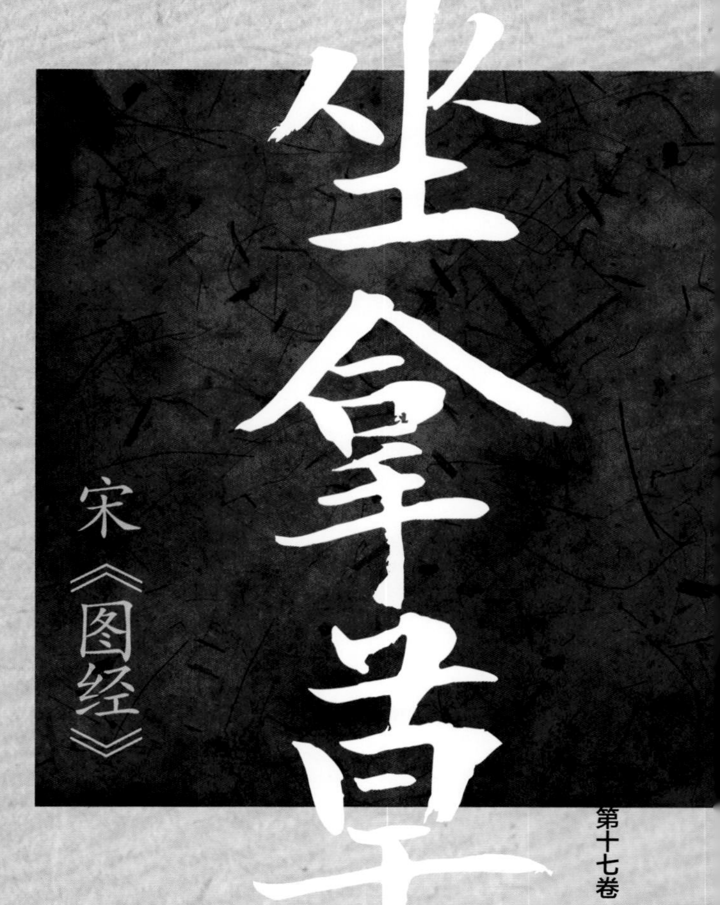

‖ **集解** ‖

[颂曰] 生江西及滁州。六月开紫花结实。采其苗入药，甚易得。后因人用有效，今颇贵重。[时珍曰] 按一统志云：出吉安永丰县。

‖ **气味** ‖

辛，热，有毒。

‖ **主治** ‖

风痹，壮筋骨，兼治打扑伤损。苏颂。

‖ **发明** ‖

[颂曰] 神医普救方，治风药中已有用者。[时珍曰] 危氏得效方，麻药煮酒方中用之。圣济录治膈上虚热，咽喉噎塞，小便赤涩，神困多睡，有坐拿丸。用坐拿草、大黄、赤芍药、木香、升麻、麦门冬、黄芪、木通、酸枣仁、薏苡仁、枳壳等分，为末。蜜丸梧子大。每服二十丸，麦门冬汤下。

‖ **附录** ‖

押不芦 [时珍曰] 按周密癸辛杂志云：漠北回回地方有草名押不芦。土人以少许磨酒饮，即通身麻痹而死，加以刀斧亦不知。至三日，则以少药投之即活。御药院中亦储之。贪官污吏罪甚者，则服百日丹，皆用此也。昔华佗能刳肠涤胃，岂不有此等药耶？

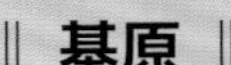

‖ 基原 ‖

据《纲目彩图》《纲目图鉴》《草药大典》《中药图鉴》等综合分析考证，本品为茄科植物白花曼陀罗 *Datura metel* L.。全国各地均有分布。《中华本草》《大辞典》认为还包括同属植物毛曼陀罗 *D. innoxia* Mill.，分布于辽宁、河北、江苏、浙江、河南等地。《药典》收载洋金花药材为茄科植物白花曼陀罗的干燥花；4 ～ 11 月花初开时采收，晒干或低温干燥。

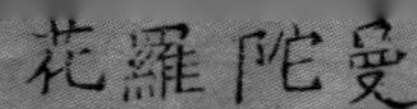

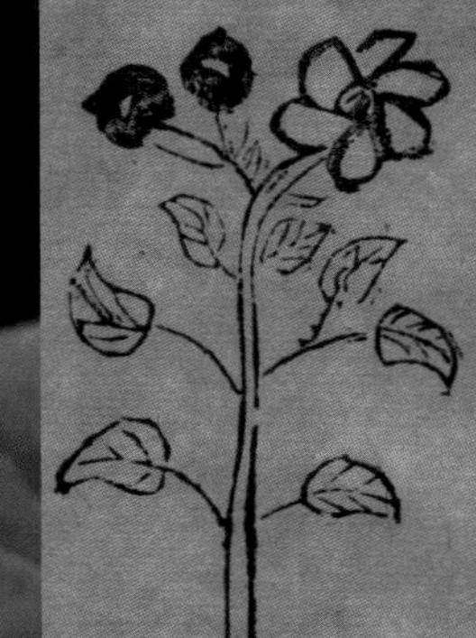

曼陀罗花

《纲目》

◁白花曼陀罗（*Datura metel*）

‖ **释名** ‖

风茄儿纲目 **山茄子**。[时珍曰] 法华经言佛说法时，天雨曼陀罗花。又道家北斗有陀罗星使者，手执此花，故后人因以名花。曼陀罗，梵言杂色也。茄乃因叶形尔。姚伯声花品呼为恶客。

‖ **集解** ‖

[时珍曰] 曼陀罗生北土，人家亦栽之。春生夏长，独茎直上，高四五尺，生不旁引，绿茎碧叶，叶如茄叶。八月开白花，凡六瓣，状如牵牛花而大，攒花中坼，骈叶外包，而朝开夜合。结实圆而有丁拐，中有小子。八月采花，九月采实。

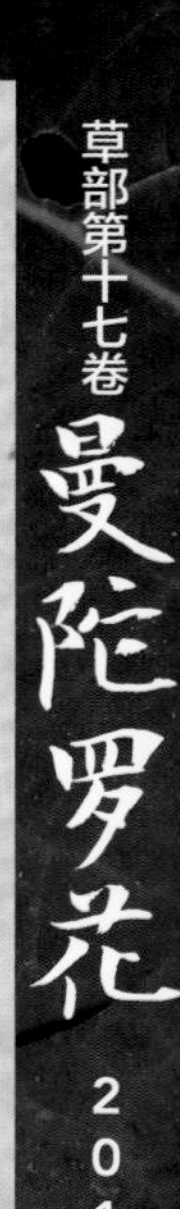

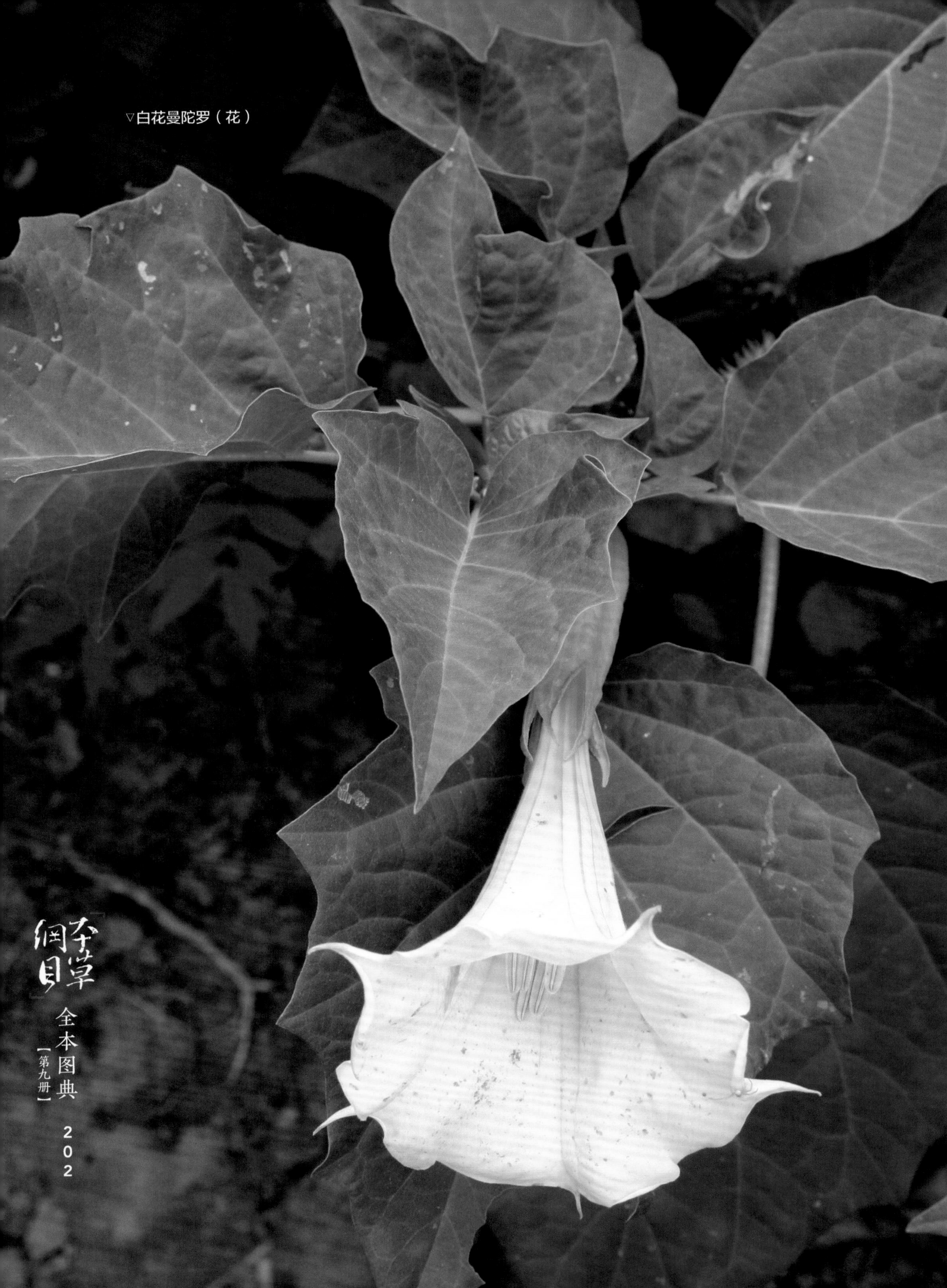

▽白花曼陀罗（花）

白花曼陀罗 *Datura metel* ITS2 条形码主导单倍型序列：

```
1   CGCATCGCGT CGCCCCCGCA CTCCGCGCCA AAAACCTTGG CTGCGGTTGT GTCGGGGGAC GGATACTGGC CTCCCGTGAG
81  CCCCCGAGCC CGCGGCTGGC CTAAATGCGA GTCCACGTCG ACGGACGTCA CGGCAAGTGG TGGTTGGAAC TCAACTCTCG
161 TAATGTCGTG GCTACAGCCC GTCGCTCGTT TGTGCTCCTA GACCCTTCAC GCGCTTGGGC GCTCCGACCG
```

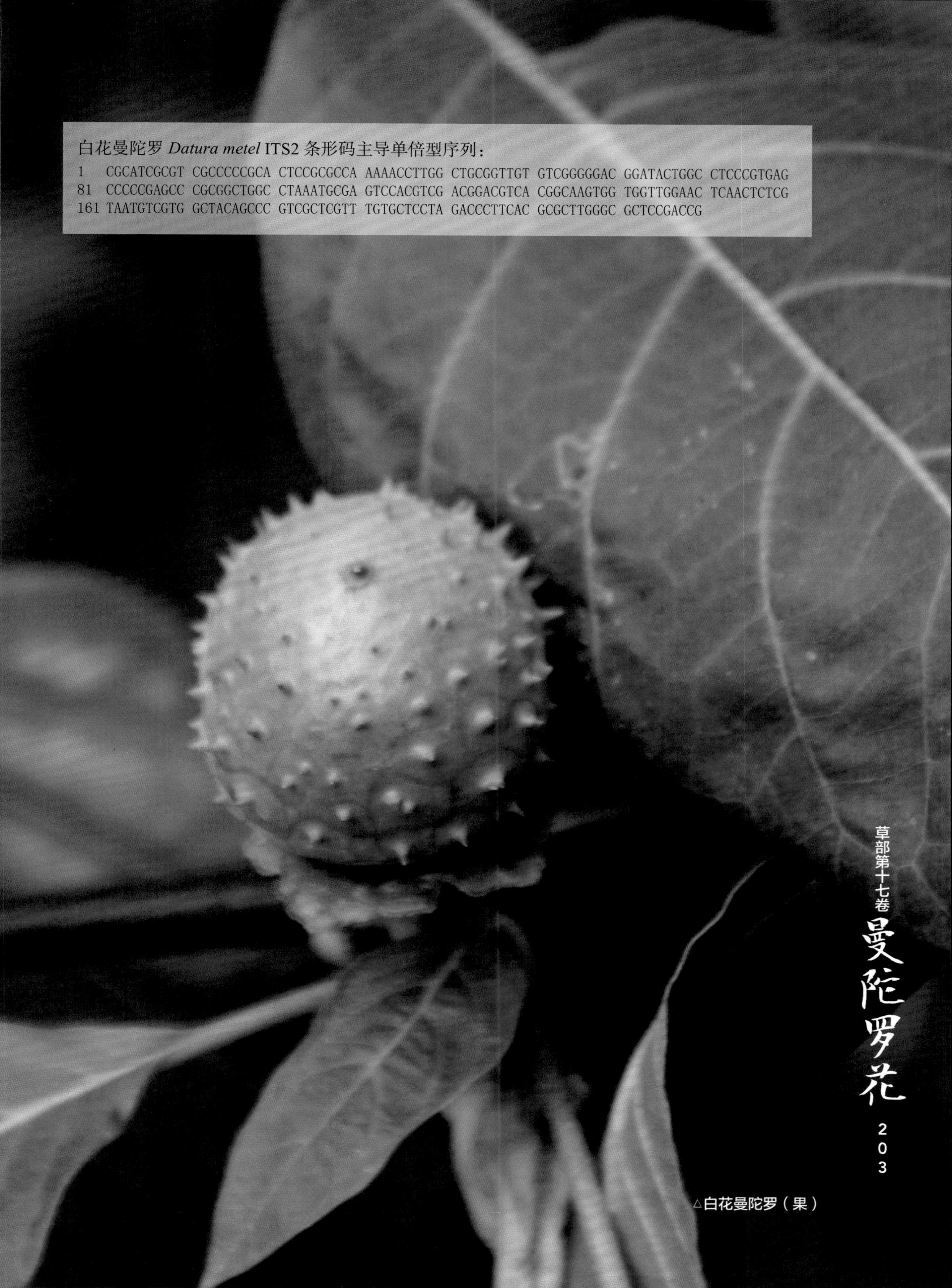

△白花曼陀罗（果）

花、子

‖ **气味** ‖

辛，温，有毒。

‖ **主治** ‖

诸风及寒湿脚气，煎汤洗之。又主惊痫及脱肛，并入麻药。时珍。

‖ **发明** ‖

[时珍曰] 相传此花笑采酿酒饮，令人笑；舞采酿酒饮，令人舞。予尝试之，饮须半酣，更令一人或笑或舞引之，乃验也。八月采此花，七月采火麻子花，阴干，等分为末。热酒调服三钱，少顷昏昏如醉。割疮灸火，宜先服此，则不觉苦也。

‖ **附方** ‖

新三。**面上生疮**曼陀罗花，晒干研末。少许贴之。卫生易简方。**小儿慢惊**曼陀罗花七朵，重一字，天麻二钱半，全蝎炒十枚，天南星炮、丹砂、乳香各二钱半，为末。每服半钱，薄荷汤调下。御药院方。**大肠脱肛**曼陀罗子连壳一对，橡斗十六个，同剉，水煎三五沸，入朴消少许，洗之。儒门事亲。

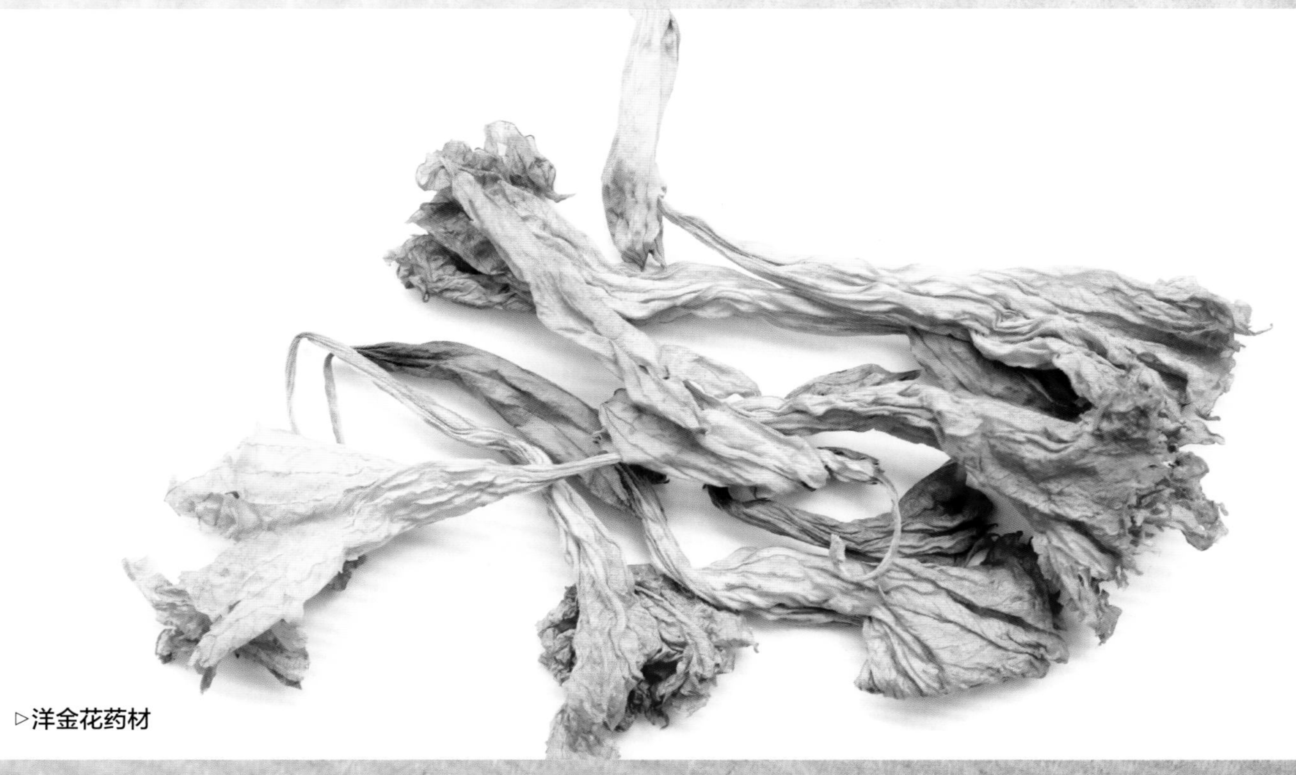

▷洋金花药材

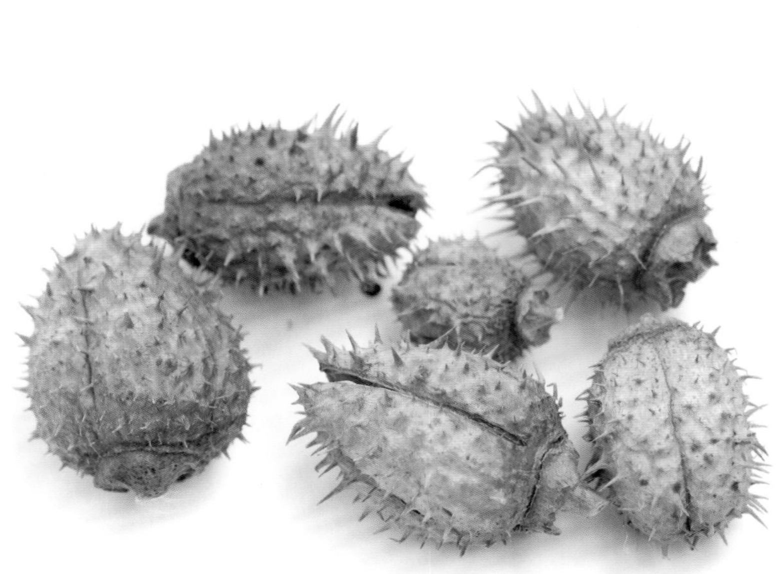

△白花曼陀罗（果实）

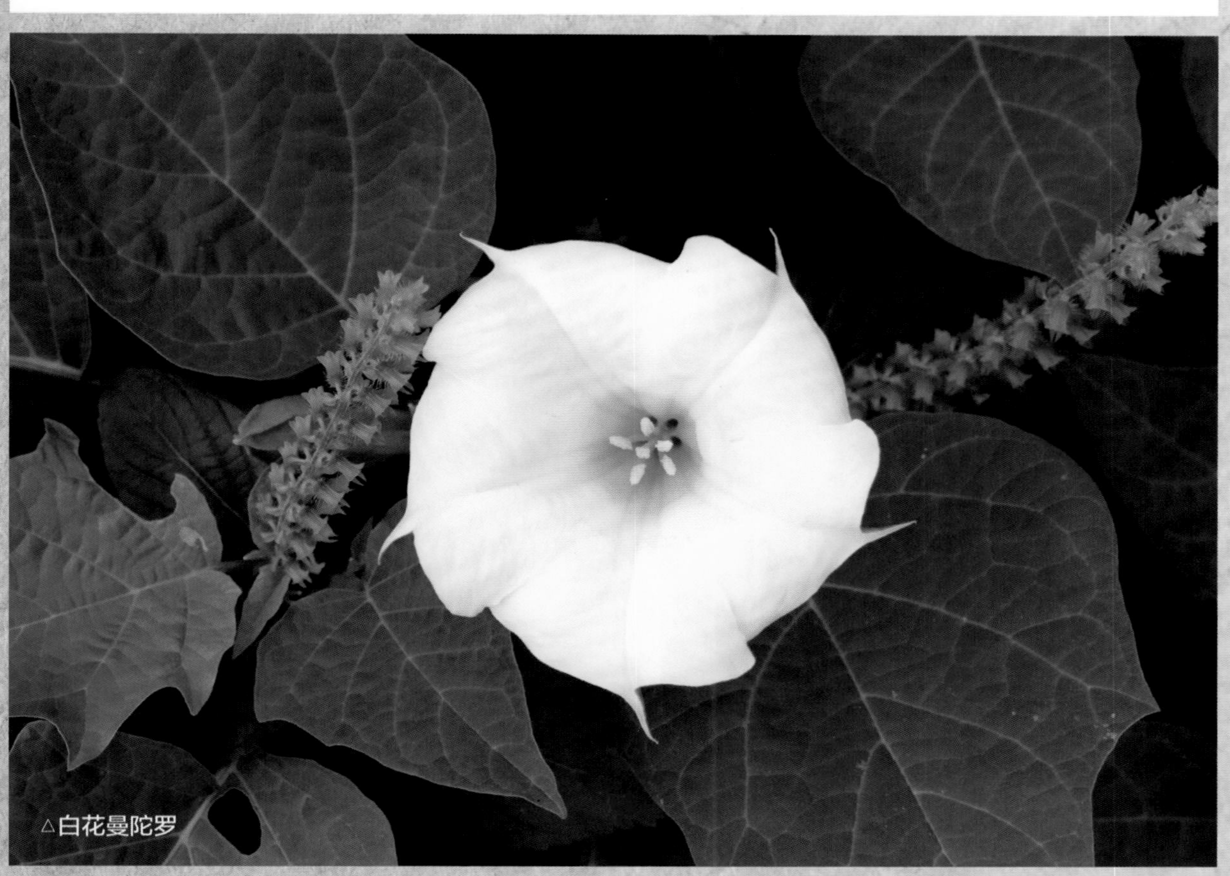

△白花曼陀罗

羊踯躅

《本经》下品

‖ **基原** ‖

据《纲目彩图》《纲目图鉴》《中华本草》《汇编》等综合分析考证，本品为杜鹃花科植物羊踯躅 *Rhododendron molle* (Blume) G. Don。分布于长江流域及广东、福建等地。《药典》收载闹羊花药材为杜鹃花科植物羊踯躅的干燥花；四、五月花初开时采收，阴干或晒干。

羊踯躅
闹羊花

△羊踯躅（*Rhododendron molle*）

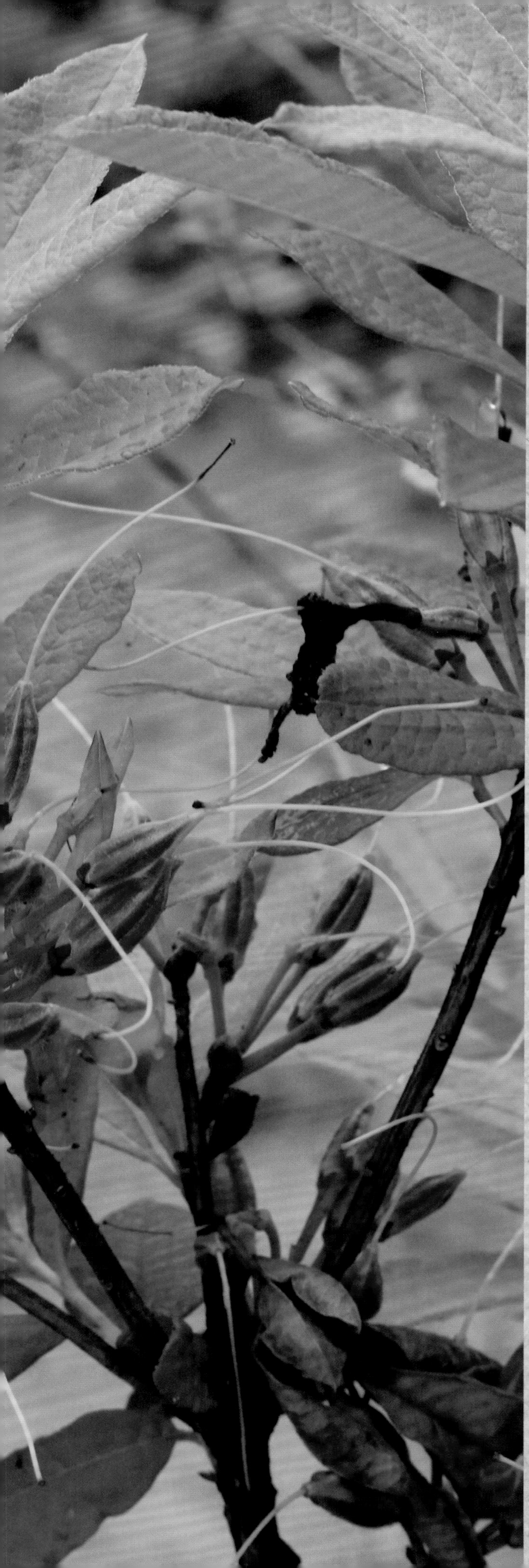

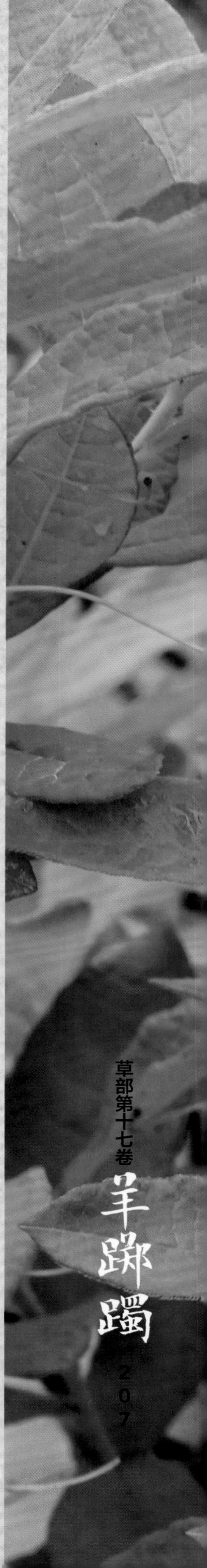

‖ **释名** ‖

黄踯躅纲目**黄杜鹃**蒙筌**羊不食草**拾遗**闹羊花**纲目**惊羊花**纲目**老虎花**纲目**玉枝**别录。

[弘景曰] 羊食其叶，踯躅而死，故名。闹当作恼。恼，乱也。

‖ **集解** ‖

[别录曰] 羊踯躅生太行山川谷及淮南山。三月采花，阴干。[弘景曰] 近道诸山皆有之。花黄似鹿葱，不可近眼。[恭曰] 花亦不似鹿葱，正似旋花色黄者也。[保升曰] 小树高二尺，叶似桃叶，花黄似瓜花。三月、四月采花，日干。[颂曰] 所在有之。春生苗似鹿葱，叶似红花，茎高三四尺。夏开花似凌霄花、山石榴辈，正黄色，羊食之则死。今岭南、蜀道山谷遍生，皆深红色如锦绣。然或云此种不入药。[时珍曰] 韩保升所说似桃叶者最的。其花五出，蕊瓣皆黄，气味皆恶。苏颂所谓深红色者，即山石榴名红踯躅者，无毒，与此别类。张揖广雅谓踯躅一名决光者，误矣。决光，决明也。按唐李绅文集言：骆谷多山枇杷，毒能杀人，其花明艳，与杜鹃花相似，樵者识之。其说似羊踯躅，未知是否。要亦其类耳。

▷羊踯躅（花序）

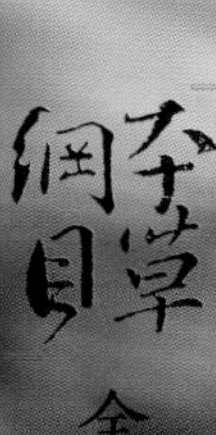

羊踯躅 *Rhododendron molle* ITS2 条形码主导单倍型序列：

1 CGCATTGCGT CATCCACTCA CCCCGTGCCT CATCGGCGGG TAAGTGCGTG GGCGGATATT GGCCCCCCGT TCACATTCGT
81 GCTCGGTCGG CCTAAAAATG ACGGTCCCCG ATGACGGACA TCACGACAAG TGGTGGTTGC CAAACCGTCG CGTCATGTCG
161 TGCATGCCAT TCCTTGTCGC GGGCTGGCTC ATCGACCCTC AAAGTACCAT CAACTGTGGT ACCTCAACTG

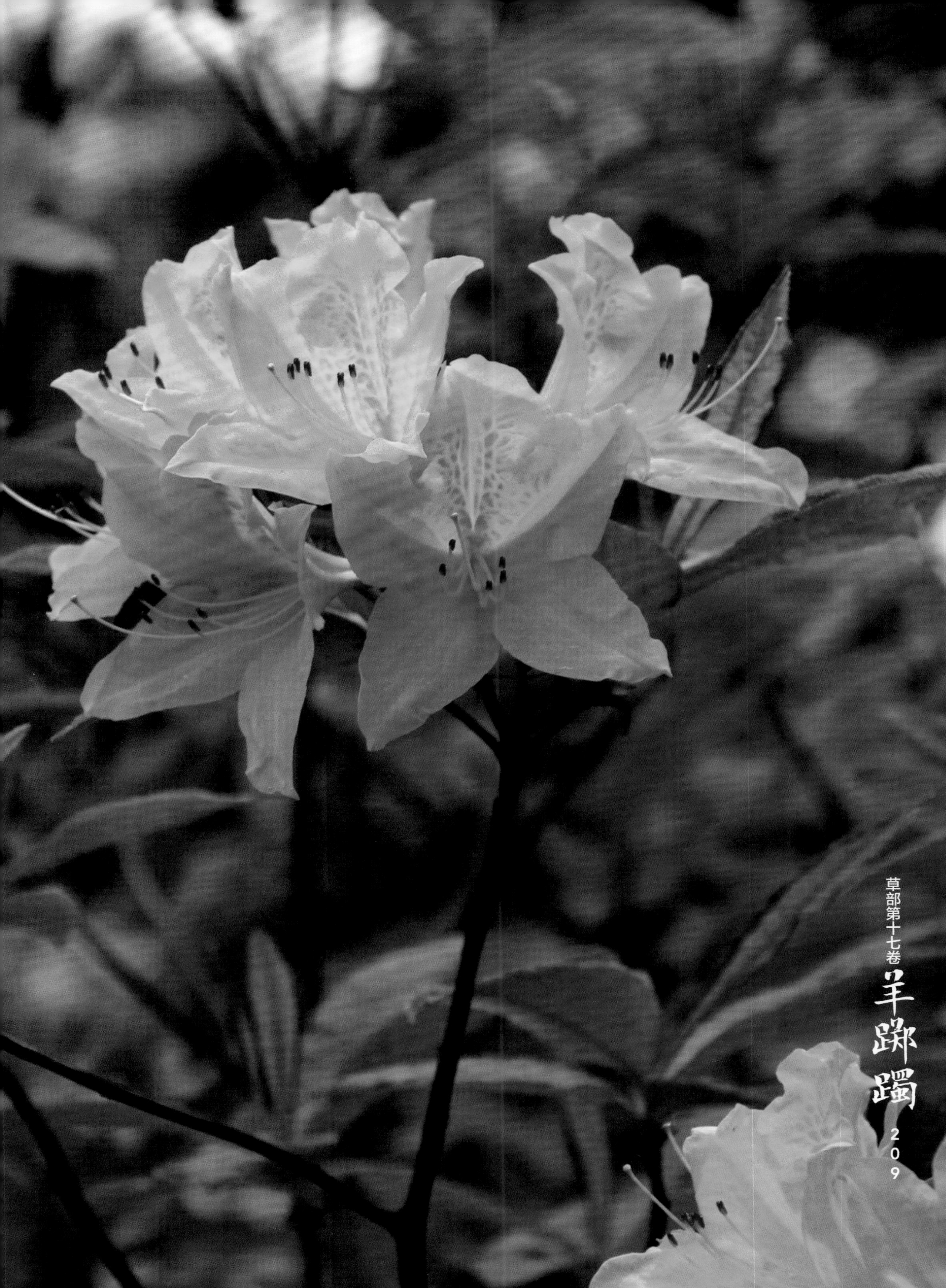

草部第十七卷

羊踯躅

花

‖ **气味** ‖

辛，温，有大毒。[权曰] 恶诸石及面，不入汤使，伏丹砂、硇砂、雌黄，畏栀子。

‖ **主治** ‖

贼风在皮肤中淫淫痛，温疟恶毒诸痹。本经。**邪气鬼疰蛊毒。**别录。

‖ **发明** ‖

[颂曰] 古之大方多用踯躅。如胡洽治时行赤散，及治五嗽四满丸之类，并治风诸酒方皆杂用之。又治百病风湿等，鲁王酒中亦用踯躅花。今医方捋脚汤中多用之。南方治蛊毒下血，有踯躅花散，云甚胜。[时珍曰] 此物有大毒，曾有人以其根入酒饮，遂至于毙也。和剂局方治中风瘫痪伏虎丹中亦用之，不多服耳。

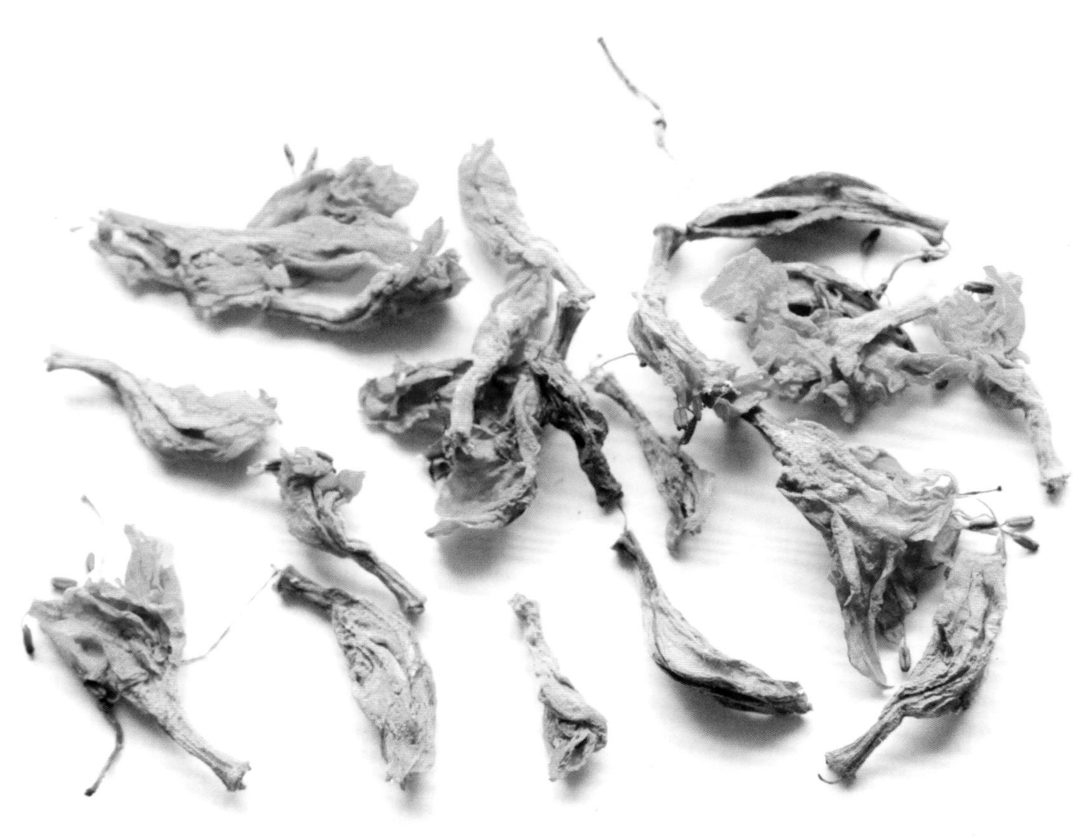

△闹羊花药材

‖ **附方** ‖

新四。**风痰注痛**踯躅花、天南星，并生时同捣作饼，甑上蒸四五遍，以稀葛囊盛之。临时取焙为末，蒸饼丸梧子大。每服三丸，温酒下。腰脚骨痛，空心服；手臂痛，食后服，大良。续传信方。**痛风走注**黄踯躅根一把，糯米一盏，黑豆半盏，酒、水各一碗，徐徐服。大吐大泄，一服便能动也。医学集成。**风湿痹痛**手足身体收摄不遂，肢节疼痛，言语蹇涩。踯躅花酒拌蒸一炊久，晒干为末。每以牛乳一合，酒二合，调服五分。圣惠方。**风虫牙痛**踯躅一钱，草乌头二钱半，为末，化蜡丸豆大。绵包一丸咬之，追涎。海上仙方。

‖ **附录** ‖

山踯躅 [时珍曰] 处处山谷有之。高者四五尺，低者一二尺。春生苗叶，浅绿色。枝少而花繁，一枝数萼，二月始开花如羊踯躅，而蒂如石榴花，有红者、紫者、五出者、千叶者。小儿食其花，味酸无毒。一名红踯躅，一名山石榴，一名映山红，一名杜鹃花。其黄色者，即有毒羊踯躅也。

羊不吃草拾遗 [藏器曰] 生蜀川山谷，叶细长，在诸草中羊不吃者是也。味苦、辛，温，无毒。主一切风血补益，攻诸病。煮之，亦浸酒服。[时珍曰] 此草似羊踯躅而云无毒，盖别有此也。

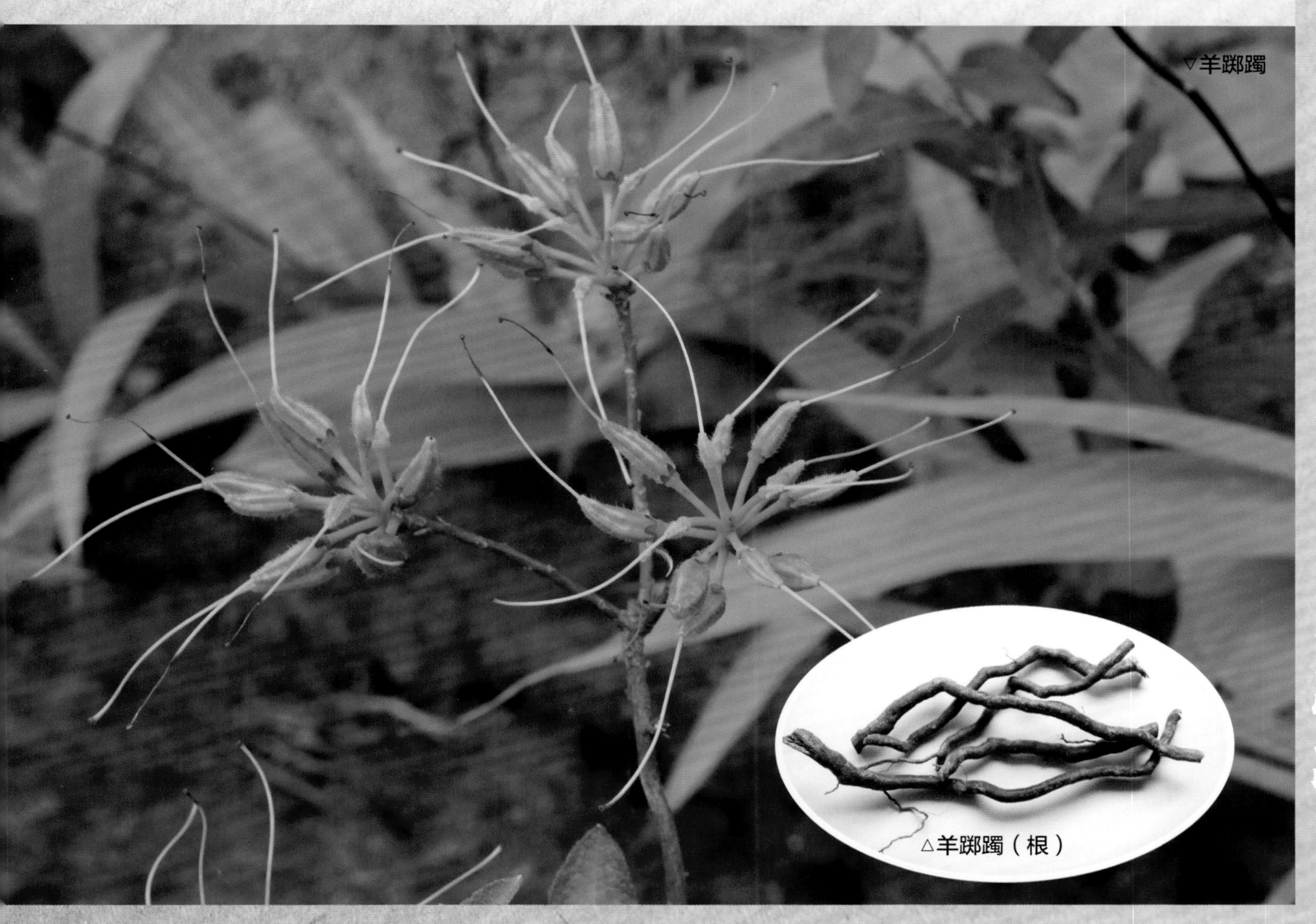

▽羊踯躅

△羊踯躅（根）

芫花

《本经》下品

‖ **基原** ‖

据《纲目彩图》《纲目图鉴》《药典图鉴》《中药图鉴》等综合分析考证，本品为瑞香科植物芫花 *Daphne genkwa* Sieb. et Zucc.。分布于陕西、山东、江苏、安徽、浙江、江西、福建、河南、湖北等地。《药典》收载芫花药材为瑞香科植物芫花的干燥花蕾；春季花未开放时采收，除去杂质，干燥。

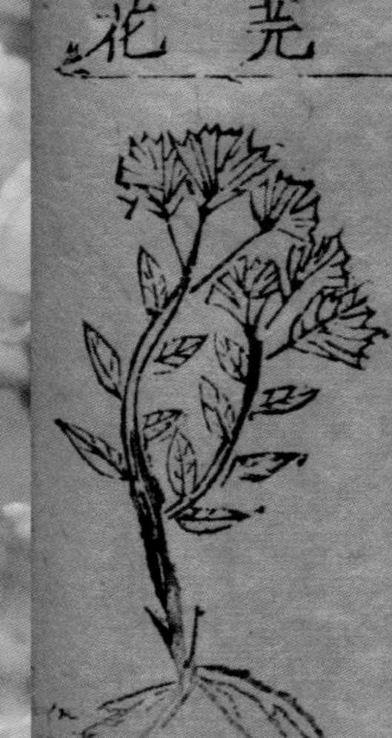

▷芫花（*Daphne genkwa*）

校正：自木部移入此。

‖ **释名** ‖

杜芫别录**赤芫**吴普**去水**本经**毒鱼**别录**头痛花**纲目**儿草**吴普**败华**吴普**根名黄大戟**吴普**蜀桑**别录。[时珍曰]芫或作杬，其义未详。去水言其功，毒鱼言其性，大戟言其似也。俗人因其气恶，呼为头痛花。山海经云，首山其草多芫，是也。

‖ **集解** ‖

[别录曰]芫花生淮源川谷。三月三日采花，阴干。[普曰]芫根生邯郸。二月生叶，青色，加厚则黑。华有紫、赤、白者。三月实落尽，叶乃生。三月采花，五月采叶，八月、九月采根，阴干。[保升曰]近道处处有之。苗高二三尺，叶似白前及柳叶，根皮黄似桑根。正月、二月花发，紫碧色，叶未生时收采日干。叶生花落，即不堪用也。[颂曰]在处有之。宿根旧枝茎紫，长一二尺。根入土深三五寸，白色，似榆根。春生苗叶，小而尖，似杨柳枝叶。二月开紫花，颇似紫荆而作穗，又似藤花而细。今绛州出者花黄，谓之黄芫花。[时珍曰]顾野王玉篇云：杬木出豫章，煎汁藏果及卵不坏。洪迈容斋随笔云：今饶州处处有之。茎干不纯是木。小人争斗者，取叶挼擦皮肤，辄作赤肿如被伤，以诬人。至和盐擦卵，则又染其外若赭色也。

‖ **修治** ‖

[弘景曰]用当微熬。不可近眼。[时珍曰]芫花留数年陈久者良。用时以好醋煮十数沸，去醋，以水浸一宿，晒干用，则毒灭也。或以醋炒者次之。

‖ **气味** ‖

根同。**辛，温，有小毒。**[别录曰]苦，微温。[普曰]神农、黄帝、雷公：苦，有毒。扁鹊、岐伯：苦。李当之：有大毒，多服令人泄。[之才曰]决明为之使。反甘草。

‖ **主治** ‖

咳逆上气，喉鸣喘，咽肿短气，蛊毒鬼疟，疝瘕痈肿，杀虫鱼。本经。**消胸中痰水，喜唾，水肿，五水在五脏皮肤及腰痛，下寒毒肉毒。根：疗疥疮。可用毒鱼。**别录。**治心腹胀满，去水气寒痰，涕唾如胶，通利血脉，治恶疮风痹湿，一切毒风，四肢挛急，不能行步。**甄权。**疗咳嗽瘴疟。**大明。**治水饮痰澼，胁下痛。**时珍。

‖ **发明** ‖

[时珍曰] 张仲景治伤寒太阳证，表不解，心下有水气，干呕发热而咳，或喘或利者，小青龙汤主之。若表已解，有时头痛出汗，恶寒，心下有水气，干呕，痛引两胁，或喘或咳者，十枣汤主之。盖小青龙治未发散表邪，使水气自毛窍而出，乃内经所谓开鬼门法也。十枣汤驱逐里邪，使水气自大小便而泄，乃内经所谓洁净府、去陈莝法也。夫饮有五，皆由内啜水浆，外受湿气，郁蓄而为留饮。流于肺则为支饮，令人喘咳寒热，吐沫背寒；流于胁下则为悬饮，令人咳唾，痛引缺盆两胁；流于心下则为伏饮，令人胸满呕吐，寒热眩运；流于肠胃，则为痰饮，令人腹鸣吐水，胸胁支满，或作泄泻，忽肥忽瘦；流于经络，则为溢饮，令人沉重注痛，或作水气胕肿。芫花、大戟、

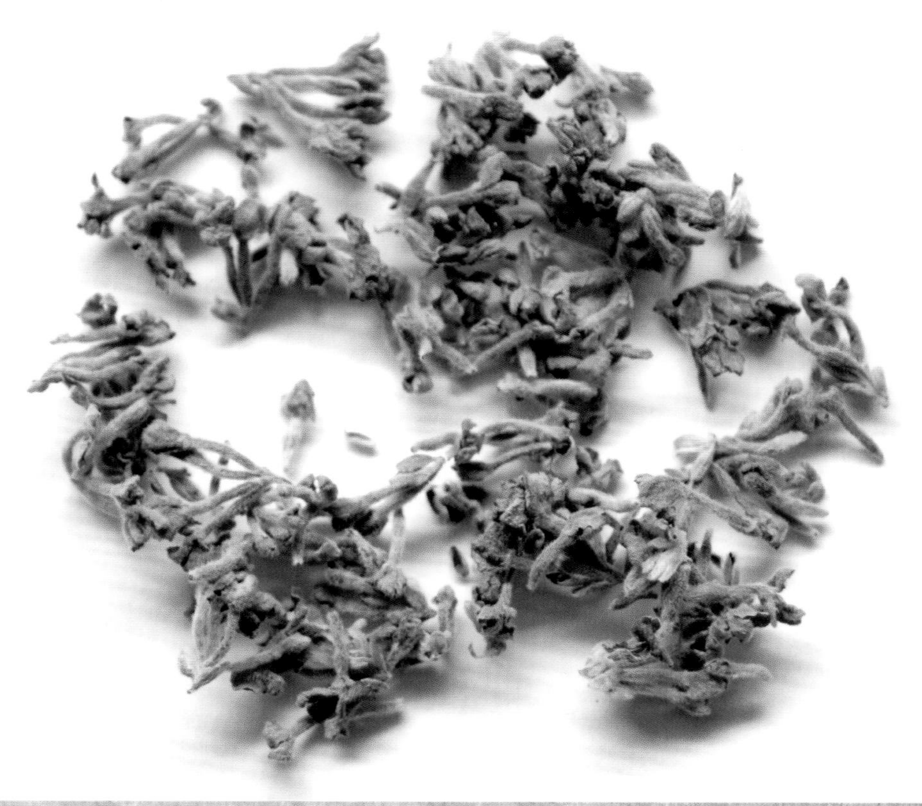

△芫花饮片

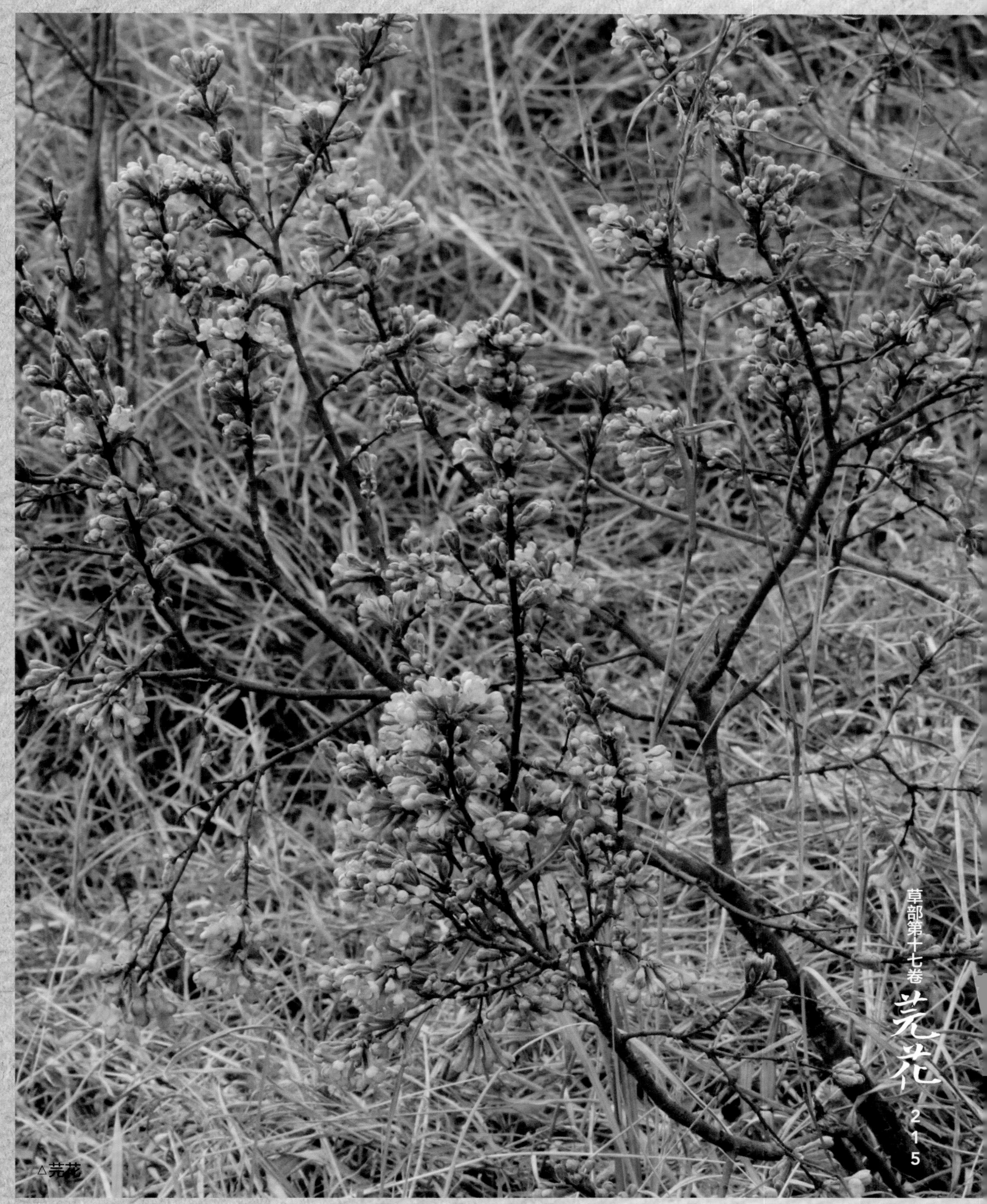
△芫花

▽芫花

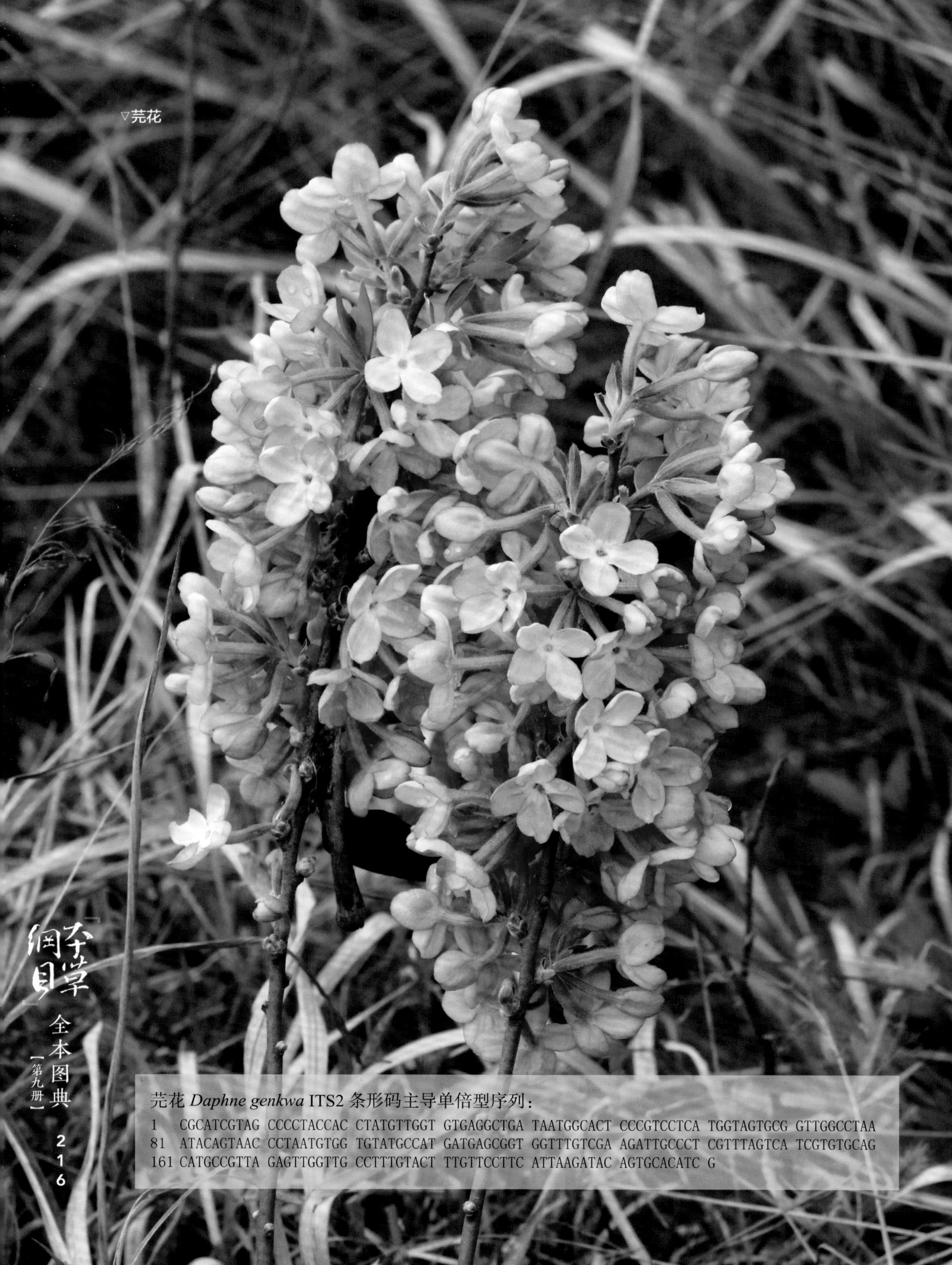

芫花 *Daphne genkwa* ITS2 条形码主导单倍型序列：

```
1   CGCATCGTAG CCCCTACCAC CTATGTTGGT GTGAGGCTGA TAATGGCACT CCCGTCCTCA TGGTAGTGCG GTTGGCCTAA
81  ATACAGTAAC CCTAATGTGG TGTATGCCAT GATGAGCGGT GGTTTGTCGA AGATTGCCCT CGTTTAGTCA TCGTGTGCAG
161 CATGCCGTTA GAGTTGGTTG CCTTTGTACT TTGTTCCTTC ATTAAGATAC AGTGCACATC G
```

甘遂之性，逐水泄湿，能直达水饮窠囊隐僻之处。但可徐徐用之，取效甚捷。不可过剂，泄人真元也。陈言三因方，以十枣汤药为末，用枣肉和丸，以治水气喘急浮肿之证，盖善变通者也。杨士瀛直指方云：破癖须用芫花，行水后便养胃可也。[好古曰] 水者，肺、肾、脾三经所主，有五脏六腑十二经之部分。上而头，中而四肢，下而腰脚；外而皮毛，中而肌肉，内而筋骨。脉有尺寸之殊，浮沈之别。不可轻泻。当知病在何经何脏，方可用之。若误投之，则害深矣。芫花与甘草相反，而胡洽居士方，治痰癖饮癖，以甘遂、大戟、芫花、大黄、甘草同用。盖欲其大吐以泄湿，因相反而相激也。

‖ **正误** ‖

[慎微曰] 三国志云：魏初平中，有青牛先生，常服芫花。年百余岁，常如五六十人。[时珍曰] 芫花乃下品毒物，岂堪久服？此方外迂怪之言，不足信也。

‖ **附方** ‖

旧五，新十九。**卒得咳嗽**芫花一升，水三升，煮汁一升，以枣十四枚，煮汁干。日食五枚，必愈。肘后。**卒嗽有痰**芫花一两，炒，水一升，煮四沸，去滓，白糖入半斤。每服枣许。勿食酸咸物。张文仲备急方。**喘嗽失音**暴伤寒冷，喘嗽失音。取芫花连根一虎口，切暴干。令病人以荐自裹。舂令灰飞扬，入其七孔中。当眼泪出，口鼻皆辣，待芫根尽乃止。病即愈。古今录验。**干呕胁痛**伤寒有时头痛，心下痞满，痛引两胁，干呕短气，汗出不恶寒者，表解里未和

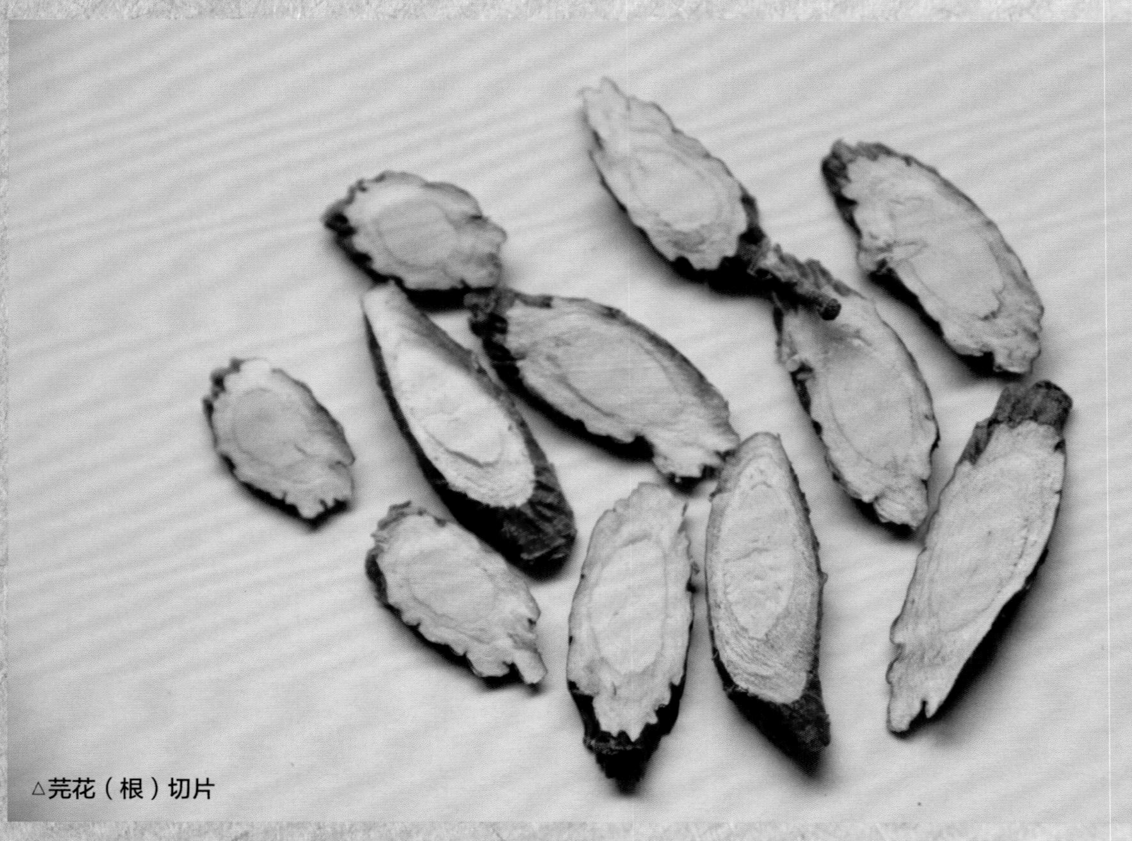

△芫花（根）切片

也，十枣汤主之。芫花熬、甘遂、大戟各等分，为散。以大枣十枚，水一升半，煮取八合，去滓纳药。强人服一钱，羸人半钱，平旦服之，当下利病除。如不除，明旦更服。仲景伤寒论。**水肿支饮**及澼饮。用十枣汤加大黄、甘草，五物各一两，大枣十枚同煮，如法服。一方加芒消一两。胡洽百病方。**天行烦乱**凝雪汤：治天行毒病七八日，热积胸中，烦乱欲死。用芫花一斤，水三升，煮取一升半，渍故布薄胸上。不过再三薄，热则除。当温四肢，护厥逆也。千金方。**久疟结癖**在腹胁坚痛者。芫花炒二两，朱砂五钱，为末，蜜丸梧子大。每服十丸，枣汤下。直指。**水蛊胀满**芫花、枳壳等分，以醋煮芫花至烂，乃下枳壳煮烂，捣丸梧子大。每服三十丸，白汤下。普济方。**酒疸尿黄**发黄，心懊痛，足胫满。芫花、椒目等分，烧末。水服半钱，日二服。肘后。**背腿间痛**一点痛，不可忍者。芫花根末，米醋调傅之。如不住，以帛束

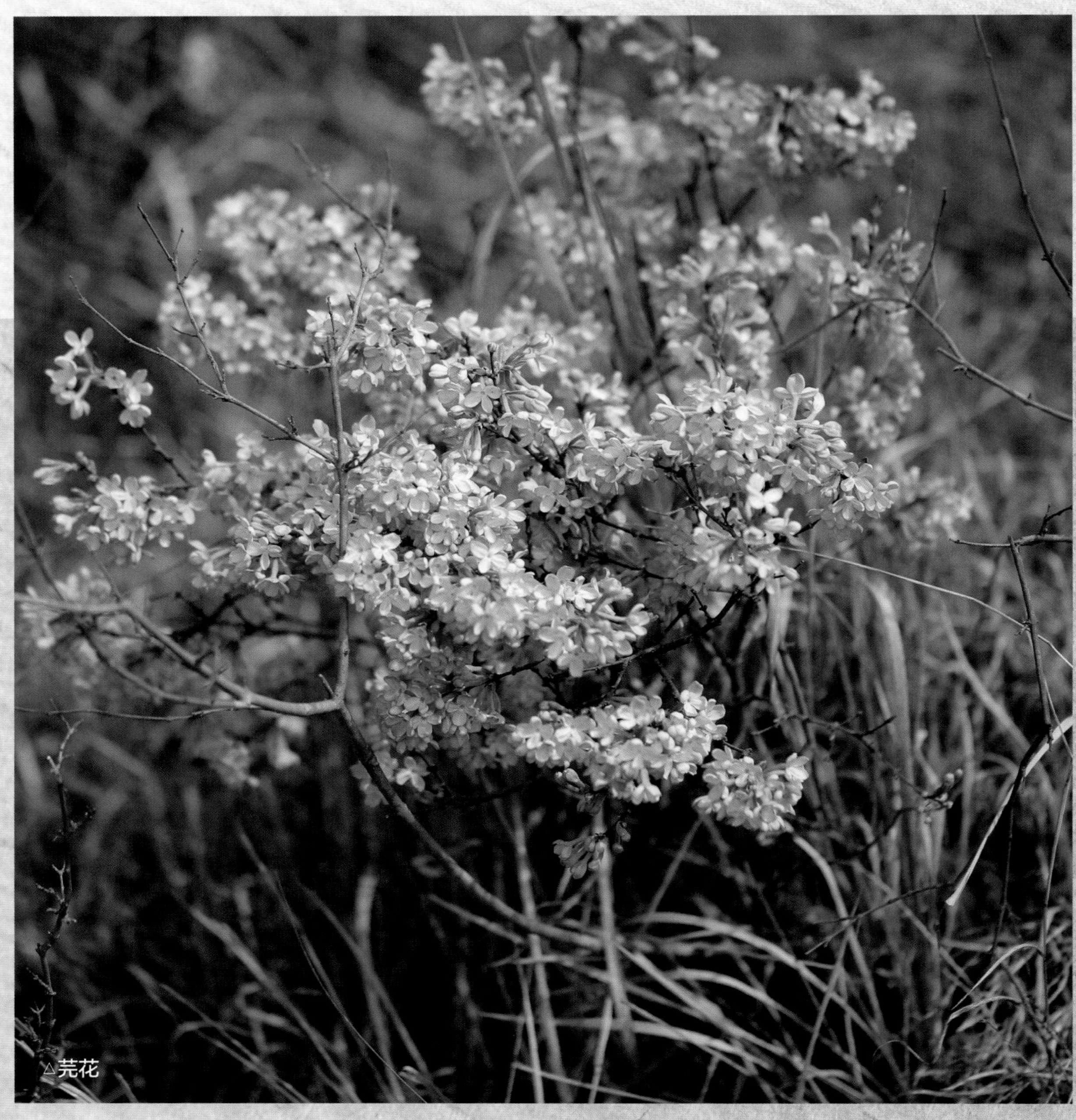

△芫花

之。妇人产后有此，尤宜。袖珍。**诸般气痛**芫花醋煮半两，玄胡索炒一两半，为末。每服一钱。男子元脏痛，葱酒下。疟疾，乌梅汤下。妇人血气痛，当归酒下。诸气痛，香附汤下。小肠气痛，茴香汤下。仁存。**鬼胎癥瘕**经候不通。芫花根三两剉，炒黄为末。每服一钱，桃仁煎汤调下。当利恶物而愈。圣惠方。**催生去胎**芫花根剥皮，以绵裹，点麝香，套入阴穴三寸，即下。摄生妙用方。**产后恶物**不下。芫花、当归等分，炒为末。调一钱服。保命集。**心痛有虫**芫花一两醋炒，雄黄一钱，为末。每服一字，温醋汤下。乾坤生意。**牙痛难忍**诸药不效。芫花末擦之，令热痛定，以温水漱之。永类方。**白秃头疮**芫花末，猪脂和傅之。集效方。**痈肿初起**芫花末，和胶涂之。千金。**痈疖已溃**芫花根皮搓作捻，插入，则不生合，令脓易竭也。集简方。**痔疮乳核**芫根一握，洗净，入木臼捣烂，入少水绞汁，于石器中慢火煎成膏。将丝线于膏内度过，以线系痔，当微痛。候痔干落，以纸捻蘸膏纳窍内，去根，当永除根也。一方，只捣汁浸线一夜用。不得使水。经验。**瘰疬初起**气壮人，用芫根擂水一盏服，大吐利，即平。黄州陈大用所传。濒湖集简方。**便毒初起**芫根擂水服，以渣傅之，得下即消。黄州熊珍所传。濒湖集简方。**赘瘤焦法**甘草煎膏，笔妆瘤之四围，上三次。乃用芫花、大戟、甘遂等分，为末，醋调。别以笔妆其中，勿近甘草。次日缩小，又以甘草膏妆小晕三次如前，仍上此药，自然焦缩。危氏得效方。**一切菌毒**因蛇虫毒气，熏蒸所致。用芫花生研，新汲水服一钱，以利为度。危氏得效方。

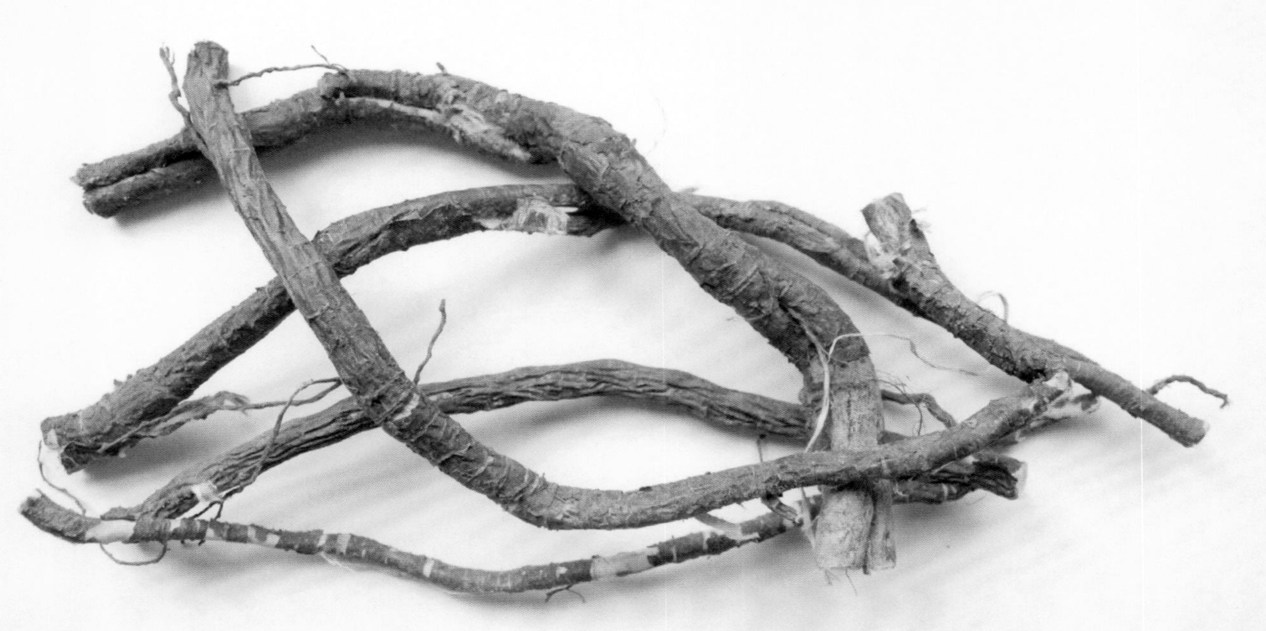
△芫花（根）

荛花

音饶。《本经》下品

‖ 基原 ‖

《纲目图鉴》认为本品为瑞香科植物河朔荛花 *Wikstroemia chamaedaphne* Meissn.。分布于陕西、山西、甘肃、内蒙古、河北等地。《中华本草》认为本品为瑞香科多种植物，其中以荛花 *W. canescens* Meissn. 为主，分布于陕西、江西、湖北、湖南、云南等地。

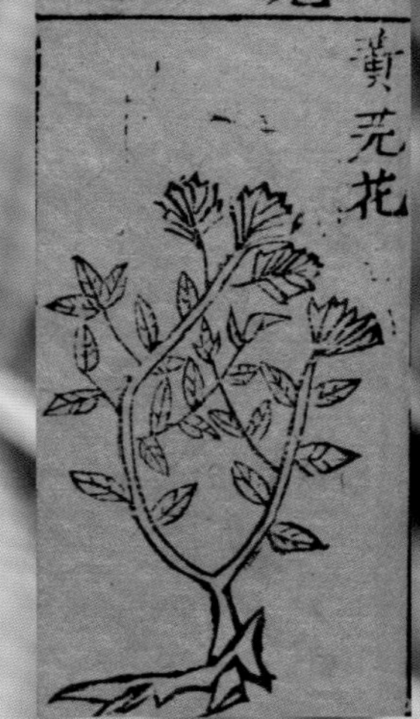

▷荛花（*Wikstroemia canescens*）

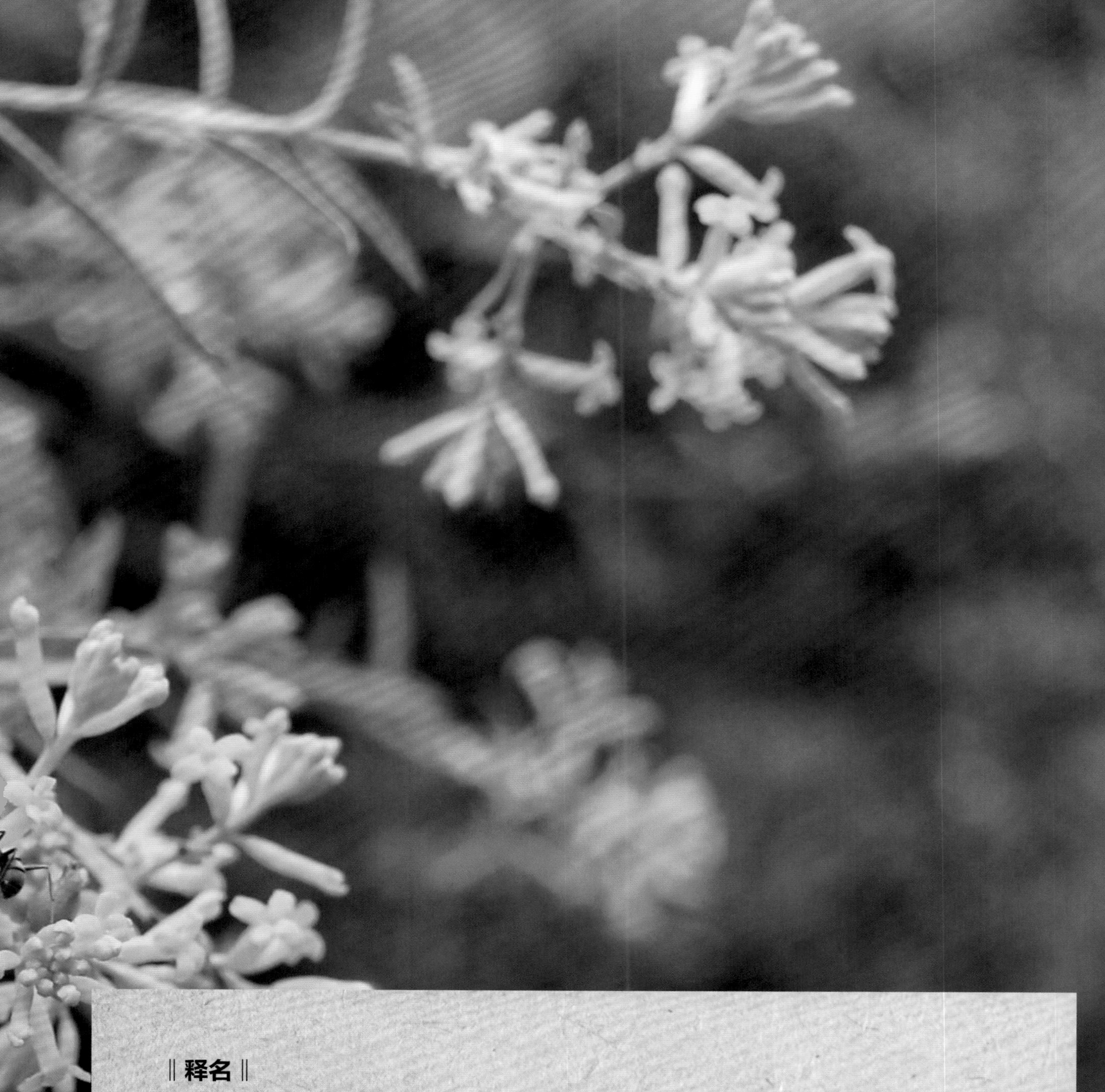

‖ 释名 ‖

[时珍曰] 荛者，饶也。其花繁饶也。

‖ 集解 ‖

[时珍曰] 荛花生咸阳川谷及河南中牟。六月采花，阴干。[弘景曰] 中牟者，时从河上来，形似芫花而极细，白色。[恭曰] 苗似胡荽，茎无刺。花细，黄色，四月、五月收，与芫花全不相似也。[保升曰] 所在有之，以雍州者为好。生冈原上，苗高二尺许。[宗奭曰] 今京洛间甚多。[时珍曰] 按苏颂图经言：绛州所出芫花黄色，谓之黄芫花。其图小株，花成簇生，恐即此荛花也。生时色黄，干则如白，故陶氏言细白也。或言无荛花，以桃花代之，取其利耳。

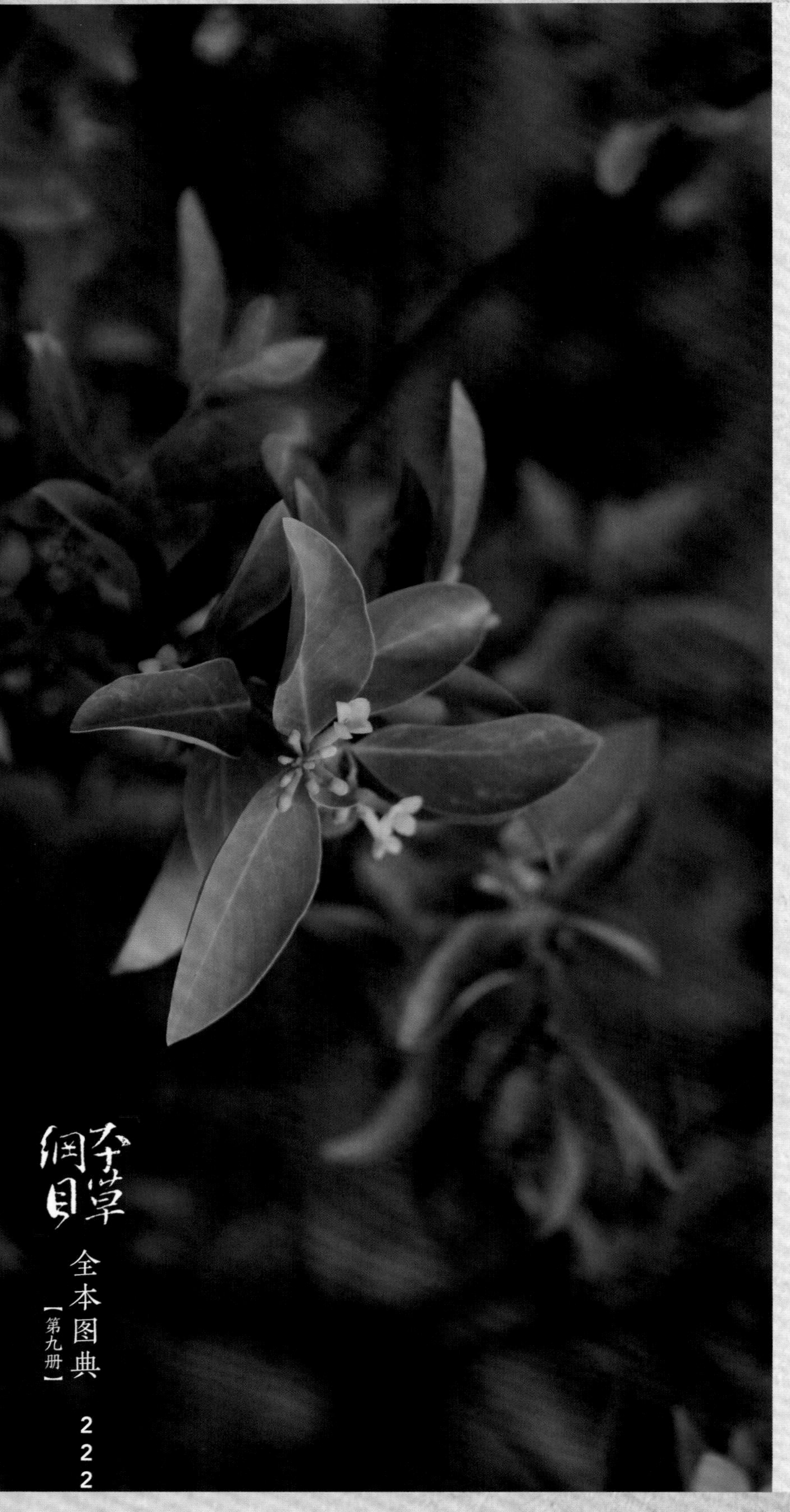

‖ **气味** ‖

苦，寒，有毒。[别录曰] 辛，微寒，有毒。

‖ **主治** ‖

伤寒温疟，下十二水，破积聚大坚癥瘕，荡涤肠中留癖饮食寒热邪气，利水道。本经。**疗痰饮咳嗽。**别录。**治咳逆上气，喉中肿满，疰气蛊毒，痃癖气块。**甄权。

‖ **发明** ‖

[宗奭曰] 张仲景伤寒论以荛花治利者，取其行水也。水去则利止，其意如此。今用之当斟酌，不可过使与不及也。须有是证乃用之。[好古曰] 仲景小青龙汤云：若微利，去麻黄，加荛花如鸡子大，熬令赤色。用之盖利水也。[时珍曰] 荛花盖亦芫花之类，气味主治大略相近。

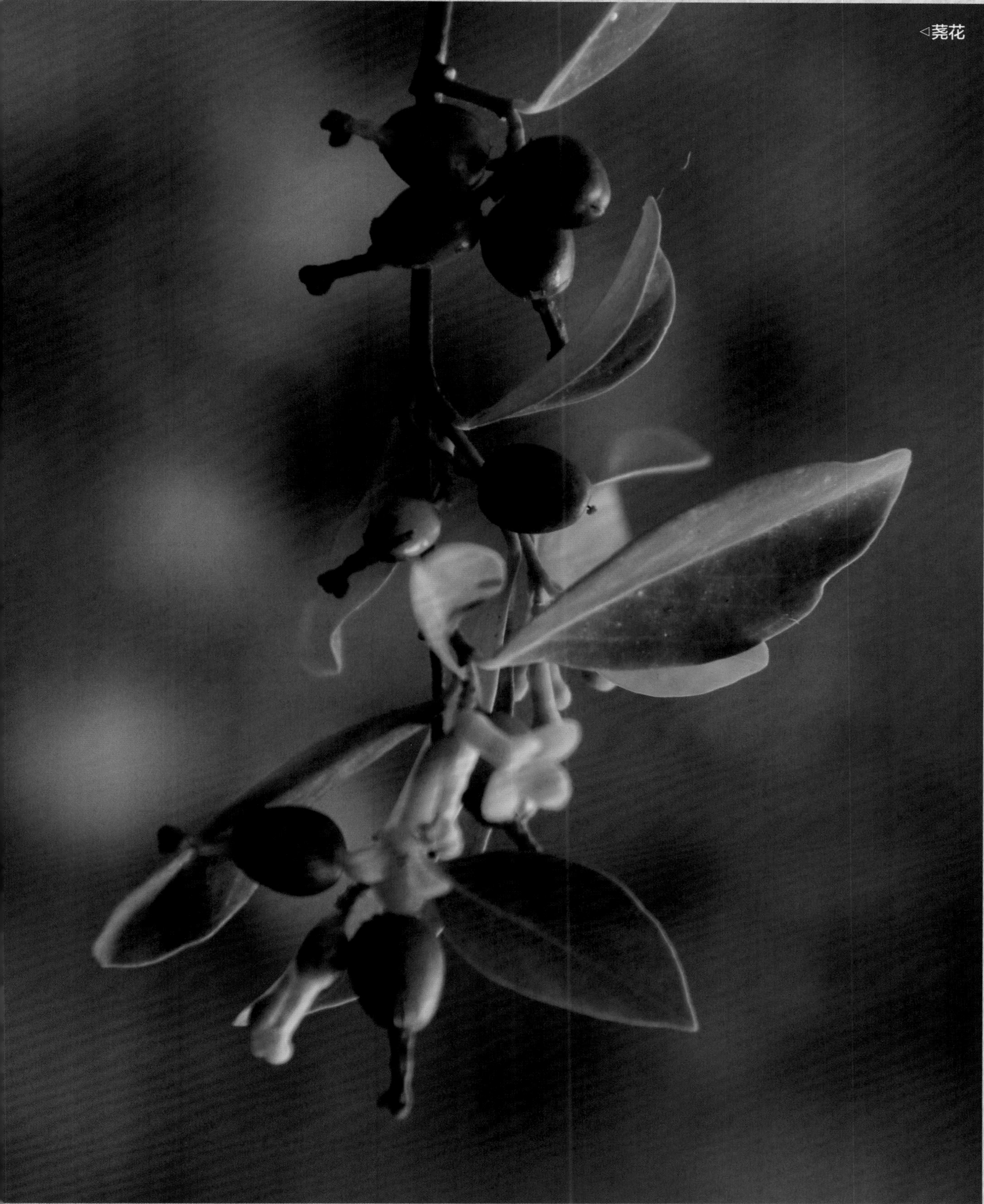

◁荛花

醉鱼草《纲目》

‖ **基原** ‖

据《纲目彩图》《纲目图鉴》《汇编》《大辞典》等综合分析考证，本品为马钱科植物醉鱼草 *Buddleja lindleyana* Fortune。分布于华东及江西、湖南、四川、广西、广东等地。

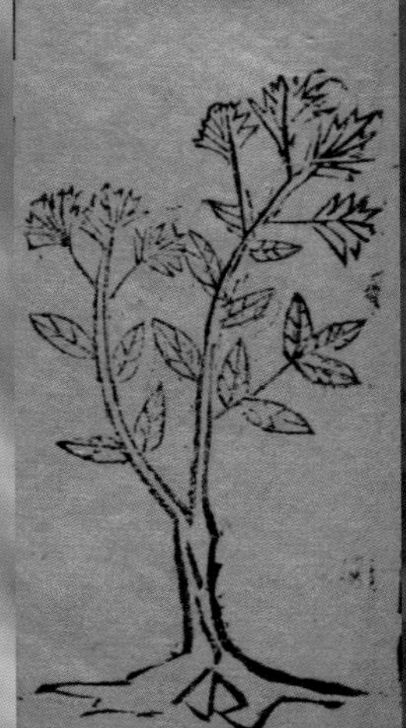

▷醉鱼草（*Buddleja lindleyana*）

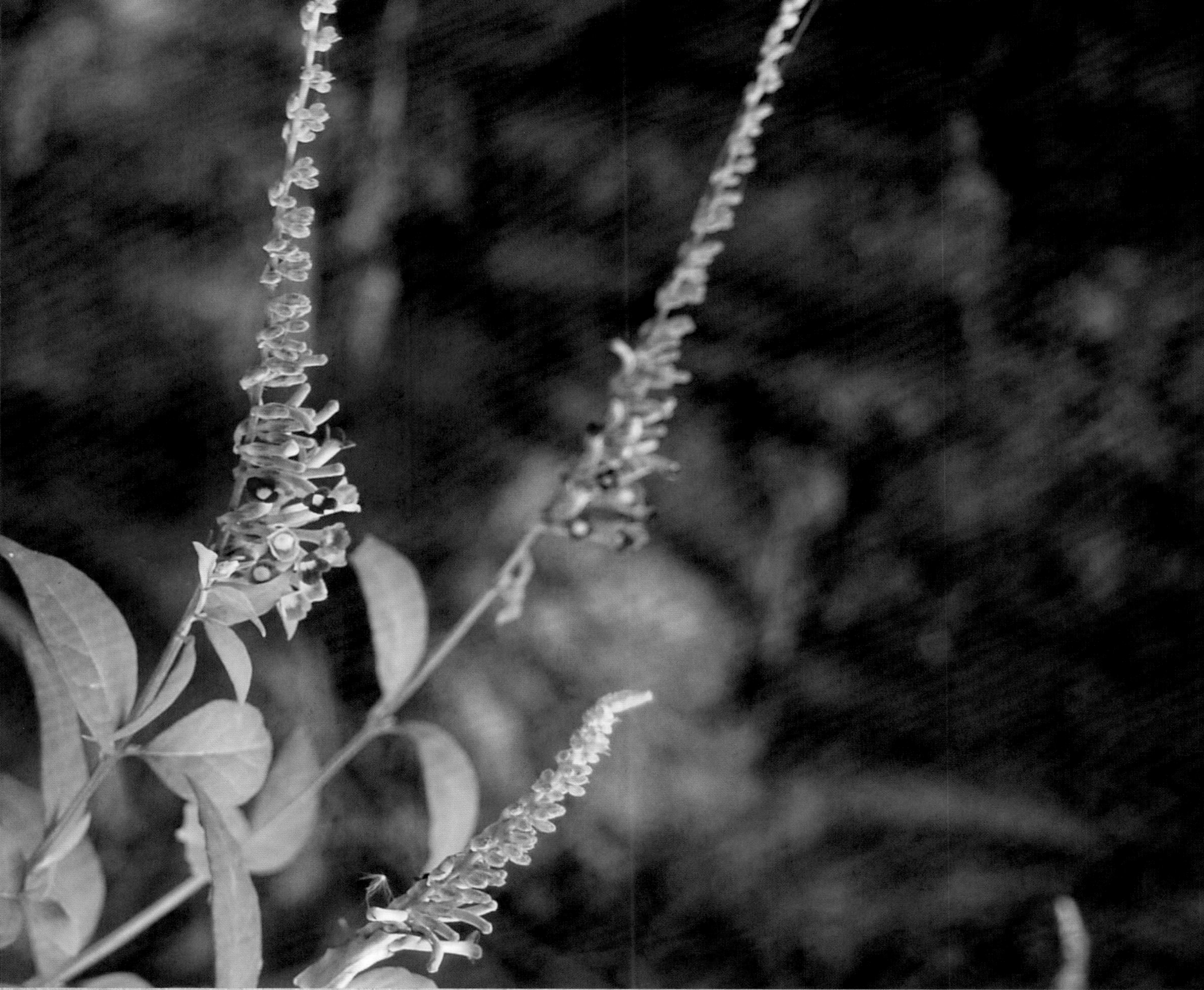

‖ **释名** ‖

闹鱼花纲目 **鱼尾草**纲目 **樚木**。

‖ **集解** ‖

[时珍曰] 醉鱼草南方处处有之。多在堑岸边，作小株生，高者三四尺。根状如枸杞。茎似黄荆，有微棱，外有薄黄皮。枝易繁衍，叶似水杨，对节而生，经冬不凋。七八月开花成穗，红紫色，俨如芫花一样。结细子。渔人采花及叶以毒鱼，尽圉圉而死，呼为醉鱼儿草。池沼边不可种之。此花色状气味并如芫花，毒鱼亦同，但花开不同时为异尔。按中山经云：熊耳山有草焉，其状如苏而赤华，名曰葶苧，可以毒鱼。其此草之类欤。

醉鱼草

花、叶

‖ **气味** ‖

辛、苦，温，有小毒。

‖ **主治** ‖

痰饮成齁，遇寒便发，取花研末，和米粉作果，炙熟食之，即效。又治误食石斑鱼子中毒，吐不止，及诸鱼骨鲠者，捣汁和冷水少许咽之，吐即止，骨即化也。久疟成癖者，以花填鲫鱼腹中，湿纸裹煨熟，空心食之，仍以花和海粉捣贴，便消。时珍。

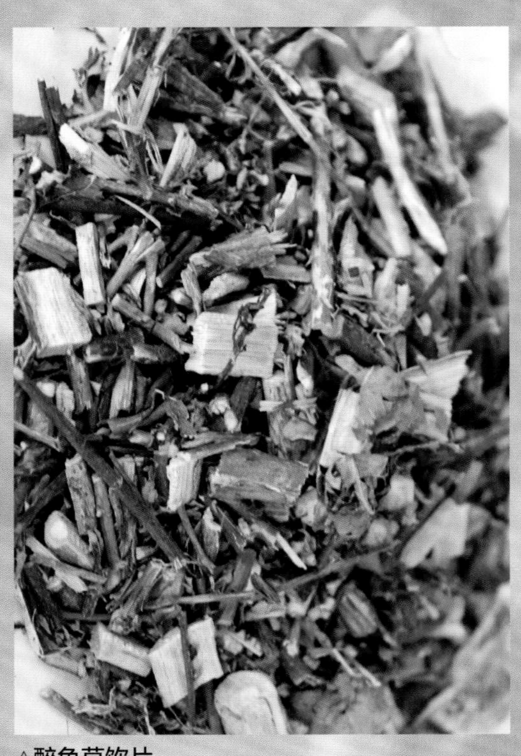

△醉鱼草饮片

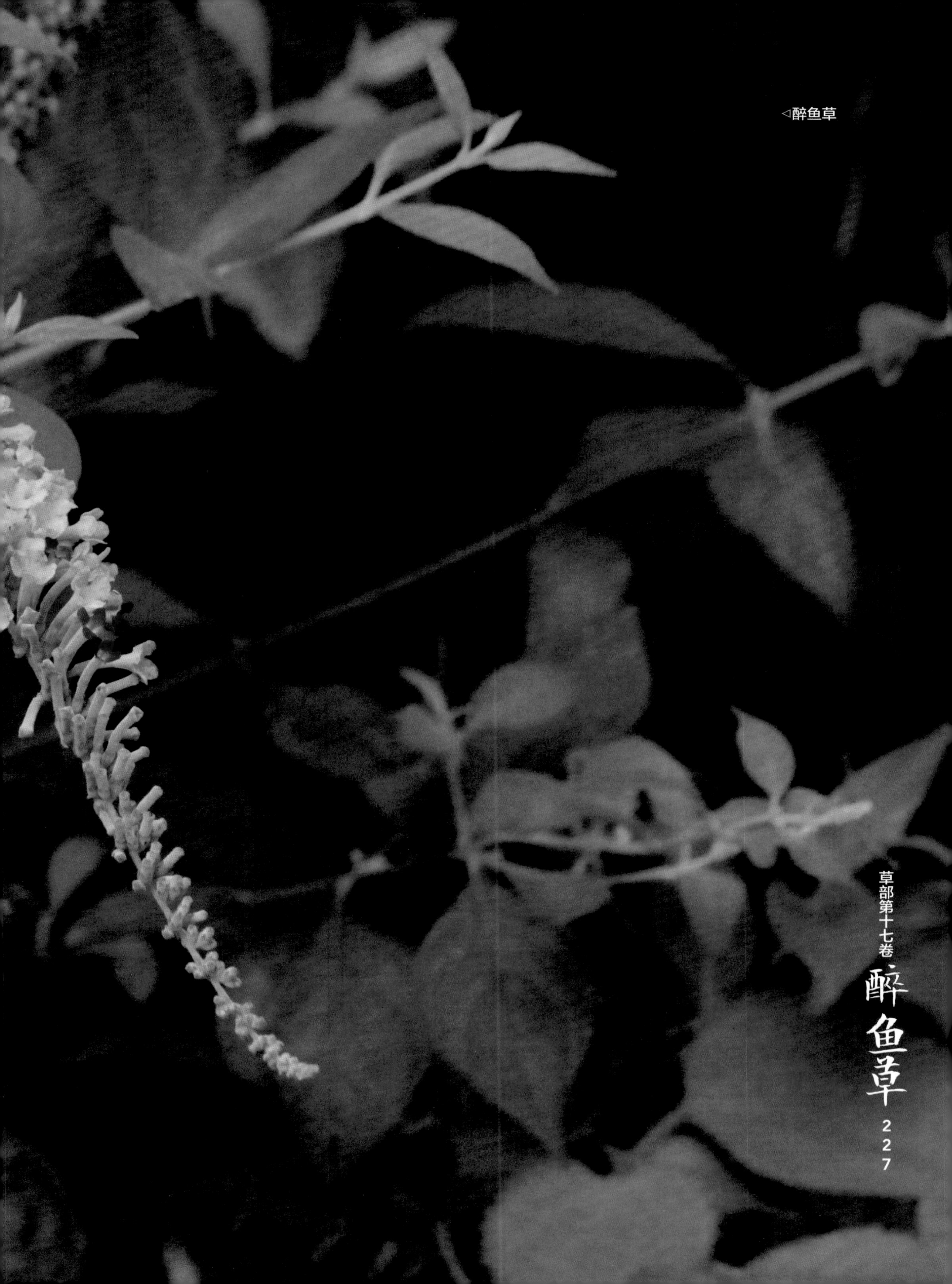

◁醉鱼草

醉鱼草

莽草

《本经》下品

‖ **基原** ‖

据《纲目彩图》《纲目图鉴》《大辞典》《中华本草》等综合分析考证，本品为木兰科植物莽草 *Illicium lanceolatum* A. C. Smith。主要分布于长江中下游以南各地。《药典》四部收载红茴香根药材为木兰科植物莽草的干燥根。

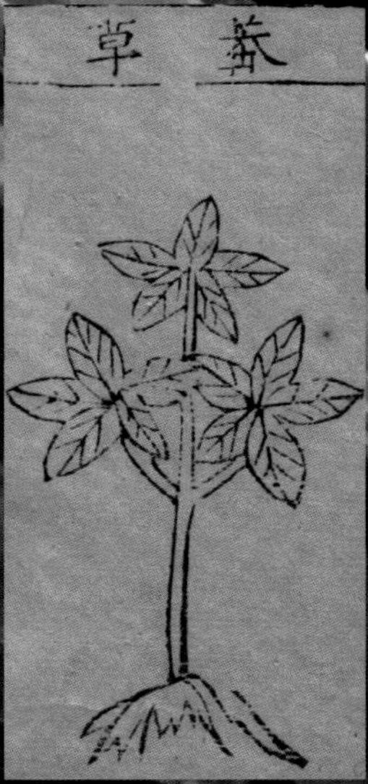

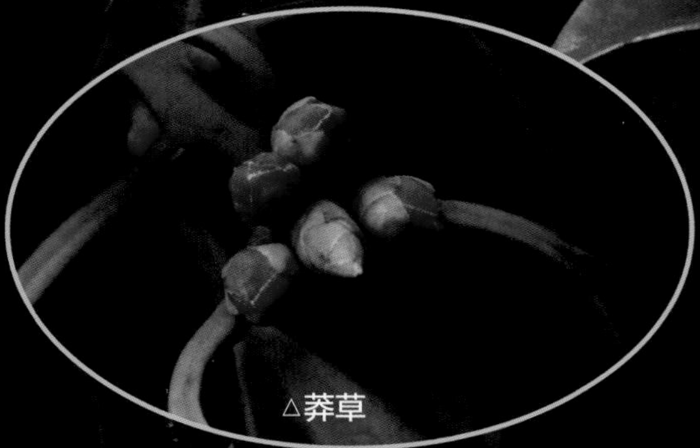

草 莽

△莽草

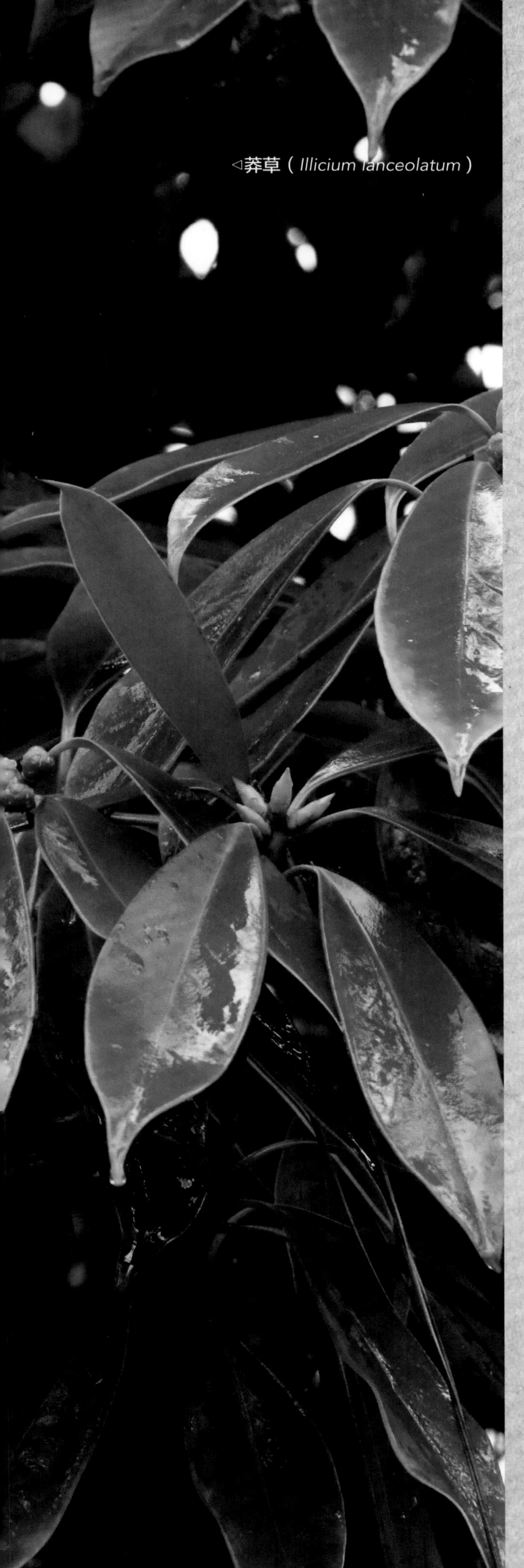
◁莽草（*Illicium lanceolatum*）

校正：自木部移入此。

‖ **释名** ‖

菵草音罔**芒草**山海经**鼠莽**。[弘景曰] 莽本作菵字，俗讹呼尔。[时珍曰] 此物有毒，食之令人迷罔，故名。山人以毒鼠，谓之鼠莽。

‖ **正误** ‖

[别录曰] 一名葞，一名春草。[禹锡曰] 按尔雅云：葞，春草。孙炎注云：药草也，俗呼为菵草。郭璞注云：一名芒草。所见异也。[时珍曰] 葞音尾，白薇也。薇，葞字音相近尔。别录白薇下云，一名春草，而此又以为菵草，盖因孙炎之误也。今正之。

‖ **集解** ‖

[别录曰] 莽草生上谷山谷及冤句。五月采叶，阴干。[弘景曰] 今东间处处皆有，叶青辛烈者良。又用捣以和陈粟米粉，纳水中，鱼吞即死浮出，人取食之无妨。[颂曰] 今南中州郡及蜀川皆有之。木若石南而叶稀，无花实。五月七月采叶，阴干。一说藤生，绕木石间。既谓之草，乃蔓生者是也。[宗奭曰] 莽草诸家皆谓之草，而本草居木部。今世所用，皆木叶如石南叶，枝梗干则皱，揉之其臭如椒。[敩曰] 凡用叶，勿用尖及挛生者。[时珍曰] 范子计然云：莽草出三辅，青色者善。

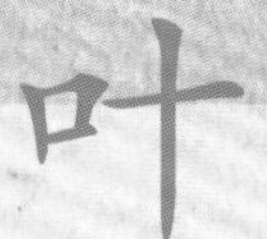

‖ **修治** ‖

[敩曰] 凡使取叶细剉，以生甘草、水蓼二味同盛，入生稀绢袋中，甑中蒸一日，去二件，晒干用。

‖ **气味** ‖

辛，温，有毒。[普曰] 神农：辛。雷公、桐君：苦，有毒。[时珍曰] 莽草制雌黄、雄黄而有毒，误食害人。惟紫河车磨水服，及黑豆煮汁服，可解。豆汁浇其根即烂，性相制也。

‖ **主治** ‖

风头痈肿，乳痈疝瘕，除结气疥瘙。杀虫鱼。本经。**疗喉痹不通，乳难。头风痒，可用沐，勿令入眼。**别录。**治风疽，疝气肿坠凝血，治瘰疬，除湿风，不入汤服。主头疮白秃杀虫。与白敛、赤小豆为末，鸡子白调如糊，熁毒肿，干更易上。**甄权。**治皮肤麻痹，煎浓汤淋。风虫牙痛。**大明。

‖ **发明** ‖

[颂曰] 古方治风毒痹厥诸酒，皆用㒽草。今医家取叶煎汤，热含少顷吐之，治牙齿风虫及喉痹甚效。[宗奭曰] 浓煎汤，淋渫皮肤麻痹。周礼翦氏掌除蠹物，以莽草熏之则死。[时珍曰] 古方治小儿伤寒，有莽草汤。又琐碎录云：思村王氏之子，生七日而两肾缩入。二医云：此受寒气而然也。以硫黄、茱萸、大蒜研涂其腹，以㒽草、蛇床子烧烟，熏其下部而愈也。

‖ **附方** ‖

旧四，新五。**贼风肿痹**风入五脏恍惚，宜莽草膏主之。莽草一斤，乌头、附子、踯躅各二两，切，以水和醋一升，渍一宿。猪脂一斤，煎三上三下，绞去滓。向火，以手摩病上三百度，应手即瘥。若耳鼻疾，可以绵裹塞之。疥癣杂疮，并宜摩之。肘后。**小儿风痫**掣疭戴眼，极者日数十发，又治大人贼风。莽草、雷丸各一鸡子黄大，化猪脂一斤，煎七沸，去滓，摩痛处，勿近目及阴，日凡三四次。外台秘要。**头风久痛**莽草煎汤沐之，勿令入目。圣惠方。**风虫牙痛**肘后方：用莽草煎汤，热漱冷吐，一加山椒皮，一加独活，一加郁李仁，一加芫花，一加川椒、细辛各等分。煎汤热漱冷吐。圣惠用莽草半两，皂角三挺去皮子，汉椒七粒，为末，枣肉丸芥子大。每以一丸塞孔中，吐涎取效。**瘰疬结核**㒽草一两为末。鸡子白调涂帛上，贴之。日二易，取效止。圣惠方。**痈疮未溃**方同上，得痛为良。**乳肿不消**莽草、小豆等分，为末，苦酒和，傅之。卫生易简。**狗咬昏闷**浸椒水，调莽草末傅之。便民图纂。

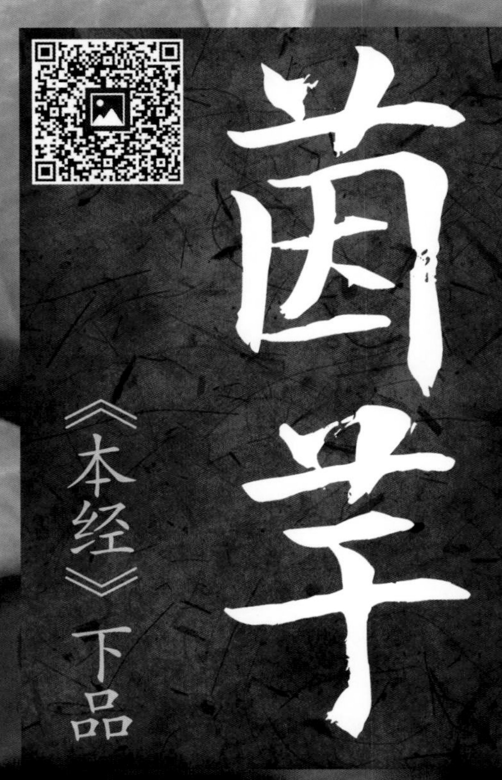

茵芋

《本经》下品

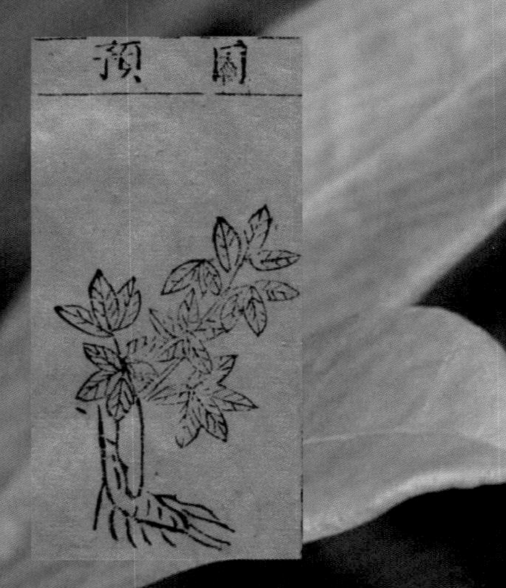

‖ **释名** ‖

莞草别录**卑共**别录。[时珍曰] 茵芋本作因预，未详其义。莞草与莔莞名同。

‖ **集解** ‖

[别录曰] 茵芋生太山川谷。三月三日采叶，阴干。[弘景曰] 好者出彭城，今近道亦有。茎叶状似莽草而细软，连细茎采之。方用甚稀，惟合疗风酒。[大明曰] 出自海盐。形似石南，树生，叶厚，五六七月采。[颂曰] 今雍州、绛州、华州、杭州亦有之。春生苗，高三四尺，茎赤。叶似石榴而短厚，又似石南叶。四月开细白花，五月结实。三月、四月、七月采茎叶，日干。

‖ **基原** ‖

据《纲目彩图》《纲目图鉴》等综合分析考证，本品为芸香科植物茵芋 *Skimmia reevesiana* Fortune。分布于东南沿海及湖北、湖南、贵州、广西等地。《中华本草》《大辞典》认为还包括同属植物乔木茵芋 *S. arborescens* Anders.，分布于广东、广西、云南等地。

茎、叶

‖ **气味** ‖

苦，温，有毒。[别录曰] 微温，有毒。[权曰] 苦、辛，有小毒。

‖ **主治** ‖

五脏邪气，心腹寒热，羸瘦，如疟状，发作有时，诸关节风湿痹痛。本经。**疗久风湿，走四肢，脚弱。**别录。**治男子女人软脚毒风，拘急挛痛。**甄权。**一切冷风，筋骨怯弱羸颤。入药炙用。**大明。

‖ **发明** ‖

[时珍曰] 千金、外台诸古方，治风痫有茵芋丸，治风痹有茵芋酒，治妇人产后中风有茵芋膏，风湿诸方多用之。茵芋、石南、莽草皆古人治风妙品，而近世罕知，亦医家疏缺也。

‖ **附方** ‖

旧一，新二。**茵芋酒**治贼风，手足枯痹拘挛。用茵芋、附子、天雄、乌头、秦艽、女萎、防风、防己、石南叶、踯躅花、细辛、桂心各一两，十二味切，以绢袋盛，清酒一斗渍之。冬七、夏三、春秋五日，药成。每服一合，日二服，以微痹为度。方出胡洽居士百病方。图经本草。**茵芋丸**治风气积滞成脚气，发则痛者。茵芋叶、炒薏苡仁各半两，郁李仁一两，牵牛子三两，朱砂末半两。上为末，炼蜜丸如梧子大。每服二十丸，五更姜枣汤下，取利。未利再服，取快。本事方。**产后中风**茵芋五两，木防己半斤，苦酒九升，渍一宿。猪脂四升，煎三上三下，膏成。每炙，热摩千遍。千金方。

石龙芮

《本经》中品

‖ **基原** ‖

据《纲目彩图》《纲目图鉴》《中华本草》《汇编》等综合分析考证，本品为毛茛科植物石龙芮 *Ranunculus sceleratus* L.。分布于全国各地。

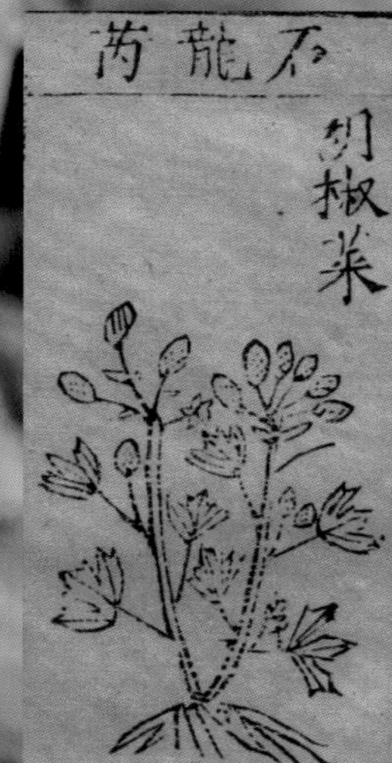

▷石龙芮（*Ranunculus sceleratus*）

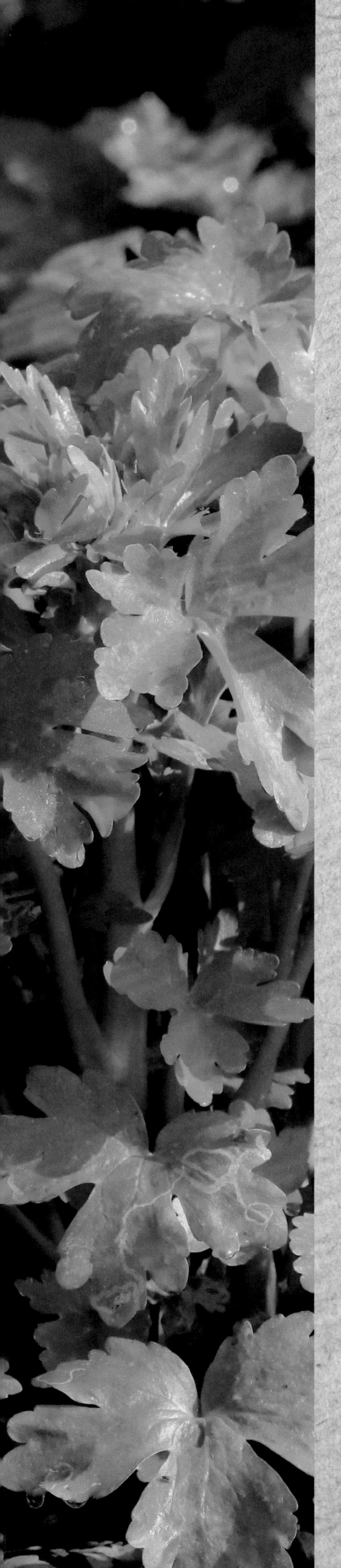

校正：并入菜部水堇。

‖ **释名** ‖

地椹本经**天豆**别录**石能**别录**鲁果能**别录**水堇**吴普。音谨，又音芹。**苦堇**尔雅**堇葵**郭璞**胡椒菜**救荒**彭根**别录。[弘景曰] 生于石上，其叶芮芮短小，故名。[恭曰] 实如桑椹，故名地椹。[禹锡曰] 尔雅云：啮，苦堇也。郭璞云：即堇葵[苦堇] 也。本草言味甘，而此云苦者，古人语倒，犹甘草谓之大苦也。[时珍曰] 芮芮，细貌。其椹之子细芮，故名。地椹以下，皆子名也。水堇以下，皆苗名也。苗作蔬食，味辛而滑，故有椒、葵之名。唐本草菜部堇系重出，今依吴普本草合并为一。

‖ **集解** ‖

[别录曰] 石龙芮生太山川泽石边。五月五日采子，二月、八月采皮，阴干。[弘景曰] 今出近道。子形粗似蛇床子而扁，非真好者，人言是蓄菜子也。东山石上所生者，其叶芮芮短小，其子状如葶苈，黄色而味小辛，此乃是真也。[恭曰] 今用者，俗名水堇。苗似附子，实如桑椹，生下湿地，五月熟，叶、子皆味辛。山南者粒大如葵子。关中、河北者细如葶苈，气力劣于山南者。陶以细者为真，未为通论。又曰：堇菜野生，非人所种。叶似蕺，花紫色。[藏器曰] 尔雅云：芨，堇草。注云：乌头苗也。苏恭注天雄亦云：石龙芮叶似堇草，故名水堇。据此，则堇草是乌头苗，水堇定是石龙芮，更非别草也。[颂曰] 今惟出兖州。一丛数茎，茎青紫色，每茎三叶，其叶短小多刻缺，子如葶苈而色黄。苏恭所说乃水堇，非石龙芮也。兖州所生者，正与本经及陶氏说合，为得其真。[宗奭曰] 石龙芮有两种：水中生者，叶光而子圆，陆地生者，叶毛而子锐。入药须水生者。陆生者又谓之天灸，而补不足，茎冷失精。[时珍曰] 苏恭言水堇即石龙芮，苏颂非之，非矣。按汉吴普本草石龙芮一名水堇，其说甚明。唐本草菜部所出水堇，言其苗也。本经

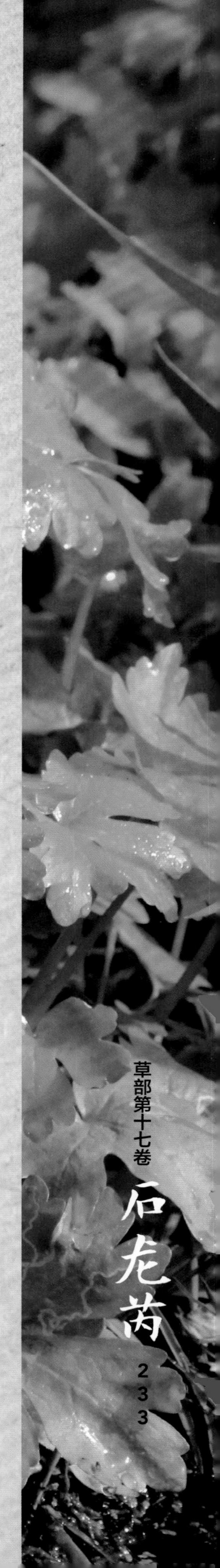

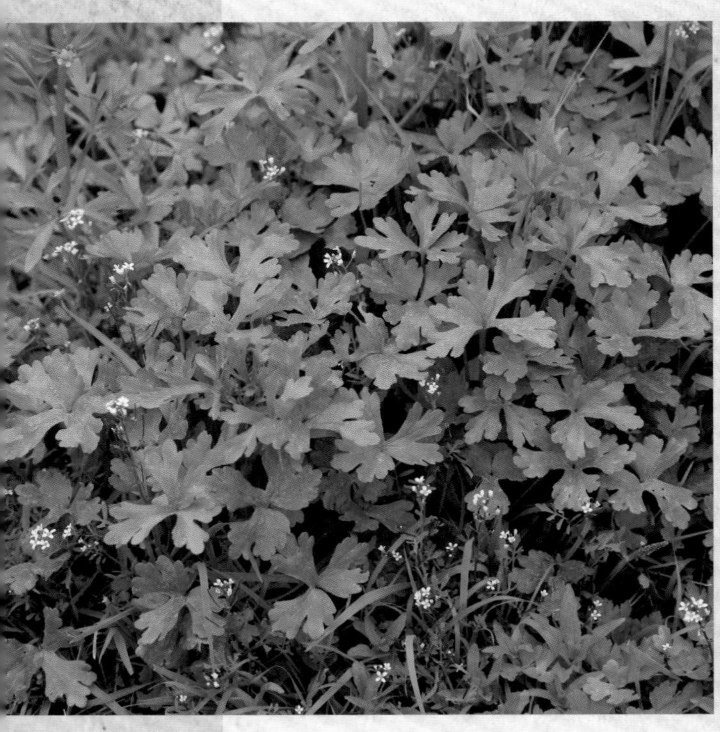
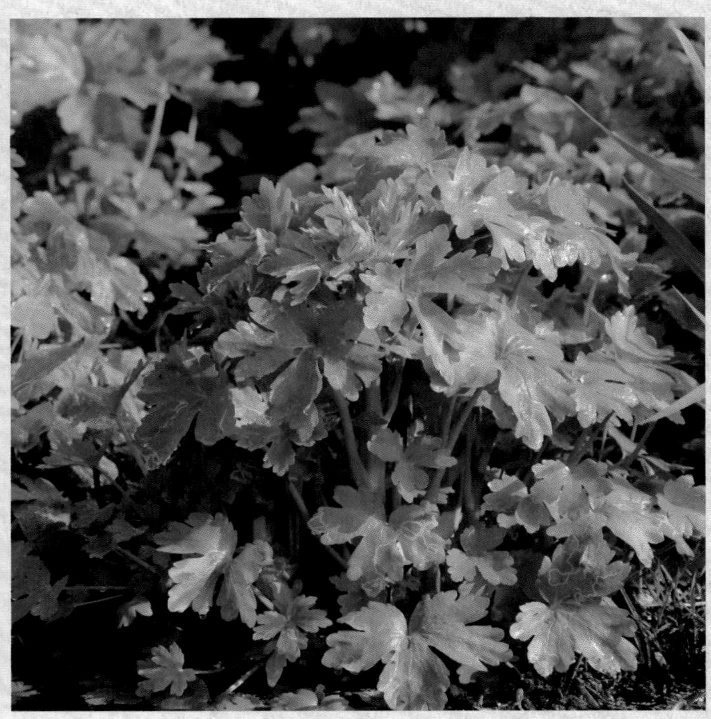

石龙芮，言其子也。寇宗奭所言陆生者，乃是毛堇，有大毒，不可食。水堇即俗称胡椒菜者，处处有之，多生近水下湿地。高者尺许，其根如荠。二月生苗，丛生。圆茎分枝，一枝三叶。叶青而光滑，有三尖，多细缺。江淮人三四月采苗，瀹过，晒蒸黑色为蔬。四五月开细黄花，结小实，大如豆，状如初生桑椹，青绿色。搓散则子甚细，如葶苈子，即石龙芮也。宜半老时采之。范子计然云：石龙芮出三辅，色黄者善。

子

根皮同。

‖ 气味 ‖

苦，平，无毒。[普曰] 神农：苦，平。岐伯：酸。扁鹊：大寒。雷公：咸，无毒。[之才曰] 大戟为之使，畏茱萸、蛇蜕皮。

‖ 主治 ‖

风寒湿痹，心腹邪气，利关节，止烦满。久服轻身明目不老。本经。**平肾胃气，补阴气不足，失精茎冷。令人皮肤光泽有子。**别录。**逐诸风，除心热燥。**大明。

‖ 发明 ‖

[时珍曰] 石龙芮乃平补之药，古方多用之。其功与枸杞、覆盆子相埒，而世人不知用，何哉？

水堇

‖ **气味** ‖

甘，寒，无毒。[时珍曰] 微辛、苦，涩。

‖ **主治** ‖

捣汁，洗马毒疮，并服之。又涂蛇蝎毒及痈肿。唐本。**久食除心下烦热。主寒热鼠瘘，瘰疬生疮，结核聚气，下瘀血，止霍乱。又生捣汁半升服，能杀鬼毒，即吐出。**孟诜。

‖ **发明** ‖

[诜曰] 堇叶止霍乱，与香茙同功。香茙即香薷也。

‖ **附方** ‖

旧二，新一。**结核气堇**菜日干为末，油煎成膏。摩之，日三五度，便瘥。孟诜食疗。**蛇咬伤疮**生堇杵汁涂之。万毕术。**血疝初起**胡椒菜叶挼，按揉之。集简方。

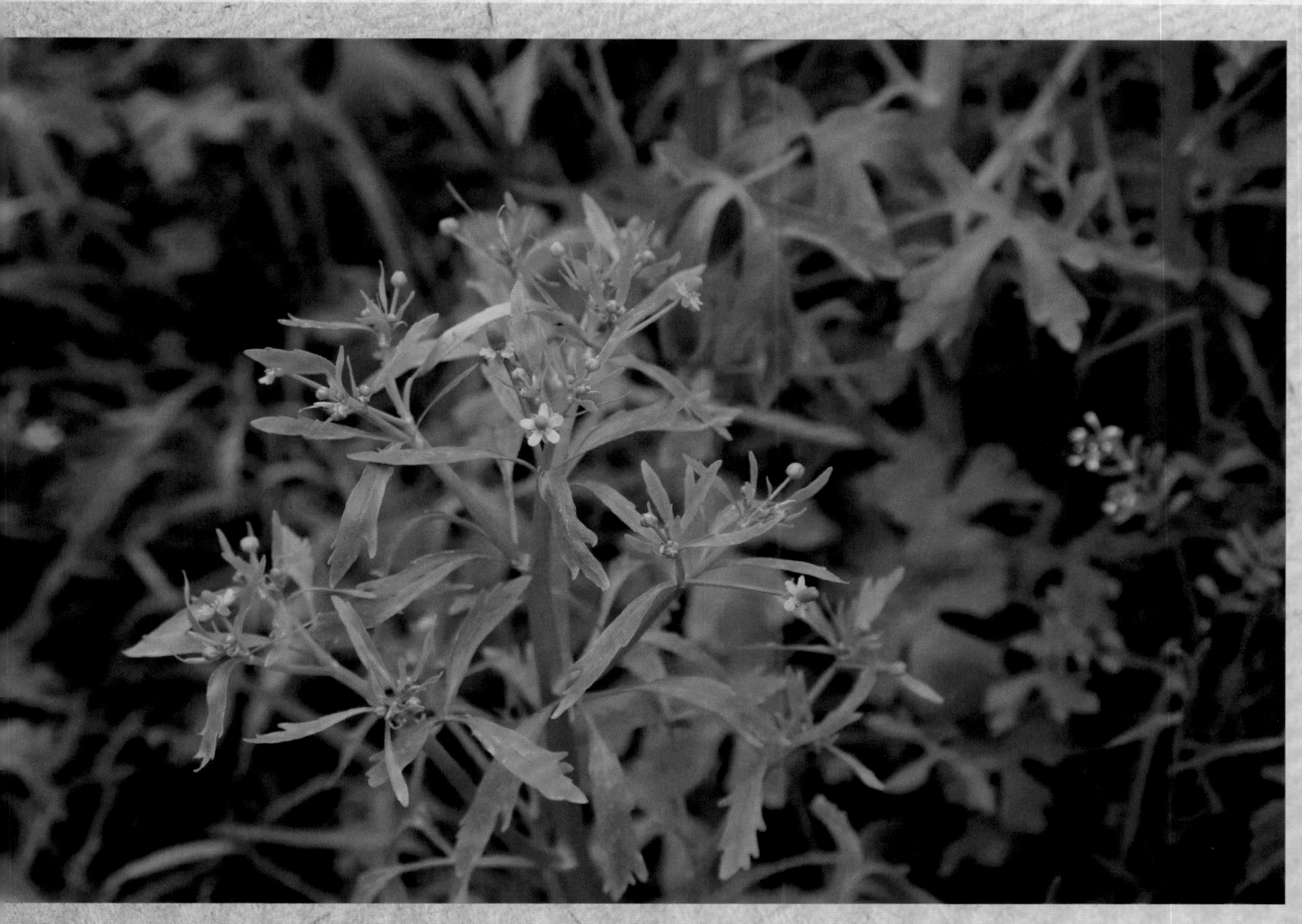

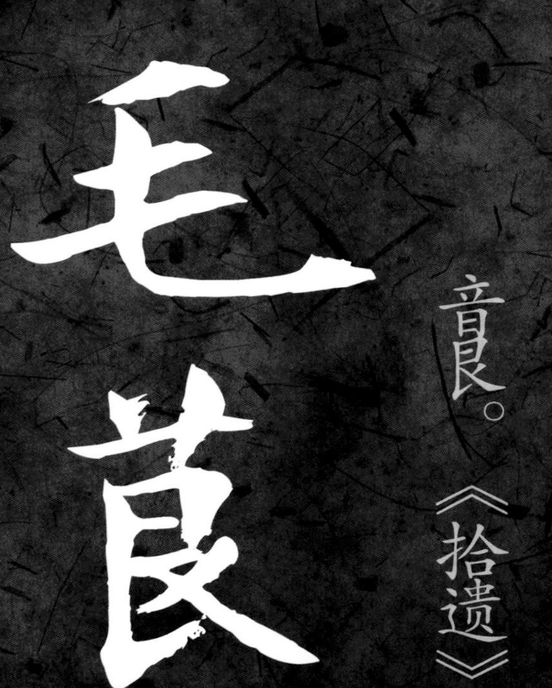

毛茛

音良。《拾遗》

‖ **基原** ‖

据《纲目彩图》《纲目图鉴》《草药大典》《汇编》等综合分析考证，本品为毛茛科植物毛茛 *Ranunculus japonicus* Thunb.。分布于华南至东北等地。《纲目图鉴》认为可能还包括同属植物扬子毛茛 *R. sieboldii* Miq. 和禺毛茛 *R. cantoniensis* DC.。

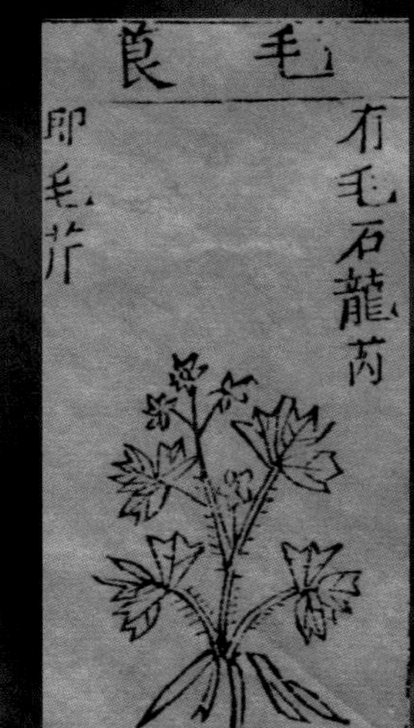

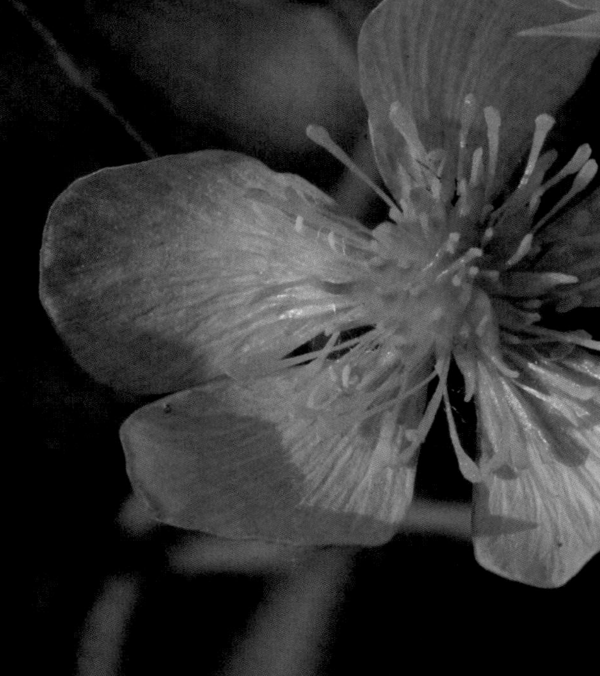

▷**毛茛**（*Ranunculus japonicus*）

校正： 并入毛建草。

‖**释名**‖

毛建草拾遗**水茛**纲目**毛堇**音芹。**天灸**衍义**自灸**纲目**猴蒜**。[时珍曰] 茛乃草乌头之苗，此草形状及毒皆似之，故名。肘后方谓之水茛。又名毛建，亦茛字音讹也。俗名毛堇，似水堇而有毛也。山人截疟。采叶挼贴寸口，一夜作泡如火燎，故呼为天灸、自灸。

‖**集解**‖

[藏器曰] 陶注钩吻云：或是毛茛。苏恭云：毛茛是有毛石龙芮也。有毒，与钩吻无干。葛洪百一方云：菜中有水茛，叶圆而光，生水旁，有毒，蟹多食之。人误食之，狂乱如中风状，或吐血，以甘草汁解之。又曰：毛建草，生江东地，田野泽畔。叶如芥而大，上有毛。花黄色。子如疾藜。[时珍曰] 毛建、毛茛即今毛堇也，下湿处极多。春生苗，高者尺余，一枝三叶，叶有三尖及细缺。与石龙芮茎叶一样，但有细毛为别。四五月开小黄花，五出，甚光艳。结实状如欲绽青桑椹，如有尖峭，与石龙芮子不同。人以为鹅不食草者，大误也。方士取汁煮砂伏硫。沈存中笔谈所谓石龙芮有两种：水生者叶光而末圆，陆生者叶毛而末锐，此即叶毛者，宜辨之。

叶及子

‖ **气味** ‖

辛，温，有毒。

‖ **主治** ‖

恶疮痈肿，疼痛未溃，捣叶傅之，不得入疮令肉烂。又患疟人，以一握微碎，缚于臂上，男左女右，勿令近肉，即便成疮。和姜捣涂腹，破冷气。藏器。

‖ **附录** ‖

海姜 阴命 [藏器曰] 陶注钩吻云：海姜生海中，赤色，状如石龙芮，有大毒。又曰：阴命生海中，赤色，着木悬其子，有大毒。今无的识者。

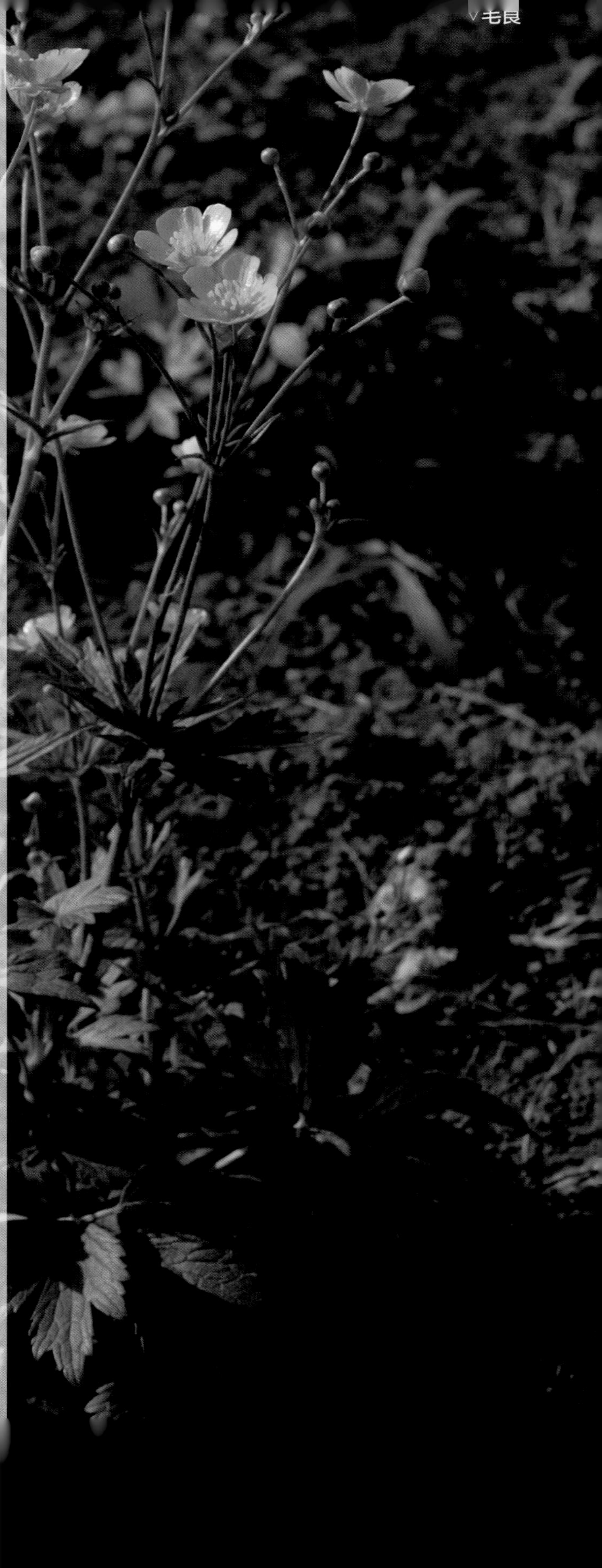

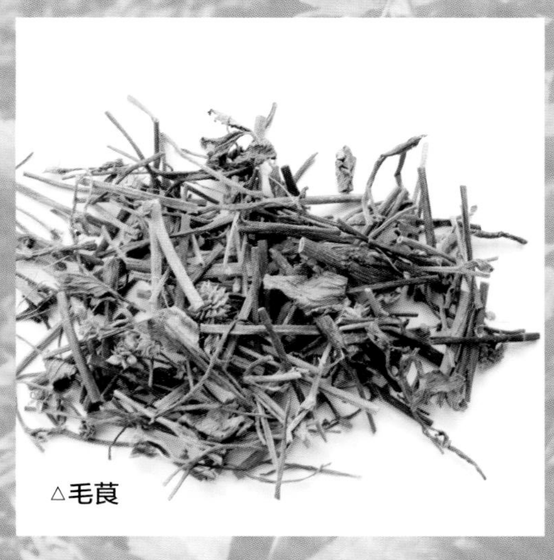

△毛莨

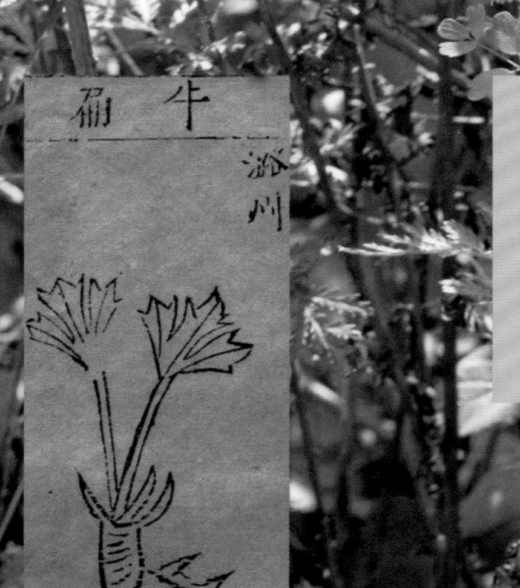

牛扁

《本经》下品

‖ **基原** ‖

据《纲目彩图》《纲目图鉴》《中华本草》《大辞典》等综合分析考证，本品为毛茛科植物牛扁 *Aconitum barbatum* Pers. var. *puberulum* Ledeb.。分布于甘肃、河北、陕西、山西等地。

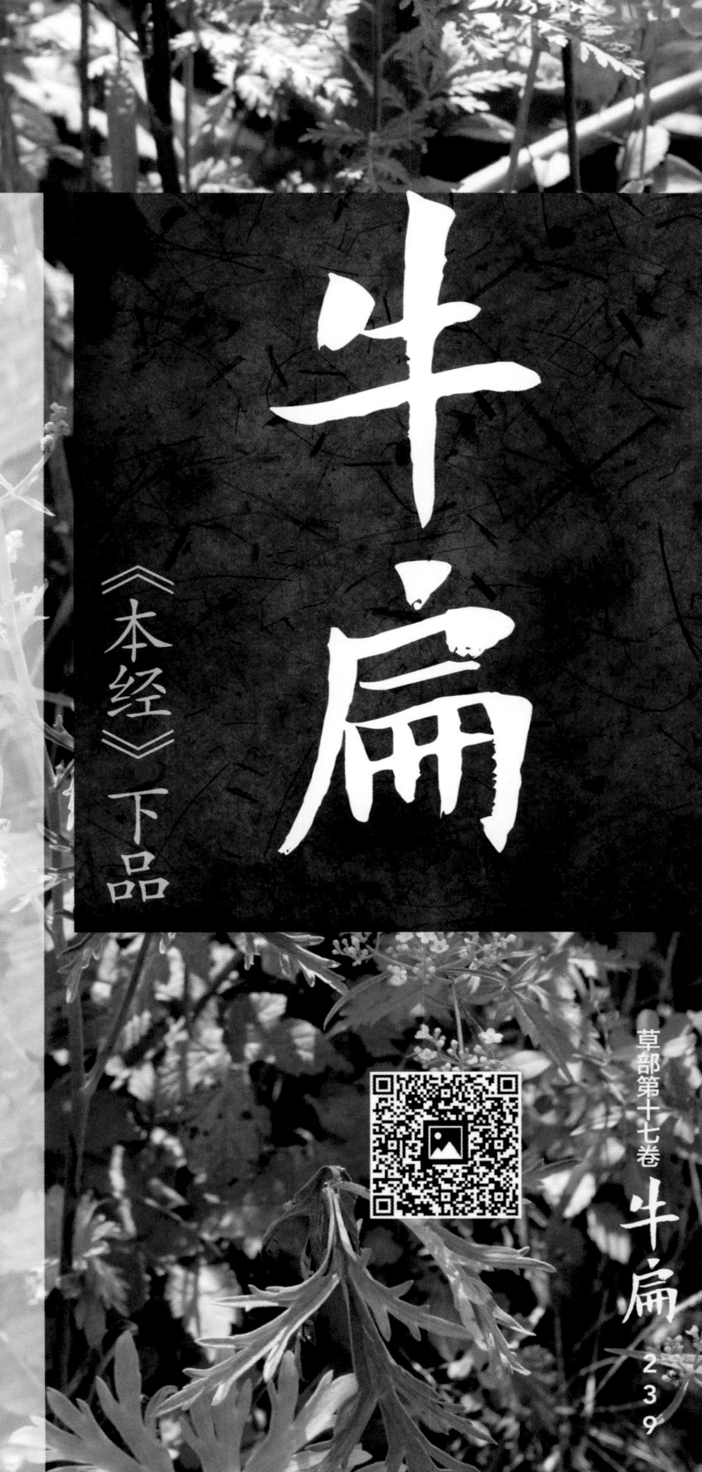

‖ **释名** ‖

扁特唐本**扁毒**唐本。

‖ **集解** ‖

[别录曰] 牛扁生桂阳川谷。[弘景曰] 今人不复识此。[恭曰] 此药似堇草、石龙芮辈，根如秦艽而细，生平泽下湿地。田野人名为牛扁，疗牛虱甚效。太常名扁特，或名扁毒。[保升曰] 今出宁州。叶似石龙芮、附子等。二月八月采根，日干。[颂曰] 今潞州一种名便特。六月有花，八月结实。采其根苗，捣末油调，杀虮虱。主疗大都相似，疑即扁特也，但声近而字讹耳。

‖ **气味** ‖

苦，微寒。无毒。

‖ **主治** ‖

身皮疮热气，可作浴汤。杀牛虱小虫，又疗牛病。本经。

‖ **附录** ‖

虱建草拾遗　[藏器曰] 苦，无毒。主虮虱。挼汁沐头，虱尽死。人有误吞虱成病者，捣汁服一小合。亦主诸虫疮。生山足湿地，发叶似山丹，微赤，高一、二尺。又有水竹叶，生水中。叶如竹叶而短小，可生食，亦去虮虱。

荨麻

荨音焊。宋《图经》

‖ 基原 ‖

据《中华本草》《纲目图鉴》等综合分析考证，本品为荨麻科植物荨麻（裂叶荨麻）*Urtica fissa* E. Pritz。分布于西南、华中及陕西、甘肃、安徽、浙江、福建、广西、等地。《纲目彩图》《大辞典》认为还包括狭叶荨麻 *U. angustifolia* Fisch. ex Hornem. 及宽叶荨麻 *U. laetevirens* Maxim.；前者分布于东北、华北等地，后者分布于东北、华北及陕西、青海、山东、湖北、四川、云南等地。

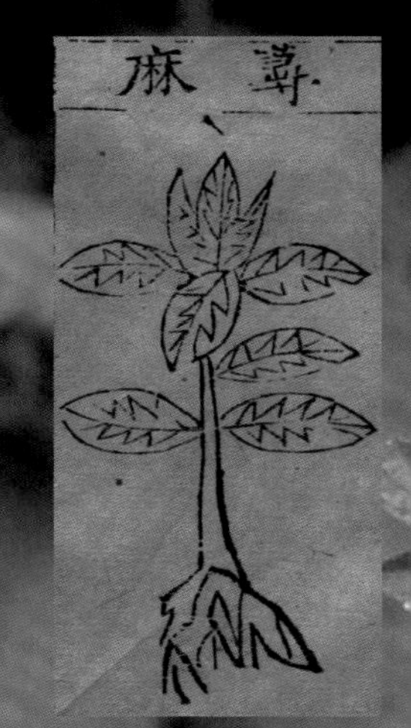

‖ 释名 ‖

毛藜。[时珍曰] 荨字本作藜。杜子美有除藜草诗，是也。

‖ 集解 ‖

[颂曰] 荨麻生江宁府山野中。[时珍曰] 川黔诸处甚多。其茎有刺，高二三尺。叶似花桑，或青或紫，背紫者入药。上有毛芒可畏，触人如蜂虿螫蠚，以人溺濯之即解。有花无实，冒冬不凋。挼投水中，能毒鱼。

‖ 气味 ‖

辛、苦，寒，有大毒。吐利人不止。

‖ 主治 ‖

蛇毒，捣涂之。苏颂。**风疹初起，以此点之，一夜皆失。**时珍。

△狭叶荨麻（*Urtica angustifolia*）

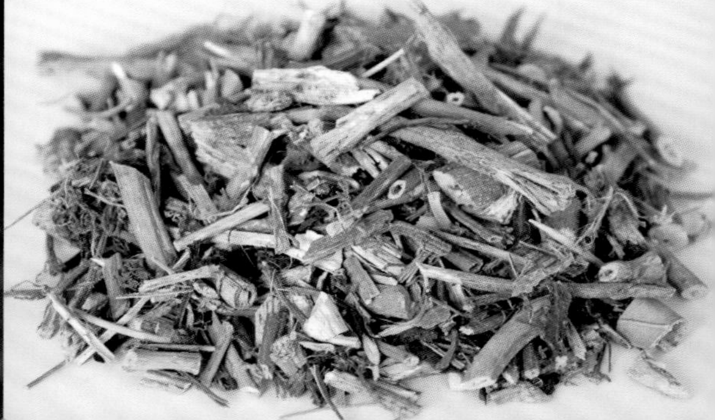

▽荨麻

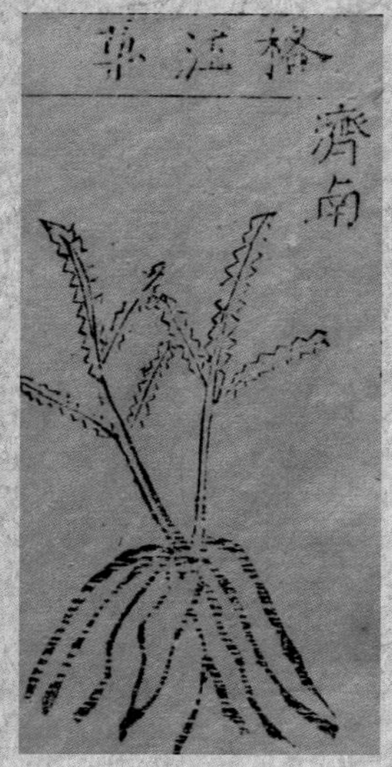

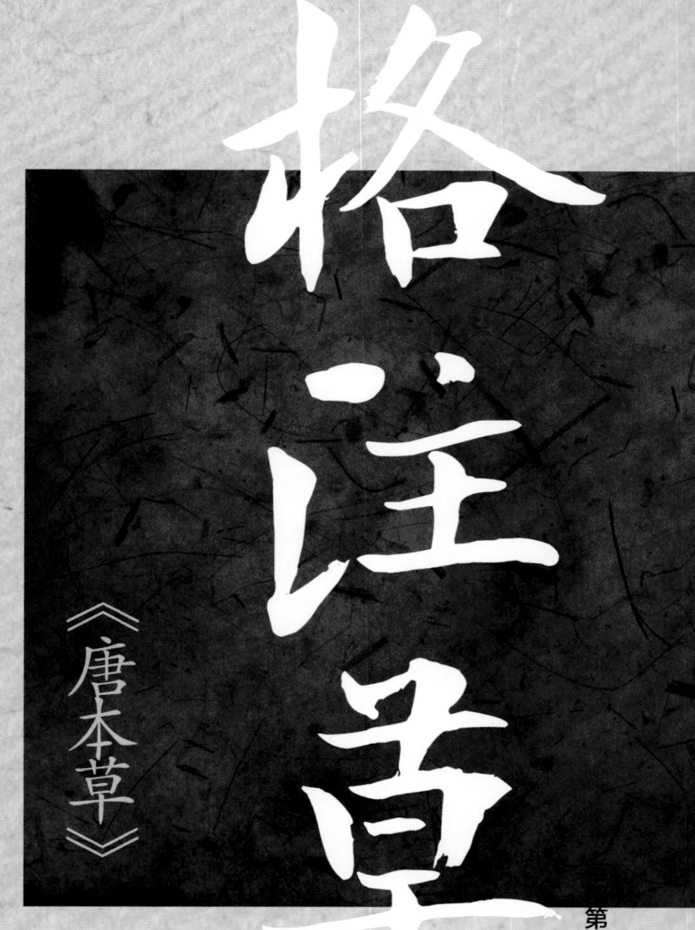

‖**集解**‖

[恭曰] 出齐鲁山泽间，叶似蕨。根紫色，若紫草根，一株有二寸许。二月、八月采根，五月、六月采苗，日干用。

‖**气味**‖

辛、苦，温，有大毒。

‖**主治**‖

蛊疰诸毒疼痛等。唐本。

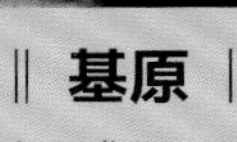

‖ **基原** ‖

据《纲目图鉴》《草药大典》《汇编》《中华本草》等综合分析考证，本品为天南星科植物海芋 *Alocasia macrorrhiza* (L.) Schott。分布于台湾、福建、广东、广西、四川等地。

海芋

《纲目》

▷海芋（*Alocasia macrorrhiza*）

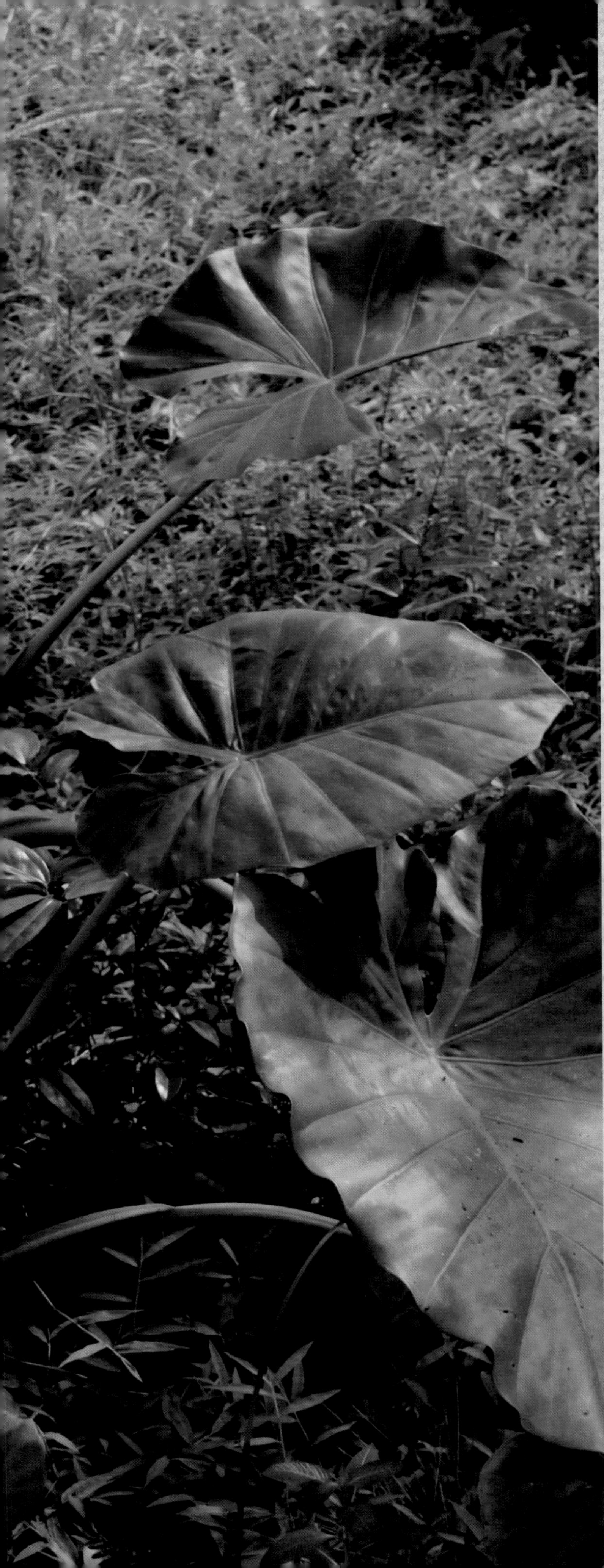

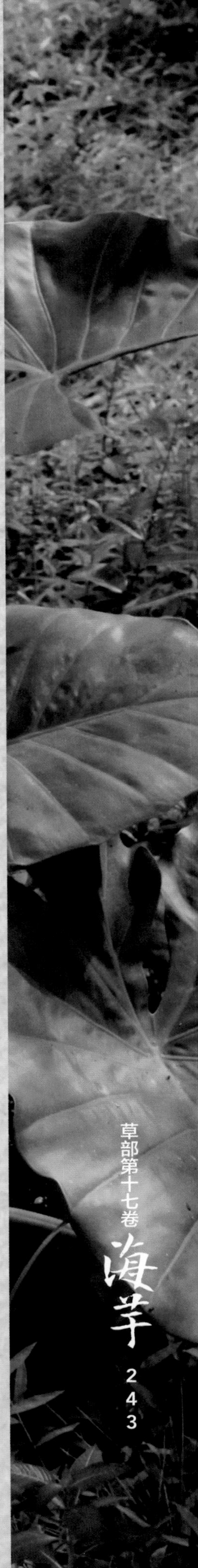

‖**释名**‖

观音莲纲目**羞天草**玉册**天荷**纲目**隔河仙**见下。

‖**集解**‖

[时珍曰] 海芋生蜀中，今亦处处有之。春生苗，高四五尺。大叶如芋叶而有干。夏秋间，抽茎开花，如一瓣莲花，碧色。花中有蕊，长作穗，如观音像在圆光之状，故俗呼为观音莲。方士号为隔河仙，云可变金。其根似芋魁，大者如升碗，长六七寸，盖野芋之类也。庚辛玉册云：羞天草，阴草也。生江广深谷涧边。其叶极大，可以御雨，叶背紫色。花如莲花。根叶皆有大毒。可煅粉霜、朱砂。小者名野芋。宋祁海芋赞云：木干芋叶，拥肿盘戾。农经弗载，可以治疠。

‖ **气味** ‖

辛，有大毒。

‖ **主治** ‖

疟瘴毒肿风癞。伏硇砂。时珍。

‖ **附录** ‖

透山根 [时珍曰] 按岣嵝神书云：透山根生蜀中山谷。草类靡芜，可以点铁成金。昔有人采药，误斫此草，刀忽黄软成金也。又庚辛玉册云：透山根出武都。取汁点铁，立成黄金。有大毒，人误食之，化为紫水。又有金英草，亦生蜀中。状如马齿苋而色红，模铁成金。亦有大毒，入口杀人，须臾为紫水也。又何远春渚纪闻云：刘均父吏部罢官归成都。有水银一篋，过峡篋漏，急取渡旁丛草塞之，久而开视，尽成黄金矣。宋初有军士在泽州中割马草归，镰皆成金。以草燃釜，亦成黄金。又临安僧法坚言：有客过于潜山中，见一蛇腹胀，啮一草以腹磨之而消。念此草必能消胀，取置篋中。夜宿旅馆，闻邻房有人病腹胀呻吟，以釜煎药一杯与服。顷之不复闻声，念已安矣。至旦视之，其人血肉俱化为水，独骸骨在床尔。视其釜，则通体成金矣。观何氏所载，即是透山根及金英草之类。如此毒草，不可不知，故备载之耳。

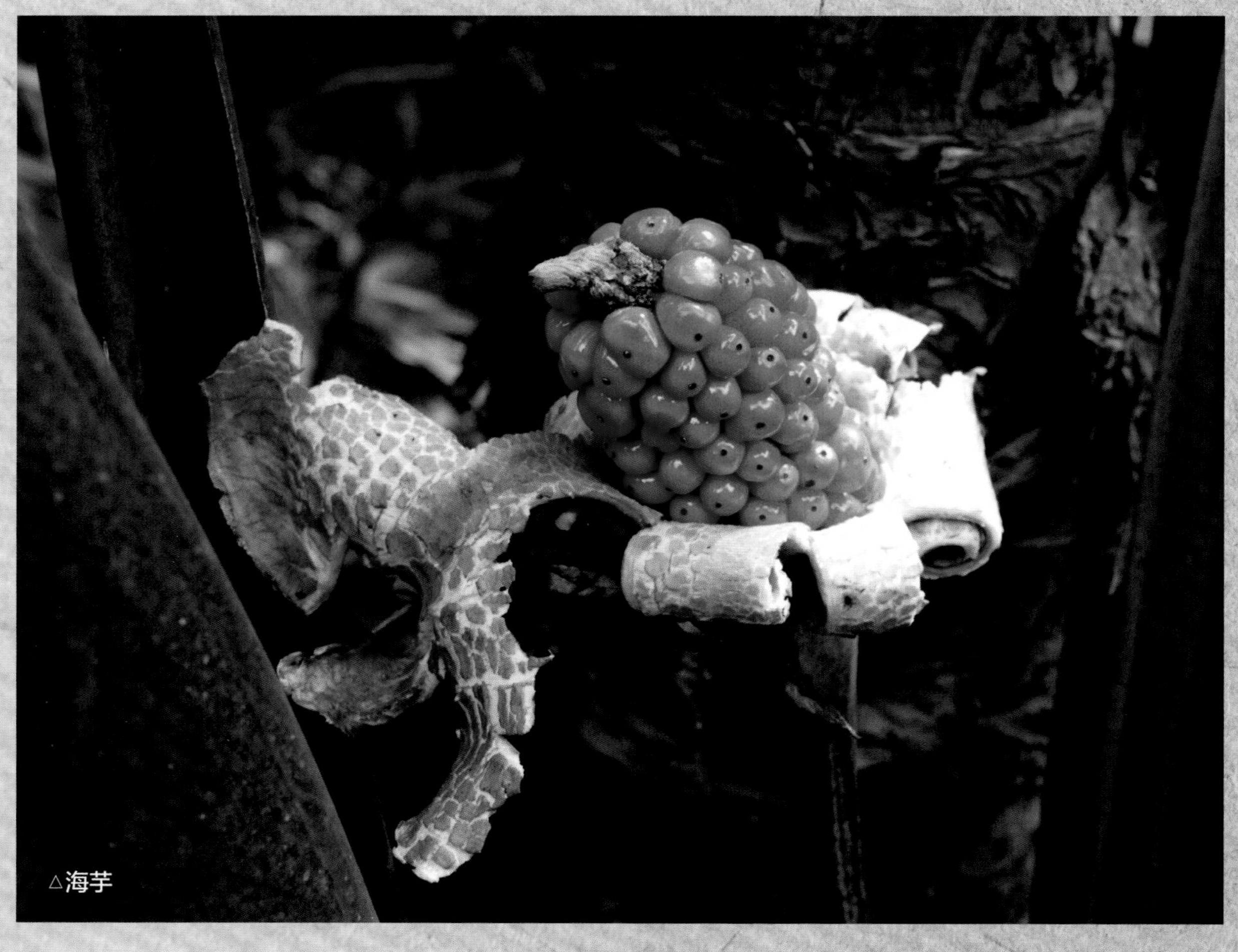

△海芋

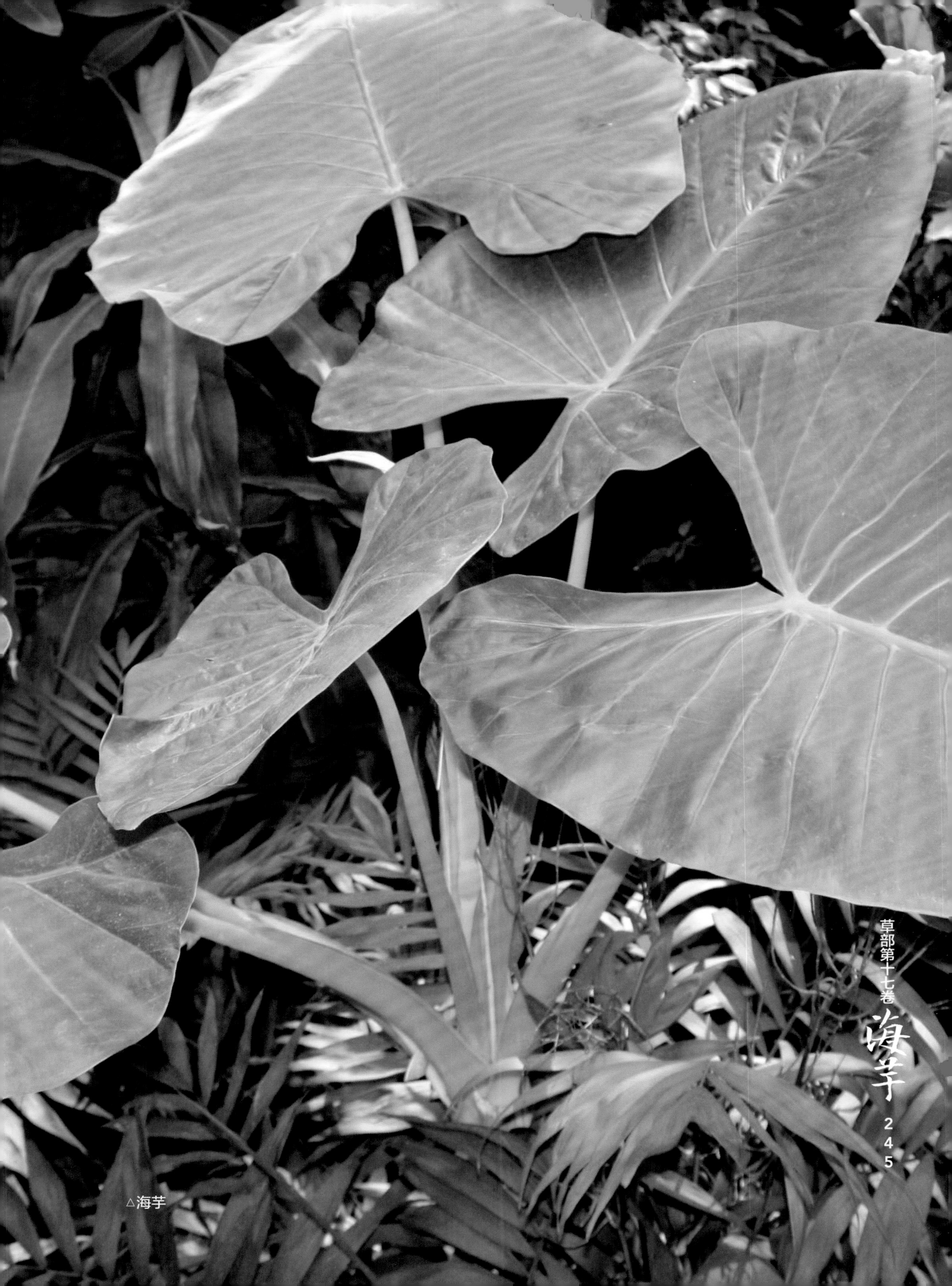

△海芋

钩吻

《本经》下品

‖ **基原** ‖

据《纲目彩图》《纲目图鉴》《中华本草》《大辞典》等综合分析考证，本品为马钱科植物钩吻 *Gelsemium elegans* (Gardn. et Champ.) Benth.。分布于广东、广西、浙江、福建、湖南、贵州、云南等地。《纲目图鉴》认为可能还包括卫矛科植物昆明山海棠 *Tripterygium hypoglaucum* (Levl.) Hutch、雷公藤 *T. wilfordii* Hook. f.。《药典》四部收载昆明山海棠药材为卫矛科植物昆明山海棠的干燥根。

鉤吻

断肠草

▷钩吻（*Gelsemium elegans*）

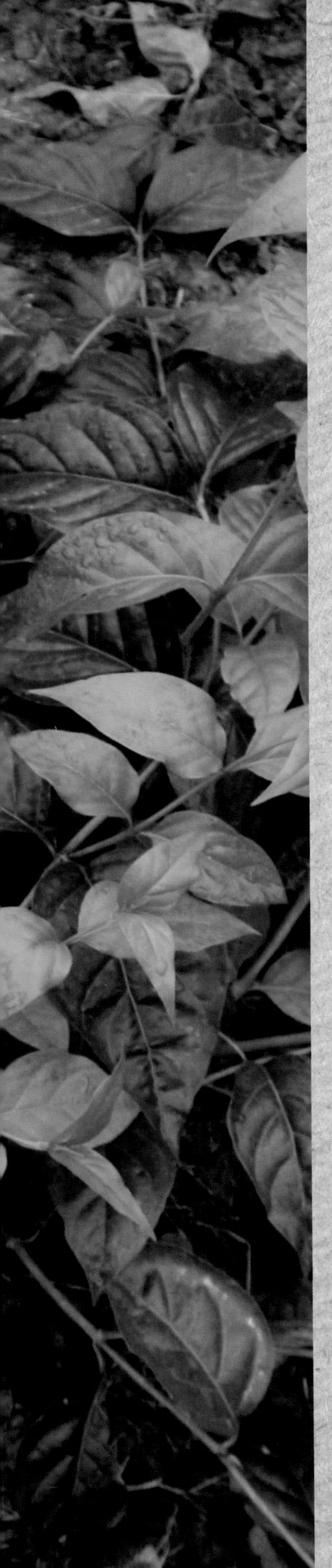

‖ **释名** ‖

野葛本经**毒根**吴普**胡蔓草**图经**断肠草**纲目**黄藤**纲目**火把花。**[弘景曰] 言其入口则钩人喉吻也。或言：吻当作挽字，牵挽人肠而绝之也。[时珍曰] 此草虽名野葛，非葛根之野者也。或作冶葛。王充论衡云：冶，地名也，在东南。其说甚通。广人谓之胡蔓草，亦曰断肠草。入人畜腹内，即粘肠上，半日则黑烂，又名烂肠草。滇人谓之火把花，因其花红而性热如火也。岳州谓之黄藤。

‖ **集解** ‖

[别录曰] 钩吻生傅高山谷及会稽东野，折之青烟出者，名固活。二月、八月采。[普曰] 秦钩吻一名除辛，生南越山及寒石山，或益州。叶如葛，赤茎大如箭而方，根黄色，正月采之。[普曰] 野葛生桂州以南，村墟闾巷间皆有。彼人通名钩吻，亦谓苗为钩吻，根名野葛。蔓生。其叶如柿。其根新采者，皮白骨黄。宿根似地骨，嫩根如汉防已，皮节断者良。正与白花藤相类，不深别者，颇亦惑之。新者折之无尘气。经年以后则有尘起，从骨之细孔中出。今折枸杞根亦然。本草言折之青烟起者名固活为良，亦不达之言也。人误食其叶者致死，而羊食其苗大肥，物有相伏如此。博物志云，钩吻蔓生，叶似凫葵，是也。[时珍曰] 嵇含南方草木状云：野葛蔓生，叶如罗勒，光而厚，一名胡蔓草。人以杂生蔬中毒人，半日辄死。段成式酉阳杂俎云：胡蔓草生邕州、容州之间。丛生。花扁如栀子而稍大，不成朵，色黄白。其叶稍黑。又按岭南卫生方云：胡蔓草叶如茶，其花黄而小。一叶入口，百窍溃血，人无复生也。时珍又访之南人云：钩吻即胡蔓草，今人谓之断肠草是也。蔓生，叶圆而光。春夏嫩苗毒甚，秋冬枯老稍缓。五六月开花似榉柳花，数十朵作穗。生岭南者花黄，生滇南者花红，呼为火把花。此数说皆与吴普、苏恭说相合。陶弘景等别生分辨，并正于下。

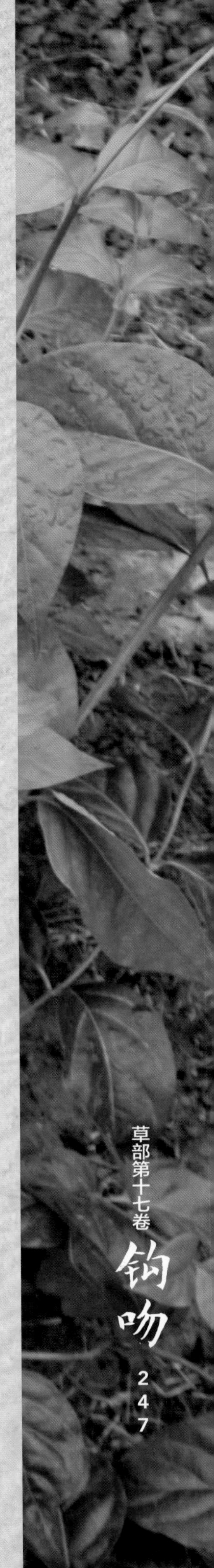

‖ **正误** ‖

[弘景曰] 五符经亦言钩吻是野葛。核事而言，似是两物。野葛是根，状如牡丹，所生处亦有毒，飞鸟不得集，今人用合膏服之无嫌。钩吻别是一物，叶似黄精而茎紫，当心抽花，黄色，初生极类黄精，故人采多惑之，遂致死生之反。或云钩吻是毛茛，参错不同，未详云何。[敩曰] 凡使黄精勿用钩吻，真似黄精，只是叶有毛钩子二个。黄精叶似竹叶。又曰：凡使钩吻，勿用地精，茎苗相同。钩吻治人身上恶毒疮，其地精杀人也。[恭曰]钩吻蔓生，叶如柿。陶言飞鸟不集者，妄也。黄精直生，叶似柳及龙胆草，殊非比类。毛茛乃有毛石龙芮，与钩吻何干。[颂曰] 江南人说黄精茎苗稍类钩吻。但钩吻叶头极尖而根细，与苏恭所说不同，恐南北之产异也。[禹锡曰] 陶说钩吻似黄精者，当是。苏说似柿叶者，别是一物也。又言苗名钩吻，根名野葛者，亦非通论。[时珍曰] 神农本草钩吻一名野葛，一句已明。草木状又名胡蔓草，显是藤生。吴普、苏恭所说正合本文。陶氏以藤生为野葛，又指小草为钩吻，复疑是毛茛，乃祖雷敩之说。诸家遂无定见，不辨其蔓生、小草，相去远也。然陶、雷所说亦是一种有毒小草，但不得指为钩吻尔。昔天姥对黄帝言：黄精益寿，钩吻杀人。乃是以二草善恶比对而言。陶氏不审，疑是相似，遂有此说也。余见黄精下。

‖ **气味** ‖

辛，温，大有毒。[普曰] 神农：辛。雷公：有毒杀人。[时珍曰] 其性大热。本草毒药止云有大

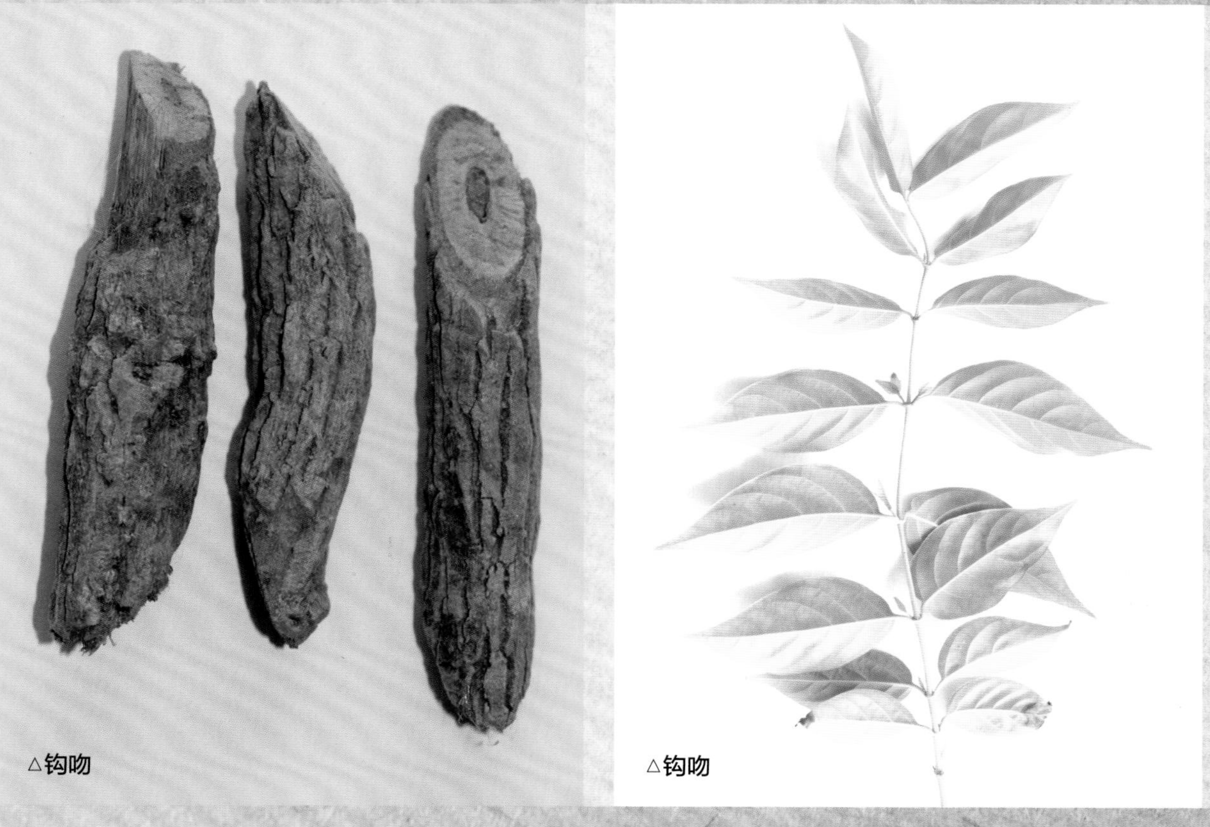

△钩吻

△钩吻

毒，此独变文曰大有毒，可见其毒之异常也。[之才曰] 半夏为之使，恶黄芩。

‖ **主治** ‖

金疮乳痓，中恶风，咳逆上气，水肿，杀鬼疰蛊毒。本经。**破癥积，除脚膝痹痛，四肢拘挛，恶疮疥虫，杀鸟兽。捣汁入膏中，不入汤饮。**别录。**主喉痹咽塞，声音变。**吴普。

‖ **发明** ‖

[藏器曰] 钩吻食叶，饮冷水即死，冷水发其毒也。彼土毒死人悬尸树上，汁滴地上生菌子，收之名菌药，烈于野葛也。蕹菜捣汁，解野葛毒。取汁滴野葛苗即萎死。南人先食蕹菜，后食野葛，二物相伏，自然无苦。魏武帝啖野葛至尺，先食此菜也。[时珍曰] 按李石续博物志云：胡蔓草出二广。广人负债急，每食此草而死，以诬人。以急水吞即死急，慢水吞死稍缓。或取毒蛇杀之，覆以此草，浇水生菌，为毒药害人。葛洪肘后方云：凡中野葛毒口不可开者，取大竹筒洞节，以头拄其两胁及脐中。灌冷水入筒中，数易水。须臾口开，乃可下药解之。惟多饮甘草汁、人屎汁。白鸭或白鹅断头沥血，入口中，或羊血灌之。岭南卫生方云：即时取鸡卵抱未成雏者，研烂和麻油灌之。吐出毒物乃生，稍迟即死也。

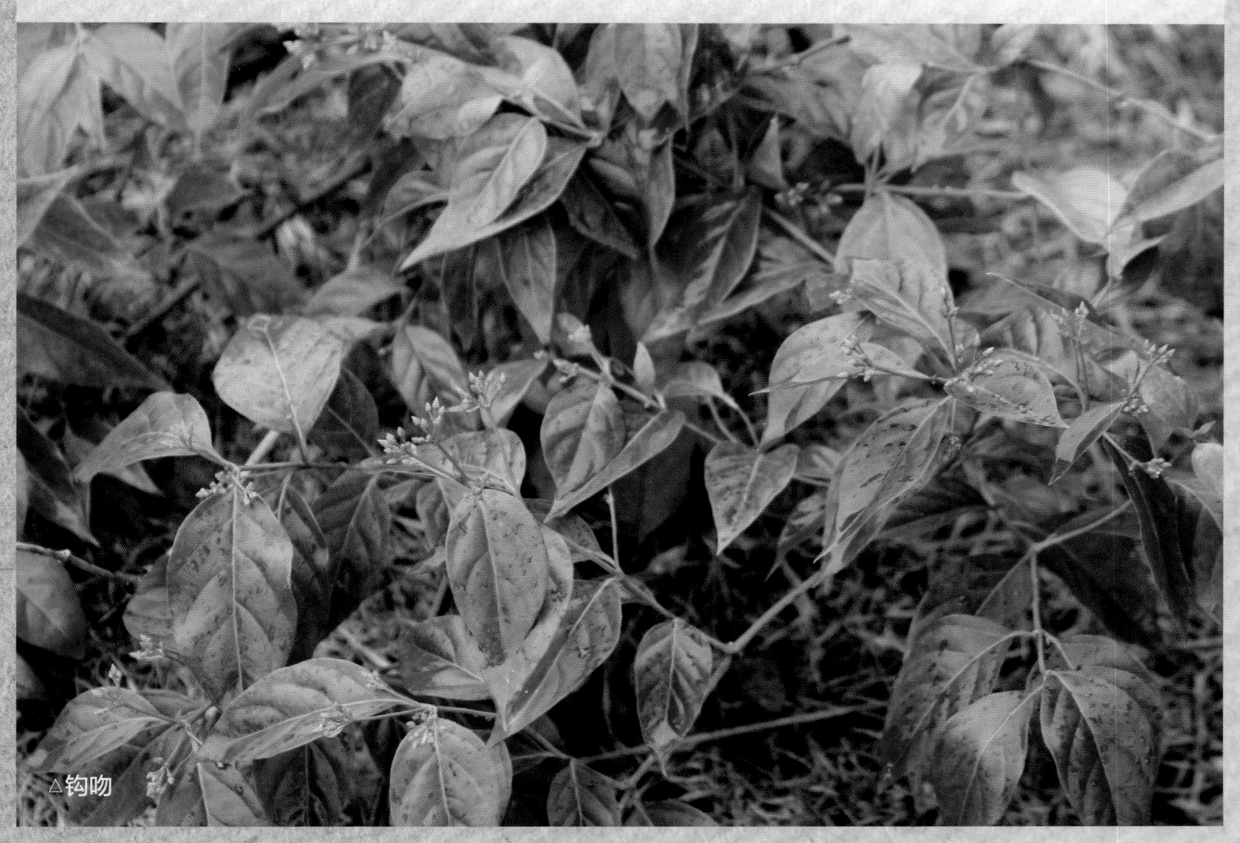

△钩吻

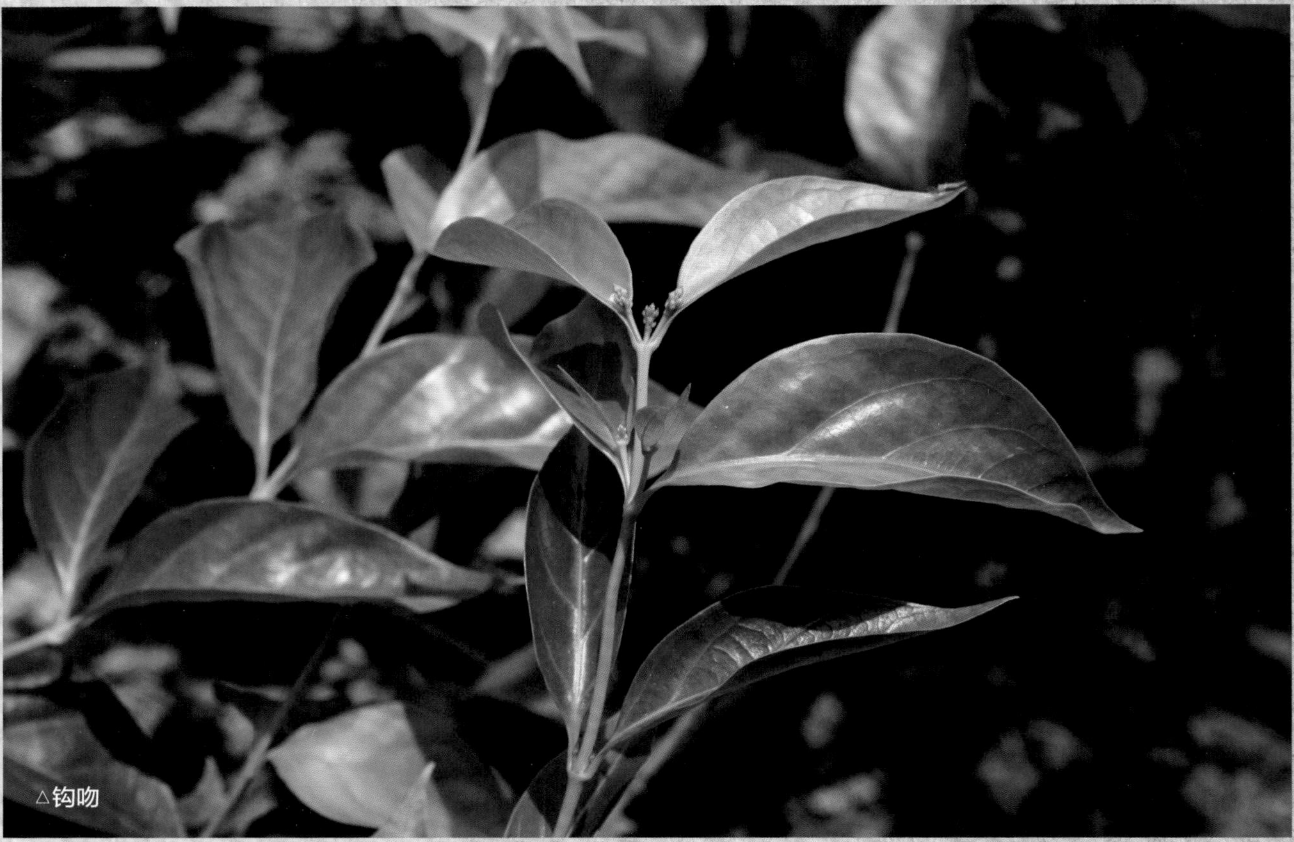

△钩吻

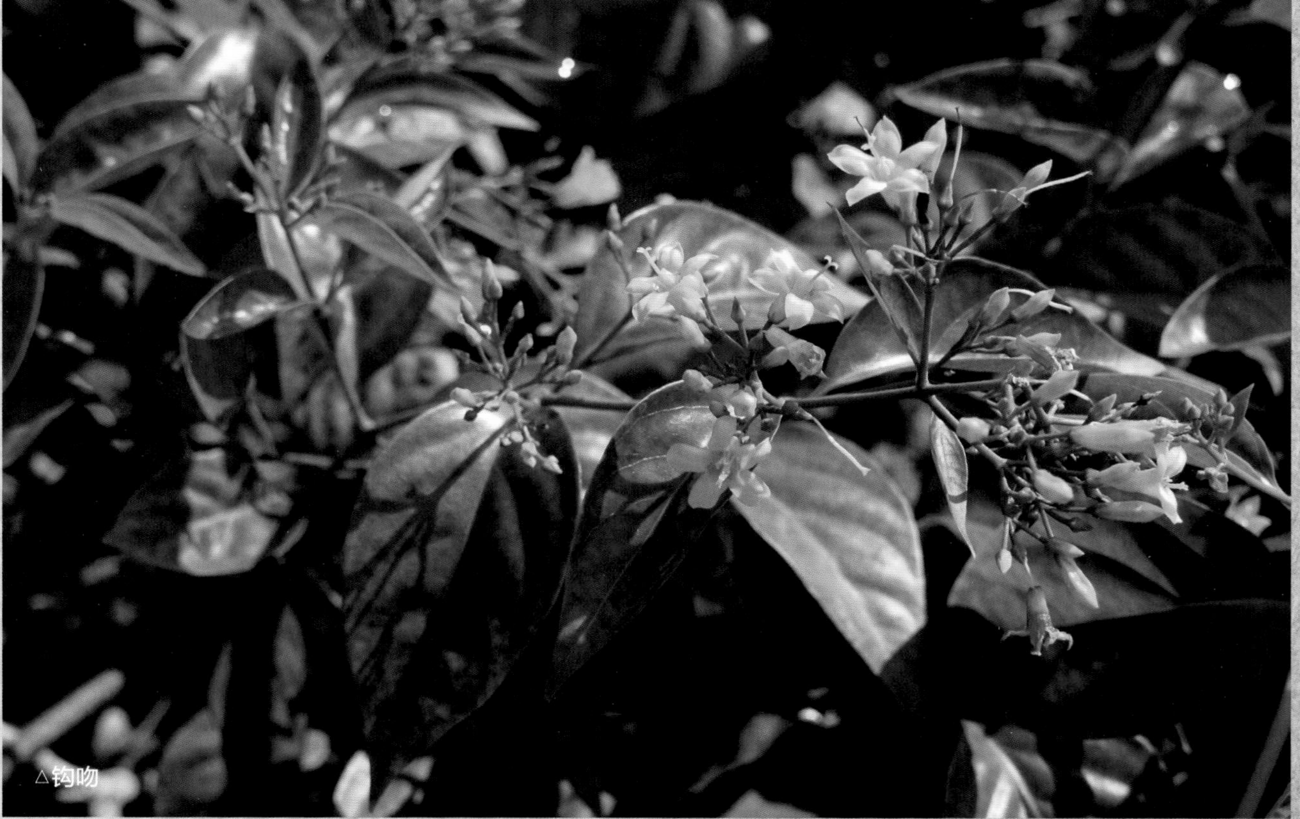
△钩吻